Emergency Care and Safety Institute

AAOS

Primeros auxilios en lugares remotos

Atención de emergencia en lugares remotos

Cuarta edición

Howard D. Backer, MD, MPH, FAWM

Warren D. Bowman, MD

Bruce C. Paton, MD

Peter Steele, MD

Alton L. Thygerson, EdD, FAWM

Steven M. Thygerson, PhD, MSPH

Benjamin Gulli, MD
Editor Médico

WMS™ Wilderness Medical Society

JONES & BARTLETT LEARNING

World Headquarters
Jones & Bartlett Learning
5 Wall Street
Burlington, MA 01803
978-443-5000
info@jblearning.com
www.jblearning.com

Los libros y productos de Jones and Bartlett Learning se encuentran disponibles a través de la mayoría de las librerías y vendedores de libros en línea. Para ponerse en contacto directamente con Jones and Bartlett Learning, llame al 800-832-0034, fax 978-443-8000 o visite nuestro sitio en la red www.jblearning.com.

Descuentos importantes por compras al mayoreo de las publicaciones de Jones and Bartlett Learning se encuentran disponibles para corporaciones, asociaciones profesionales y otras organizaciones calificadas. Para obtener más detalles e información específica sobre los descuentos, póngase en contacto con el departamento de ventas especiales de Jones and Bartlett Learning a través de la información previamente mencionada o envíe un correo electrónico a: specialsales@jblearning.com.

AAOS
AMERICAN ACADEMY OF ORTHOPAEDIC SURGEONS

Créditos editoriales
Director ejecutivo de Educación: Ellen C. Moore
Director, Departamento de Publicaciones: Hans J. Koelsch, PhD
Gerente ejecutivo, Programa de libros: Lisa Claxton Moore
Director editorial: Kimberly D. Hooker
Editor en jefe, Publicaciones: Steven Kellert

Créditos de producción
Director ejecutivo: Ty Field
Presidente: James Homer
Director de productos: Eduardo Moura
Editor ejecutivo: Kimberly Brophy
Editor ejecutivo de adquisiciones – EMS: Christine Emerton
Jefe de redacción adjunto: Janet Morris
Editor de producción: Jessica deMartin
Vicepresidente, ventas, grupo de seguridad pública: Matthew Maniscalco
Director de ventas, grupo de seguridad pública: Patricia Einstein
Vicepresidente, comercialización: Alisha Weisman
Vicepresidente, fabricación y control de inventario: Therese Connell
Diseño de portada: Kristin E. Parker
Investigador de fotografía: Shaun Steele
Imagen de portada: © Hemera/Thinkstock
Impresión y encuadernación: LSC Communications
Impresión de portada: LSC Communications

ISBN: 978-1-284-0-4255-9

6048

22 10 9 8 7

Impreso en Estados Unidos de América

Intersistemas, S.A. de C.V.
Aguiar y Seijas 75
Lomas de Chapultepec
11000, México, D.F.
Tel. (5255) 5520 2073
Fax (5255) 5540 3764
intersistemas@intersistemas.com.mx
www.intersistemas.com.mx

Créditos de la edición en español

Traducción: Dr. Horacio Vidrio Morgado
Cuidado de la edición: Teresa Parra Villafaña
Formación: Laura V. de la Sota Rosales

Contenido

Bienvenidos

Bienvenidos al Emergency Care and Safety Institute

Bienvenidos al Emergency Care and Safety Institute (ECSI), traído para ti por la American Academy of Orthopaedic Surgeons (AAOS) y el American College of Emergency Physicians (ACEP).

El ECSI es una organización reconocida internacionalmente que brinda entrenamientos y certificaciones que cumplen con los requisitos relacionados con el trabajo según han sido definidos por las autoridades reguladoras como son la OSHA, Joint Comission y las oficinas estatales de los servicios médicos de emergencias, educación, transporte y salud. Nuestros cursos son traídos para ti gracias a varias industrias y mercados a nivel mundial, incluyendo colegios y universidades, negocios e industrias, gobierno, agencias de seguridad pública, hospitales, compañías de entrenamiento privadas y sistemas de escuelas secundarias.

Los programas del ECSI se ofrecen en asociación con la AAOS y la ACEP. La AAOS, la organización médica de especialistas musculoesqueléticos más grande a nivel mundial, es conocida como la responsable original de la publicación de los sistemas médicos de emergencia con el primer libro de texto sobre SME en 1971 y la ACEP es ampliamente reconocida como la organización líder en medicina de emergencias.

Catálogo de Cursos del ECSI

Los individuos que buscan un entrenamiento del ECSI pueden escoger entre los varios cursos tradicionales basados en salones de clase o cursos alternativos en línea como son:

- Soporte Vital Cardiaco Avanzado (ACLS)
- Desfibrilación Automatizada Externa (DAE)
- Patógenos Transmitidos a través de la Sangre y el Aire
- Seguridad para Niñeras
- Seguridad para Conductores
- RCP (Niveles para Gente de a pie y para Prestadores de Servicios de Salud)
- Rescatistas Médicos de Emergencia
- Primeros Auxilios (Múltiples Cursos Disponibles)
- Administración de Oxígeno, ¡y más!

El ECSI ofrece una amplia gama de libros de texto, materiales de apoyo para instructores y estudiantes y tecnología interactiva, incluidos cursos en línea. Los manuales para estudiantes del ECSI son el centro de un sistema de enseñanza y aprendizaje integrado que ofrece recursos para apoyar mejor a los instructores y a los estudiantes en entrenamiento. Los suplementos para instructores brindan herramientas prácticas manuales y que ahorran tiempo como presentaciones de PowerPoint, DVD y recursos de aprendizaje a distancia basados en la red. Los recursos tecnológicos brindan ejercicios interactivos y simulaciones para ayudar a los estudiantes en su preparación ante cualquier emergencia.

Los documentos que comprueban el reconocimiento del ECSI sobre el cumplimiento satisfactorio del curso serán enviados a aquellos que cumplan exitosamente con los requisitos del curso. El reconocimiento escrito del cumplimiento exitoso de un participante en este programa se da a través de una Tarjeta de Acreditación del curso, enviada por el Emergency Care and Safety Institute.

¡Visite www.ECSInstitute.org ahora!

Prefacio

Las personas que viajan, trabajan, pasean o viven en lugares alejados o áreas remotas deben esperar que, tarde o temprano, tendrán que enfrentarse con una lesión o problema médico. *Primeros auxilios en lugares remotos* brinda información extensa sobre cómo lidiar con las emergencias médicas cuando la ayuda se encuentra a horas –o incluso a días– de distancia.

Este libro es casi obligatorio para las personas que recrean al aire libre (escaladores, esquiadores, cazadores, alpinistas, pescadores o que practican el "*rafting*"), para personas que trabajan en sitios remotos (granjeros, guardabosques, guardavías, rancheros), para personas que viven en áreas (pequeñas comunidades, rancherías y centros vacacionales) en donde el sistema de emergencias médicas podría no ser capaz de responder de forma inmediata ante una emergencia y para los viajeros a países en donde la atención médica podría ser inadecuada o difícil de obtener.

Este no es un libro de supervivencia en lugares remotos, aunque gran parte de la información te ayudaría a sobrevivir si quedaras varado de forma inesperada. La información contenida en *Primeros auxilios en lugares remotos: Atención de emergencia en lugares remotos* cubre lo que debes buscar y lo que debes hacer para que puedas enfrentarte exitosamente ante una lesión y enfermedad.

Los sitios remotos, parques nacionales y otras áreas alejadas de Estados Unidos reciben cada vez más presión por parte de una población que intenta utilizar los "grandes espacios al aire libre" para divertirse, aventuras y viajes. Escalar rocas, hacer "*rafting*" en ríos, kayak y la pesca son algunas de las actividades que llevan a millones de personas hacia estos lugares. Desafortunadamente, muchas de estas personas tienen poca preparación para enfrentarse a las emergencias. No seas una de esas personas sin preparación. Aprende cómo enfrentarte con las emergencias antes de que éstas sucedan.

El conocimiento y el entendimiento pueden prevenir muchos accidentes.

Gran parte de la información contenida en este libro es diferente a lo que podrías leer en un manual de primeros auxilios urbanos. Los prestadores de primeros auxilios en lugares remotos deben estar preparados para tratar problemas que no enfrentarían cuando una ambulancia tardaría sólo unos cuantos minutos en llegar. Algunos de los procedimientos están etiquetados como "Avanzados". Debes saber sobre éstos, pero no realizarlos sin un entrenamiento adicional.

Prepárate para las emergencias en lugares remotos tomando el curso de Primeros Auxilios en Lugares Remotos impartido por un instructor calificado. Los cursos varían en duración, dependiendo de qué tan avanzado quieres que sea tu entrenamiento. Pero cuando se presente el momento, el tiempo y el dinero que hayas invertido pueden ser de las mejores cosas que hayas gastado en tu vida.

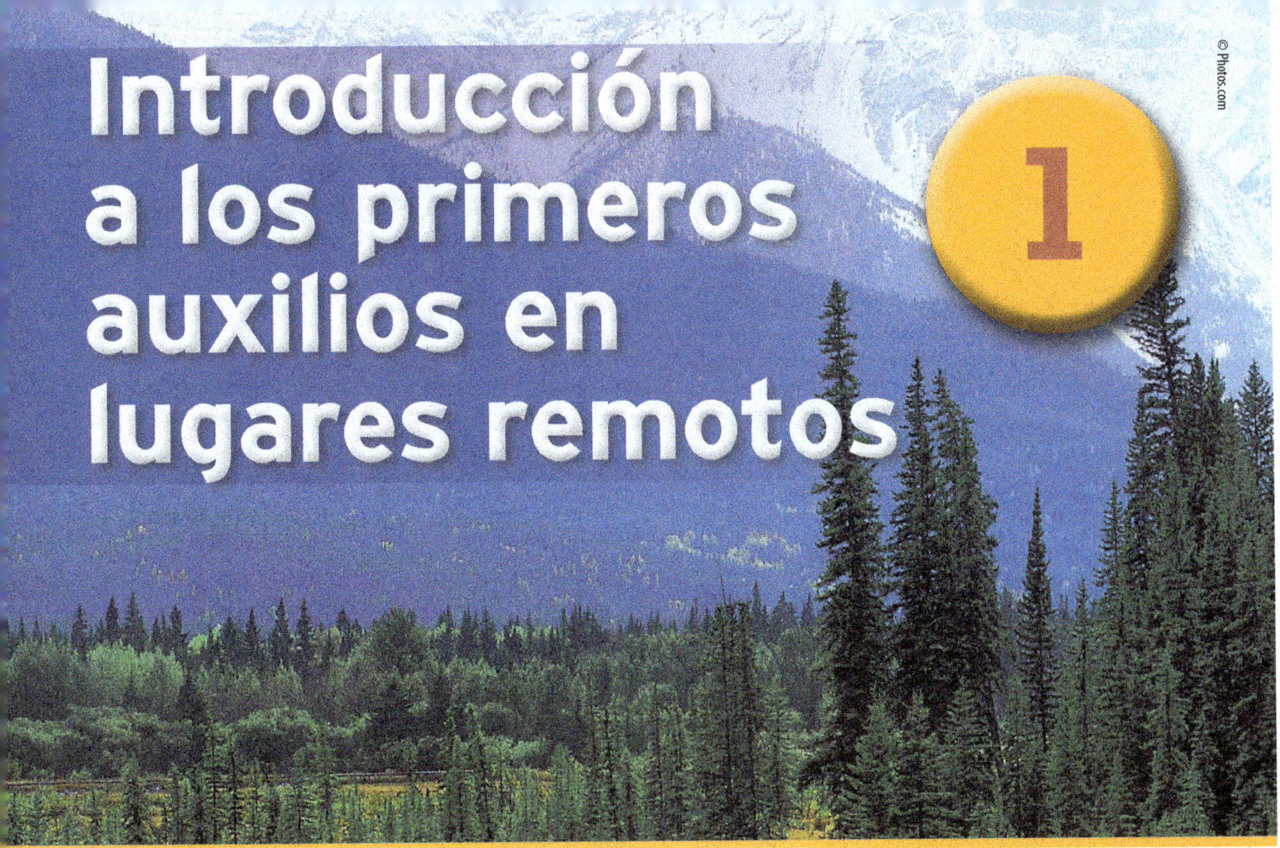

Introducción a los primeros auxilios en lugares remotos

1

¿Cuáles son los lugares remotos?

Los primeros auxilios en lugares remotos son necesarios para actividades como excursionismo, montañismo, campamentos, veleo, cacería, observación de aves o uso de motos de nieve que se realizan en áreas lejanas. Cualquiera que viva, trabaje, viaje a o simplemente disfrute en las áreas remotas debe estar preparado para manejar una urgencia médica. Definiendo de manera amplia, las áreas remotas y agrestes son lugares geográficos lejanos que se encuentran a más de una hora de un sitio para la atención médica definitiva **Figura 1-1**. Estos lugares incluyen áreas en donde se realizan actividades al aire libre (agricultura, ganadería, minería, pesca comercial y silvicultura **Figura 1-2**), comunidades remotas, países en desarrollo y áreas urbanas en la cuales un desastre destruye la infraestructura y se saturan los servicios médicos de urgencia (SMU).

capítulo *en un vistazo*

- ¿Cuáles son los lugares remotos?
- ¿Qué son los primeros auxilios en lugares remotos?
- Aspectos legales y éticos
- Aspectos psicológicos y emocionales
- Precauciones para enfermedades infecciosas
- Inmunizaciones
- Seguro médico del viajero

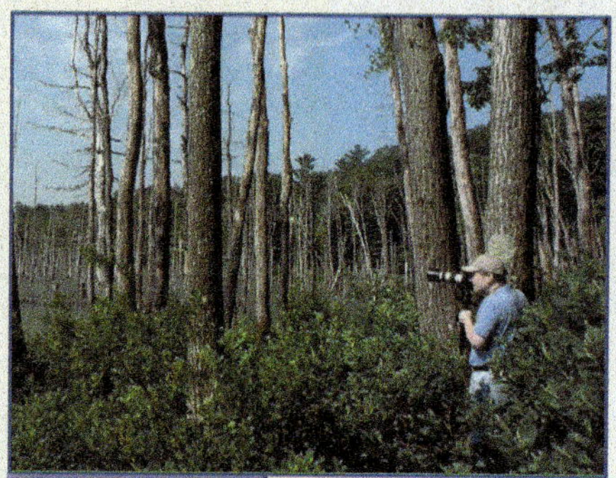

Figura 1-1

Los lugares remotos se definen como cualquier lugar geográfico lejano a más de una hora de la atención médica definitiva.

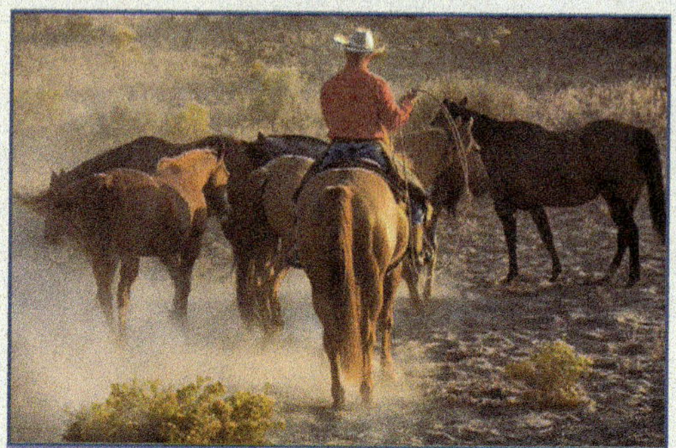

Figura 1-2

Muchas ocupaciones al aire libre se desarrollan en lugares remotos.

¿Qué son los primeros auxilios en lugares remotos?

Los primeros auxilios en lugares remotos se refieren a la atención inmediata que se brinda a una persona herida o que súbitamente se enferma en un lugar remoto. No reemplazan la atención médica definitiva. Sólo consisten en brindar asistencia hasta que se obtenga un nivel más avanzado de atención médica, en caso necesario, o hasta que parezca que es probable la recuperación sin atención médica.

Los primeros auxilios en lugares remotos tienen un enfoque distinto, debido a los siguientes factores:

- Las lesiones y las enfermedades se presentan al aire libre, casi siempre en condiciones adversas (como calor, frío, altitud elevada, oscuridad, lluvia y nieve) que pueden afectar tanto a las víctimas como a los rescatistas
- La atención médica definitiva se puede retrasar durante horas o días por el mal estado del tiempo, un lugar difícil y la falta de transporte o comunicación
- Ciertas heridas y enfermedades son más comunes en áreas remotas (como el mal de altura, quemaduras por congelamiento y ataques de animales salvajes)
- Se puede requerir una atención médica más allá de los primeros auxilios urbanos (por ejemplo, reducción de algunas luxaciones y manejo de las heridas)
- Los suministros y equipo de primer auxilio son limitados
- Se deben tomar decisiones difíciles (por ejemplo si se empieza la reanimación cardiopulmonar [RCP] o si es necesario evacuar o trasladar a una víctima)

La mayoría de los libros y cursos de entrenamiento en primeros auxilios están diseñados para los prestadores de primeros auxilios que tendrán un rápido acceso al SMU. En estos casos, dichos prestadores usualmente ayudan durante algunos minutos hasta la llegada de una ambulancia y ahí se termina su trabajo. Los primeros auxilios en lugares remotos pueden requerir mayores habilidades, dependiendo del tiempo y la distancia hasta la atención médica

Cuadro 1-1 Medidas simples que pueden prevenir problemas médicos serios

- Viaje con un acompañante y avise a otras personas a dónde va y cuándo planea regresar
- No consuma drogas o alcohol en lugares remotos
- Lleve suficiente agua y alimentos
- Lleve ropa extra y siempre anticipe un cambio en el estado del tiempo
- Aprenda a encontrar las rutas y evitar las avalanchas al viajar en invierno
- Limite su velocidad de ascenso en sitios elevados y conozca los síntomas del mal de altura
- Siempre permita la ventilación de una estufa dentro de una tienda o una cueva de nieve
- Nunca se acerque ni provoque a los animales salvajes

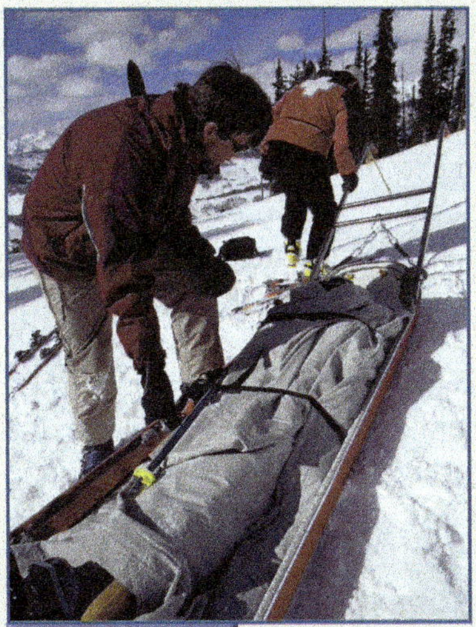

© Photodisc/age fotostock

Figura 1-3

Los primeros auxilios en lugares remotos pueden requerir habilidades que comúnmente no se necesitan en áreas urbanas.

y su disponibilidad Figura 1-3. Un prestador de primeros auxilios en lugares remotos puede tener que permanecer con una persona enferma o lesionada durante varias horas o días.

Unos primeros auxilios adecuados pueden hacer la diferencia entre la vida y la muerte, una recuperación rápida y una hospitalización prolongada o entre una incapacidad temporal y una lesión permanente. Sobre todo, los primeros auxilios en lugares remotos remarcan la prevención Cuadro 1-1. A lo largo de este texto se presentan técnicas de prevención, porque es más fácil evitar un problema que manejar uno ya existente.

Usted también debe aceptar que, por desgracia, no puede tratar ni salvar a todos. Los incidentes trágicos ocurren, especialmente en actividades de alto riesgo en lugares remotos Figura 1-4. La naturaleza es bella, poderosa e impersonal y puede tan fácil abrumar al viajero como emocionarlo. El riesgo de muerte aumenta en un área remota sin acceso a una atención médica avanzada y algunas lesiones o enfermedades son fatales a pesar de los esfuerzos de los primeros auxilios o un acceso rápido a un hospital.

La información en este texto le ayudará a manejar muchos problemas comunes y menores y a reconocer los más serios. Se discuten algunas medidas de primeros auxilios avanzados para permitirle realizar ciertas intervenciones en situaciones desesperadas. Se alienta a los estudiantes interesados en habilidades de primeros auxilios más avanzadas, en especial a aquellos que son responsables de otros en lugares remotos, a continuar su entrenamiento más allá de lo expresado en este texto Figura 1-5.

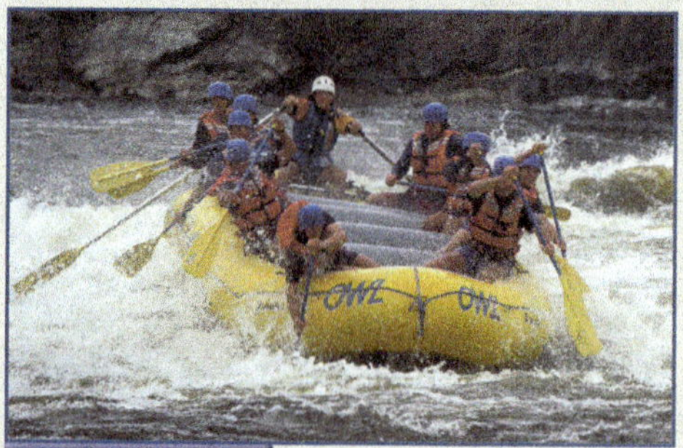

Figura 1-4

Algunas actividades recreativas pueden aumentar el riesgo de lesión y muerte.

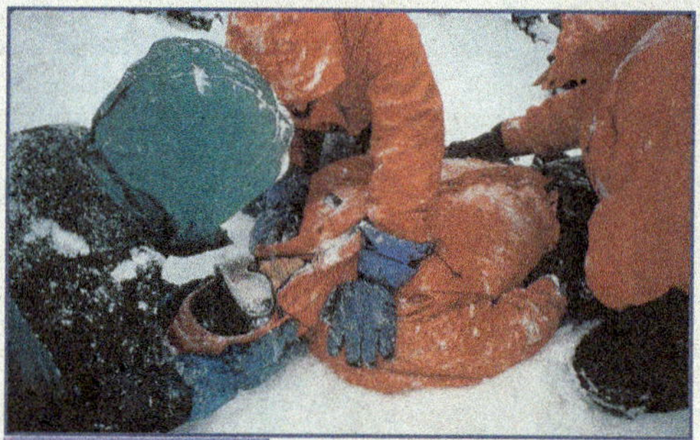

Figura 1-5

Usted nunca podrá tener suficiente conocimiento sobre qué hacer con víctimas lesionadas o que se enferman súbitamente.

Aspectos legales y éticos

El miedo a una demanda hace que algunas personas no se animen a ayudar en caso de una urgencia. Los siguientes principios legales gobiernan la atención de urgencia:

1. Usted no tiene ninguna obligación legal de ayudar a un extraño, a menos que su empleo lo exija (no sólo durante su turno sino también fuera de él) o exista previamente la responsabilidad. La decisión para ayudar en una urgencia usualmente es moral.
2. Una obligación contractual o legal –deber de acción– aplica para los guardabosques, policías, guías y los prestadores de servicios médicos de un grupo.
3. En todos los casos se espera que usted siga las guías aceptadas y actúe como lo haría una persona prudente con un entrenamiento similar bajo circunstancias similares. Las leyes de Buen Samaritano no protegen contra una negligencia grave al dar la atención.
4. No se espera que usted dé un tratamiento o realice procedimientos para los cuáles no ha recibido entrenamiento.
5. En muchos lugares tienen leyes de Buen Samaritano que protegen a los prestadores de primeros auxilios de las demandas legales en caso de que:
   - Se haya prestado la ayuda durante una urgencia
   - El tratamiento no sea programado ni anticipado (una urgencia) y se brinde de buena fe
   - No se haya recibido compensación monetaria por la atención prestada
6. No se espera que usted ponga en riesgo su propia vida y seguridad.
7. Una vez que se inicia el tratamiento, usted tiene la obligación legal de permanecer con la víctima hasta que la atención se traspase a otra persona o grupo con un entrenamiento similar o mejor que el de usted. A menos que se vea amenazada su propia seguridad, dejar a la víctima se interpreta como negligencia por abandono.
8. Obtenga el consentimiento antes de tocar a una persona. En general éste se expresa o implica de manera verbal. Si una víctima rechaza la ayuda, intente persuadirla de aceptarla. Si la víctima está mental o médicamente incompetente (incapaz de tomar

una decisión racional) y actúa de una forma que es perjudicial para su salud, usted tiene justificación legal para brindar la atención. Si una víctima es un menor (18 años de edad o menos) y no se encuentra disponible algún padre o tutor, el consentimiento está implícito y se debe brindar el tratamiento. La mayoría de los programas de juventud requieren un consentimiento firmado por parte de los padres o tutores antes de que se les permita participar a los menores.

9. Explique cualquier tratamiento que vaya a administrar. Si incluye un procedimiento como la reducción de un hombro luxado, explique su entrenamiento y experiencia.
10. Siempre que sea posible involucre a las víctimas en las discusiones y decisiones respecto a su atención.

Aspectos psicológicos y emocionales

En una urgencia en un lugar remoto, los prestadores de primeros auxilios, al igual que las víctimas y los espectadores, experimentan estrés personal debido al aislamiento, ausencia de una atención médica definitiva, dolor y dificultades de una evacuación prolongada. La ansiedad o pánico puede comprometer la seguridad e interferir con el rescate y los primeros auxilios. Los rasgos de personalidad casi siempre determinan cómo reacciona una persona en una urgencia.

Como rescatista, usted debe brindar confort y alivio a la víctima. La reducción de la ansiedad puede reducir el dolor y la gravedad de las lesiones al reducir el espasmo y la tensión muscular. Intente dar el siguiente apoyo:

- Discuta la condición de la víctima con calma y honestamente
- Aliente a la víctima a expresar sus sentimientos. Escuche, pero no juzgue
- Conteste con respuestas realistas las preguntas de la víctima, pero intente ser positivo
- Explique qué es lo que está haciendo y por qué lo hace
- Utilice técnicas de manejo del estrés como la respiración lenta y profunda; relajación muscular y visualización de eventos o lugares placenteros para reducir el dolor y la ansiedad
- Deje que la víctima participe en la atención física y pregunte su opinión sobre las decisiones respecto a su atención. Esto ayuda a preservar la dignidad y autoestima de la víctima y reduce la culpa de la víctima que después podría producir alteraciones emocionales

Brindar primeros auxilios es estresante tanto para usted como para la víctima. Usted se puede sentir frustrado por la incapacidad para controlar la situación o ayudar, se puede enojar con la víctima por interferir con sus planes o por los peligros y dificultades del rescate o se puede sentir mal al ver lesiones serias. Si usted se siente abrumado, deténgase por un momento, cálmese y redirija sus pensamientos o pídale a alguien más que le ayude (si esta persona tiene el mismo entrenamiento que usted para brindar la atención) o que lo reemplace.

Después del tratamiento de lesiones graves, usted puede experimentar trastorno por estrés postraumático, una reacción emocional que puede incluir frustración, depresión y recuerdo no grato recurrente. Estas reacciones ahora son bien conocidas y son abordadas rutinariamente por el personal profesional de rescate después de situaciones difíciles. Para prevenir problemas emocionales posteriores, discuta sus sentimientos con algún amigo de confianza, profesional de la salud mental o miembro del clero en las siguientes 24 a 72 horas del incidente traumático. Esto saca rápidamente los sentimientos y puede reducir la ansiedad y el estrés personal.

Precauciones para enfermedades infecciosas

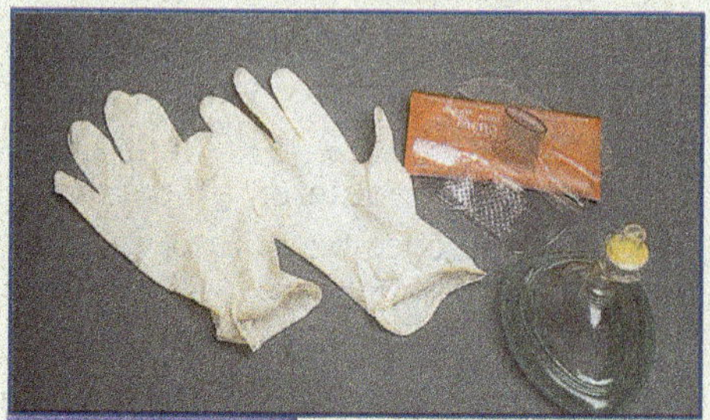

Figura 1-6

Barreras contra las enfermedades infecciosas para los primeros auxilios.

Los prestadores de primeros auxilios tienen riesgo de exposición a enfermedades infecciosas al atender a las víctimas. Las enfermedades más serias son transmitidas por la sangre (producidas por microorganismos presentes en ella). Use guantes impermeables (látex, vinilo, nitrilo o neopreno) y protección de los ojos, cara y boca para prevenir el contacto con la sangre y los líquidos corporales Figura 1-6. Las alergias al látex pueden ser incapacitantes e incluso poner en riesgo la vida, por lo que se debe tener precaución para proteger a aquellos que presentan alguna reacción cuando se exponen al látex. Es cierto, que estas precauciones pueden ser difíciles en muchas urgencias en lugares remotos. Los guantes de protección no estériles y los dispositivos de barrera bucal para la respiración de rescate se deben llevar en el estuche de primeros auxilios en lugares remotos, al igual que lentes de protección contra las salpicaduras de sangre. Se puede colocar un pañuelo sobre la nariz y la boca como una máscara. De cualquier manera, no retrase el control de un sangrado serio o de las respiraciones de rescate por no contar con protección.

Las infecciones por virus de la hepatitis B y virus de la inmunodeficiencia humana (VIH) que produce el síndrome de inmunodeficiencia adquirida (SIDA) son enfermedades virales serias que se diseminan por contacto con sangre infectada. Otras enfermedades de transmisión por sangre incluyen la hepatitis C y la sífilis. La hepatitis B ataca al hígado y produce ictericia, enfermedad crónica y ocasionalmente la muerte. El VIH incapacita al sistema inmunitario, lo que impide que el cuerpo luche contra las infecciones.

Se cuenta con vacunas para prevenir la infección por hepatitis B, pero no para el SIDA. Las personas infectadas con VIH pueden no tener conocimiento de que son contagiosas. Debido al riesgo de estas enfermedades serias de transmisión por sangre, los prestadores de los primeros auxilios deben tratar a la sangre y los líquidos corporales (ya que todos ello pueden contener sangre) como si éstos fueran infecciosos.

Después de brindar los primeros auxilios, lave vigorosamente sus manos y la piel expuesta durante 15 a 20 segundos con jabón, en especial si hubo contacto con la sangre de la víctima. Si su boca y/o sus ojos se expusieron a la sangre, irríguelos con abundante agua. Los desinfectantes basados en alcohol también son útiles y deben ser incluidos en los estuches de primeros auxilios de lugares remotos.

Si se presentó exposición a la sangre y en especial si hubo un contacto directo entre la sangre de la víctima y una herida de usted en la piel, obtenga un consejo médico posteriormente. La solicitud de un estudio en sangre para VIH en la víctima es una materia legal complicada; en la mayoría de los casos, no se puede hacer sin el consentimiento de ésta.

Intente evitar las infecciones que son transmitidas en el aire al toser y estornudar (por ejemplo, la tuberculosis) al utilizar dispositivos de barrera bucal para la respiración de rescate. Aunque el riesgo de infección por brindar primeros auxilios es extremadamente bajo y el riesgo de infección a través de una salpicadura de sangre en una membrana mucosa (ojo, boca) o por contacto con sangre a través de raspones menores en la piel es demasiado bajo como para ser medido con precisión, es importante implementar todas las precauciones disponibles durante la prestación de la atención.

Inmunizaciones

No se requieren inmunizaciones especiales para las actividades en lugares remotos en Norteamérica y otras áreas desarrolladas. Mantenga las inmunizaciones de rutina actualizadas. Para viajes remotos a áreas menos desarrolladas, se podrían recomendar algunas vacunas especiales Cuadro 1-2. El Cuadro 1-3 muestra sitios en donde se puede consultar información específica.

Cuadro 1-2 Inmunizaciones

Rutina	Se pueden requerir en fronteras internacionales	Se recomiendan comúnmente para viajes internacionales	Necesidades especiales
• Difteria, pertussis*, tétanos (DPT)	• Fiebre amarilla	• Tifoidea	• Hepatitis
• Sarampión, rubéola, parotiditis (MMR)		• Hepatitis	• Rabia
• Polio			• Encefalitis japonesa
			• Meningitis por meningococo

*Tos ferina

Cuadro 1-3 Fuentes de información sobre inmunizaciones para viajes al extranjero

- Prestador actual de los servicios médicos
- Departamento de salud del condado local o estatal
- Estaciones de Cuarentena del Servicio de Salud Pública de los Estados Unidos: Chicago, Honolulu, Los Angeles, Miami, Nueva York, San Francisco, Seattle
- Los Centros para el Control y Prevención de las Enfermedades
    - Brinda información detallada, actual e impresa por fax: llame gratis (888) 232-3299; http://www.cdc.gov
- La Asociación Internacional para la Asistencia Médica a los Viajeros (IAMAT)
    - Proveen inmunizaciones, riesgo de paludismo y listas de médicos en el extranjero: 1623 Military Rd. #279, Niagara Falls, NY 14304-1745; (716) 754-4883; http://www.iamat.org

La inmunización contra el cólera no está recomendada para ningún destino internacional. La vacuna para hepatitis B ahora se administra de forma rutinaria a los infantes. El tétanos, una infección seria adquirida a través de la contaminación de las heridas, rara vez se observa en Estados Unidos, porque todos los niños son inmunizados de forma rutinaria. Los adultos requieren una vacuna de refuerzo cada 10 años. No se requiere la vacuna contra la rabia preexposición en Norteamérica con excepción de los investigadores animales o veterinarios, quienes tienen un mayor riesgo de ser mordidos en comparación con la población general.

Seguro médico del viajero

Antes de un viaje internacional, revise la cobertura de su seguro médico en caso de que se presente alguna enfermedad o accidente fuera de su país. En caso necesario, adquiera un seguro con una cobertura médica/de viaje apropiada.

2

Acción en una urgencia

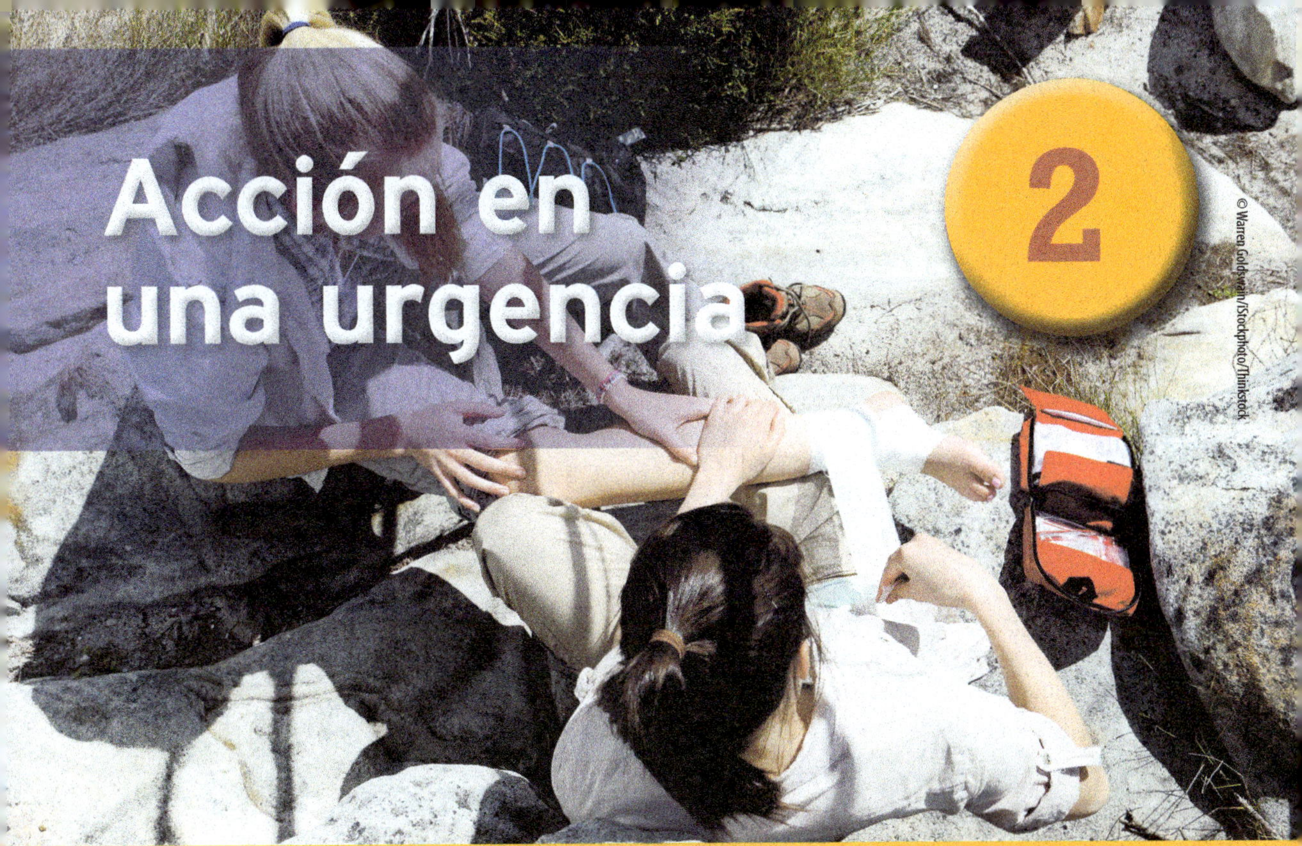

© Warren Goldswain/iStockphoto/Thinkstock

Es muy probable que en algún momento usted tenga que decidir si ayudar o no a una persona en dificultades. La acción efectiva se basa en la planificación antes de la urgencia y el entrenamiento. La información sobre el incidente puede ser escasa e imprecisa, pero probablemente contendrá algo sobre la naturaleza del mismo; puede haber sido una inmersión, una avalancha, una quemadura o una mala laceración. Conforme se aproxima a la escena, revise qué hacer, así como a quién llamar por ayuda y cómo contactarlos. Usted puede ser miembro de un grupo que se dirige a una escena **Figura 2-1**. En este caso, hable con los demás miembros del grupo para decidir sobre la asignación de responsabilidades, porque diferentes personas pueden tener diferentes habilidades. Si usted no es miembro de un grupo formal de rescate, elija un líder para la toma de decisiones. Intente llegar a la escena del incidente por lo menos con un plan básico, un entendimiento de cómo puede usted ayudar y un plan de acción en caso de ser necesaria la evacuación.

capítulo *en un vistazo*

- **Abordaje de una víctima**
- **Mecanismo (causa) de la lesión**
- **Para llegar a las víctimas**
- **Choque de vehículo de motor**
- **Incendios forestales**
- **Animales**
- **Espacios confinados**
- **Movimiento de una víctima**
- **Extracción de lugares difíciles**
- **Búsqueda de ayuda**
- **Guías para la evacuación**
- **Señales de ayuda**

Abordaje de una víctima

Cuando usted llegue primero a la escena del incidente, haga una revisión de la escena de 10 segundos Figura 2-2A-C. ¿Es seguro el lugar? ¿Existe la posibilidad de otra avalancha o caída de rocas? ¿Hay un incendio extendiéndose? ¿Hay algún animal que se deba evitar? ¿El agua está muy dura como para impedir un rescate seguro? ¡Usted no puede ayudar si se convierte en una víctima!

En los primeros minutos, intente determinar la causa de las lesiones. El mecanismo de una lesión le puede ayudar a determinar su extensión o si debe usted sospechar alguna lesión oculta. ¿Cuántas personas están lesionadas? Puede haber más de una víctima; busque a los demás.

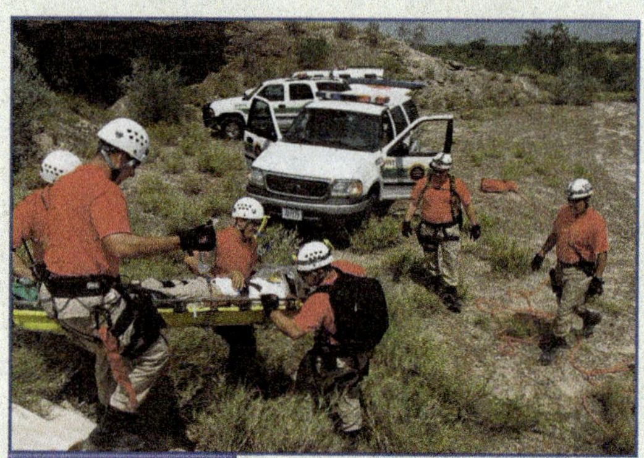

Photo courtesy of James Tourtellotte/U.S. Customs and Border Protection

Figura 2-1

Es un gran esfuerzo evacuar a una víctima.

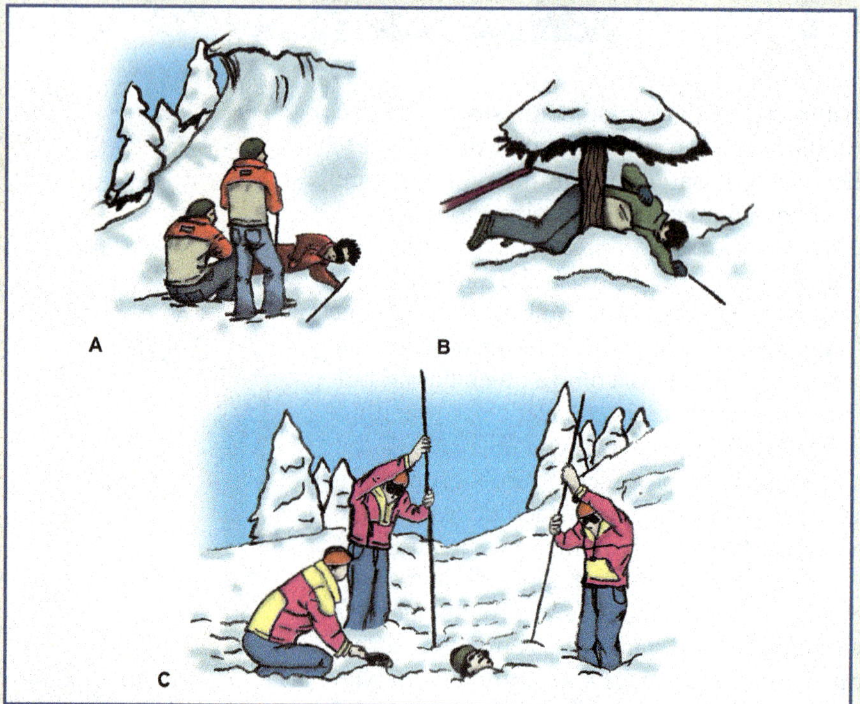

Figura 2-2

Revisión de la escena. **A.** Evaluar los riesgos. **B.** Evaluar la extensión y causa de la lesión. **C.** Determinar el número de víctimas.

Mecanismo (causa) de la lesión

La consideración del mecanismo de la lesión le ayudará a entender la lesión y a predecir su gravedad. La mayoría de las lesiones involucran un impacto entre un objeto en movimiento y otro también en movimiento o estacionario. Un objeto en movimiento desarrolla más energía en proporción a su velocidad que a su peso. Si el peso se duplica, la energía se duplica, pero si la velocidad se duplica, la energía aumenta cuatro veces.

En una escena de una lesión cuando usted intenta reconstruir el evento, debe considerar lo siguiente:

- ¿Cuál fue la distancia de la caída o la velocidad del objeto en movimiento? ¿Las fuerzas involucradas fueron lo suficientemente fuertes como para producir lesiones serias?
- ¿En qué dirección y en qué parte del cuerpo actuaron las fuerzas?
- ¿En dónde espera usted encontrar las lesiones?
- ¿Existe la posibilidad de una lesión interna?
- ¿Existe la posibilidad de una lesión de la columna vertebral?

Sospeche lesiones múltiples, serias, incluyendo lesiones internas en las siguientes situaciones:

- Una caída de dos y media a tres veces la altura del cuerpo (ésta involucra una gran masa y una velocidad relativamente baja)
- Un choque en motocicleta, vehículo todo terreno o de nieve, especialmente si no se llevaba puesto el casco (están involucrados una gran masa y una alta velocidad)
- Una colisión de una persona esquiando o deslizándose en trineo a alta velocidad (están involucradas una gran masa y una alta velocidad)
- Una herida por escopeta en la cabeza, cuello o tronco (están involucradas una pequeña masa y una muy alta velocidad)

Para llegar a las víctimas

No intente un rescate a menos que se pueda realizar sin poner en peligro a los rescatistas. El clima, la localización de la víctima, el riesgo de avalancha, los incendios y las víctimas atrapadas tienen sus riesgos. Se pueden necesitar equipos de rescate especializados.

Rescate en agua

La secuencia para intentar un rescate en el agua es aproximarse-lanzar-remar-ir **Figura 2-3**.

Aproximarse

Primero, aproxímese a la víctima con un poste ligero, una escalera, un palo largo, una rama o cualquier otro objeto disponible. Asegure sus pies. Sujétese a un objeto seguro o que un espectador lo agarre del cinturón o pantalón para mayor estabilidad. Mantenga su peso abajo y hacia atrás.

Lanzar

Lance cualquier cosa que pueda flotar y se encuentre disponible –una jarra de picnic vacía, un envase de gasolina vacío, un chaleco salvavidas, un colchón inflable flotante, piezas de madera, una cámara de llanta inflada o una llanta. De ser posible, amarre una cuerda al objeto para jalar a la víctima. Si falla, puede recuperar el objeto y volverlo a lanzar. Pocas personas pueden lanzar un objeto con precisión a más de 15 metros.

Remar

Si la víctima se encuentra fuera del alcance y cerca se ubica un bote de remos, canoa, moto acuática, intente remar hasta la víctima. El manejo del bote es peligroso y requiere de habilidades. Siempre utilice un dispositivo de flotación personal (DFP) como un chaleco salvavidas por su propia seguridad. Para evitar volcar al bote, jale a la víctima sobre la popa o la proa, no sobre un lado del bote.

Ir

Rescate a una víctima de ahogamiento nadando hacia ella sólo si usted es un nadador fuerte y entrenado en técnicas de rescate. Un rescate nadando, incluso con agua calmada, es difícil y peligroso; con frecuencia un rescatista se vuelve también víctima. Si usted entra al agua, porte un chaleco salvavidas, si se tiene disponible, y porte también algo para colocarlo entre usted y la víctima (como un chaleco salvavidas o una tabla).

> **PRECAUCIÓN**
>
> **NO** intente el rescate de una persona ahogándose nadando hacia ésta a menos que usted esté entrenado para salvavidas.

Rescate en hielo

Si alguien cae a través del hielo cerca de la orilla, extienda un tubo o aviente una línea con un objeto sujetado a ésta. Si la víctima cayó al hielo desde la orilla y no puede ser alcanzada con un tubo o una línea, recuéstese y jale una escalera, tablón o una rama de árbol enfrente de usted para que la víctima la agarre **Figura 2-4**. Otra técnica es anudar una cuerda a una llanta de repuesto y anclarla a la orilla, acostarse y empujar la llanta por delante. Jale a la víctima hacia la orilla o al borde del hielo.

Autorrescate

Las víctimas que han caído a través del hielo deben intentar sacar la parte superior del cuerpo del hielo y jalarse hacia delante a sí mismas. Una vez en el hielo, se deben mantener lo más acostadas que se pueda para repartir el peso y reducir la probabilidad de caer nuevamente.

> **PRECAUCIÓN**
>
> **NO** acercarse al hielo roto sin personas que puedan auxiliarlo.

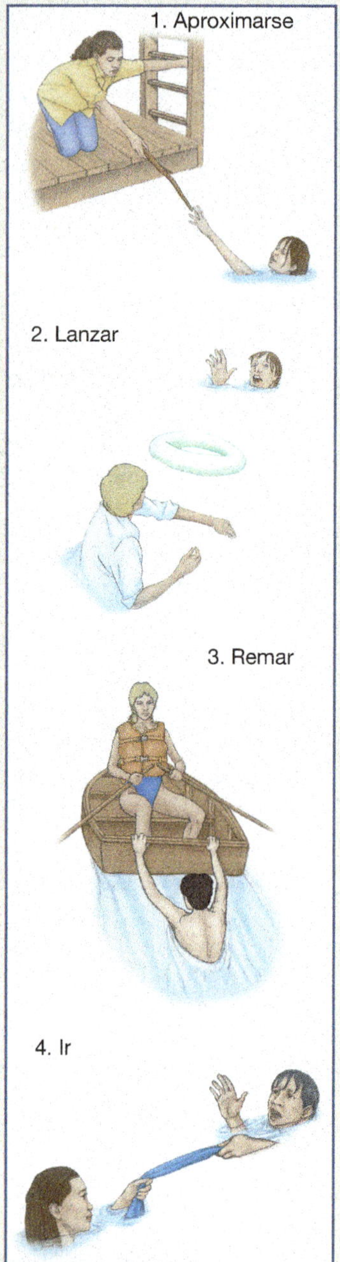

Figura 2-3

Reglas de rescate en agua. 1. Aproximarse. 2. Lanzar. 3. Remar. 4. Ir.

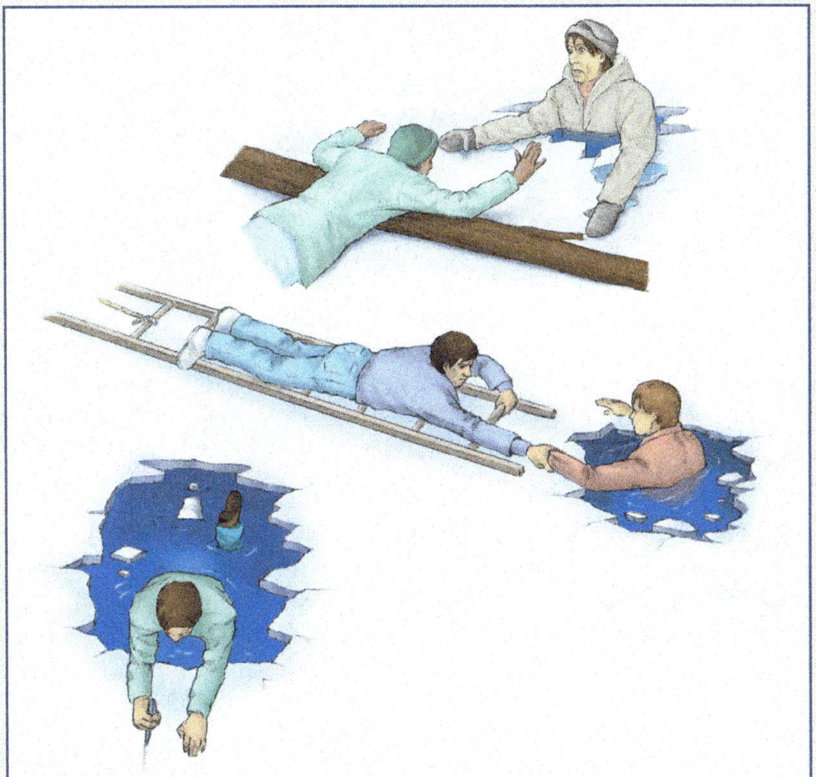

Figura 2-4

Rescate en hielo. Permanezca acostado sobre el hielo y empuje un tronco, escalera o rama de árbol por delante para que la víctima se sujete. Jálela hacia la orilla del hielo. Manténgase lo más acostado que sea posible sobre el hielo y empújese hacia delante.

Rescate de urgencia eléctrica

Incluso los choques eléctricos leves pueden producir lesiones internas serias o la muerte. Un voltaje mayor de 1 000 volts se considera alto voltaje, pero incluso los 110 volts de la corriente casera pueden ser mortales.

La electricidad entra al cuerpo en el punto de contacto y viaja a través de las vías de menor resistencia (nervios y vasos sanguíneos). La corriente que viaja a través del cuerpo genera calor y destruye a las células.

Bajo voltaje (dentro de edificios)

La mayoría de las electrocuciones en interiores son producidas por equipo defectuoso o por el uso sin cuidado de los electrodomésticos. Antes de acercarse a la víctima, apague la electricidad en el interruptor del circuito, caja de fusiles o en la caja de interruptor que se encuentra en el exterior o desconecte el aparato eléctrico.

PRECAUCIÓN

NO

- Toque un aparato eléctrico ni a la víctima hasta que la corriente sea apagada
- Intente retirar los cables caídos
- Use cualquier objeto, incluso una escoba de madera, herramienta, silla o taburete, para separar a la víctima de la fuente de electricidad de alto voltaje. Esto no lo protegerá a usted

Alto voltaje (líneas de alta tensión)

Si usted siente hormigueo en los brazos, piernas o parte inferior del cuerpo al acercarse a una víctima, deténgase; no continúe acercándose. La sensación de hormigueo indica que usted podría estar en tierra energizada y que una corriente eléctrica está pasando a través de su cuerpo. Si esto ocurre, dé la vuelta, levante un pie de la tierra y brinque hacia un lugar seguro. Espere la llegada de personal con equipo apropiado para cortar o desconectar los cables.

Línea de alta tensión caída sobre un vehículo

Dígales al conductor y a los pasajeros que permanezcan en el vehículo, que mantengan sus brazos cruzados y que no toquen el vehículo. Nadie debe intentar salir del mismo a menos que exista la amenaza de una explosión o incendio.

Choque de vehículo de motor

En la mayoría de los estados, usted tiene la obligación legal de detenerse y ayudar cuando esté involucrado de manera directa en un choque de vehículo de motor. Si llega a un choque poco después de que éste ha sucedido, la ley no le obliga a detenerse. Si observa que se requiere ayuda, de cualquier manera, podría llamar y pedirla. Moralmente, usted se debería detener y brindar los primeros auxilios necesarios que le sea posible.

Qué hacer

1. Detenga su vehículo en un lugar seguro. (Si la policía está presente, no se detenga a menos que se le solicite.)
2. Prenda sus luces intermitentes de alerta y coloque reflectores o bengalas de advertencia.
3. Dirija a alguien para advertir a otros conductores.
4. Intente entrar en el vehículo chocado a través de una puerta. Si la puerta está atascada, alguien dentro del coche podría ser capaz de rodar a través de una ventana. Como último recurso rompa una ventana. Una vez en el interior, en caso de transmisión automática, coloque la palanca en P, apague el motor y coloque el freno de mano del vehículo.
5. Estabilice la cabeza y el cuello de una víctima inconsciente o que pudiera tener una lesión de la columna.
6. Busque lesiones. Trate primero aquellas que ponen en riesgo la vida.
7. Siempre que sea posible, espere a que el personal entrenado en urgencias extraiga a las víctimas

Incendios forestales

Las personas que viajan a zonas rurales y las que viven en los límites entre las zonas urbanas y áreas forestales pueden encontrarse con un incendio forestal. Ellas deben conocer cómo se extienden los incendios, las causas de lesión y muerte y las medidas de seguridad para evitar los peligros.

Los incendios requieren de tres cosas: calor, oxígeno y combustible Figura 2-5. Por lo tanto, la mayoría de los incendios se presentan en climas calientes y secos; desarrollan una mayor intensidad con el viento y usan los árboles, arbustos y pasto como combustible. El incendio se disemina por extensión directa y por manchas (la diseminación del incendio por desechos quemándose que vuelan).

Debe estar consciente de los riesgos de incendio a su alrededor. Los peligros en el campo incluyen las estufas y el combustible. Los peligros en el ambiente incluyen el pasto seco, árboles y arbustos inflamables. Acampe en sitios seguros. Mantenga los sitios de fogatas y estufas libres de maleza y combustible seco. Los puntos más seguros cercanos a un incendio son a lo largo de sus flancos, por detrás de la línea de avance del fuego (viento arriba) y hacia abajo de las colinas y no hacia arriba (los incendios se extienden rápidamente hacia arriba de las colinas).

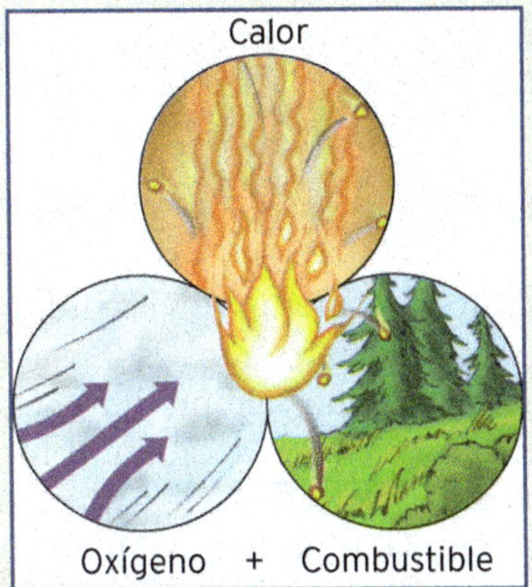

Figura 2-5 Cómo se extiende el fuego.

NOTA

Los ataques al corazón y el estrés por calor son las causas de muerte más comunes entre los bomberos. El trauma interno, las quemaduras y la asfixia son responsables de la mayoría de las demás muertes. Las heridas comunes incluyen quemaduras y trauma por los objetos que caen.

La seguridad durante un incendio depende de seguir el principio LCES –miradores, comunicación, rutas de escape y zonas de seguridad. Constantemente observe si hay cambios en la dirección del incendio. Sea capaz de comunicar estos cambios a otros. Planee sus rutas de escape y las potenciales zonas de seguridad.

Qué hacer

1. Saque a toda la gente del área rápidamente.
2. Solicite ayuda.
3. Use un extintor de incendios sólo si el fuego es pequeño y su propia ruta de escape está libre. El combate del incendio durante los primeros cinco minutos es crucial.
4. Arroje agua sobre las víctimas de quemaduras. Envuelva el cuello de la víctima con una manta o cobija e intente evitar que las llamas lleguen a la cara. Las bolsas de dormir de franela son seguras, pero éstas y la ropa sintética pueden derretirse y producir quemaduras más profundas si se usan para contener las flamas. Ruede a la víctima sobre el piso para extinguir las flamas. Evite que corra, esto aviva las llamas.
5. Retire las ropas quemadas de la víctima si es posible hacerlo de forma segura. Los materiales sintéticos –polipropileno, poliéster y nylon– se derriten con rapidez a temperaturas elevadas y producen quemaduras profundas y graves. La mayoría de los materiales de alta tecnología que se usan en la ropa para exteriores y tiendas de campaña pueden ser muy peligrosos. Algunos son tratados con

PRECAUCIÓN

NO

- Deje que una víctima corra con fuego en la ropa
- Quede atrapado mientras combate un incendio. Siempre mantenga una ruta de escape abierta para que pueda salir rápidamente

retardadores del fuego, pero todos deben considerarse peligrosos en los incendios.

Animales

Aborde con precaución las situaciones que involucran animales. Los animales grandes no siempre huyen de los humanos y podrían atacar a los rescatistas Figura 2-6. La mayoría de los animales pequeños huyen de los humanos, pero todos los animales salvajes son impredecibles y podrían atacar incluso sin ser provocados. Debe conocer los animales potencialmente peligrosos del área a la cual usted viajará. Los animales de granja también son peligrosos.

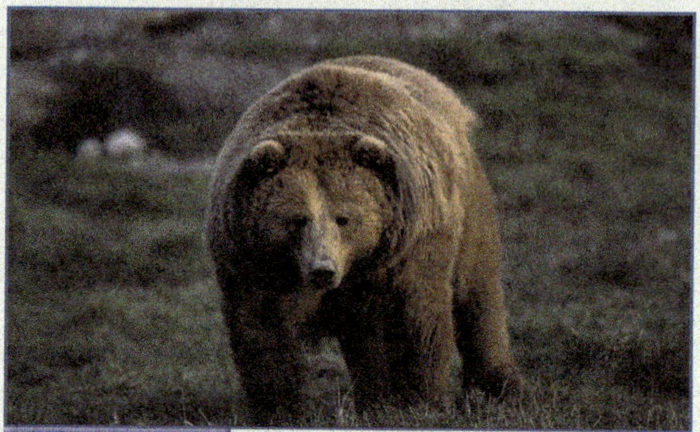

© AbleStock

Figura 2-6

Los animales grandes no siempre huyen de los humanos y podrían atacar a los rescatistas.

Cuando sea amenazado por un animal, usted debe llevar a cabo las siguientes acciones:

- No se quede mirando al animal. En su lugar mire hacia abajo o lejos
- Retírese lentamente
- Hable de forma calmada para tranquilizar al animal

Si un animal ha atacado a otra persona, tome las siguientes acciones:

- Utilice comida para alejar al animal de la víctima
- El animal puede retroceder después de atacar. Esto le brinda a usted la oportunidad de retirar a la víctima
- Los ataques por animales son raros pero peligrosos. Por lo general, si usted es atacado, defiéndase. Una excepción a esta recomendación es el encuentro con un oso grizzly o una madre osa negra con sus cachorros. En estas situaciones, usted debe acostarse y hacerse el muerto. En las áreas de osos, haga ruidos mientras viaja y sea especialmente cuidadoso si usted observa una madre osa con sus cachorros.

Espacios confinados

Un espacio confinado es un área como un tanque, recipiente, tina, silo, compartimiento, bóveda, cueva o pozo de la mina y podría presentar una atmósfera peligrosa. Si una persona queda atrapada en un espacio confinado, haga lo siguiente:

- Solicite ayuda de inmediato; active los servicios médicos de urgencias locales (SMU)
- No corra a auxiliar; el espacio podría estar lleno de gas tóxico
- Intente rescatar a la víctima sin entrar al espacio
- Si es necesario entrar, deben ser los rescatistas con un entrenamiento y equipo apropiados quienes entren al espacio para sacar a la víctima
- Administre los primeros auxilios y RCP en casos necesarios

Movimiento de una víctima

No mueva a una víctima hasta que esté en condición estable y lista para ser transportada. Inicialmente brinde todos los primeros auxilios que sean necesarios. El movimiento de una víctima en condición inestable se debe hacer sólo si hay un peligro inmediato por riesgos ambientales, si es imposible llegar a otra víctima (por ejemplo, en un vehículo) que requiere atención para salvar la vida o si el corazón de la víctima se encuentra en paro. En cualquiera de estos casos, se puede dar RCP. Mueva a la víctima si es imposible brindar los primeros auxilios en la escena.

PRECAUCIÓN

NO

- Mueva a las víctimas de forma prematura a menos que se encuentren en peligro inmediato o deban ser trasladadas a un albergue para esperar el rescate
- Empeore una lesión por mover a la víctima
- Mueva a la víctima que podría tener una lesión de la médula espinal sin estabilizar primero la columna vertebral
- Mueva a la víctima a menos que sepa en dónde la va a colocar
- Intente mover a una víctima por usted mismo si hay otras personas disponibles que pueden ayudar

Movimientos de urgencia

No mueva a la víctima muy rápido, porque esto podría empeorar una lesión de la columna u otra lesión mayor. Coloque a la víctima en posición supina (recostada sobre su espalda con la cara y el tórax viendo hacia arriba). Proteja la columna. Si el tiempo y la seguridad lo permiten, estabilice todas las partes lesionadas antes y durante el movimiento.

Arrastres

Para mover a una víctima en una distancia corta sobre una superficie dura, use un arrastre de hombros o arrastre con cobija. Para un arrastre de hombros, estabilice la cabeza de la víctima con sus antebrazos **Figura 2-7A**. Para un arrastre con cobija, ruede a la víctima sobre una cobija y jale por detrás de la cabeza **Figura 2-7B**.

Movimientos de no urgencia

Movimientos de una persona

Usted puede ayudar a una víctima a caminar actuando como una muleta humana; si una pierna está lesionada, la víctima puede caminar con la pierna no lesionada apoyando en usted el lado

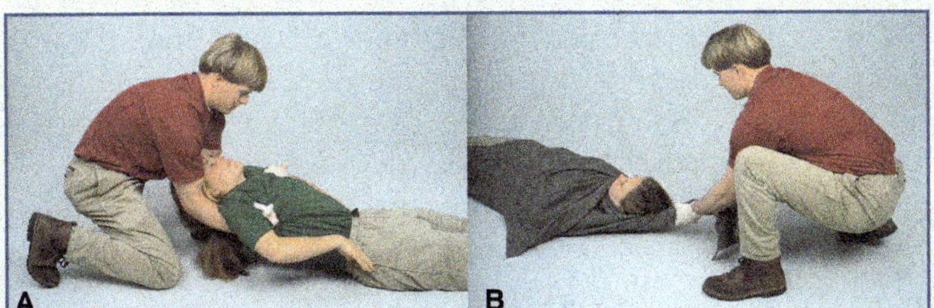

Figura 2-7

Arrastres. **A.** Arrastre de hombros. **B.** Arrastre con cobija.

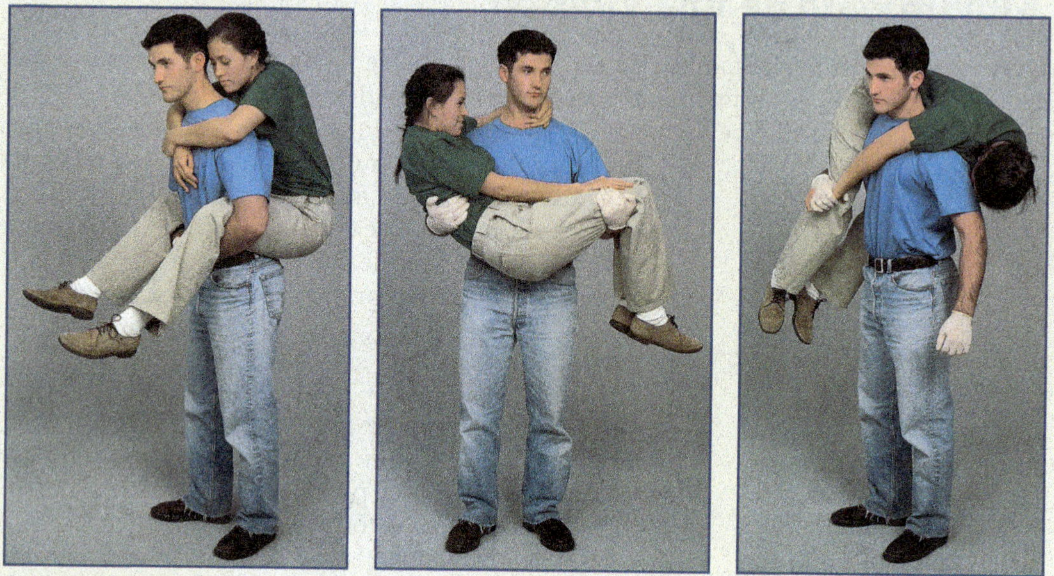

A B C

Figura 2-8

Métodos de transporte de una persona. **A.** Cargar a cuestas. **B.** Cargar de las piernas (tipo cuna). **C.** Cargar sobre los hombros (bomberos).

lesionado. Utilice un movimiento a cuestas cuando la víctima no pueda caminar pero se pueda sostener de usted Figura 2-8A. Cargue de las piernas a los niños y adultos poco pesados que no pueden caminar y en quienes no se sospecha una lesión de la columna vertebral Figura 2-8B. Cargue a la víctima sobre los hombros si lo permiten sus lesiones; se pueden viajar distancias más largas si la víctima es transportada sobre el hombro Figura 2-8C.

Movimientos de dos o más personas

Dos o más personas pueden ayudar a una víctima a caminar usando la técnica para asistir la deambulación entre dos personas Figura 2-9A. En la transportación como asiento entre dos personas, dos rescatistas utilizan sus brazos y cuerpos para formar un asiento para la víctima Figura 2-9B. La transportación como asiento a cuatro manos es la forma más fácil en la que dos personas pueden cargar a otra cuando no se cuenta con ningún equipo; úsela cuando la víctima no pueda caminar pero pueda usar sus brazos para asirse de los rescatistas Figura 2-9C. Use un transporte de las extremidades cuando la víctima se encuentra en un espacio estrecho y apretado Figura 2-9D. Utilice una transportación tipo hamaca si de tres a seis personas pueden pararse a los lados de la persona lesionada y pueden unir sus manos por debajo de ella Figura 2-9E.

Camilla o litera

La forma más segura de transportar a una víctima lesionada sin una lesión en la columna es en una camilla o una camilla improvisada Cuadro 2-1. Pruebe las camillas improvisadas antes de usarlas

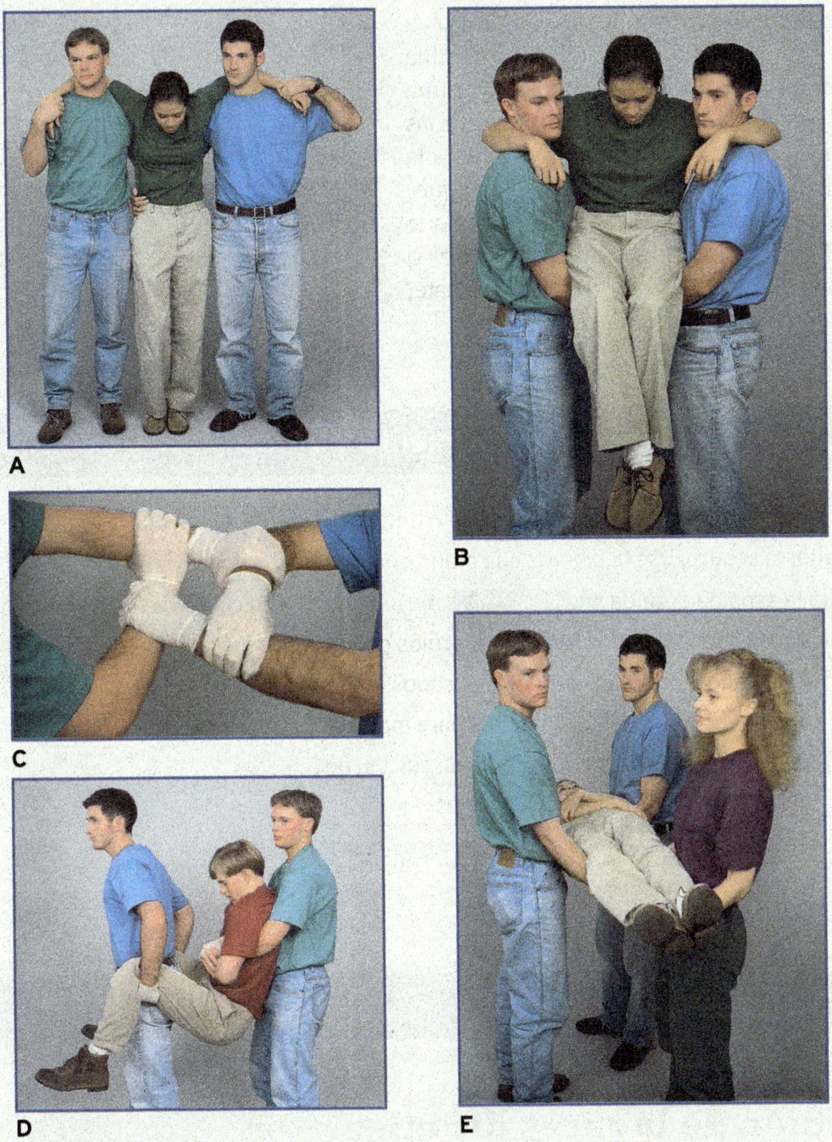

Figura 2-9

Métodos para cargar con dos personas. **A.** Dos personas ayudan a caminar a la víctima. **B.** Transporte de asiento a dos manos. **C.** Transporte de asiento a cuatro manos. **D.** Cargar de las extremidades. **E.** Cargar como hamaca.

levantando a un rescatista casi del mismo tamaño que la víctima. En una camilla improvisada con tubos y sábanas, el peso de la víctima evitará que la sábana se desdoble si está bien envuelta **Figura 2-10**. También se pueden usar chamarras y tubos como camillas. Usualmente se requieren dos chamarras para adultos. Abroche o cierre las chamarras, invierta los brazos y pase los tubos a través de los agujeros de los brazos. Una camilla improvisada con una tabla es más robusta que una camilla de tubos y sábanas pero también es más pesada y menos cómoda. Asegure a la víctima a la tabla. Se pueden usar los esquíes, marcos de paquetería, trineos y ramas para hacer camillas. Acolchone bien la camilla, utilizando bolsas de dormir, ropa o almohadas. Con excepción de los grupos de rescate, rara vez se cuenta con camillas comerciales.

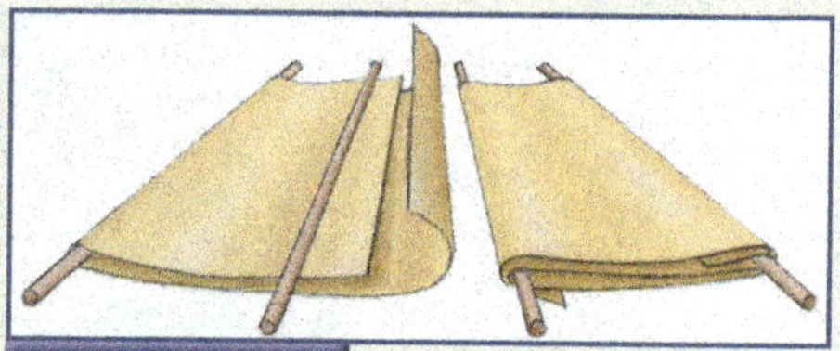

Figura 2-10

Camilla con tubos y sábana.

Cuadro 2-1 Principios de levantamiento y carga

- No intente llevar una carga difícil, incómoda o muy pesada -busque ayuda
- Use un agarre seguro. Use la palma de la mano en lugar de los dedos
- Mantenga la espalda erguida Figura 2-11. Apriete los músculos de las nalgas y el abdomen
- Doble sus rodillas para usar los fuertes músculos de los muslos y las nalgas
- Mantenga los brazos cerca del cuerpo y los codos flexionados
- Coloque sus pies a la altura de los hombros para mantener el equilibrio, uno enfrente del otro
- Al levantarse, mantenga a la víctima cerca de su cuerpo
- No tuerza la espalda; haga pivote con los pies
- Levante lenta, suavemente y al unísono con otros rescatistas
- Dígale a la víctima lo que va a hacer
- Descanse periódicamente

Extracción de lugares difíciles

Una persona lesionada puede haber sido expulsada o haber caído en un sitio de donde es difícil la extracción. Hay seis posiciones en las que el cuerpo puede quedar atrapado Figura 2-12.

El movimiento de una víctima de una posición en la que el cuerpo está aplastado y torcido requiere habilidades y no debe ser intentado por rescatistas sin entrenamiento o por una persona sola.

Se necesitan de cuatro a seis rescatistas experimentados para mover con seguridad a una víctima. Una persona en el grupo es designada como el líder y ésta dirige al grupo. El grupo debe levantar a la víctima como una unidad, trabajando simultáneamente y con una idea clara de lo que se está intentando.

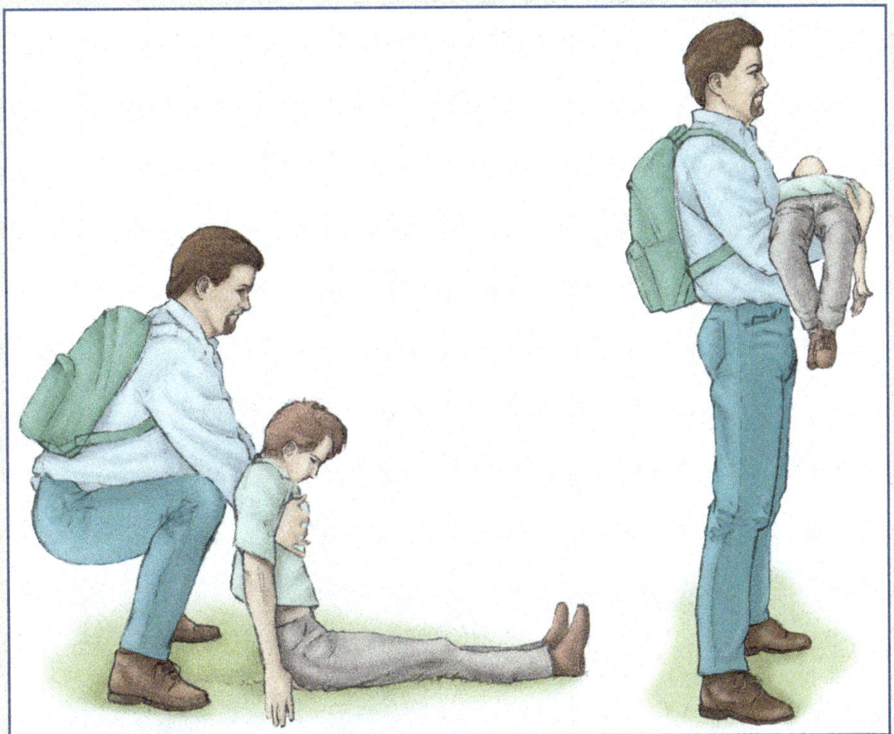

Figura 2-11

Al levantar y cargar a una víctima, mantenga la espalda recta y doble las rodillas. Mantenga a la víctima cerca de su cuerpo.

PRECAUCIÓN

NO levante a una víctima con una persona en la cabeza y otra en los pies (con la víctima colgando como una U) a menos que usted esté seguro que no hay lesión en la columna vertebral.

El objetivo es que la víctima esté acostada sobre su espalda con el cuello estabilizado y los hombros y las caderas en ángulo recto con la columna vertebral Figura 2-12A.

Concéntrese en el apoyo a la cabeza y el cuello, los hombros y las caderas. La víctima no tiene que moverse de la posición en la que se le encuentra a una posición neutral y supina en un solo movimiento. Mueva a la víctima en etapas.

La extracción más difícil es la de un espacio pequeño con un acceso limitado para los rescatistas. Si existe cualquier sospecha de una lesión de la columna, no intente extraer a la víctima, ya que esto podría empeorarla. Espere a que llegue el grupo de rescate con equipo especial. Usted puede ayudar manteniendo a la víctima caliente y cómoda; brindando alimentos, bebidas y ánimo; y consiguiendo ayuda lo más pronto posible.

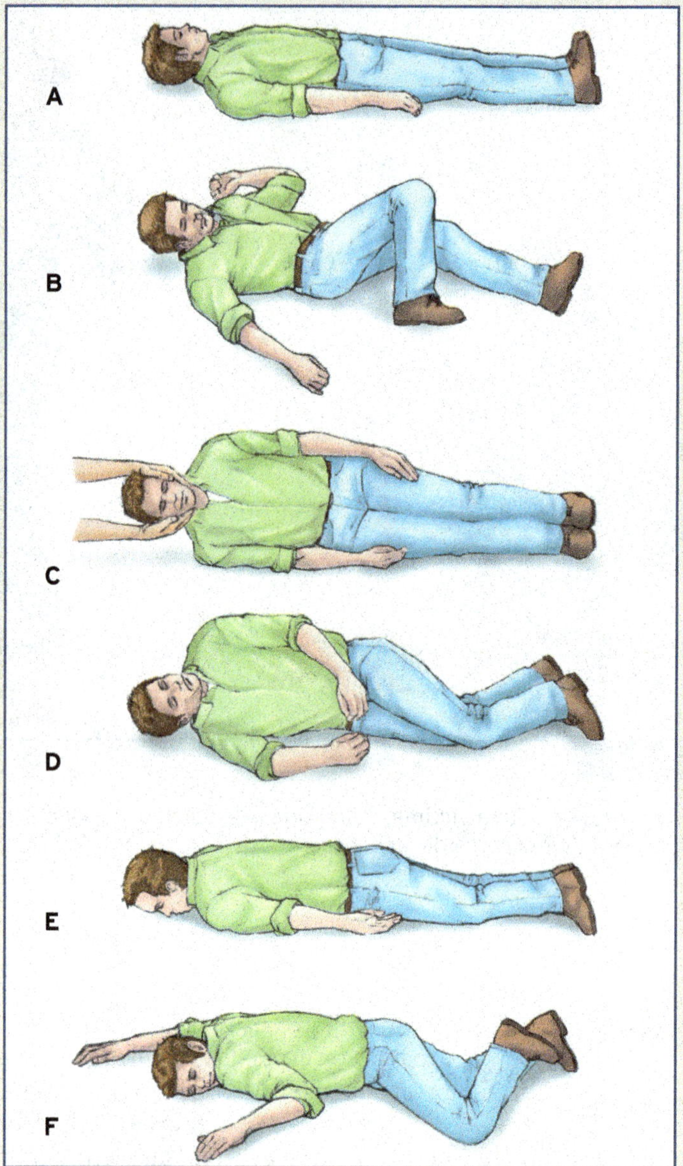

Figura 2-12

Posiciones corporales básicas encontradas en el atrapamiento. **A.** Supina, posición neutral, con todos los miembros alineados. **B.** Supina, pero con la cabeza, espalda o miembros fuera de alineación. **C.** De lado, posición neutral, con los miembros y la espalda con una alineación normal. **D.** De lado, pero con la cabeza, espalda o miembros fuera de alineación. **E.** Prona, en posición neutral, con los miembros alineados. **F.** Prona, pero con la cabeza, espalda o miembros fuera de alineación.

Búsqueda de ayuda

Buscar ayuda en lugares remotos siempre es difícil y puede ser imposible cuando se presentan las urgencias lejos de un camino cercano o un teléfono. Antes de ir a un lugar remoto, entérese cómo contactar al grupo de rescate local, jefe de policía o bomberos. La distancia, el estado del tiempo, la hora del día y el número de personas disponibles para acudir al llamado de auxilio pueden limitar lo que usted haga. En vista de una urgencia, piense en la mnemotecnia STOP, por sus siglas en inglés Figura 2-13.

Deténgase (**S**top) y tome un momento para calmarse. No entre en pánico.
Piense (**T**hink) sobre el problema y la forma correcta de actuar.
Observe (**O**bserve) la situación. ¿Qué ha pasado? ¿Cuáles son las condiciones? ¿Con qué recursos se cuenta?
Planee (**P**lan) su forma de actuar y coordínese con otros potenciales rescatistas Cuadro 2-2.

Si la situación no es una urgencia, la víctima puede ser capaz de caminar fuera del área. De cualquier manera, si hay dudas, solicite ayuda médica. Si usted se encuentra en un grupo, envíe a un miembro del grupo al teléfono más cercano o, en áreas muy remotas, intente hacer señales con espejos, bengalas o humo. Muchos escaladores ahora portan teléfonos celulares, pero éstos no funcionan en todas las áreas; por ejemplo, las montañas o los riscos bloquean las señales. Los teléfonos celulares y otros aparatos eléctricos deben usarse de forma económica y ética. Los grupos de rescate no deben ser llamados en caso de heridas menores. Muchos de estos grupos

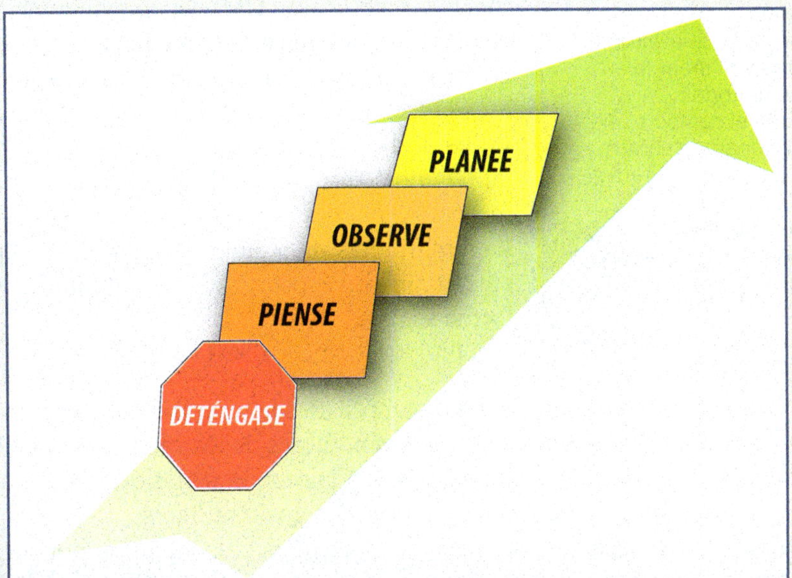

Figura 2-13

Frente a una urgencia, aplique STOP.

Cuadro 2-2 Preguntas importantes para la planificación

1. ¿Se puede manejar el problema en el campo y dejar a la víctima continuar con el viaje, como una víctima con una herida o lesión menor o enfermedad autolimitada? Debido a que usted puede estar lejos de la ayuda, es razonable esperar y observar a la víctima antes de decidirse a buscar ayuda.
2. ¿Puede la persona caminar sin ayuda? Esto puede ser el medio más rápido y más seguro para llegar a la atención médica, a pesar de una lesión en el tobillo o la rodilla dolorosa o después de una mordedura de serpiente venenosa.
3. ¿Es necesario que la víctima deba ser transportada, y tiene usted los recursos para hacer esto? Si no, ¿cómo conseguir ayuda?

PRECAUCIÓN

NO

- Se apresure a un rescate en una situación peligrosa; esto puede resultar en más víctimas
- Envíe a alguien en busca de ayuda antes de evaluar a la víctima y planear la seguridad de todos
- Deje sola en el campo a una víctima lesionada o enferma, a menos que sea inevitable
- Permita que cualquiera abandone el grupo sin compañía a menos que sea inevitable y que sea parte del plan

están formados por voluntarios; ellos no deben ponerse en riesgo o hacer gastos innecesarios sin una buena causa.

Si la situación aparenta ser más grande de lo que usted puede manejar, contacte a los SMU. El uso de grupos de rescate entrenados tiene muchas ventajas. Los técnicos en urgencias médicas (TUM) deben saber qué hacer. Además, ellos probablemente están en contacto por radio con médicos en un hospital. La atención brindada por los TUM en la escena y en el camino hacia el hospital puede mejorar las probabilidades de la víctima de sobrevivir y la velocidad de recuperación. Los SMU tienen acceso a un transporte rápido. En algunas situaciones, como el rescate en cuevas y en montañas muy empinadas, sólo los equipos con un entrenamiento especial pueden rescatar a las víctimas de forma segura.

Proporcione a los SMU la siguiente información:

- La localización de la víctima. Dé las distancias desde puntos de referencia reconocibles o desde el camino más cercano e indique los nombres de los valles o arroyos. La orientación con brújula desde puntos de referencia y las coordenadas de mapa son ideales
- Su nombre, el nombre de la víctima y los contactos familiares
- La naturaleza de la urgencia (por ejemplo, ataque al corazón, lesión por sumergimiento)
- El número de personas que necesitan ayuda y cualquier condición médica especial
- La condición de la víctima (por ejemplo si se encuentra alerta y responde, respiración, fracturas) y qué se está haciendo por ella (por ejemplo RCP)
- Una descripción de las condiciones locales del estado del tiempo si la información podría afectar los planes de rescate

- Información sobre dónde, y si usted puede ser contactado; brinde información sobre futuros contactos (tiempo y frecuencia)

En el radio o por teléfono, hable lenta y claramente. Pida a los rescatistas que repitan la información importante. Siempre sea el último en colgar. Si envía a alguien a hacer la llamada, que esta persona le reporte a usted para estar seguros de que la realizó.

Guías para la evacuación

Cada sección en este texto considerará los criterios para la evacuación de personas con problemas específicos.

Guías generales

La salud o supervivencia de la víctima puede depender de su habilidad para moverla lejos de la escena. La siguiente lista describe las condiciones que podrían requerir una evacuación.

1. Progresión de la condición, aumento de la falta de aire, alteración del estado mental, shock, debilidad progresiva, vómito y/o diarrea persistentes, incapacidad para tolerar los líquidos orales o desmayos al querer levantarse.
2. Dolor grave.
3. Incapacidad para caminar a un paso razonable debido a un problema médico.
4. Sangrado grave o continuo de cualquier sitio, incluyendo las heridas; sangre en el vómito o en heces.
5. Signos y síntomas de mal de altura serio.
6. Empeoramiento de infecciones.
7. Dolor torácico que no tiene un origen musculoesquelético claro –posiblemente un ataque cardiaco.
8. Trastorno psicológico que altera la seguridad de la persona o el grupo.
9. Lesión por sumergimiento.
10. Heridas grandes o serias o quemaduras o heridas con complicaciones particulares, como fracturas que rompen la piel superficial, heridas por escopeta, fracturas deformadas, fracturas con alteración de la circulación, objetos empalados o sospecha de lesión de columna vertebral.
11. Mecanismo de lesión serio (que por lo menos requiere observación estrecha) como una caída mayor a 6 metros; un choque en motocicleta, vehículo todo terreno o moto de nieve; un choque de vehículo cerrado que involucra alta velocidad, volcadura, expulsión de víctimas o muerte de otro ocupante; una colisión por esquiar a alta velocidad o cualquier lesión por la caída de rocas o avalancha.

Se puede continuar el viaje si este es hacia la atención médica en los casos de los puntos 3, 4 y 8 o si es en descenso en el caso del punto 5.*

*Adaptado de *Wilderness Medical Society Practice Guidelines for Wilderness Emergency Care*. Guilford CT: The Globe Pequot Press, 2006.

Señales de ayuda

Muchas condiciones de urgencia requieren una búsqueda de personas que requieren socorro. Bajo dichas circunstancias, casi siempre es mejor si las personas que son buscadas saben cómo hacer llamativas su presencia y su localización.

Señales para aeronaves

Cuando se crea en la tierra una señal que las personas en una aeronave puedan ver, recuerde que hay pocas líneas rectas o ángulos rectos en la naturaleza y que las cosas se ven mucho más pequeñas cuando se ven desde el aire. Más grande casi siempre es mejor. Para las señales en la tierra, haga una gran "V" para una asistencia inmediata o una "X" si se requiere asistencia médica. Haga las líneas de estas señales lo más grande que usted pueda. Construya su señal para que cada línea sea seis veces más larga que ancha, como por ejemplo una "V" con cada lado de 3.5 metros de largo y 0.5 metros de ancho. El contraste es otra clave para las señales en la tierra. Ejemplos de materiales que se pueden usar son papel de baño, tiras de lonas de plástico, tiras del material de las tiendas de campaña, ramas de árboles, leños y rocas con colores claros. En la nieve y en la tierra abierta o en las orillas arenosas, las señales pueden hacerse con pisadas firmes o cavarse en la superficie usando las sombras para hacer que las señales sobresalgan.

Otras señales

Una serie de tres de casi cualquier cosa indica "Auxilio". Los ejemplos incluyen tres gritos, tres disparos, tres silbidos o tres destellos de una luz. Utilice el humo de día y una llama brillante por la noche si no cuenta con otros instrumentos de señalización. Añada al fuego aceite de motor, harapos empapados en aceite o piezas de plástico para producir un humo negro (es mejor contra un fondo iluminado). Mantenga suficiente combustible a la mano. Si usted hace un fuego mientras espera la llegada de la asistencia, mantenga el combustible a la mano y aviéntelo al fuego cuando escuche una aeronave; no espere, porque toma tiempo para formarse el humo y subir. Asegúrese de iniciar el fuego lejos de combustibles como pasto o árboles.

Un espejo es un medio efectivo de enviar una señal de socorro. En los días brumosos, los pilotos de una aeronave pueden ver el resplandor de un espejo antes de que los supervivientes puedan ver a la aeronave, por lo que es sabio dirigir el reflejo del espejo en la dirección de la aeronave cuando se escucha, aun cuando no se puede ver. Los reflejos de los espejos pueden ser vistos por una aeronave a más de 32 kilómetros de distancia.

Para usar un espejo, realice el siguiente procedimiento:

1. Sostenga el espejo en dirección al sol con una mano y estire la otra mano enfrente de usted. Utilice un dedo para bloquear la vista del objetivo.
2. Dirija el reflejo del sol hacia el dedo extendido.
3. Dé golpecitos repetidamente al punto de luz del espejo a través del dedo y el objetivo.
4. Intente dirigirlo el mayor tiempo posible hacia la aeronave o a los rescatistas. No intente hacer series de tres resplandores –es muy difícil **Figura 2-14**.

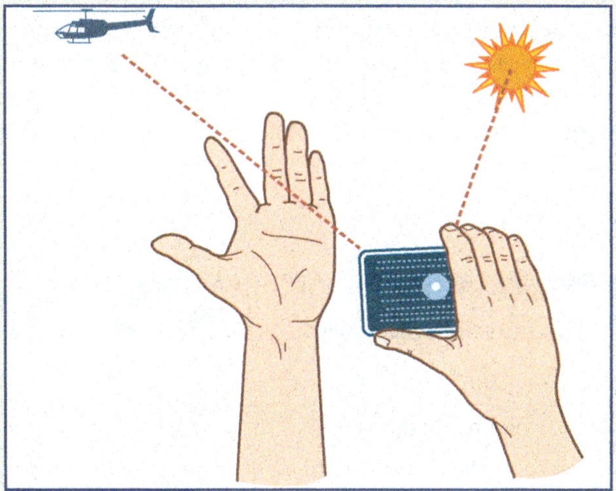

Figura 2-14

Señalización.

PSI (para su información)

Kit de supervivencia: lo esencial

Objetos mínimos	**Propósito**
Una o dos bolsas de basura grandes o una manta de urgencia ("manta térmica") hecha con Mylar	Proteger contra el estado del tiempo (viento, lluvia, nieve). Vístase con una bolsa de basura haciendo un hoyo en el fondo de la bolsa para su cabeza; use la segunda bolsa
Silbato (Mini Fox 40 o Windstorm)	Señal de ayuda
Espejo para señales	Señal de ayuda
Cerillo con ariete de metal (magnesio)	Iniciar un fuego
Caja de cerillos a prueba de agua con cerillos a prueba de viento y agua	Iniciar un fuego
Caja de cerillos a prueba de agua o rollo de película vacío con varias bolas de algodón impregnadas con jalea de petróleo (como la vaselina) o tabletas de yesca comerciales	La jalea de petróleo es inflamable. Haga yesca con las bolas de algodón impregnadas con jalea de petróleo. Al usarse abra una bola de algodón para que capture las chispas del cerillo de metal
Cuchillo (multiherramientas) y/o sierra de supervivencia para alambres con cuchillas	Corte
Alimentos (como barras de energía y MRE [alimentos listos para comerse del ejército de Estados Unidos])	Aporta calorías y un impulso psicológico

Evacuación en helicóptero

Los helicópteros pueden en ocasiones reducir en gran medida el tiempo requerido para un transporte de urgencia, pero pueden crear riesgos adicionales tanto para la tripulación como para las víctimas. En áreas muy remotas, puede tomar tanto tiempo ponerse en contacto con el servicio de helicópteros que es más rápido iniciar una evacuación terrestre. La decisión de usar un helicóptero para la evacuación debe tomar en cuenta factores logísticos y ambientales Cuadro 2-3.

Cuadro 2-3 Guías para la evacuación en helicóptero

Evacue a las víctimas en helicóptero si:

1. Se podría salvar la vida de una víctima.
2. La víctima tiene una probabilidad significativamente mejor de una recuperación completa en caso de una evacuación en helicóptero.
3. El piloto cree que el clima y las condiciones de la zona de aterrizaje son seguras.
4. La evacuación terrestre podría ser peligrosa o prolongada.
5. No se cuenta con suficientes rescatistas para una evacuación terrestre.

Evaluación de las víctimas y atención de urgencia

3

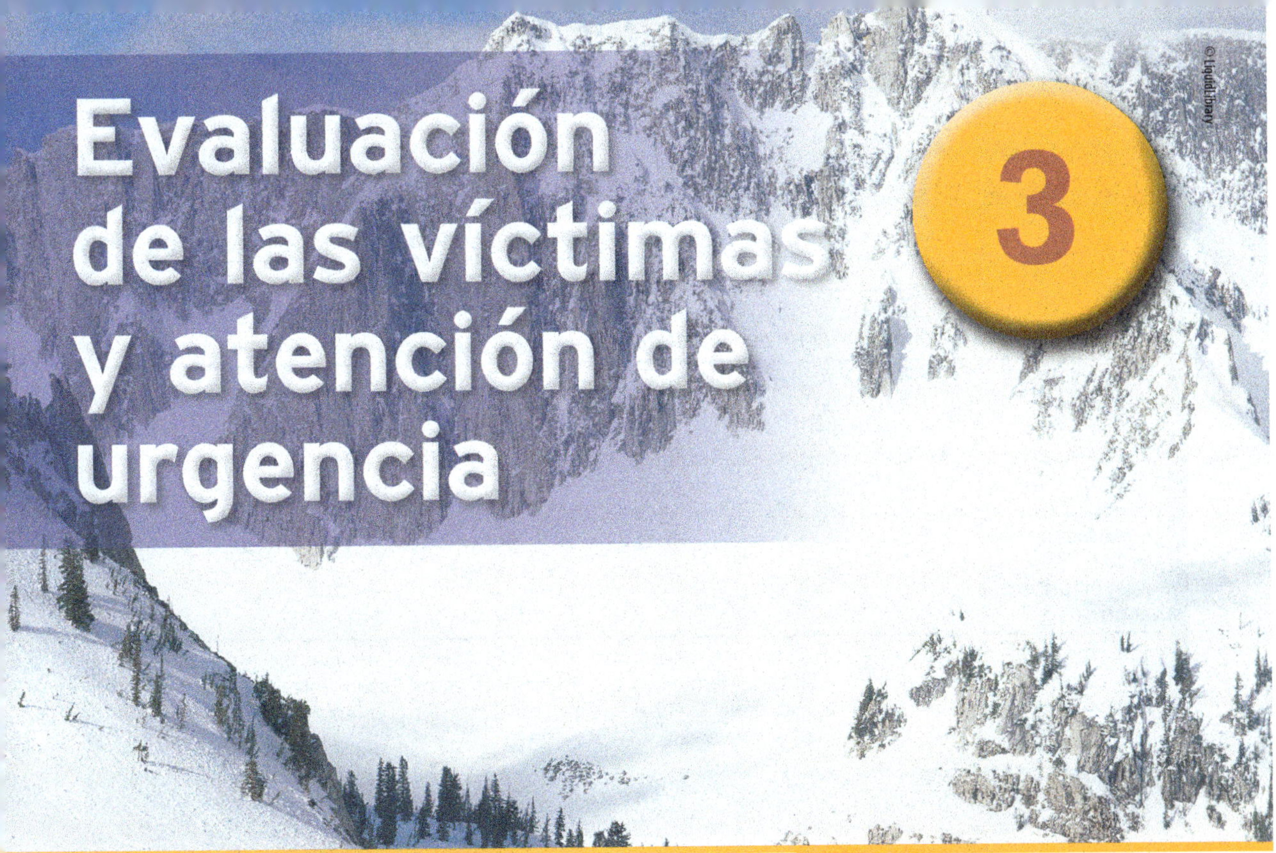

© LiquidLibrary

capítulo *en un vistazo*

- Evaluación
- Valoración de la escena
- Evaluación primaria
- Antecedentes
- Exploración física
- Revaloración
- Incidentes con múltiples víctimas (triage)

Evaluación

Para encontrar qué está mal con la víctima, usted debe ser capaz de hacer una exploración rápida, pero precisa, llamada evaluación. En los primeros auxilios en lugares remotos, la ayuda y otros recursos son limitados, la atención de lesiones y enfermedades serias puede ser primitiva y el único equipo disponible puede ser lo que usted trae consigo o lo que pueda improvisar. A diferencia de los primeros auxilios urbanos, a menudo no hay forma de llamar al 0-6-5, tal vez no hay TUM que puedan llegar a relevarlo y con mucha frecuencia no hay una ambulancia disponible ni una que pueda transportar rápidamente a la víctima. La decisión, de cualquier manera necesaria, de trasladar a una víctima a atención médica no puede tomarse a la ligera, porque requiere tiempo y esfuerzo humano. Por lo tanto, la capacidad para descubrir lo que está pasando y su importancia a través del desarrollo de buenas habilidades de evaluación es muy importante.

Este capítulo presenta un método detallado y sistematizado para evaluar a una víctima y brindar primeros auxilios urgentes. La evaluación se debe aprender bien

Cuadro 3-1 Secuencia de evaluación de una víctima

Víctima lesionada			Víctima con enfermedad súbita	
	Responde			
No responde	Con CDL significativa	Sin CLD significativa	No responde	Responde
• Revisión primaria • Revisión secundaria usando las partes de DADH • Antecedentes SAMPLE aportados por otros	• Revisión primaria • Segunda revisión usando DADH • Antecedentes SAMPLE	• Revisión primaria • Explorar la queja principal usando DADH • Antecedentes SAMPLE	• Revisión primaria • Segunda revisión usando las partes principales DAH • Antecedentes SAMPLE aportados por otros	• Revisión primaria • Antecedentes SAMPLE • Explorar la queja

CDL = causa de lesión; también conocida como mecanismo de lesión. DADH = Deformidad, heridas Abiertas, Dolor, Hinchazón. Antecedentes SAMPLE = Síntomas, Alergias, Medicamentos, Pasado relevante o antecedentes médicos, última (Last) ingesta oral y Eventos que llevaron a la lesión o enfermedad.

y practicarse con regularidad para evitar dejar pasar problemas importantes que pongan en peligro la vida.

La evaluación toma diferentes formas, dependiendo si la víctima responde o no, si está lesionada o enferma. Los términos sí responde o no se usan en lugar de consciente e inconsciente, porque éstos identifican lo que el prestador de primeros auxilios observa de hecho y no requiere un diagnóstico. No todas las partes del proceso de evaluación aplicarán para todas las víctimas y el orden de su uso dependerá de la naturaleza de los problemas de las víctimas. La mayoría de ellas no requieren una evaluación completa. Por ejemplo, alguien que se corta un dedo al tallar un palo no requiere una valoración completa, pero una víctima que se corta un dedo al resbalarse y caer 6 metros de una montaña sí, porque podría también haber otras lesiones. Además, una víctima podría estar lesionada y enferma al mismo tiempo.

La evaluación de las víctimas se divide en cinco partes (1) valoración de la escena, (2) evaluación primaria, (3) antecedentes, (4) evaluación secundaria (signos vitales y exploración física), y (5) revaloración. El Cuadro 3-1 contiene las secuencias de valoración para las víctimas lesionadas y enfermas, que responden y no responden.

Valoración de la escena

La valoración de la escena le da la primera impresión sobre lo ocurrido y revela los peligros para la víctima y para usted Figura 3-1. Antes de iniciar la valoración de una escena, siempre debe protegerse en caso de que exista la probabilidad de tener contacto con sangre u otros líquidos corporales. Use guantes de exploración médica antes de entrar a la escena. En un clima frío, use un par de guantes delgados de polipropileno o seda para evitar el enfriamiento de las manos.

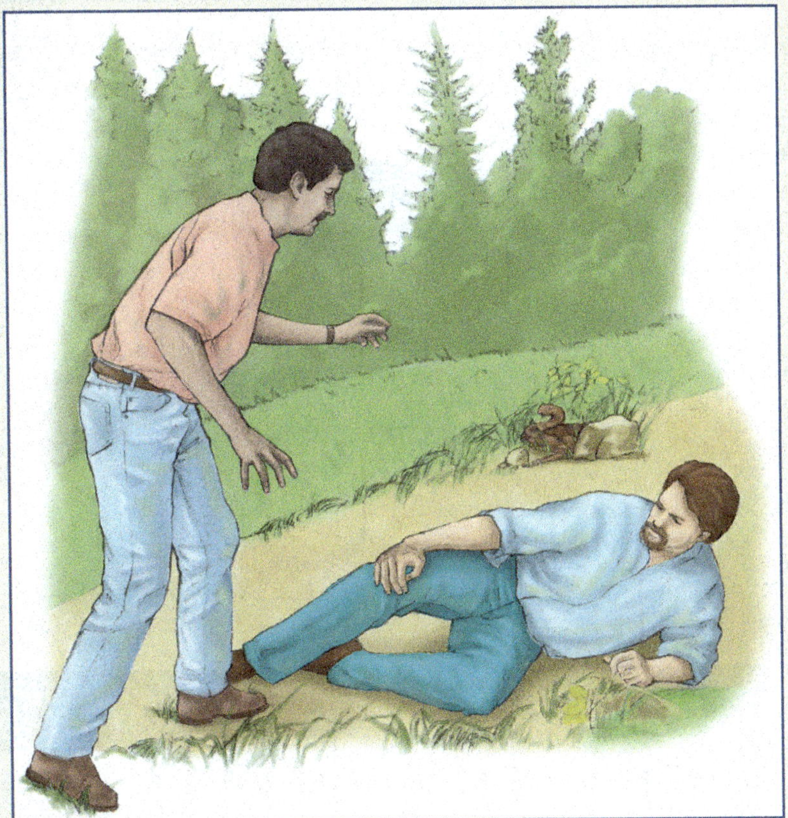

Figura 3-1

Evaluación de los peligros de la escena.

Qué se debe buscar

Busque la causa de la condición de la víctima y los problemas relacionados en la escena. Hágase las siguientes preguntas:

- ¿La escena es segura? ¿Existe un peligro inmediato para usted y para los demás?
- ¿La víctima se encuentra herida o está enferma?
- Si la víctima está herida, ¿cuál es el probable mecanismo (causa) de la lesión?
- ¿La víctima responde con claridad o posiblemente no responde?
- Como impresión general, ¿la víctima parece estar lesionada o enferma de forma crítica?
- ¿Cuántas víctimas hay ahí?

Evaluación de la víctima

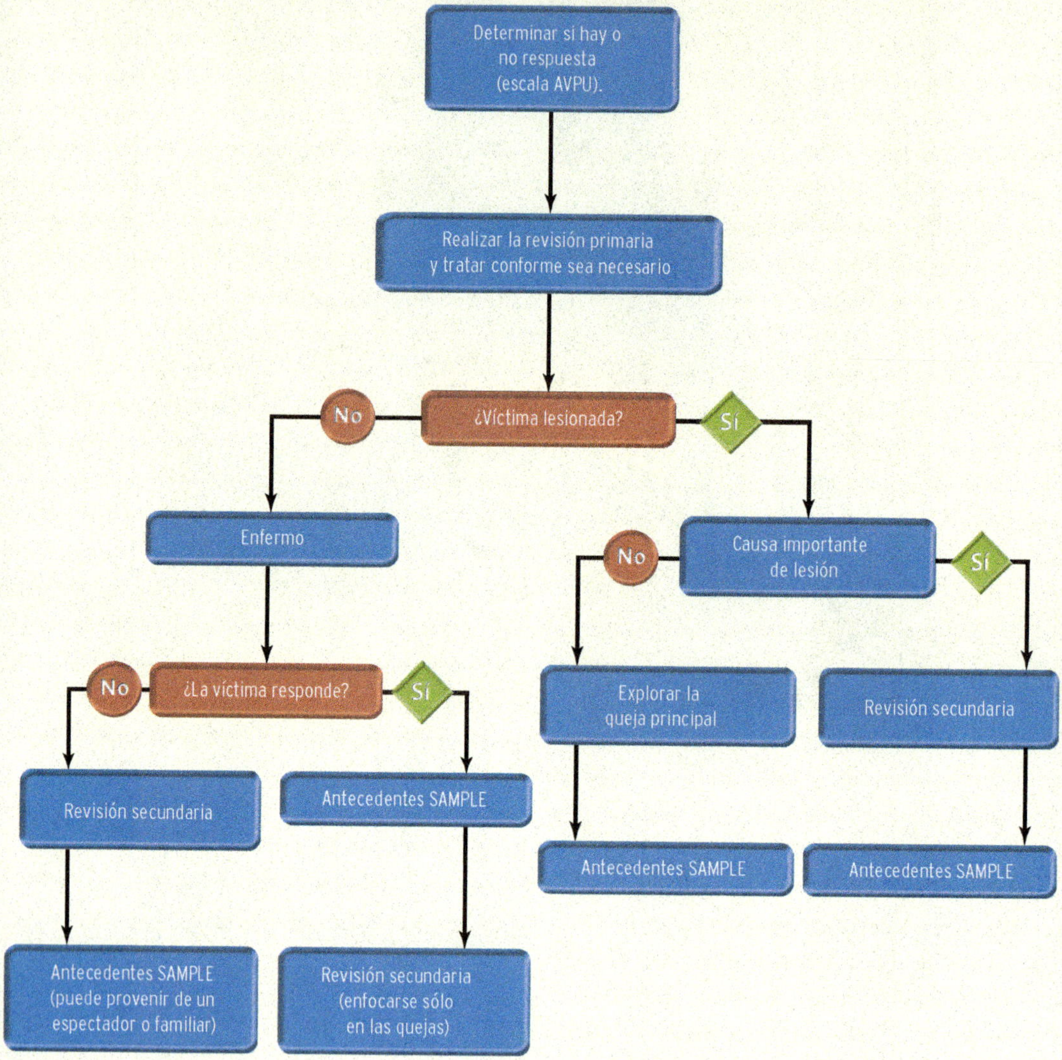

Evaluación primaria

Haga una evaluación primaria para detectar cualquier condición que ponga la vida en riesgo y que requiere la atención urgente. Es importante saber si la víctima responde o no. Una víctima que responde se encuentra alerta, interactúa con usted y conoce su nombre y localización. De cualquier manera, recuerde que en lugares remotos no es raro que uno pierda el seguimiento de la fecha o incluso el día de la semana. Si cuando usted llega con el lesionado no está seguro del nivel de respuesta, toque o agite gentilmente su hombro y pregunte, “¿Está bien?” Si éste no responde o la respuesta es ilegible o ininteligible, se considera como si no respondiera. Inicie de inmediato los preparativos para evacuar a la víctima para recibir atención médica. Si hay otras personas cerca, solicite su ayuda.

La evaluación primaria evalúa los problemas de respiración y sangrado, las dos amenazas más inmediatas para la vida. Si se identifican problemas críticos con la respiración o un sangrado masivo, atiéndalos de inmediato antes de continuar. Corrija los problemas según los vaya encontrando.

Evalúe la vía aérea

Una persona que responde y puede hablar con oraciones completas por lo general no tiene un problema respiratorio inmediato. Si una persona que responde, no puede hablar o tose, dé tratamiento para la obstrucción de la vía aérea. Revise la respiración en una víctima que no responde.

Evalúe la ventilación

Determine si la víctima está ventilando normalmente, respirando de forma inadecuada o no está respirando; para ello, observe el levantamiento y hundimiento del pecho.

Qué hacer

Si la víctima que no responde está respirando normalmente, colóquela en posición de recuperación para evitar que su lengua se vaya hacia atrás y le obstruya la vía aérea. También es posible sacar el vómito si la víctima se encuentra en esta posición. Para acomodar a una víctima que no responde y se encuentra sobre la espalda, siga los pasos que se muestran en el **Simulacro de habilidad 3-1**.

1. Flexione el codo izquierdo de la víctima en ángulo recto con la mano y el brazo aún sobre el piso pero por encima de la cabeza. Mantenga las piernas de la víctima derechas (**Paso 1**).
2. Coloque la mano derecha de la víctima contra la mejilla izquierda con la palma viendo hacia fuera. Coloque su palma derecha sobre la palma derecha de la víctima (**Paso 2**).
3. Manteniendo su palma contra la palma de la víctima, agarre por detrás de la rodilla derecha de la víctima y mueva el tronco en conjunto sin torcer (**Paso 3**).
4. Conserve la mano derecha de la víctima bajo la mejilla para mantener inclinada la cabeza y la pierna superior doblada para prevenir que se gire (**Paso 4**).

Si la víctima no respira, aplique RCP iniciando con compresiones torácicas. Véase el apéndice *RCP básico* para instrucciones detalladas. Es difícil valorar o cuidar de una persona que no responde, si yace boca abajo o recostada sobre uno de sus lados. Por tanto, debe colocarla rápidamente boca

Simulacro de habilidad

3-1 Para mover a la víctima a una posición de recuperación

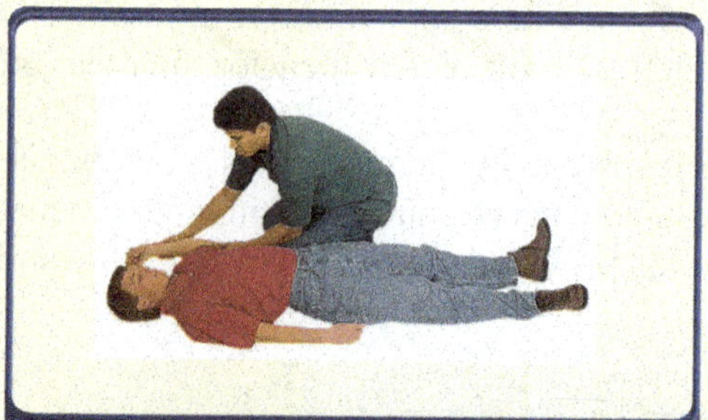

1 Flexione el brazo izquierdo de la víctima. Mantenga sus piernas derechas.

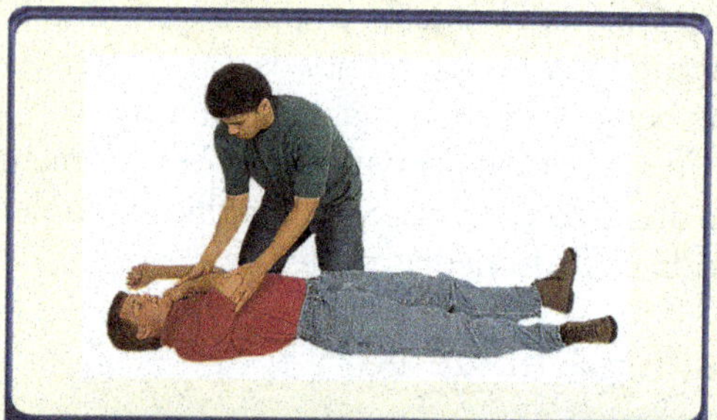

2 Coloque la mano de la víctima contra la mejilla y manténgala ahí.

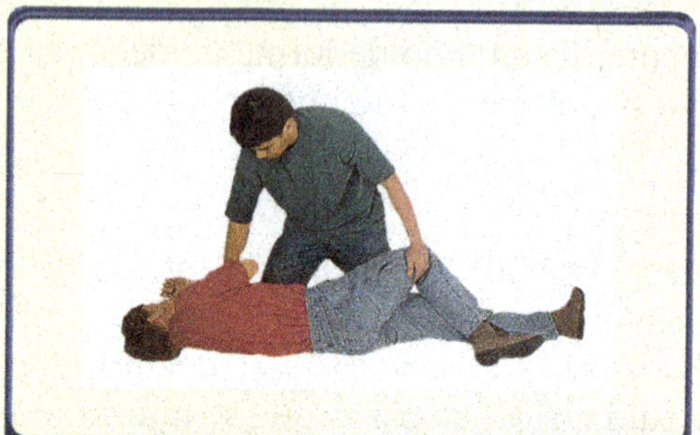

3 Conserve la mano de la víctima contra la mejilla para dar apoyo a la cabeza. Jale la pierna doblada y gire a la víctima hacia usted.

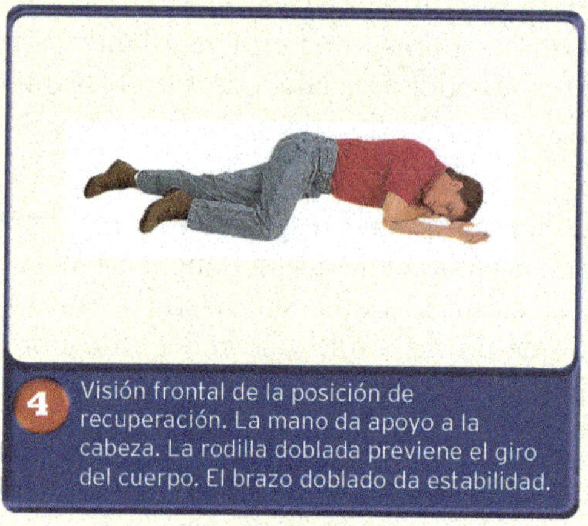

4 Visión frontal de la posición de recuperación. La mano da apoyo a la cabeza. La rodilla doblada previene el giro del cuerpo. El brazo doblado da estabilidad.

arriba. Conserve la mano derecha de la víctima bajo la mejilla para mantener inclinada la cabeza y la pierna superior doblada para prevenir que se gire **Figura 3-2**. Si usted está solo, gire el cuerpo de la víctima como una unidad, doblando o torciendo mínimamente la espalda y el cuello:

1. Con la mano más cercana a la cabeza de la víctima, sujétele el cuello justo por debajo de la parte posterior de la cabeza.

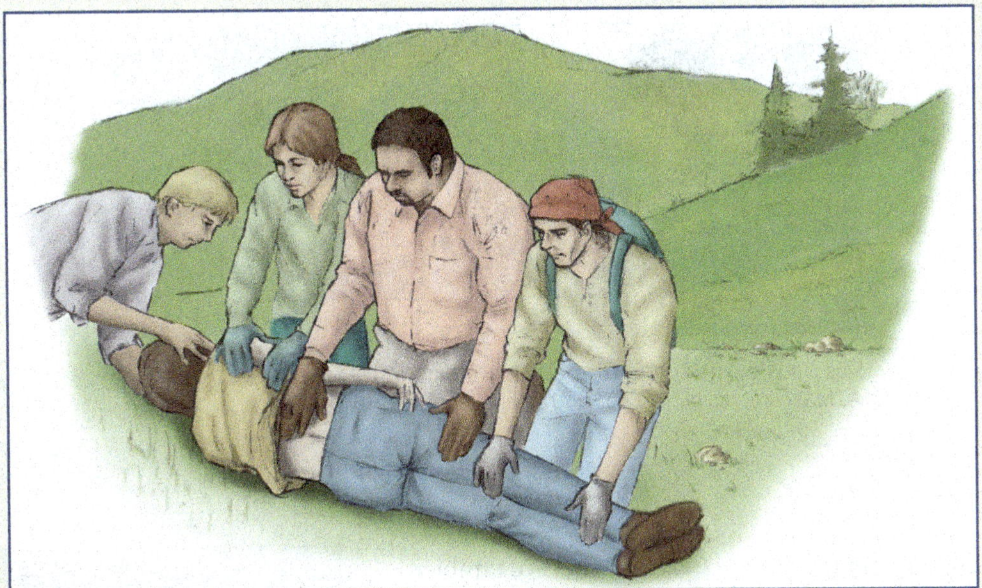

Figura 3-2

Técnica de giro de tronco.

2. Con su otra mano, agarre el borde de la cadera más alejada de la víctima o de la ropa que se encuentra sobre el borde de la cadera.
3. Gire gentilmente a la víctima hacia usted.
4. Después de 30 compresiones torácicas, dé dos respiraciones de rescate.

Para dar respiraciones de rescate siga estos pasos:

1. Mantenga abierta la vía aérea con la maniobra de inclinación de la cabeza y levantamiento de la barbilla (mentón).
2. Apriete y cierre la nariz de la víctima.
3. Para protegerse contra la saliva de la víctima, use un instrumento de barrera para la boca (escudo facial o máscara facial) si hay uno disponible Figura 3-3A-B.
4. Haga una inspiración normal y selle sus labios alrededor de la boca de la víctima o de la pieza de boca del instrumento de barrera.
5. Dé dos respiraciones normales, cada una con una duración de 1 segundo. Haga una inspiración normal para usted después de cada respiración dada a la víctima.

Si la primera respiración no insufla el pecho, abra de nuevo la vía aérea e intente con otra respiración. Si nuevamente no es exitosa, sospeche la obstrucción de la vía aérea por un cuerpo extraño. Después de haber dado estas dos respiraciones de rescate (hayan sido exitosas o no), si la víctima permanece sin respirar, continúe la RCP.

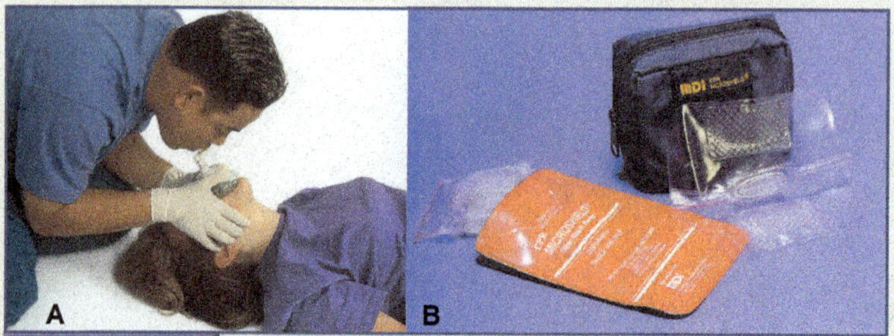

Figura 3-3

Dos tipos de instrumentos de barrera para la respiración de rescate. **A.** Máscara facial. **B.** Escudo facial.

Comprobar si hay hemorragia

Un sangrado grave, ya sea externo o interno, también puede poner en riesgo la vida, porque una víctima puede sangrar hasta morir en minutos en caso de una lesión a una arteria grande. Compruebe si hay una hemorragia grave mirando rápidamente todo el cuerpo en búsqueda de sangre (ropa empapada de sangre, salida o chorro de sangre de una herida y/o sangre en el piso). Si usted encuentra sangre, de inmediato exponga el área afectada del cuerpo moviendo, retirando o cortando la ropa para encontrar la fuente del sangrado. Evite el contacto con la sangre de la víctima, de ser posible, usando guantes de vinilo o látex o capas extra de ropa o gasas, lentes o goggles y ropa impermeable. Para controlar el sangrado, aplique presión directa sobre el área de sangrado Figura 3-4.

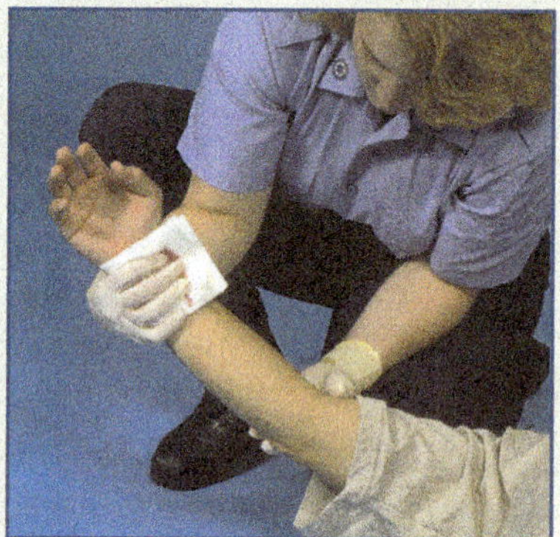

Figura 3-4

La mayor parte del sangrado externo puede detenerse con presión directa.

Antecedentes

Use la mnemotecnia SAMPLE, la cual se explica en las siguientes secciones, para recordar los pasos y obtener los antecedentes de la víctima; la mejor persona para proporcionarlos es ella misma. Si no responde o no es capaz de cooperar, se pueden obtener de sus acompañantes. También, pregunte y revise si hay una placa de identificación médica de emergencia. Usted debe buscar si hay un emblema de MedicAlert® como una indicación de los antecedentes médicos del paciente. El símbolo reconocido internacionalmente se encuentra en los collares, brazaletes de brazos y tobillos, relojes, anillos y tarjetas en la cartera y es portado por las personas que tienen una condición médica que requiere una atención especial en caso de enfermarse o sufrir una lesión Figura 3-5. Esta es una directiva de la víctima que permite al personal de los SMU tener acceso a su información médica almacenada llamando a la Fundación MedicAlert. Cada miembro de MedicAlert tiene un identificador único y seguro de la víctima grabado debajo de su emblema. Al portar este emblema, la víctima consiente la liberación de la información al personal médico que la atienda. La información almacenada puede incluir las condiciones, alergias, medicamentos (y dosis) y los instrumentos implantados. Si usted encuentra dicha advertencia en una víctima, es su responsabilidad darle esta información a la siguiente persona en el SMU.

Si usted no encuentra ninguna alerta, revise si hay alguna tarjeta médica especial de alerta en la cartera o billetera o en el bolso (si es posible, tenga un testigo antes de hacer esto).

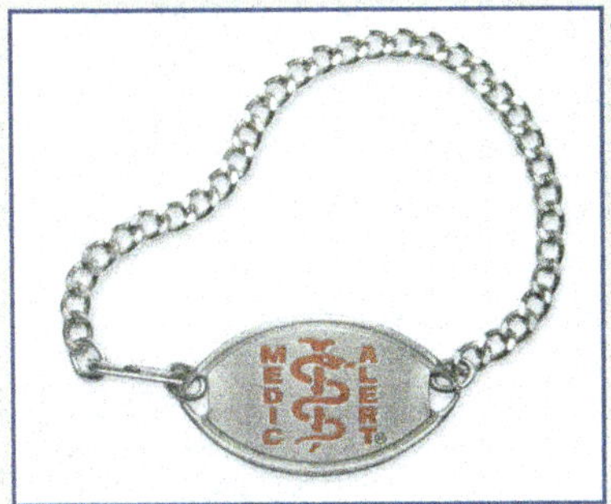

Figura 3-5

Identificación médica se encuentra en las pulseras de la muñeca y del tobillo, collares, relojes, anillos y tarjetas de bolsillo.

Mnemotecnia SAMPLE

S: Síntomas

¿Qué síntomas acompañan al presente evento? Un síntoma es un problema subjetivo que la víctima nota y se lo describe Figura 3-6. Los síntomas de varias lesiones se detallan en capítulos posteriores.

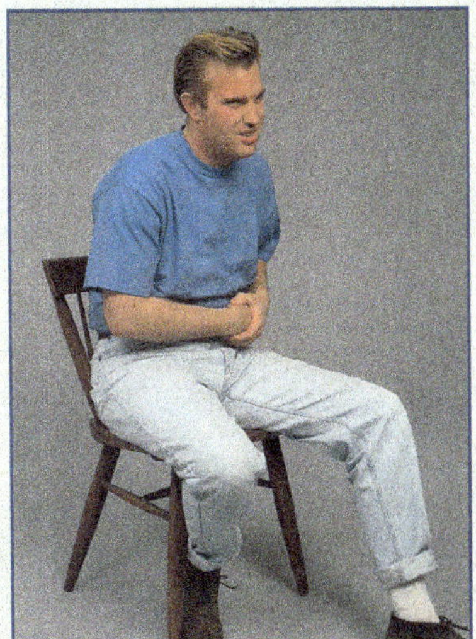

Figura 3-6

Síntoma: una condición descrita por la víctima, como dolor abdominal.

A: Alergias

Averigüe sobre cualquier alergia a medicamentos, alimentos, picaduras de insectos y otras cosas. El problema podría estar relacionado con una reacción alérgica.

M: Medicamentos

¿La víctima toma algún medicamento prescrito y no prescrito (o drogas ilegales)? De ser así, averigüe por qué está tomando medicamentos.

P: Pasado relevante o antecedentes médicos

Averigüe sobre condiciones preexistentes significativas, como diabetes, enfermedad cardiaca o presión sanguínea elevada que pueden estar contribuyendo al problema actual. ¿El paciente está viendo algún médico por cualquier condición?

L: Lunch o última ingesta oral

¿Cuándo fue la última ingesta de alimentos o bebidas de la víctima? Es importante conocer si su condición está relacionada con deshidratación, debilidad por falta de alimentos o una complicación de diabetes.

E: Eventos relacionados que llevaron a la lesión o enfermedad

Averigüe si ocurrió algo inusual antes de que la víctima se haya enfermado o lesionado. Finalmente, pregúntese, "¿Hay algo más que debería saber?".

Exploración física

Los signos vitales que usted valora incluyen: nivel de respuesta de la víctima, pulso, respiración, temperatura corporal y condición de la piel; revíselos al inicio de la exploración física y valórelos con frecuencia durante la evaluación y los primeros auxilios de víctimas inestables o seriamente lesionadas o enfermas. Una víctima está en una condición inestable si uno o más de los siguientes casos está presente:

- Los signos vitales y/o estado mental de la víctima están anormales y/o cambian
- La víctima tiene lesiones serias obvias y/o el mecanismo de lesión sugiere que podría haber sufrido lesiones múltiples y/o serias
- La víctima tiene apariencia de gravemente enferma

Valore los signos vitales de manera ocasional en una víctima estable o en una con una enfermedad o lesión menor. Una víctima está en una condición estable si uno o más de los siguientes casos está presente:

- Los signos vitales y el estado mental de la víctima son normales y no cambian
- La víctima no tiene una lesión o enfermedad seria obvia y el mecanismo de lesión no sugiere que podría haber sufrido lesiones múltiples y/o serias

Nivel de respuesta

Un método usado comúnmente para evaluar el nivel de respuesta se llama escala AVDI. Registre la letra (A, V, D o I) que corresponde a la condición de la víctima cada vez que usted valora el nivel de respuesta.

A: Alerta y despierto

Hable con la víctima. Si ésta parece estar despierta y alerta, pregunte su nombre, dirección, número telefónico, localización y qué pasó. No pregunte qué día es, ya que es fácil perder el seguimiento de los días cuando se está de vacaciones y en excursiones.

V: Respuesta a estímulos Verbales

Hable con una víctima que parece estar dormida o sin movimiento; si responde de alguna manera a su voz (p. ej., se agita, gime o abre los ojos), se encuentra en esta categoría.

D: Respuesta al Dolor

Una víctima en esta categoría no reacciona a su voz ni a sus preguntas, pero sí reacciona (p. ej., gime, se agita o retira un brazo o pierna) al dolor de un pellizco gentil pero firme del músculo que se encuentra sobre la clavícula (pellizque con los dedos o frote sus nudillos sobre el esternón de la víctima).

I: Inconsciente, sin respuesta

Una víctima se clasifica sin respuesta cuando no responde a su voz ni al dolor.

Pulso

Para encontrar el pulso radial, coloque las puntas del dedo índice y medio 5 cm (2") por encima de la base del pulgar en la muñeca **Figura 3-7**. Practique con frecuencia encontrar el pulso radial en usted y sus compañeros hasta que lo pueda encontrar fácil y rápidamente.

Para las víctimas que no responden, los rescatistas en general no usan el pulso carotídeo (en el cuello) para determinar si se requiere RCP. Para las víctimas hipotérmicas graves, todos los rescatistas deben sentir durante 30 a 45 segundos la arteria carótida, que se encuentra al lado de la muesca de la manzana de Adán. No presione las dos arterias carótidas al mismo tiempo.

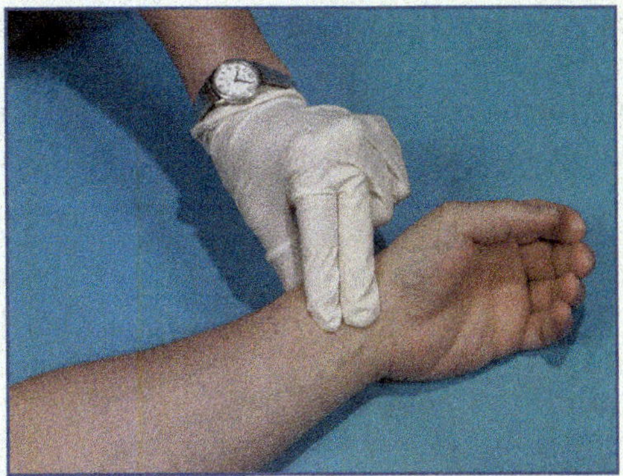

Figura 3-7

Toma del pulso radial.

Para las lesiones en extremidades (brazos, piernas), revise el flujo sanguíneo (circulación). Para una lesión en el brazo revise el pulso radial; para una lesión en la pierna revise el pulso tibial posterior (localizado entre la parte interna del hueso del tobillo y el tendón de Aquiles). Si no hay pulso, realinee gentilmente la extremidad para tratar de reestablecer el flujo sanguíneo. Un brazo o pierna sin pulso requiere atención quirúrgica en pocas horas.

Respiración

Escuche si hay sonidos anormales como los siguientes:

- Ronquidos o estridor (ruidos de tono alto al inspirar). Si cualquiera de los dos está presente, usted debe revisar nuevamente la vía aérea –puede necesitar volver a colocar en la posición
- Sibilancias (ruidos de tono alto al espirar). Éstas podrían indicar el estrechamiento de las vías aéreas pequeñas, como en asma, bronquitis o edema pulmonar. Pregunte sobre antecedentes de asma, enfisema o enfermedad cardiaca
- Gorgoteo o traqueteo. Material en la vía aérea, como sangre, mocos o vómito y muy probablemente están causando el bloqueo parcial

Temperatura

La temperatura corporal puede alertar sobre fiebre, shock por calor o hipotermia. Mida la temperatura corporal con un termómetro colocado bajo la lengua durante 3 minutos con los labios bien cerrados o en el recto durante 3 minutos. En niños pequeños o adultos desorientados, ponga el termómetro en la axila durante por lo menos 5 minutos. Las temperaturas rectales son las más precisas pero son difíciles de tomar, especialmente en un mal clima.

La temperatura corporal normal es de 37 °C (98.6 °F) (rango 36.1-37.2 °C; 97-99 °F) cuando se mide en la boca. La temperatura rectal normal es de 37.5 °C (99.6 °F); la temperatura axilar normal es de 36.4 °C (97.6 °F). Traiga un termómetro en su estuche de primeros auxilios; en clima frío, éste debe poder medir temperaturas bajas Figura 3-8. Los termómetros electrónicos están diseñados para medir la temperatura en el canal auditivo, la boca o el recto. Si no se tiene un termómetro, puede estimar la temperatura corporal de la víctima poniendo la parte dorsal de una mano (no las puntas de los dedos) en la frente de la víctima (o de preferencia, en el abdomen por debajo de la camisa) y compárela con su propia temperatura en el mismo sitio. En un ambiente frío, la temperatura de la piel expuesta no es un indicador confiable de la temperatura corporal.

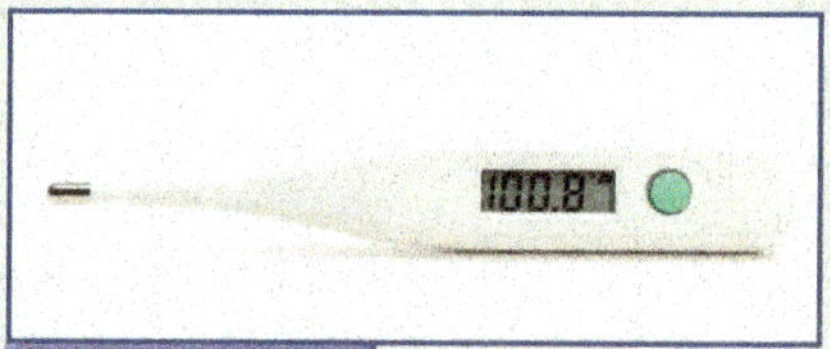

Figura 3-8

Termómetro digital.

Condición de la piel

Evalúe el color, la temperatura y la humedad de la piel.

Color y temperatura

El color de la piel, especialmente en personas de piel clara, depende de la circulación de la piel y la cantidad de oxígeno en la sangre. En personas muy pigmentadas, los cambios pueden no ser aparentes en la piel; por lo tanto, examine las mucosas de la boca y los párpados (membranas mucosas). En un ambiente cálido, la piel se pone caliente y rosada, porque el flujo de sangre a la piel aumenta con el fin de perder el exceso de calor. La piel caliente roja también se observa en personas con fiebre y golpe de calor. En un ambiente frío, la piel se pone fría, pálida o azulada, porque el flujo de la sangre a la piel se reduce con el fin de conservar el calor. La piel fresca, fría o pálida, azulada se observa en hipotermia, choque y lesiones y enfermedades graves sin fiebre.

Humedad

Excepto cuando se debe a agua, la piel húmeda se debe a sudoración. Ésta se presenta cuando el cuerpo necesita perder el exceso de calor por evaporación, como en el ejercicio, o en un clima cálido o se debe a una enfermedad o lesión seria, dolor o emoción fuerte, los cuáles estimulan el sistema nervioso para activar las glándulas sudoríparas.

Exploración física

Después de completar la evaluación primaria, atender cualquier problema que ponga en riesgo la vida, obtener los antecedentes SAMPLE y revisar los signos vitales, haga una exploración física sistemática y extensa de la víctima. Si es posible, hágala en un refugio en dónde se pueda retirar la ropa en caso de ser necesario. Usted puede descubrir problemas adicionales que podrían no representar una amenaza inmediata a la vida, pero podrían hacerlo si no se corrigen. Incluso las lesiones menores deben ser atendidas, pero primero deben ser descubiertas.

Las víctimas con lesiones o enfermedades menores podrían no requerir una exploración física completa. En estos casos, usted sólo necesita explorar el área lesionada.

Siempre evalúe el cuerpo de la víctima en el siguiente orden: cabeza, cuello, tórax, abdomen, extremidades y espalda, para que no se olvide revisar algún área. En un clima inclemente, exponga sólo una pequeña área del cuerpo a la vez. Use sus instrumentos naturales –sus ojos, oídos, dedos, nariz y voz– más su cerebro para evaluar lo que usted busca.

La mnemotecnia DADH le ayuda a recordar lo que usted debe ver y sentir Figura 3-9A-D.

- **D: Deformidades.** Compare las partes lesionadas con las no lesionadas.
- **A. Heridas abiertas.** Éstas incluyen abrasiones, laceraciones, incisiones, punciones, avulsiones y amputaciones. El sangrado podría o no estar presente.

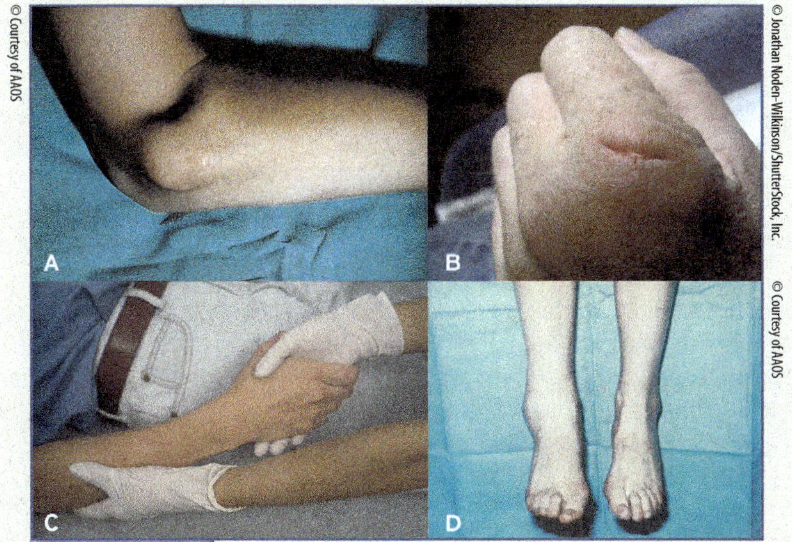

Figura 3-9

DADH. **A.** Deformidades. **B.** Heridas abiertas. **C.** Dolor. **D.** Hinchazón.

- **D. Dolor.**
- **H: Hinchazón.**

Cabeza

Busque y utilice ambas manos para sentir DADH en la cara y piel cabelluda. Busque la presencia de sangre o líquido claro (líquido cefalorraquídeo) que drene de la nariz, oídos o boca. El líquido claro puede indicar una lesión seria en el cráneo o la columna. Rápidamente busque dentro de la boca heridas, sangrado, secreciones, dientes rotos, vómito y dentadura. No mueva la cabeza de la víctima. Mire las pupilas para valorar la reactividad y el tamaño similar Figura 3-10. Cubra el ojo de la víctima con su mano durante 5 segundos y después descúbralo para determinar si la pupila se contrae (se hace más pequeña) en respuesta a la luz o al resplandor de un haz de luz. Se presentan pupilas desiguales de forma normal en un pequeño porcentaje de la gente. En una víctima con una lesión en la cabeza, la presencia de pupilas desiguales podría significar sangrado o hinchazón dentro del cráneo. Escuche en búsqueda de ruidos anormales como gorgoteo, sibilancias y cacareo en la nariz o garganta. Huela el aliento para detectar la presencia de olores inusuales,

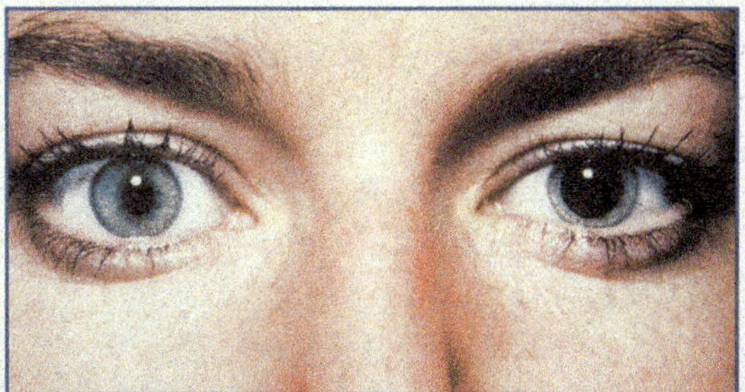

Figura 3-10

Pupilas desiguales.

como el olor a alcohol o a frutas de la acidosis diabética. Se debe asumir que cualquier víctima que no responda debido a una lesión, especialmente en la cabeza, tiene una lesión de la columna.

Cuello

Busque y sienta los DADH y el estallido o crujido del aire por debajo de la piel en caso de una lesión a la vía aérea. Busque una placa de identificación médica o una cadena alrededor del cuello de la víctima. Recuerde, si no responde debido a una lesión o si usted sospecha una lesión de la columna, no mueva la cabeza y el cuello de la víctima.

Tórax

Busque y sienta los DADH. Coloque una mano a cada lado del pecho para ver si ambos lados se expanden de igual manera con la inhalación. Apriete gentilmente ambos lados de la caja torácica. Si esto le produce algún dolor a la víctima, sospeche una lesión costal. Si la víctima tose con secreciones, examine el material expulsado en búsqueda de pus (material amarillo o verde) o sangre.

Abdomen y pelvis

Asegúrese de que sus manos están cálidas. Usando la punta de los dedos, explore los cuatro cuadrantes del abdomen en el sentido de las manecillas del reloj **Figura 3-11**. Busque y sienta los DADH y la presencia de masas y contracción de los músculos abdominales al igual que de hipersensibilidad y dolor. El abdomen normalmente es suave. Un área dura o rígida puede indicar un problema.

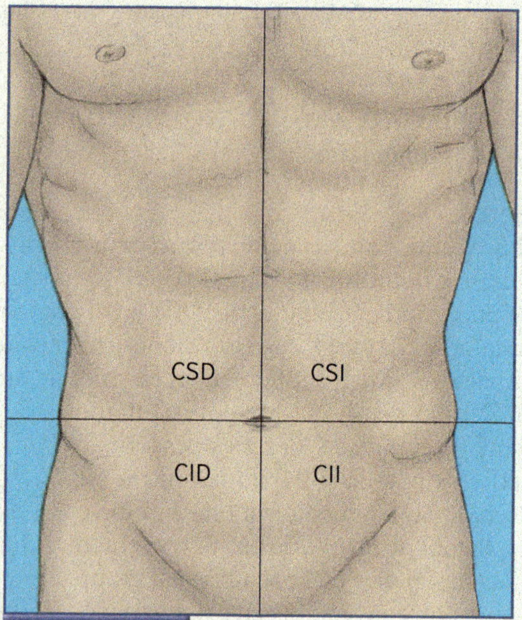

Figura 3-11

Presione gentilmente los cuatro cuadrantes para palpar firmeza y suavidad. CSD, cuadrante superior derecho; CSI, cuadrante superior izquierdo, CID, cuadrante inferior derecho, CII, cuadrante inferior izquierdo.

Extremidades

Compare las extremidades. Es difícil exponer adecuadamente los muslos, piernas y brazos en las víctimas que usan varias capas de ropa, pero éstas pueden explorarse a través de la ropa jalándola hacia arriba o hacia abajo. Busque y sienta los DADH en las cuatro extremidades. Presione gentilmente con ambas manos alrededor del brazo o pierna de la víctima a lo largo de toda la extremidad. Si se encuentran anormalidades y se sospecha una lesión importante, retire la ropa que se encuentra sobre el área para permitir su inspección directa. Utilice tijeras o un cuchillo de ser necesario, pero en un clima inclemente, no destruya la ropa que podría necesitarse después. Revise en cada extremidad el pulso, la sensibilidad y los movimientos. Utilice los pulsos radiales en las extremidades superiores. Sienta el pulso en una extremidad inferior en el surco por detrás de la cara interna del hueso del tobillo. Los pulsos son difíciles de encontrar. Practique encontrando sus propios pulsos. Pellizque la piel de cada antebrazo y pierna para ver si la víctima reacciona verbalmente, gimiendo o retirando la extremidad. Busque un brazalete de identificación médica.

Espalda

Si la víctima se encuentra boca abajo o de lado, descarte una lesión de la columna vertebral antes de voltearla boca arriba. Si se encuentra boca arriba, la víctima se puede voltear de lado para evaluar la espalda. Sienta cada vértebra de la columna desde arriba hasta abajo. El dolor y una irregularidad similar a un escalón pueden significar una fractura de la columna.

Después de la exploración física

Una vez que se han completado la evaluación primaria, los antecedentes y la exploración física, usted probablemente tiene una buena idea de lo que está mal con la víctima. Sospeche una lesión de la columna (así como una lesión cefálica) en una persona que no responde, lesionada en un episodio de alta velocidad como un choque de vehículo de motor, esquí, ciclismo de montaña o incidente al escalar o una caída mayor de tres veces la altura de la víctima. Estos incidentes frecuentemente lesionan el cuello y/o espalda. Si usted sospecha dicha lesión, no mueva a la víctima sin usar técnicas apropiadas. Evite rotar o flexionar el cuello o espalda. Si se cuenta con suficiente ayuda, estabilice la cabeza y el cuello de la víctima con sus manos Figura 3-12. Usted también puede arrodillarse a cada lado de la cabeza de la víctima (esto previene los espasmos de la espalda producidos al flexionar hacia arriba y mantener la cabeza de la víctima durante un periodo largo). Si usted se encuentra solo, coloque suficientes materiales alrededor de la cabeza y el cuello, por ejemplo, las botas de la víctima, rocas grandes acolchonadas con ropa o mochilas.

Para llevar a cabo una evaluación primaria en una persona que no responde, valore la escena, acérquese a ella; haga contacto visual y si la víctima es un extraño, preséntese y pregúntele el nombre de la víctima y si usted puede ayudar. Si ella asiente, pregunte: "¿Qué le ha pasado?". La respuesta le dirá a usted si la persona se lesionó o tiene una enfermedad.

En caso de una lesión, pregunte: "¿Está usted lastimado en alguna parte del cuerpo?". También pídale a la víctima que describa con detalles qué pasó de manera tal que usted pueda

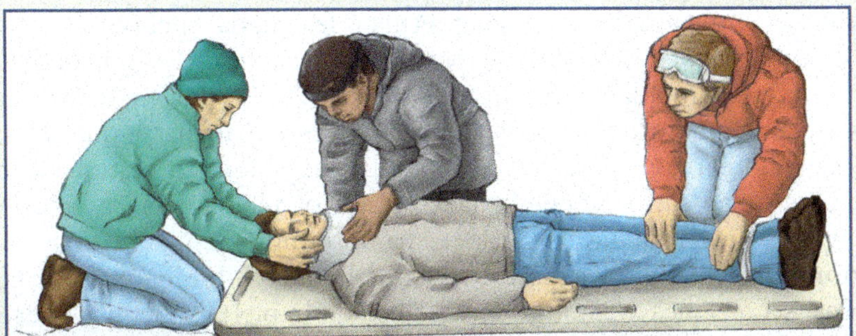

Figura 3-12

Estabilización manual de la cabeza y el cuello.

considerar el mecanismo de la lesión. En caso de una enfermedad, pregunte a la víctima sobre detalles respecto a los signos y síntomas. La respuesta a la pregunta preliminar se conoce como "la queja principal"; después de discutirla, obtenga los antecedentes SAMPLE de la víctima.

Para una víctima que responde, determine si la vía aérea está abierta o si está respirando.

- ¿Vía aérea abierta?
  - Si la víctima es capaz de hablar, la vía aérea está abierta; si se ahoga, utilice técnicas para la vía aérea obstruida
- ¿Respiración?
  - Si la víctima tiene problemas para respirar o si hay sonidos anormales durante la respiración como sibilancias, gorgojeos o estridores, haga que se siente si es posible. Si esto no ayuda a mejorar la respiración, haga una exploración rápida para buscar lesiones en el cuello o tórax y hemorragia

En caso de lesión, después que usted haya obtenido la queja o molestia principal y evaluado la respiración, haga las siguientes preguntas a la víctima:

- ¿Se golpeó la cabeza, el cuello o la espalda?
- ¿Le duele su cabeza, cuello o espalda?
- ¿Tiene dolor en cualquier parte del cuerpo?
- ¿Puede sentir que aprieto los dedos de sus pies?
- ¿Puede mover sus pies?
- ¿Puede sentir que aprieto los dedos de sus manos?
- ¿Puede mover sus manos?

La debilidad o incapacidad para realizar las acciones mencionadas arriba podría indicar una lesión a la extremidad o a la médula espinal **Figura 3-13A-F**. Si usted sospecha una lesión de la columna, instruya a la víctima para que no se mueva mientras usted hace el resto de la evaluación primaria.Si cuenta con ayuda, se puede estabilizar la cabeza y el cuello de la víctima de manera manual mientras se hace la exploración.

A continuación, evalúe el sitio principal de molestia indicado por la víctima durante la queja principal. Evalúe cada área del cuerpo indicada como sitio del dolor o de alguna otra anormalidad. Cuando usted piense que ha acabado, siempre pregunte a la víctima, "¿Hay otra cosa mal?".

Si la persona tiene una apariencia muy enferma o lesionada, si el pulso o la respiración es anormal, si el mecanismo de lesión hace sospechar una lesión seria o si usted está intranquilo sobre la víctima, proceda rápidamente para valorar los signos vitales y realizar la exploración física. En un buen clima, retire la ropa conforme sea necesario para hacer una valoración precisa. En un mal clima, valore a la víctima con la ropa puesta, jalando la vestimenta hacia arriba o hacia abajo según sea necesario. Se puede hacer una exploración más extensa después de que la persona lesionada o enferma haya sido llevada a un refugio.

Para resumir, busque los DADH en cada área del cuerpo. También revise la presencia de lesiones cerradas, secreciones y cambios en el color de la piel. Escuche la presencia de tos y sonidos respiratorios anormales, como sibilancias, ronquido y gorgojeos. Palpe buscando la presencia de dolor, hipersensibilidad, hinchazón, chichones, depresiones, deformidades, la sensación crujiente del aire bajo la piel en el cuello y el tórax y la sensación áspera en un sitio de lesión puede significar una fractura. Pregunte a la víctima sobre dolor, hipersensibilidad,

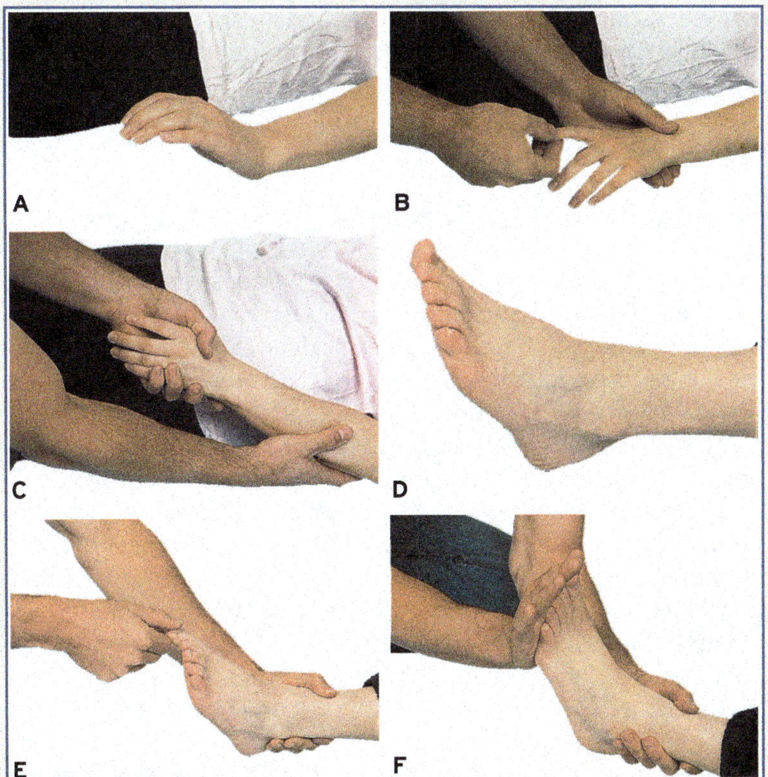

Figura 3-13

Valore la extremidad buscando la presencia de una lesión en la extremidad o columna vertebral. **A.** Revise la capacidad de la víctima para mover su mano. **B.** Apriete las uñas de los dedos de la víctima para probar la función nerviosa. **C.** Toque ligeramente el brazo de la víctima para descartar hipersensibilidad. **D.** Revise el rango de movimiento de las extremidades inferiores de la víctima. **E.** Toque ligeramente el pie de la víctima para probar la función nerviosa. **F.** Evalúe la capacidad de la víctima para empujar contra resistencia.

incapacidad de moverse, entumecimiento o sensaciones anormales como punzadas y pídale que le apriete ambas manos de forma simultánea y que mueva las cuatro extremidades.

Compare cada área del cuerpo con la misma área en el lado opuesto para determinar la presencia de cualquier diferencia. Piense sobre la información que usted está recopilando. En capítulos posteriores se discutirá qué hacer con lo que usted encuentra.

Revaloración

La revaloración se utiliza para vigilar la condición de la víctima, lo cual es muy importante cuando ésta se encuentra a horas o días de recibir atención médica. En las lesiones o enfermedades, determine si la condición de la víctima es estable, está empeorando o mejorando y si se está desarrollando algún nuevo signo y/o síntoma. Revalore la respiración, el estado mental (escala AVDI) y los signos vitales de forma periódica (cada 15 minutos) en las víctimas estables, y con mayor frecuencia (por lo menos cada 5 minutos) en víctimas inestables. Vigile los resultados de la atención de primer auxilio. Calme y tranquilice a la víctima. De ser posible, lleve un registro escrito de lo que usted encuentra.

Incidentes con múltiples víctimas (triage)

Usted se puede encontrar en situaciones de emergencia con dos o más víctimas. Esto casi siempre es el caso en accidentes por avalanchas y otros desastres naturales. Después de hacer una rápida valoración de la escena, usted decide a quién se debe atender y evacuar primero. Cuando la limitación de personal no permite que se haga todo de una vez para cada víctima, se debe guiar por el principio, "hacer el mayor bien al mayor número". Este proceso de dar prioridad a las víctimas se llama "triage", una palabra francesa que significa "clasificar". Las víctimas de relámpagos y otros accidentes eléctricos son excepciones a este procedimiento de triage debido al mejor pronóstico que da el empezar inmediatamente la RCP. Estas víctimas que no están respirando se clasifican como Prioridad 1 y se les debe dar RCP inmediatamente.

Se han usado muchos sistemas para identificar las prioridades de atención y evacuación. Para encontrar a aquellas víctimas que necesitan una atención inmediata por condiciones que ponen en riesgo la vida, primero pregunte a todas ellas cuáles se pueden poner de pie y caminar a un área específica; aquellas que pueden hacerlo rara vez presentan lesiones que ponen en peligro su vida. Estas víctimas lesionadas se clasifican con la prioridad más baja. No fuerce a una víctima a moverse si ésta presenta dolor.

Encuentre a quienes tienen riesgo de perder la vida o son de mayor prioridad, haciendo únicamente la evaluación primaria en el resto de las víctimas. Vaya primero con aquellas que no se mueven. Usted se debe mover rápidamente (pasar menos de 60 segundos con cada víctima) de una víctima a la siguiente hasta que hayan sido valoradas todas. No debe empezar el tratamiento de las víctimas en este momento, pero pregunte a espectadores que pudieran tener entrenamiento o conocimientos para que atiendan a aquellos en la categoría de mayor prioridad.

Las víctimas se colocan en una de tres categorías:

1. Prioridad más alta:
   - Dificultades para respirar (sonidos respiratorios anormales o sin respiración)
   - Dolor torácico grave
   - Sangrado no controlado o grave
   - Disminución del estado mental
2. Segunda prioridad:
   - Quemaduras sin problemas de la vía aérea
   - Lesiones múltiples o mayores, hinchazón o deformidad de las extremidades
   - Lesiones en la columna vertebral
3. Prioridad más baja:
   - Lesiones dolorosas menores, hinchadas o deformidad de las extremidades
   - Lesiones menores en tejidos blandos
   - Muerte

Revalore a las víctimas regularmente para detectar cambios en su condición. Sólo cuando aquellos de la prioridad más alta han recibido atención se debe continuar con la atención de las víctimas con condiciones menos serias.

Después, si llega a la escena personal de emergencias altamente entrenado, se le puede solicitar a usted que continúe brindando primeros auxilios o ayudar con la evacuación.

Este capítulo es una introducción a la evaluación de las víctimas. Este proceso identifica la información sobre la condición de la víctima, incluyendo la evaluación primaria, exploración física, signos vitales, interrogatorio de los antecedentes, revaloración y situaciones con múltiples víctimas. Debido a que hay cuatro condiciones de las víctimas –víctimas lesionadas o enfermas que responden y las víctimas lesionadas o enfermas que no responden– la secuencia de los pasos de evaluación es variable. Sin una evaluación precisa de la víctima, como la que se explicó en este capítulo, se obtienen resultados inapropiados con los primeros auxilios. Realizar una buena evaluación de la víctima es el sello distintivo de un buen prestador de primeros auxilios.

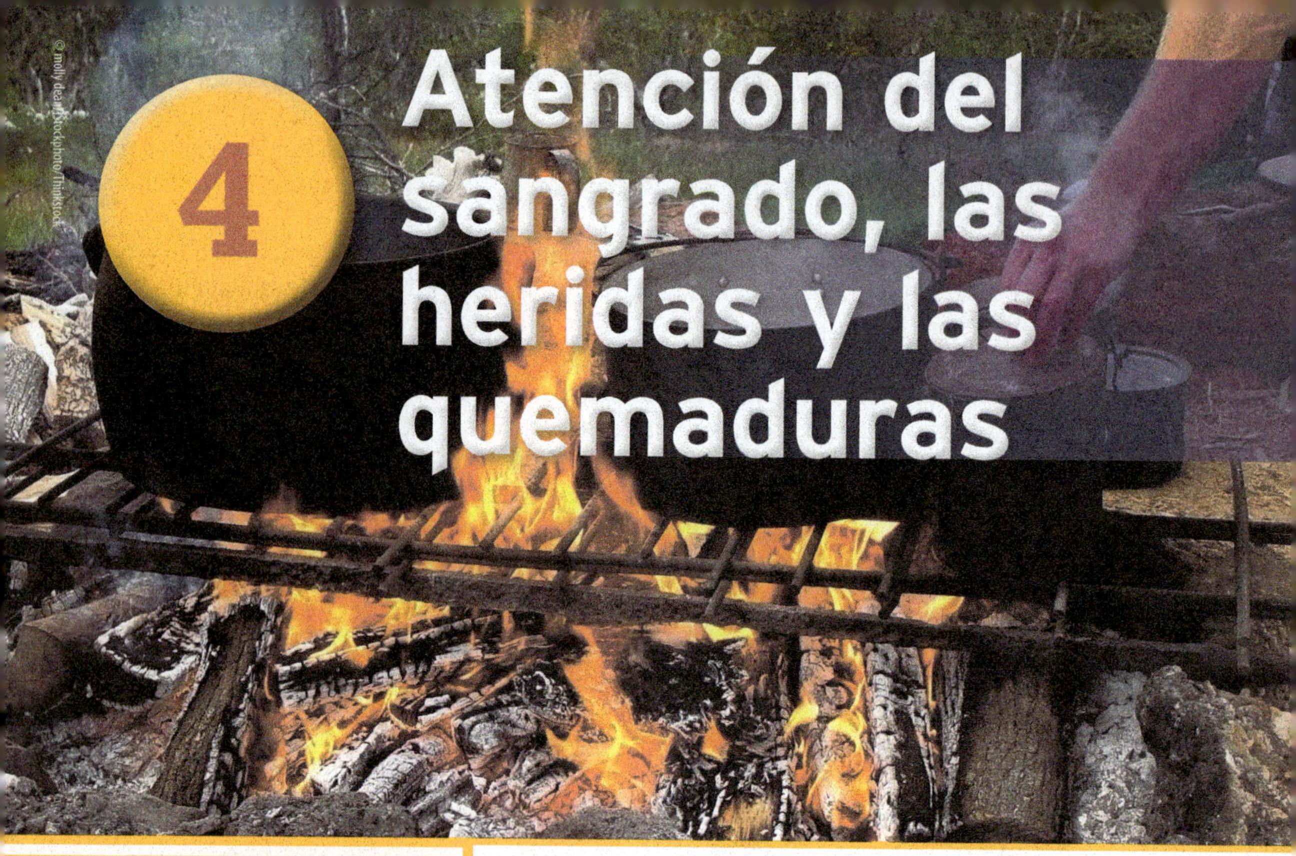

4 Atención del sangrado, las heridas y las quemaduras

capítulo
en un vistazo

Los objetivos de la atención de primeros auxilios de las heridas son controlar el sangrado, prevenir la infección y proteger con una cobertura apropiada. Si las heridas se mantienen limpias, es menos probable que se infecten y una laceración se puede cerrar varios días después, en caso de ser necesario. Las lesiones menores no requieren una evacuación inmediata del lugar remoto. Las heridas que requieren de evacuación se discuten en la página 65.

Sangrado

Control del sangrado

La primera prioridad de la atención de las heridas es el control del sangrado. Un sangrado importante puede producir una pérdida de tanta sangre que la presión sanguínea puede caer a un nivel peligroso, una condición conocida como shock (o shock cardiovascular). El shock se presenta cuando los tejidos del cuerpo no reciben suficiente sangre oxigenada. Éste no debe confundirse con el choque eléctrico o con "estar en shock", como cuando uno se asusta o es sorprendido. Para entender el shock, piense que el sistema circulatorio tiene tres componentes: una bomba (el corazón), una red de tuberías (los vasos sanguíneos) y una cantidad adecuada de líquido (la sangre) que es bombeada a través de las tuberías. La lesión de cualquiera de estos componentes puede privar a los tejidos de una sangre rica en oxígeno y producir la condición conocida como shock. Un shock cardiovascular no tratado por lo general es fatal.

Para controlar el sangrado, siga los pasos del **Simulacro de habilidad 4-1**.

1. De ser posible, lave sus manos con agua y jabón antes de dar atención a una herida.
2. Pida a la víctima que se siente o recueste. Las reacciones de desmayo son comunes después de cualquier lesión, incluso con las heridas menores. El tratamiento aumenta el dolor y el riesgo de desmayo, lo cual se puede malinterpretar como shock. Si existe una pérdida excesiva de sangre, anticipe el shock, dé tratamiento recostando a la víctima y manténgala cálida.
3. Exponga la herida. Debido a que la ropa puede ser esencial para la protección, en especial en clima frío, con nieve o lluvioso, no corte la vestimenta a menos que sea absolutamente necesario.
4. Utilice guantes de exploración médica para protegerse contra las infecciones que se transmiten con la sangre. Si no cuenta con ellos, cubra sus manos con bolsas de plástico o un material impermeable similar (**Paso 1**). Le puede pedir a la víctima que presione sobre su propia herida sangrante. Después de un contacto sin protección con la sangre y después de quitarse los guantes, lave vigorosamente sus manos con agua y jabón.
5. Coloque una gasa estéril o una cubierta limpia directo sobre la herida y presione de manera uniforme durante 5 a 10 minutos. La presión directa casi siempre detiene todo el sangrado (**Paso 2**). Las heridas en el cuero cabelludo, manos y cara sangran más profusamente debido a su rica irrigación sanguínea.
6. Si el sangrado persiste después de haber mantenido la presión sobre la herida durante por lo menos 10 minutos, presione más fuerte sobre un área más grande.
7. Aplique coberturas de presión. Esto le permitirá atender otras heridas o a otras víctimas (**Paso 3**). Haga una cobertura de presión al colocar una capa gruesa de gasas o el material más limpio disponible y después envuélvalas con un vendaje

PRECAUCIÓN

NO

- Aplique vendajes compresivos tan apretados como para cortar el flujo sanguíneo. El dolor, el enfriamiento y los cambios de color más allá del sitio del vendaje sugieren que éste está muy apretado
- Aplique un torniquete. Éstos casi nunca son necesarios. La única excepción sería una hemorragia que pone en peligro la vida que no se detiene con la presión directa. Si se usa, el torniquete debe aplicarse justo por encima del sitio del sangrado, entre éste y el corazón. Se debe hacer con un material ancho y plano como una bufanda o un cinturón ancho y no se debe liberar sino hasta que la persona esté en manos de un médico. Los torniquetes detienen la irrigación sanguínea y pueden producir la pérdida de un brazo o pierna
- Aplique presión para controlar el sangrado de una lesión en el globo ocular (use presión sólo en las heridas de los párpados o alrededor del ojo). Evite usar presión en una herida con un objeto dentro o con protrusión del hueso. En estos casos, utilice un cojín con forma de dona para aplicar la presión alrededor de la herida en lugar de aplicarla directamente sobre ésta

apretado sobre las gasas, extendiéndose por arriba y abajo del sitio de la lesión. Si se requiere una cobertura de presión, déjela en su lugar durante varias horas para prevenir un mayor sangrado.

8. Si las cubiertas se empapan con sangre, coloque gasas frescas encima de las empapadas en lugar de reemplazar las ya empapadas (**Paso 4**).

Simulacro de habilidad

4-1 Control del sangrado

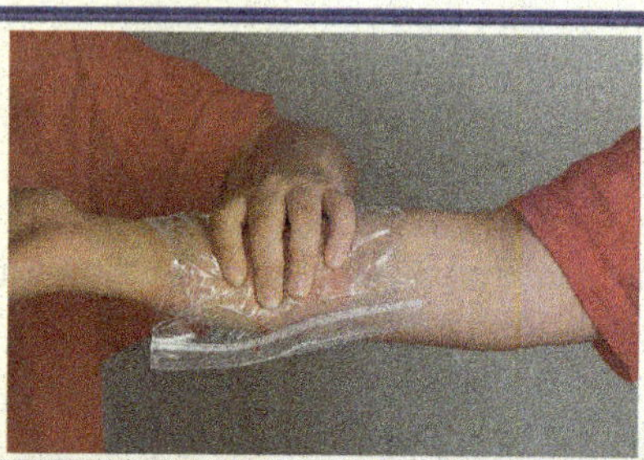

1 Use guantes, pero si no se cuenta con ellos, utilice otra barrera como una bolsa de plástico, muchas gasas o la ropa.

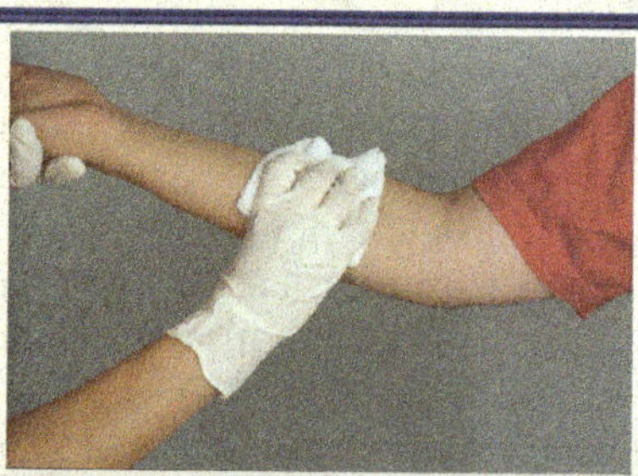

2 Aplique presión directa, la cual detiene la mayor parte del sangrado.

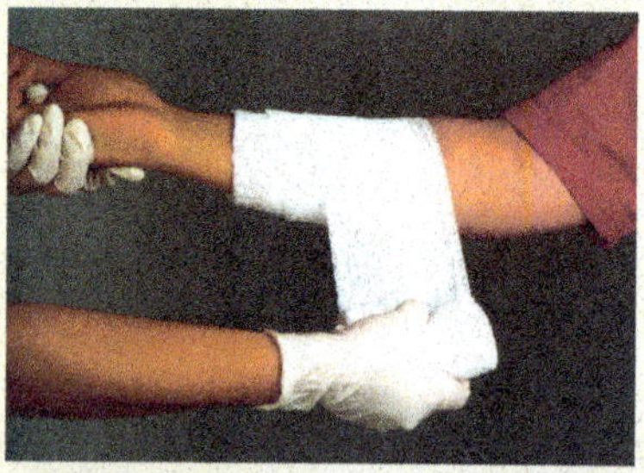

3 Si es necesario utilice un vendaje compresivo; esto lo libera para poder atender otras lesiones.

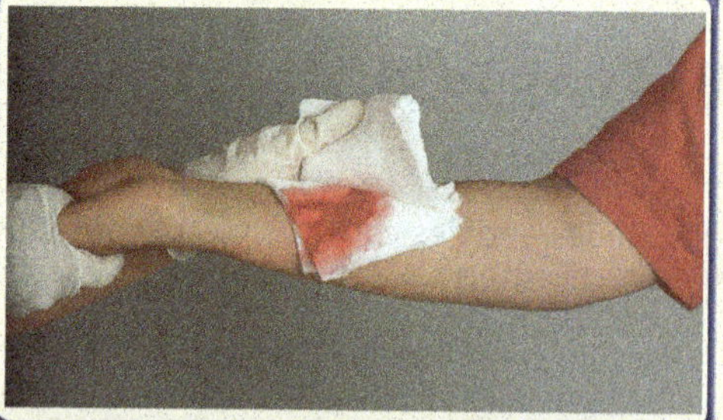

4 Añada más gasas a las que se empapen con sangre.

Heridas

Tipos de heridas

Las abrasiones (raspaduras, "erupción del camino" y "quemadura por la alfombra") producen la pérdida parcial de la superficie de la piel Figura 4-1; usualmente producen poco sangrado pero son muy dolorosas. Las laceraciones son cortes en la piel con bordes irregulares Figura 4-2. Éstas pueden producir un mayor sangrado e incluyen otras estructuras por debajo de la piel como tendones, nervios y vasos sanguíneos grandes. Las incisiones son cortes con bordes regulares Figura 4-3. Las heridas por punción se producen por objetos puntiagudos como los clavos o los cuchillos que dejan heridas con pequeños sitios de entrada, se pueden extender profundamente y tienen el riesgo más grande de infección. Figura 4-4. El objeto que produce la lesión o algún otro cuerpo extraño puede quedarse en la herida. Las avulsiones son heridas por desgarro que crean colgajos de piel y tejidos unidos por

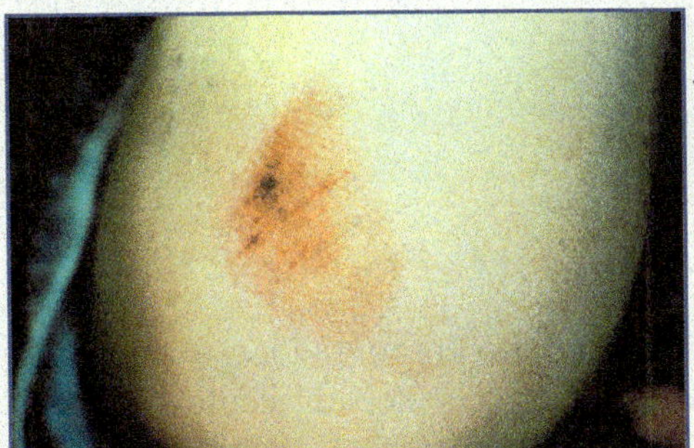

Figura 4-1

Abrasión.

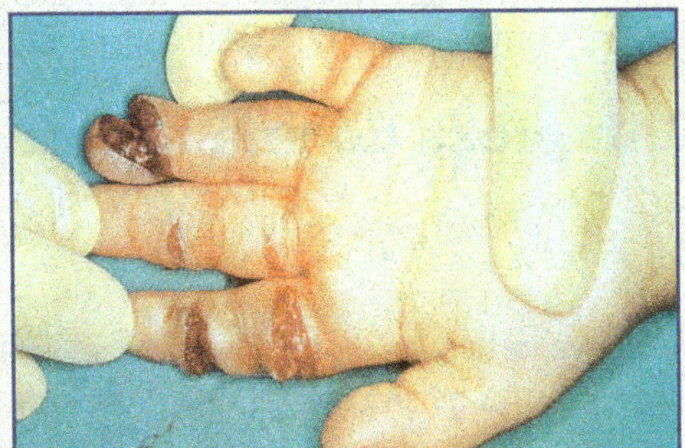

Figura 4-2

Laceración.

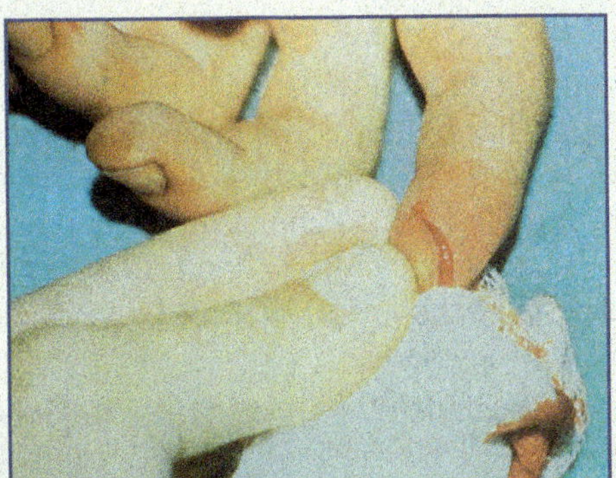

Figura 4-3

Incisión.

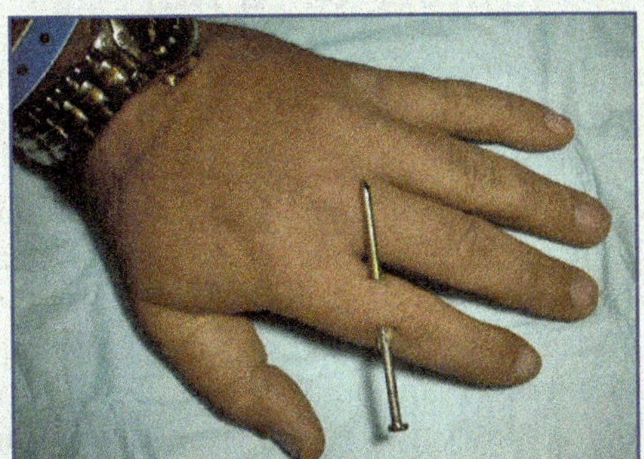

Figura 4-4

Punción.

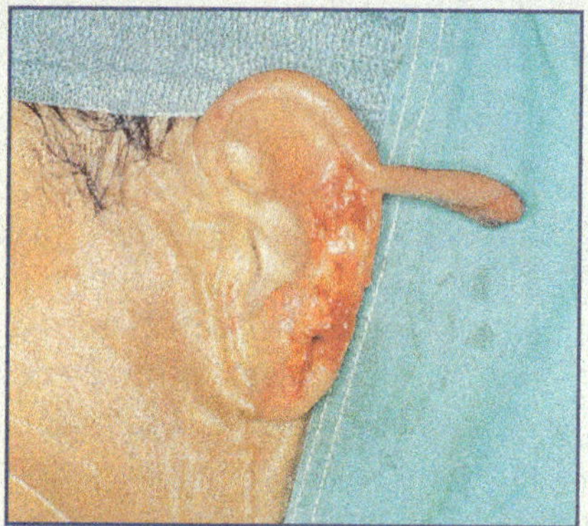

Figura 4-5

Avulsión.

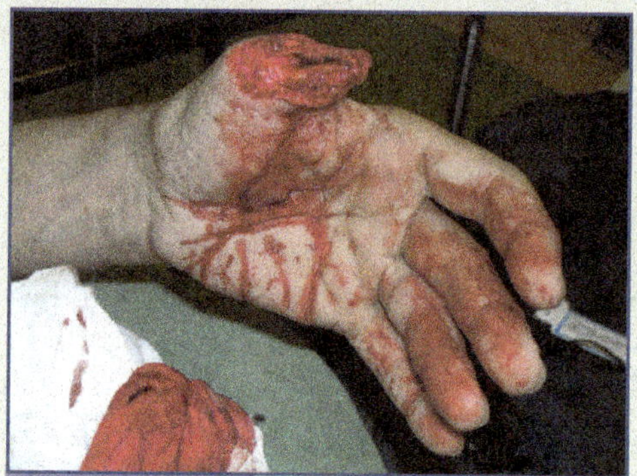

Figura 4-6

Amputación.

un puente de piel Figura 4-5. Las amputaciones se presentan cuando una parte del cuerpo se separa por completo del resto del cuerpo Figura 4-6.

Limpieza de una herida

Qué hacer

1. Lave la herida. Aunque al limpiar puede iniciar de nuevo el sangrado, esto es esencial.
2. Para una herida superficial, lave el interior de la herida y la piel adyacente con agua limpia y jabón.
3. Irrigue la herida con agua desinfectada.
4. Cubra la herida con una cobertura estéril o limpia.

Irrigación de la herida

Si usted cuenta con una jeringa grande (20 mL), sosténgala encima de la herida y vacíe agua potable con fuerza hasta las profundidades de la herida. Utilice lentes o proteja su cara con una mano para prevenir la salpicadura de sangre a los ojos y boca. Separe los bordes de la herida para que el líquido pueda llegar hasta lo más profundo de la herida. Enjuague las pequeñas piezas de material extraño. Continúe la irrigación hasta que parezca que se han retirado todos los objetos extraños, coágulos de sangre y fragmentos de tejidos blandos sueltos. La irrigación vigorosa es dolorosa pero es esencial para remover toda la suciedad.

Una jeringa con bulbo o una bolsa de plástico con un pequeño agujero en una esquina se pueden usar para irrigar pero no tienen una presión de irrigación tan eficiente. De manera similar, la irrigación con agua corriente o empapar una herida no son sustitutos satisfactorios de la irrigación con presión, pero pueden ser las opciones disponibles en el momento y son mejores a no hacer nada.

Retire los fragmentos de cuerpos extraños restantes con pinzas (después de esterilizar las puntas con una llama) o utilice una gasa limpia para quitar la suciedad incrustada y después vuelva a irrigar.

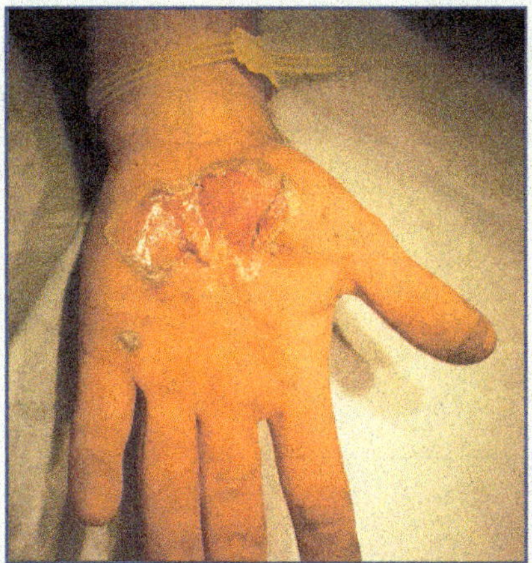

Figura 4-7

Abrasión sucia.

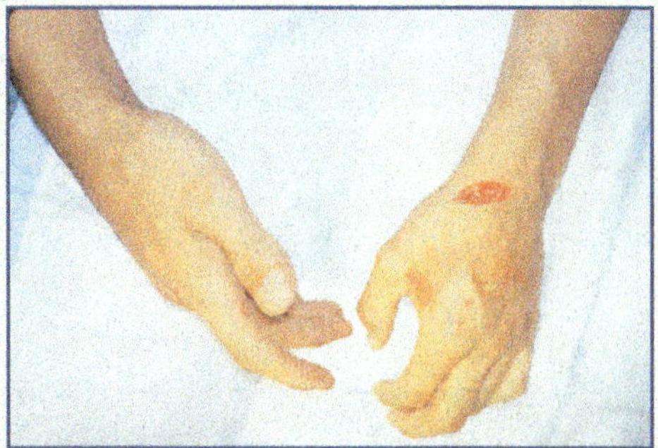

Figura 4-8

Laceración tendinosa. El pulgar izquierdo no se puede levantar igual que el derecho.

No aplique desinfectantes como alcohol, yodo, yodopovidona, merbromina, timerosal o peróxido de hidrógeno al 3% en la herida; úselos para limpiar la piel alrededor de ésta. Aunque estos agentes se usan comúnmente, no son necesarios; además, pueden lastimar los tejidos y retrasar la cicatrización.

Si la herida es una abrasión, lave el área afectada tallando gentilmente para retirar la suciedad Figura 4-7. Cubra la herida con una capa delgada de ungüento antibiótico, una cobertura no adherente y un vendaje o cinta adhesiva. Las heridas superficiales pueden cubrirse con una capa delgada de ungüento antibiótico.

En caso de una herida pequeña por punción, limpie sólo la superficie, no la profundidad de la herida. La inducción de sangrado no es benéfica.

Evaluación de la función

Revise la normalidad del movimiento y sensibilidad más allá de la herida, en especial en heridas sobre o cerca de las manos y pies u otras articulaciones. Si está cortado un tendón en la mano, la víctima no podrá mover el dedo Figura 4-8. Atienda la herida de la misma manera en que lo haría para un tendón no cortado, pero también ferulice el dedo. El tendón puede repararse días después.

Cierre de la herida

Cierre las heridas pequeñas y limpias con cinta adhesiva o "vendoletas" con forma de alas de mariposa si se pueden aproximar los bordes con facilidad. No suture las heridas. Para una laceración en la frente, anude el cabello que se encuentra en la herida y use cinta adhesiva para el cierre. Cubra las heridas grandes, abiertas y sucias con gasas o apósitos estériles y un vendaje y cámbielos diario hasta que la víctima sea valorada por un médico. Las heridas pueden suturarse de 3 a 5 días después.

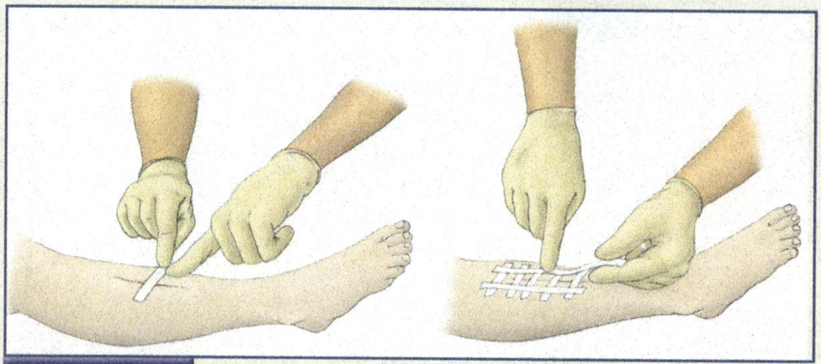

Figura 4-9

Cintas en alas de mariposa para cerrar una herida: (izquierda) aproxime los bordes de la herida con cinta adhesiva; (derecha) asegure los extremos con cinta adhesiva.

Qué hacer

Cierre una herida con cinta adhesiva o con vendajes o "vendoletas" Figura 4-9.

1. Diseñe las cintas cortando las esquinas de un pedazo doblado de cinta adhesiva de 1.3 a 2.54 cm (0.5 a 1 pulgada) o corte la cinta adhesiva verticalmente para obtener tiras de aproximadamente 0.6 cm (0.25 pulgadas) de diámetro.
2. Doble y aplique la cinta adhesiva a uno de los lados de la herida. (Si tiene benzoína en el estuche de primeros auxilios, aplíquela en la piel primero y espere cerca de 30 segundos hasta que se vuelva pegajosa
3. Aplique tiras con una separación de 0.5 a 1.3 cm (0.25 a 0.5 pulgadas) de distancia. Asegure los extremos con tiras de cinta adhesiva perpendiculares.

Cubra todas las heridas con apósitos estériles o limpios e intente mantenerlos limpios y secos. Cuando sea posible, aplique un apósito antiadherente. Revise la herida cada 24 a 48 horas para detectar signos de una posible infección (vea la siguiente sección). Cambie los apósitos cada 24 a 48 horas o antes si se humedecen o se ensucian.

Infección de la herida

Todas las heridas se pueden infectar Figura 4-10. Las heridas profundas y sucias, punciones y mordeduras tienen el riesgo más alto de infectarse. La suciedad, grava y astillas de madera que se quedan en la herida siempre producen infección. Las mordeduras animales y humanas también tienen un alto riesgo de infección Cuadro 4-1.

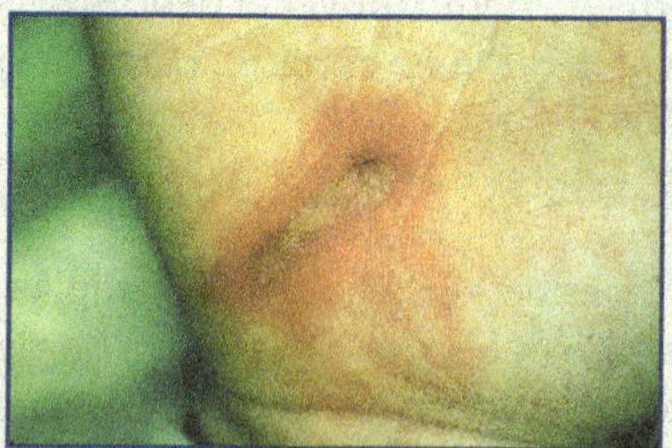

Figura 4-10

Herida infectada.

Cuadro 4-1 Tétanos

El tétanos produce espasmo de los músculos de la masticación, así como otros síntomas. Es causado por una toxina producida por las bacterias que entran al cuerpo a través de las heridas. Las esporas de las bacterias son resistentes y se encuentran de forma generalizada en el ambiente, en especial en áreas con heces de animales. Ni la infección ni la toxina se transmite de una persona a otra. La inmunización es altamente efectiva. En Estados Unidos, 96% de la población es inmunizada en la infancia, pero se necesitan refuerzos cada 10 años. Las personas que recibieron inmunizaciones rutinarias en la infancia pero que no han recibido refuerzos en los últimos 10 años no requieren la vacuna después de una cortada menor, raspadura o mordedura; de cualquier manera, deben buscar atención médica después de regresar de un viaje a la naturaleza en el que se hirieron. Las heridas grandes y profundas, contaminadas con suciedad requerirían una inmunización previa, pero la víctima usualmente es evacuada e inmunizada después de sufrir dichas lesiones.

La inmunización contra el tétanos se necesita para:

- Cualquier persona que nunca haya sido inmunizada contra el tétanos y que sufra una herida
- Cualquier persona con una herida sufrida en la naturaleza que haya recibido previamente la inmunización pero no un refuerzo contra el tétanos en los últimos 10 años
- Cualquier persona que tenga una herida o quemadura grande y/o contaminada que no haya recibido un refuerzo contra el tétanos en los últimos 5 años

Qué buscar

- Enrojecimiento que va más allá de los bordes de la herida. Conforme se extiende la infección más allá de la herida, el enrojecimiento alrededor aumenta y pueden aparecer estrías rojas, que van desde la herida hacia el corazón
- Calor
- Hinchazón
- Aumento del dolor e hipersensibilidad
- Puede aparecer pus sólo si la herida está abierta y drena. Esta puede ser una secreción espesa y cremosa de color amarillo o blanco o delgada y acuosa con coloración rosada o verde claro
- Pueden aparecer ganglios linfáticos hinchados y dolorosos en la ingle, axila o cuello (el sitio que esté más cercano a la herida infectada)
- Escalofríos y fiebre, los cuáles indican que la infección se ha diseminado a la sangre y puede poner en riesgo la vida
- Un absceso o forúnculo (colección de pus) podría desarrollarse en una herida con piel intacta, iniciando como un grano o espinilla o quiste pequeño (abultamiento suave bajo la piel) y formación de un punto blanco (sitio de drenaje natural) Figura 4-11.

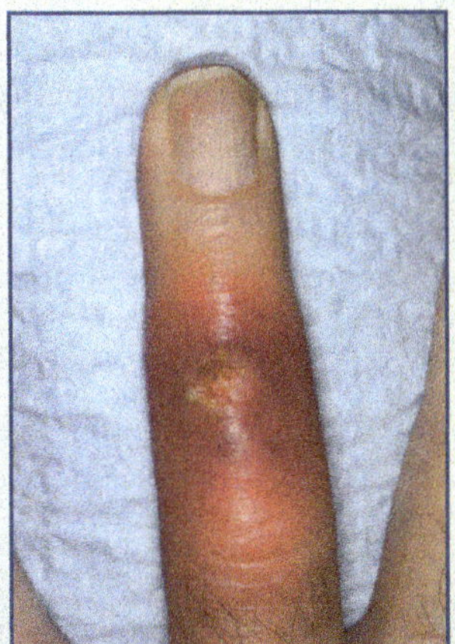

Figura 4-11

Un absceso.

Qué hacer

1. Limpie el área.
2. Separe con suavidad los bordes de la herida para permitir la salida de la pus o los líquidos infectados.
3. Sumerja la herida en agua tibia o aplique una compresa húmeda y caliente (paño de tela limpio empapado con agua tibia) durante 15 minutos 4 veces al día.
4. Cambie los apósitos con la frecuencia necesaria para mantener la herida limpia y seca.
5. Eleve la parte infectada.
6. Administre a la víctima una aspirina, paracetamol o ibuprofeno para el dolor. No le dé aspirina a los niños. Puede producir una reacción grave llamada síndrome de Reye.
7. Evacue a la víctima si la infección no mejora o empeora o si presenta fiebre o escalofríos.

PROCEDIMIENTO AVANZADO

Drenaje de absceso

Para tratar un absceso, es necesario liberar la pus. Espere hasta que se desarrolle un sitio de drenaje natural, el área blanca en el centro de una zona dolorosa. La formación de este punto blanco central se puede promover con fomentos de agua caliente y compresas. Intente abrir este punto con la punta de una navaja afilada, esterilizada con una flama o en agua hirviendo. El punto tiene menor sensibilidad, pero la piel alrededor está muy sensible. Haga una incisión rápidamente. Entumezca la piel con hielo, si se encuentra disponible. Introduzca una gasa estéril en la incisión producida con la navaja y después coloque un vendaje Figura 4-12.

Heridas especiales

Qué hacer en caso de una amputación

Las amputaciones son heridas en las que se cortan por completo partes del cuerpo. Algunas partes amputadas pueden volver a conectarse quirúrgicamente, por lo que se debe intentar preservar esta parte. Sea o no capaz de preservar la parte lastimada, efectúe las siguientes acciones:

1. Controle el sangrado.
2. Trate a la víctima por choque.

Si se puede encontrar la parte amputada, haga lo siguiente:

1. Irríguela con agua limpia para retirar la suciedad y los residuos. No la talle.
2. Envuélvala con apósitos estériles o en una ropa limpia.
3. Ponga la parte en una bolsa de plástico o en un contenedor impermeable y después colóquela en hielo o nieve en un segundo contenedor. No la entierre.
4. Traslade la parte del cuerpo amputada al hospital junto con la víctima.

Busque atención médica inmediatamente. Las partes amputadas del cuerpo que pasan más de 6 horas sin enfriarse tienen poca probabilidad de sobrevivir; 18 horas es el tiempo de supervivencia máximo para una parte enfriada de manera apropiada.

PRECAUCIÓN

NO

- Envuelva la parte amputada en un apósito o ropa húmedos; los tejidos se hincharán, se pondrán suaves y será más difícil la reconexión
- Entierre la parte amputada en hielo. La congelación produce el fracaso de la reconexión
- Corte pequeños puentes de piel, tendones ni otras fijaciones parciales. Si la parte aún está unida, recolóquela y envuélvala firmemente en un apósito seco y voluminoso

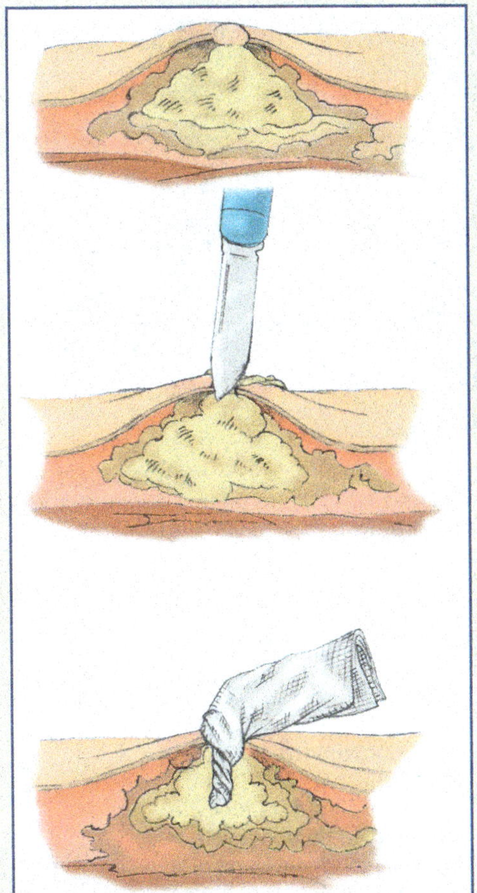

Figura 4-12

Tratamiento de un absceso. Haga una incisión en el punto central blanco del absceso. Inserte una gasa estéril y coloque un vendaje.

Las puntas de los dedos amputadas a nivel del lecho ungueal o más distales no se pueden reconectar, pero conserve la punta, porque se puede usar como injerto cutáneo. La piel y el tejido perdido por la amputación al final del dedo, sin involucrar el hueso, crecerá y no se requiere una reconexión. Estas lesiones sangran por cierto tiempo; aplique presión y sea paciente.

Ámpulas

Una ámpula es una colección de líquido por debajo de la piel producida por una fricción excesiva. Para prevenir la formación de ámpulas, coloque cinta adhesiva en las partes susceptibles como la parte posterior de los talones o cubra con fieltro adhesivo (piel de topo) antes de la aparición de la ámpula, en especial al usar nuevas botas o zapatos **Figura 4-13**.

Qué hacer

1. Cubra un punto caliente o una ámpula no reventada con cinta adhesiva, cinta para tuberías o fieltro adhesivo. Cubra un área mayor al del ámpula para evitar el desprendimiento de la cobertura.
2. Utilice varias capas de fieltro adhesivo o hule espuma (más grueso que el fieltro) cortado con la forma de una dona que se ajuste alrededor del ámpula para aliviar la presión **Figura 4-14**.

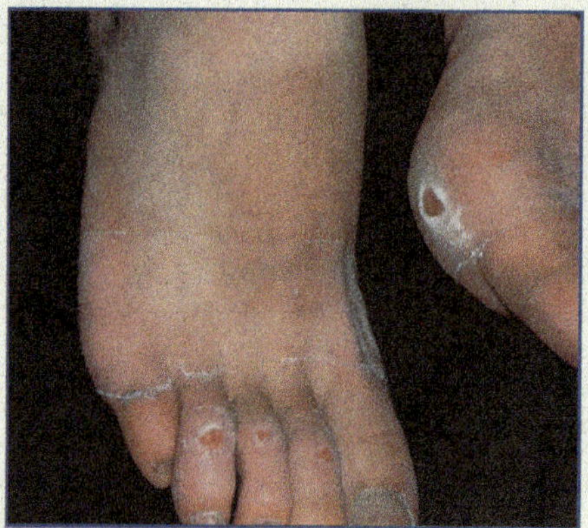

Figura 4-13

Las ámpulas pueden ser debilitantes. Deténgase y coloque cinta en los puntos calientes antes de que se formen ámpulas como estas.

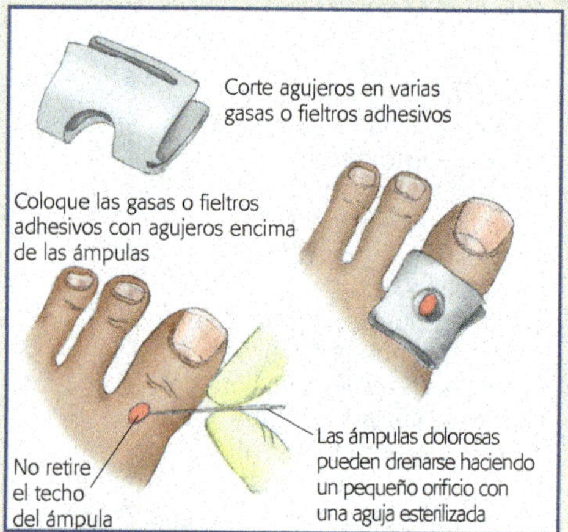

Figura 4-14

Cuidados de las ámpulas.

> **PRECAUCIÓN**
>
> NO
>
> - Utilice un vendaje con tiras adhesivas; la fricción continuará entre la piel y la almohadilla no adherente
> - Retire la cinta antes de que el punto caliente o el ámpula hayan sanado

Ámpulas dolorosas, no reventadas

Limpie el ámpula con agua y jabón y desinfectante. Punciónela varias veces alrededor de su borde con una aguja esterilizada con una flama. Presione el ámpula para drenar con suavidad el líquido. No retire el techo del ámpula (cubierta), pero tápela con una gasa o apósito no adherente o cinta.

Ámpulas reventadas

Limpie la piel alrededor de un ámpula reventada con agua y jabón. Lavar directamente la superficie del ámpula reventada es doloroso, pero se deben retirar la arena y la suciedad. Cubra las pequeñas ámpulas con cinta. Cubra las ámpulas grandes con una almohadilla no adherente y después aplique cinta o fieltro adhesivo. Es más cómodo aplicar varias capas de fieltro adhesivo cortado con forma de dona, una sobre otra con los agujeros sobre el ámpula. Para limpiar el área antes de colocar un apósito, retire el techo del ámpula si observa suciedad o tierra por debajo de la piel.

Ámpulas infectadas

Revise las ámpulas dolorosas cada 24 a 48 horas. Los signos de infección incluyen enrojecimiento e hipersensibilidad que se extiende más allá de los bordes del ámpula, secreción de líquido turbio o pus. Si una ámpula está infectada, retire la piel muerta que esté encima y aplique fomentos calientes.

Heridas cerradas–equimosis

Una equimosis (contusión o moretón) es una colección de sangre dentro o por debajo de la piel. El sangrado en tejidos más profundos puede ser extenso, especialmente en el muslo o en las nalgas.

Qué buscar

- Dolor y cambios de coloración
- Posible fractura; evaluar si el área es dolorosa o si el movimiento de la extremidad está limitado por dolor
- La sangre que aparece por debajo de la piel con un color morado o amarillo a las pocas horas o días después de una equimosis superficial
- Después de 5 a 10 días, se observa un cambio de coloración de morado/azul a amarillo verdoso. La equimosis se extiende por debajo de la piel, siguiendo la gravedad, para extenderse abajo del brazo, pierna o cara

Qué hacer

1. Aplique un paquete de hielo, si se tiene disponible, durante por lo menos 20 minutos 4 veces al día, o más para las equimosis mayores.
2. Si no se aplica un paquete de hielo, envuelva el área equimótica firmemente con un vendaje elástico sin cortar la circulación.
3. Evalúe la necesidad de viaje. Pocas horas después de una equimosis grave en la pierna o en la cadera, los tejidos lesionados se pueden poner tan rígidos y dolorosos que la víctima no puede caminar con comodidad. Si es necesario caminar a un sendero o continuar hacia un campamento seguro, esto debe hacerse antes de la inmovilización inmediata y el enfriamiento.
4. Busque atención médica en caso de aparición espontánea de múltiples equimosis.

Objetos empalados (incrustados)

Los objetos empalados tienen todas las formas y tamaños, desde lápices y destornilladores hasta cuchillos, vidrios, varillas de acero y postes de cercas Figura 4-15. Los primeros auxilios apropiados implican que el objeto empalado sea estabilizado ya que puede producir un daño interno significativo.

Atención de los objetos empalados

1. Exponga el área. Retire o corte cualquier vestimenta alrededor de la lesión. Si la ropa cubre el objeto, déjela en su lugar; retirarla podría producir el movimiento del mismo.
2. No retire ni mueva el objeto. El movimiento de cualquier tipo podría producir un sangrado adicional y lesión de los tejidos. Las mejillas son una excepción porque el objeto o el sangrado

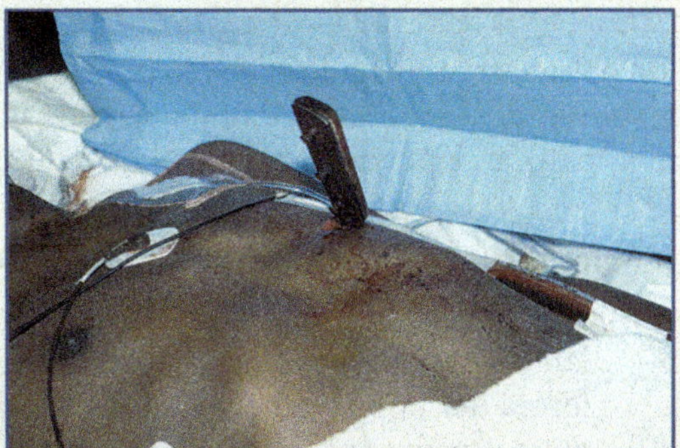

Figura 4-15

Objeto empalado.

podrían producir la obstrucción de la vía aérea. Vea la siguiente sección sobre los objetos empalados en la mejilla para mayor información. Los objetos pequeños como las astillas pueden retirarse con seguridad.

3. Estabilice el objeto con apósitos voluminosos o ropa limpia alrededor del objeto. Algunos expertos sugieren asegurar 75% del objeto con apósitos voluminosos o ropa para reducir su movimiento.
4. Controle con presión alrededor del objeto cualquier sangrado. Aplique presión sobre los apósitos alrededor del objeto. No presione directamente el objeto o a lo largo de la herida adyacente al borde cortante, en especial si el objeto tiene bordes filosos.
5. Corte el objeto sólo si es necesario. En la mayoría de los casos, no corte el objeto ni lo rompa. En ocasiones, sin embargo, al cortar el objeto permite una transportación más fácil. Asegúrese de estabilizar el objeto antes de cortarlo. Recuerde que la víctima sentirá cualquier vibración del objeto al cortarlo; además, esto puede empeorar la herida.

Objetos empalados en la mejilla

El único momento para retirar con seguridad un objeto empalado fuera de instalaciones médicas es cuando éste se encuentra en la mejilla de la víctima.

Atención en caso de un objeto empalado en la mejilla

1. Examine la lesión dentro de la boca. Si el objeto se extiende a través de la mejilla y usted se encuentra a más de una hora de las instalaciones médicas, considere retirarlo.
2. Para retirar el objeto: coloque dos dedos al lado del objeto, abrazándolo; después jálelo con suavidad en la dirección en la que entró. Si no se puede retirar fácilmente, déjelo en su lugar y asegúrelo con apósitos voluminosos.
3. Control del sangrado. Después de retirar el objeto, coloque los apósitos sobre la herida por dentro de la boca entre la mejilla y los dientes. Los apósitos ayudarán a controlar el sangrado y no interferirán con la vía aérea de la victima. También coloque apósitos en la herida exterior.

Objeto empalado en el ojo

Si un objeto está empalado en el ojo, es vital que no se ponga la presión en el ojo. El globo ocular consiste en dos cámaras, cada una llena de líquido. No ejerza ninguna presión contra el globo ocular porque se puede forzar la salida del líquido, empeorando la herida.

Atención en caso de un objeto empalado en el ojo

1. Estabilice el objeto. Use apósitos voluminosos o ropa limpia para estabilizar un objeto largo, protruyente. También puede colocar un vaso de papel o un cartón doblado con forma de cono sobre el ojo afectado para prevenir los golpes contra el objeto. Para los objetos pequeños, rodee el ojo –sin tocar el objeto– con un objeto acolchado con forma de dona (anillo) mantenido en su lugar con un vendaje en forma de rueda.
2. Cubra el ojo no herido. La mayoría de los expertos sugieren que el ojo no herido debe cubrirse para evitar el movimiento simpático del ojo (es decir, el ojo lastimado se

mueve cuando se mueve el ojo no herido, lo que empeora la lesión). Recuerde que la víctima no es capaz de ver cuando se le cubren ambos ojos y puede presentar ansiedad. Asegúrese de explicarle a la víctima todo lo que hace.

3. Busque inmediatamente atención médica.

Atención en caso de astillas

Las pequeñas astillas de madera, vidrios, espinas o metales pueden ser dolorosas e irritantes y producir infección. Debido a su tamaño, usualmente estas astillas se pueden retirar fácilmente con unas pinzas. En ocasiones, es necesario mover uno de los extremos del objeto con una aguja estéril para tener una mejor posición y poder retirarlo con las pinzas. Después de retirar la astilla, limpie el área con agua y jabón y aplique un vendaje adhesivo.

Espinas de cactus

Los cactus son parte del ambiente desértico y también se utilizan como plantas ornamentales. La infección por la punción con espinas de cactus es rara. Retirar estas espinas toma tiempo porque usualmente son varias, son difíciles de ver y están diseñadas por la naturaleza para resistirse al retiro. En general pueden retirarse con facilidad, aunque de forma tediosa, con pinzas.

Otro método para retirar un gran número de espinas de cactus es cubrir el área con una capa delgada de pegamento blanco para trabajar la madera o adhesivo de goma y dejar que se seque durante por lo menos 30 minutos. Después se enrolla lentamente el pegamento desde los bordes. La aplicación del pegamento en tiras en lugar de en charcos hace que el procedimiento de enrollado sea más suave. Una sola capa de gasas presionada con suavidad contra el pegamento aún sin secar por completo ayuda a retirarlo una vez que se seca. La combinación del uso de pinzas y pegamento facilita la extracción de la mayoría de las espinas.

El uso de cinta adhesiva, cinta para tuberías o cinta de celofán, aunque es rápido y sencillo, extrae sólo cerca de 30% de las espinas, incluso después de múltiples intentos. No usar súper pegamento (u otros productos similares) para retirar las espinas de cactus. No sólo no se enrolla cuando se aplica a la piel, sino que une a las espinas con la piel. Además, existe el riesgo de que la piel se adhiera de manera permanente a cualquier cosa que ésta toque.

Atención en caso de anzuelos

Envuelva con cinta un anzuelo introducido en su lugar y no intente retirarlo si la lesión está cerca de una parte del cuerpo como el ojo o es posible que haya una estructura subyacente como un vaso sanguíneo o nervio o si la víctima (como un niño pequeño) no coopera.

Si la punta de un anzuelo ha penetrado la piel pero no la lengüeta, retire el anzuelo jalándolo hacia atrás. Después trate la herida como una herida por punción. Consulte a un médico para recibir o no una inmunización contra tétanos.

Si la lengüeta del anzuelo entró en la piel, siga estos procedimientos:

1. Si la atención médica está cerca, transporte a la víctima y que un médico retire el anzuelo.
2. Si usted se encuentra en un área remota, lejos de la atención médica, retire el anzuelo usando el método de alicates o el de estirar con la cuerda.

Debe de tener un extremo cuidado con el método de los alicates para la extracción de un anzuelo porque éste puede producir una lesión más grave si el gancho se empuja hacia los vasos sanguíneos, nervios o tendones. Use alicates con mordazas templadas que puedan cortar el gancho Figura 4-16. En general no se tiene disponible el tipo apropiado de alicate, o en ocasiones la lengüeta está muy profunda como para ser empujada. Pruebe los alicates cortando un anzuelo similar.

1. Use frío o una presión fuerte alrededor del gancho para lograr un entumecimiento temporal.
2. Empuje más hacia dentro el gancho, con una ligera curva, hasta el punto en que la lengüeta salga a través de la piel.
3. Corte la lengüeta, después extraiga el gancho de la misma forma en que entró.
4. Después de retirar el gancho, trate la herida y busque atención médica para recibir o no inmunización contra tétanos.

Un mejor método para retirar un anzuelo es el de estirar con la cuerda.

1. Pase un pedazo de cuerda por detrás de la curvatura del anzuelo introducido Figura 4-17.
2. Estabilice la parte del cuerpo de la víctima en la que está introducido el anzuelo.
3. Use frío o presione fuerte alrededor del gancho para lograr un entumecimiento temporal.
4. Con la otra mano, presione hacia abajo sobre el tallo y el ojo del gancho mientras que la otra mano estira súbitamente la cuerda que se encuentra por detrás de la curvatura del gancho. El movimiento de tirón debe ser paralelo a la superficie de la piel. El gancho saldrá de forma nítida a través del mismo orificio por donde entró, produciendo poco dolor.
5. Después de extraer el gancho, dé tratamiento a la herida y busque atención médica para recibir o no inmunización contra tétanos.

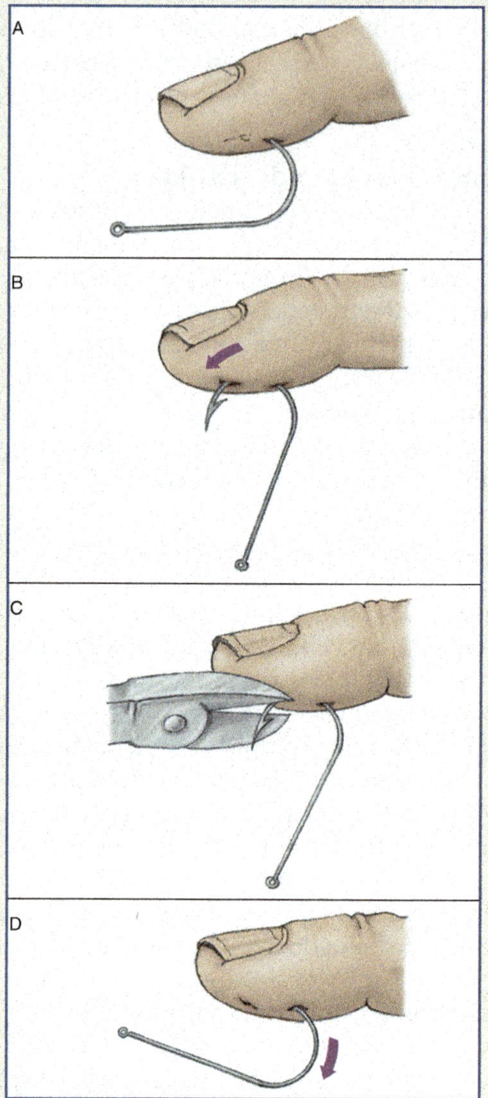

Figura 4-16

Extracción de un anzuelo; método de los alicates.

Suturas

Si se necesitan suturas (puntadas), usualmente deben ser colocadas por un médico en las primeras 6 a 8 horas de la lesión. Suturar las heridas permite una cicatrización más rápida, reduce las infecciones y la formación de cicatriz. Algunas heridas no requieren suturas, como las siguientes:

- Heridas en las que los bordes del corte tienden a estar juntos
- Cortadas superficiales menores de 2.5 cm (1 pulgada) de longitud

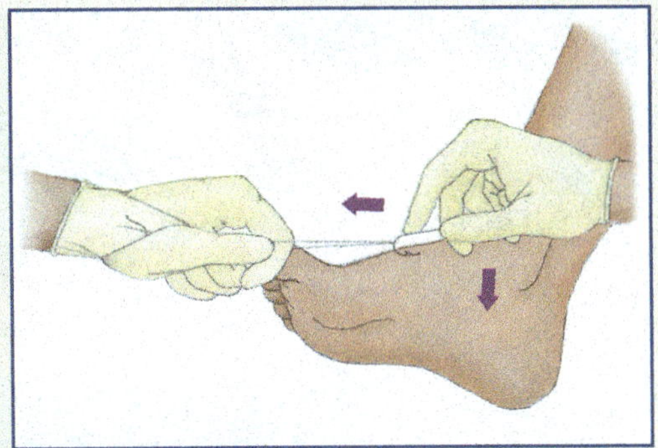

Figura 4-17

Extracción de un anzuelo; método de estirar con la cuerda.

En lugar de cerrar una herida abierta con vendoletas o cintas elásticas, cubra la herida con gasa estéril. El cierre de la herida podría atrapar bacterias en su interior, lo que produciría una infección. En la mayoría de los casos, se puede llegar con un médico a tiempo para la colocación de las suturas; si no, incluso una herida sin suturas sanará pero con cicatrices más grandes. El tejido de la cicatriz puede ser atendido posteriormente por un cirujano plástico.

Heridas por proyectiles de armas de fuego

En Estados Unidos abundan las armas; se estima que en cerca de la mitad de los hogares tienen un arma de fuego. Hay dos tipos generales de armas de fuego: las de baja velocidad, como la mayoría de las armas de fuego civiles y las de alta velocidad, como las militares. Las escopetas tienen baja velocidad pero producen un daño tisular grave.

Una bala produce lesión de la siguiente forma, dependiendo de su velocidad:

- *Laceración y aplastamiento.* Cuando la bala penetra en el cuerpo, aplasta los tejidos y los separa con fuerza. Este es el principal efecto de las balas de baja velocidad. El aplastamiento y laceración que son producidos por el paso de la bala usualmente no son serios a menos que se lesionen órganos vitales o vasos sanguíneos principales. La bala sólo daña los tejidos con los que entra en contacto directamente y la herida es comparable con la producida por armas como los cuchillos.
- *Ondas de choque y cavitación temporal.* Cuando una bala penetra en el cuerpo, una onda de choque ejerce una presión hacia fuera sobre el camino de la bala. La onda de choque empuja hacia fuera los tejidos y produce una cavidad temporal que puede ser hasta de 30 veces el diámetro de la bala. Conforme se forma la cavidad, se desarrolla dentro una presión negativa, lo que crea un vacío que después se llena con los residuos. La cavitación temporal se presenta sólo con las balas de alta velocidad y es la principal razón de su efecto inmensamente destructor. La cavitación sólo dura un milisegundo pero puede lesionar músculos, nervios, vasos sanguíneos y huesos.

En una herida *penetrante* hay un punto de entrada de la bala pero no hay uno de salida. En una herida perforante, hay tanto punto de entrada como de salida. La herida de salida de una bala

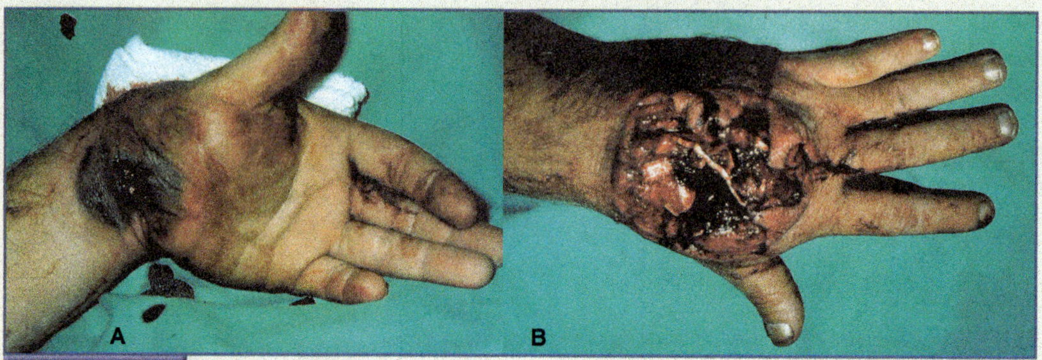

Figura 4-18

Heridas por proyectiles de arma de fuego. **A.** Una herida de entrada de un proyectil de arma de fuego puede tener quemaduras alrededor de los bordes. **B.** Una herida de salida en ocasiones es más grande y produce una mayor lesión de los tejidos blandos.

de alta velocidad usualmente es más grande que la de entrada; la herida de salida de una bala de baja velocidad es de un tamaño cercano al de la de entrada Figura 4-18. Si la bala se disparó a una distancia cercana, la herida de entrada podría ser mayor que la de salida porque los gases de la boca del arma contribuyen a la lesión del tejido de la superficie.

Las balas en ocasiones golpean tejidos duros como los huesos y pueden rebotar en las cavidades corporales, produciendo más lesión a los tejidos y los órganos. Además, los fragmentos óseos pueden ser expelidos hacia otras áreas del cuerpo produciendo lesiones. Una bala hendida o deforme se tambalea y aplica su fuerza sobre un área más grande, produce más lesión que una bala suave que va en una línea recta.

Atención de las heridas por proyectiles de armas de fuego

Sin importar el tipo de herida por disparo, la atención inicial es a grandes rasgos la misma que para cualquier otra herida.

1. Vigile la respiración de la víctima.
2. Exponga la(s) herida(s). Asegúrese de mirar toda la piel, incluso las áreas ocultas.
3. Controle el sangrado con presión directa.
4. Aplique apósitos estériles, secos a la(s) herida(s) y coloque un vendaje para asegurarlos en su lugar.
5. Trate la víctima en caso de choque.
6. Mantenga a la víctima calmada y en silencio.
7. Busque atención médica inmediata.

PRECAUCIÓN

NO intente retirar el material de una herida por arma de fuego. El personal del departamento de emergencias del hospital limpiará la herida.

Aspectos legales

Como las interacciones con las víctimas de heridas por proyectiles de armas de fuego incluirían el contacto con las agencias policiacas y tal vez tenga que testificar en alguna corte, observe cuidadosamente la escena y a la víctima. Lleve un registro preciso de sus observaciones. Conserve posibles evidencias, como carcasas de cartuchos, para la policía. No toque o mueva nada a menos que sea absolutamente necesario para tratar a la víctima. Todas las heridas por proyectil de arma de fuego deben ser reportadas a la policía sin importar si fueron intencionales (suicidio, asalto, asesinato, defensa propia) o no.

Heridas que requieren de evacuación

Considere la evacuación para los siguientes tipos de lesiones:

- Sangrado sin control o grave
- Incisiones profundas, laceraciones o avulsiones que:
  - Se extienden al músculo o hueso
  - Se localizan sobre una articulación del brazo o la pierna
  - Están muy abiertas
  - Contienen mucha suciedad o residuos
- Heridas graves en manos o pies
- Heridas por punción grandes o profundas
- Objetos empalados grandes o profundos
- Mordeduras por animales y humanos
- Heridas en los párpados con ruptura en el borde del párpado
- Heridas infectadas
- Todas las amputaciones con excepción de aquellas de pequeñas áreas de piel en las puntas de los dedos
- Fracturas abiertas

La mayoría de las víctimas con heridas pueden caminar y no requieren un helicóptero o asistencia en camilla.

Quemaduras

Las quemaduras son producidas por calor, energía eléctrica o radiante y por ciertos productos químicos. Aunque las quemaduras incluyen principalmente la piel y los tejidos subyacentes, también pueden afectar a los ojos y a las vías respiratorias. En lugares remotos, las causas más comunes de quemaduras son las fogatas, estufas, relámpagos y el sol.

Clasificación de las quemaduras

La clasificación de una quemadura depende de su profundidad, extensión, localización y gravedad.

Profundidad

Las quemaduras de primer grado (superficiales) afectan a la capa más externa de la piel (epidermis). La piel se observa ligeramente hinchada, enrojecida, tierna y dolorosa. No se forman ampollas. Las quemaduras de segundo grado (espesor parcial) se extienden desde la epidermis hasta la capa interna de la piel (dermis) Figura 4-19. Se presenta dolor moderado a grave, hinchazón y formación de ampollas. Las quemaduras de tercer grado (espesor completo) se extienden hasta la grasa y músculos subyacentes Figura 4-20. La piel se encuentra entumida; se observa achicharrada, rugosa o gris aperlada y no cambia de color cuando se le presiona, porque está muerta.

Una quemadura puede contener los tres grados de lesión. Una víctima puede tener una quemadura de tercer grado en el centro, rodeada de un área de quemadura de segundo grado con una lesión de primer grado en los bordes más externos.

Extensión

Determinar la extensión de una quemadura usando la regla de los nueves, la cual asigna un porcentaje a la superficie total de piel a cada parte del cuerpo Figura 4-21. Para quemaduras pequeñas y dispersas se puede estimar el área total de superficie quemada comparándolas con el tamaño

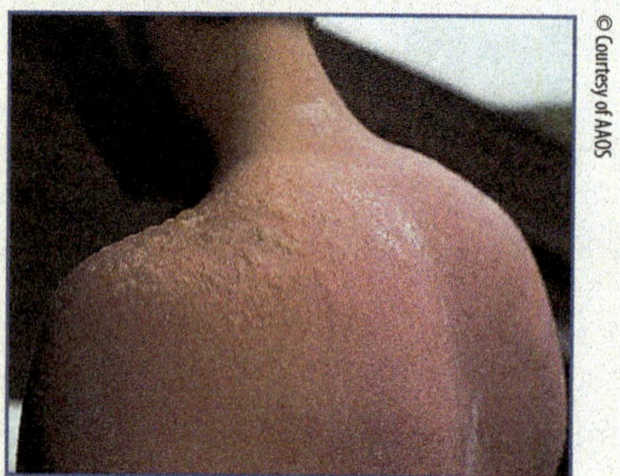

Figura 4-19

Quemaduras de primero y segundo grados.

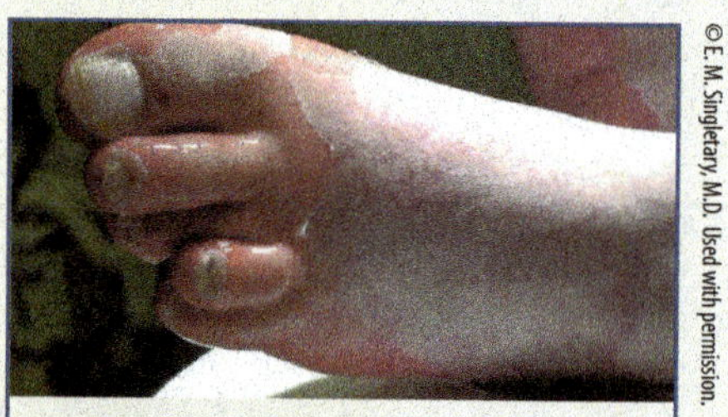

Figura 4-20

Quemaduras de segundo y tercer grados.

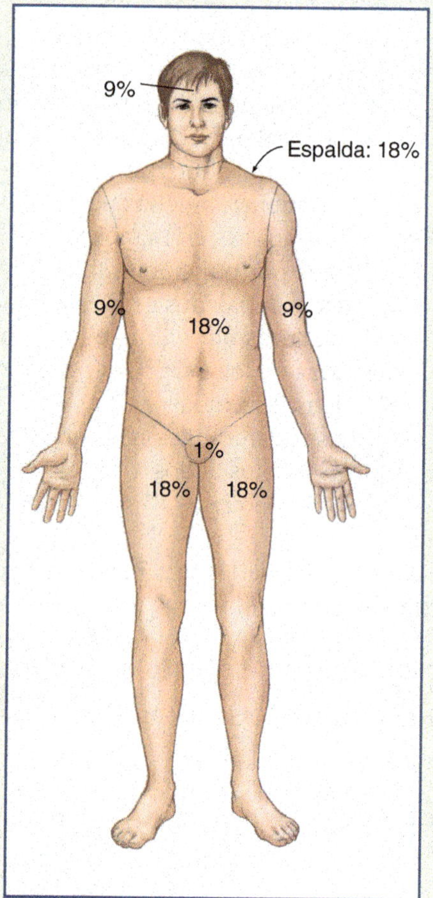

Figura 4-21

La regla de los nueves para calcular la extensión de una quemadura. La cabeza completa es 9%, cada brazo completo es 9% y cada pierna completa es 18%. La espalda completa es 18%. La parte frontal completa del tronco es 18%.

de la palma del paciente, la cual equivale aproximadamente a 1% del área de superficie corporal de la víctima. Esto se conoce como la regla de las palmas.

Localización

Las quemaduras son serias si éstas:

- Involucran la cara, las manos, los pies o los genitales
- Se extienden completamente alrededor del cuerpo o extremidad (quemadura circunferencial), lo cual puede producir la constricción de la ventilación o un efecto de torniquete
- Involucran las vías respiratorias, produciendo una tos grave o sensación de falta de aire; estas quemaduras usualmente se asocian con una quemadura de la cara o la boca
- Están asociadas con lesiones o enfermedades mayores

Gravedad

Las quemaduras se clasifican en graves, moderadas y menores dependiendo de su localización, extensión y profundidad. Las que cubren un área grande son más graves que las pequeñas y localizadas. Las quemaduras profundas son más graves que las superficiales. El sentido común le permitirá determinar la gravedad de la mayoría de las quemaduras.

Otras consideraciones

Las quemaduras mayores en niños, ancianos y en aquellos que se encuentran con un pobre estado de salud y las quemaduras asociadas con otras lesiones se consideran particularmente serias.

Acción inmediata

¡Detenga la quemadura! Irrigue inmediatamente el área quemada con agua fría. Si la ropa está quemándose y no se cuenta con agua, pídale a la víctima que se ruede en el piso o envuélvala con un lienzo o una chamarra de lana. No utilice polipropileno o nylon, los cuales se pueden derretir y aumentar la lesión de la quemadura. Reitre a la víctima de las llamas o de áreas llenas de humo. Corte de inmediato la ropa que arde o humedézcala con agua.

Qué hacer primero

1. Revise la ventilación de la víctima, poniendo atención especial a los sonidos respiratorios.
2. Para las quemaduras pequeñas (menos de 20% de la superficie corporal), sumerja en agua limpia y fría o cubra con una ropa fría y húmeda; la nieve o el hielo durante 10 minutos pueden aliviar el dolor. Al enfriar quemaduras extensas (más de 20% del área de superficie corporal) tenga cuidado con la hipotermia (temblores).
3. Estime la profundidad y extensión de la quemadura y note cualquier quemadura circunferencial o involucramiento de áreas críticas.
4. Revise la presencia de lesiones adicionales, en especial si la víctima estuvo en una explosión o bajo la caída de escombros.
5. Retire la joyería y los relojes de las extremidades quemadas antes de que se hinchen. Retire los cinturones y la ropa de las áreas quemadas.

6. Mantenga limpia la piel quemada y prevenga que se rompan las ámpulas. (La piel quemada ha sido esterilizada por el calor.) Una ámpula intacta llena con un líquido claro minimiza la infección.
7. Si la quemadura es de segundo o tercer grado, cúbrala con un apósito seco y limpio (preferentemente estéril). Cubra una quemadura grande con una sábana o manta limpia.
8. Si la quemadura está en una mano o pie, coloque paquetes de gasas no adherentes entre los dedos o los ortejos de la víctima.
9. Traslade a la víctima para recibir atención médica, a menos que la quemadura sea menor en un paciente adulto por lo demás sano y sin otras lesiones. En quemaduras moderadas a graves, vigile la vía aérea de la víctima y su respiración con intervalos frecuentes si ha habido exposición al humo o al calor.
10. Promueva una ingesta abundante de líquidos en todas las víctimas excepto aquellas con quemaduras mínimas.
11. Alivie el dolor y la inflamación con aspirina o ibuprofeno (el paracetamol alivia el dolor pero no la inflamación).

Qué hacer después

Quemaduras de primer grado

1. Aplique un ungüento blando o una crema humectante (aloe vera) al área quemada para apaciguar la quemadura y mantener suave la piel.
2. Coloque un apósito, lo cual no es necesario pero puede reducir el dolor.

Quemaduras de segundo y tercer grados

1. Lave la quemadura suavemente con agua tibia y poco jabón. Evite romper las ámpulas.
2. Aplique una capa delgada de ungüento antibiótico.
3. Cubra la quemadura con un apósito (preferentemente estéril pero por lo menos limpio) y asegúrelo en este sitio con un vendaje.
4. Si la quemadura está húmeda y exuda, retire el apósito diario (podría tener que empapar los apósitos viejos con agua limpia y tibia). Lave el área de la quemadura y después vuelva a aplicar ungüento antibiótico y un apósito antiadherente.

Quemaduras de tercer grado

1. Mantenga el área cubierta con un apósito seco y estéril o con ropa limpia.

Quemaduras eléctricas

Las quemaduras eléctricas son raras en la naturaleza pero se pueden presentar con el choque de relámpagos (véase el capítulo *Peligros físicos y ambientales*), en hogares remotos o en sitios de trabajo suministrados con energía eléctrica Figura 4-22. La electricidad sostenida o de alto

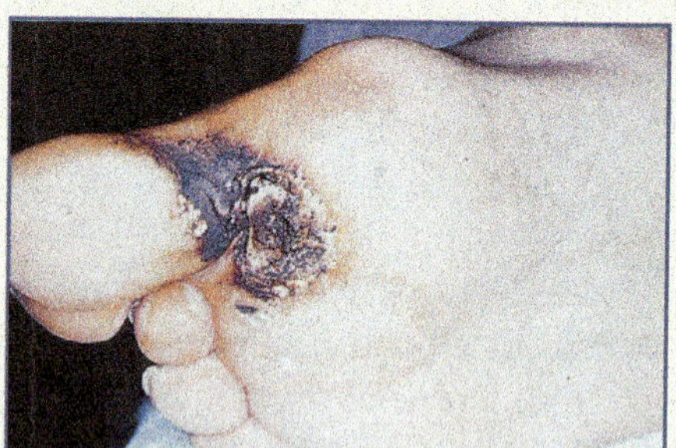

Figura 4-22
Quemaduras eléctricas.

voltaje produce quemaduras de entrada y salida en la piel. Éstas pueden parecer insignificantes, pero como la corriente eléctrica penetra profundamente a lo largo de las vías de menor resistencia (nervios y vasos sanguíneos), el daño interno puede ser extenso. Se puede presentar paro respiratorio y/o cardiaco.

Qué hacer

1. Asegúrese que el área es segura. Desconecte aparatos eléctricos o apague la electricidad. Si esto es imposible, solicite auxilio a la compañía de electricidad.
2. Revise la respiración de la víctima. Esté alerta en caso de posibles fracturas y/o lesiones de la cabeza o la columna vertebral si es que la víctima se cayó o fue lanzada contra el piso por el choque eléctrico. Dé tratamiento a las víctimas que no responden, se encuentran en paro respiratorio y cardiaco (véase el capítulo de *Urgencias circulatorias*).
3. Dé atención a las heridas por quemaduras de entrada y de salida.
4. Evacúe para recibir atención médica a menos que la víctima se recupere rápidamente y de forma completa, la quemadura sea mínima y las lesiones no interfieran con la capacidad de viajar por parte de la víctima.

Quemadura solar

La quemadura solar es producida por los rayos ultravioleta en la longitud de onda UVB. La exposición prolongada al sol es peligrosa, en especial para los niños, y además aumenta la probabilidad de padecer cáncer de piel a mayor edad. Los rayos alteran a las células en la piel, produciendo cáncer y envejecimiento prematuro. Además, cambian los pigmentos en la piel, aumentando la cantidad de melanina (el bronceado dorado). Existe gran variación en la tendencia a quemarse con el sol, pero con una exposición suficiente, toda la piel se quemará Figura 4-23.

El sol se refleja mucho en el agua, arena y nieve y el efecto se magnifica por la irritación que produce el viento. Los rayos ultravioleta penetran las nubes y aunque son reducidos en la sombra, no son eliminados. La prevención y la reducción de la exposición de la piel es la forma más barata y efectiva de evitar las quemaduras solares.

La ropa brinda la mejor protección, pero la ropa delgada de algodón permite la penetración de algunos rayos. La ropa más gruesa y opaca puede prevenir totalmente la exposición. Los sombreros deben tener alas anchas tanto hacia delante como hacia atrás. En ambientes con sol fuerte, es importante usar mangas largas y pantalones.

Las cremas para el sol y las lociones bloqueadoras descartan las longitudes de onda ultravioleta que queman. El valor protector de

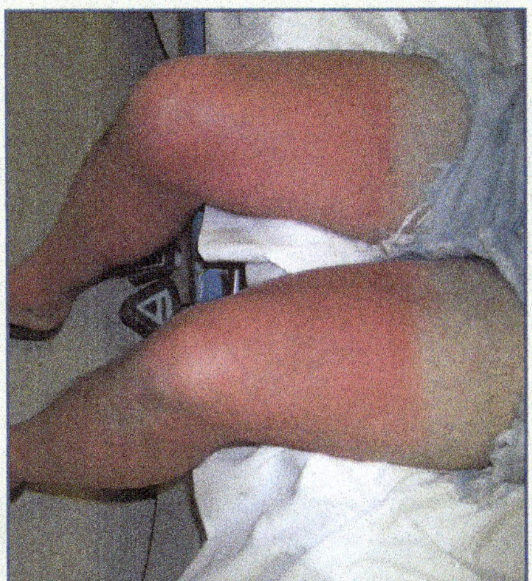

Figura 4-23

Quemadura solar.

una pantalla solar está indicado por su número de factor de protección solar (FPS). A mayor número de FPS, mayor es la protección; el FPS de 15 debe ser el nivel de protección mínimo usado por la mayoría de las personas. Aquellos con piel más blanca deben usar una pantalla solar con un FPS de 25 a 30.

Algunas pantallas solares contienen ácido para-aminobenzoico (PABA), un bloqueador solar efectivo pero uno al que el usuario podría ser alérgico. Las pantallas alternativas no contienen PABA. En una exposición solar extrema se puede usar un bloqueador solar opaco como el óxido de zinc.

La sudoración y la natación removerán pronto la mayor parte del bloqueador o pantalla solar. Existen los bloqueadores solares a prueba de agua que se prefieren si el usuario va a entrar y a salir del agua. La mayoría de los bloqueadores solares deben reaplicarse cada 2 a 4 horas.

Qué buscar

- Color rojo langosta de la piel
- Ámpulas

Qué hacer

1. Encuentre una sombra si la piel de la víctima se pone rosa y se siente espinosa y caliente.
2. Apacigüe con compresas frías, compresas con bicarbonato de sosa o loción con calamina. Dé píldoras de antihistamínicos para reducir la comezón e ibuprofeno para aliviar el dolor y la inflamación.
3. Deje que las quemaduras sanen; la mayoría lo hará en 2 a 3 días sin importar el tratamiento.

Resumen de la atención de urgencia

Qué buscar	Qué hacer
Sangrado	1. Pida a la víctima que se siente o se recueste. 2. Exponga la herida. 3. Coloque un paquete de gasas estériles o ropa limpia directamente sobre la herida. 4. Aplique presión directa. 5. Si el sangrado continúa durante un periodo mayor a 10 minutos considere un vendaje compresivo. 6. Si los apósitos se empapan de sangre, coloque más apósitos frescos encima de los empapados.
Infección de la herida • Enrojecimiento • Calor • Hinchazón • Aumento del dolor y la hipersensibilidad • Pus • Ganglios hinchados y dolorosos en la ingle, axila o cuello • Escalofríos y fiebre • Un absceso	1. Limpie el área. 2. Separe los bordes de la herida. 3. Remoje la herida con agua tibia. 4. Cambie los apósitos según sea necesario. 5. Eleve la parte infectada. 6. Dé a la víctima medicamentos para el dolor. 7. Traslade a la víctima si la infección empeora.
Ámpulas	1. Cubra con cinta adhesiva o fieltro adhesivo (tela suave) 2. Usar varias capas para liberar la presión.
Equimosis • Dolor y cambios de coloración • Posible fractura • Coloración morada o amarilla	1. Aplique un paquete de hielo, si está disponible. 2. Envuelva el área equimótica firmemente con un vendaje elástico sin cortar la circulación. 3. Busque atención médica en caso de múltiples equimosis de aparición espontánea.

Qué buscar	Qué hacer
Quemaduras • Profundidad • Extensión • Localización • Gravedad	1. Para quemaduras pequeñas, sumerja en agua fría y limpia o cubra con una ropa limpia, húmeda y fría. 2. Mantenga limpia la piel quemada y prevenga la ruptura de las ámpulas. 3. Cubra la quemadura con un apósito limpio y seco. 4. Traslade a la víctima para recibir atención médica
Quemaduras solares • Coloración roja langosta brillante • Ámpulas	1. Diríjase a la sombra. 2. Remoje con compresas frías, compresas con bicarbonato de sodio o loción con calamina. 3. Deje curar las heridas.

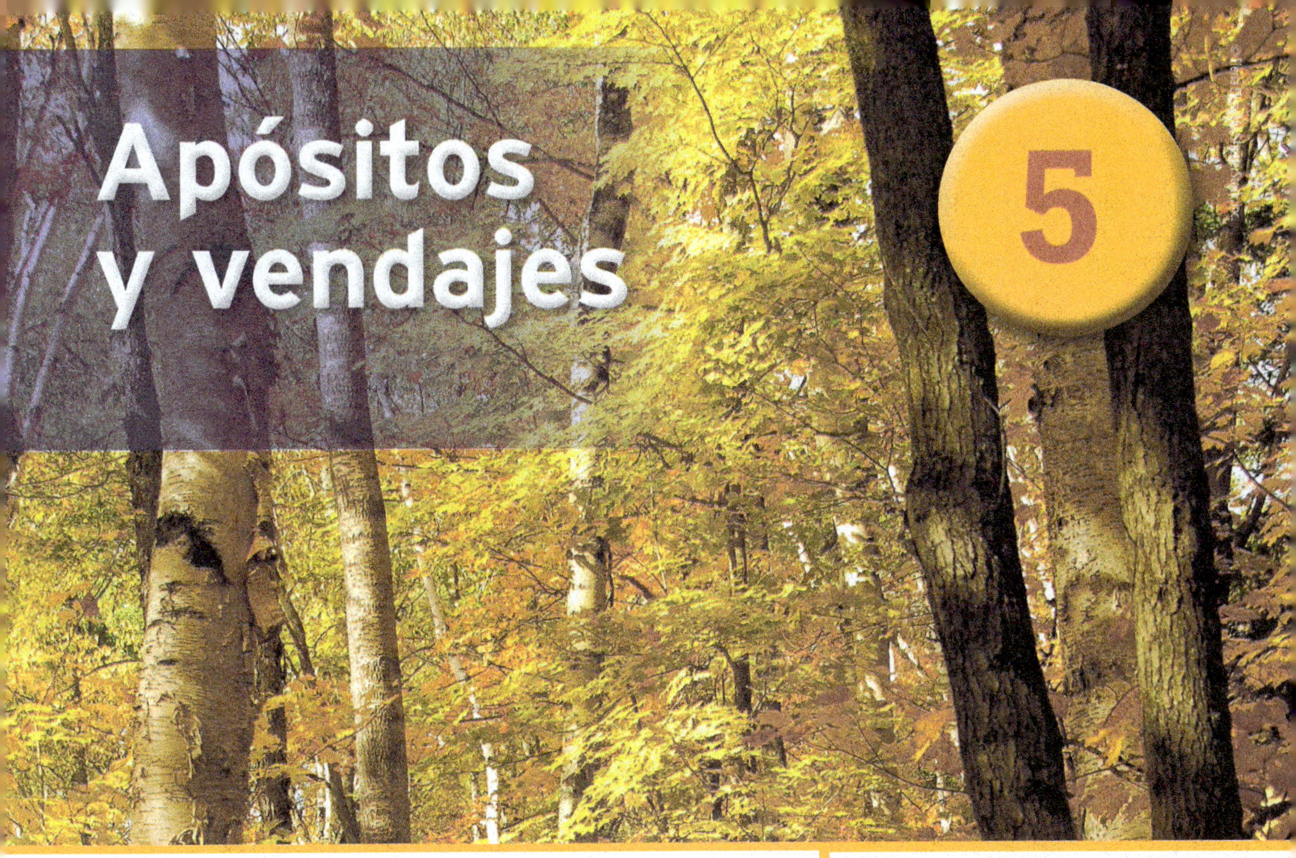

Apósitos y vendajes

5

capítulo
en un vistazo

Un apósito cubre una herida abierta. Siempre que sea posible debe usar un apósito estéril comercialmente preparado, sin embargo, en lugares remotos podría tener que improvisar. Un vendaje mantiene al apósito en su lugar. Los vendajes también pueden aplicar presión sobre un apósito para controlar el sangrado, prevenir o reducir la hinchazón o dar apoyo y estabilidad a una articulación o extremidad lesionada.

Apósitos

Un apósito se utiliza para controlar el sangrado, mantener la herida limpia, prevenir infecciones, absorber sangre y lo que drena de la herida y ayuda a evitar una mayor lesión. Como el apósito cubre una herida abierta, debe ser estéril; si no se cuenta con uno, utilice un pedazo de ropa limpio. El apósito debe ser más grande que la herida; grueso, suave y compresible para que la presión se distribuya de manera uniforme sobre la herida; absorbente (el algodón es mejor que el poliéster o el nylon); y sin hilos para que las fibras no se adhieran a la herida. No use torundas de algodón como apósito.

Tipos de apósitos

Utilice apósitos comerciales estándar o improvise Figura 5-1. La siguiente lista brinda ejemplos de apósitos comerciales e improvisados:

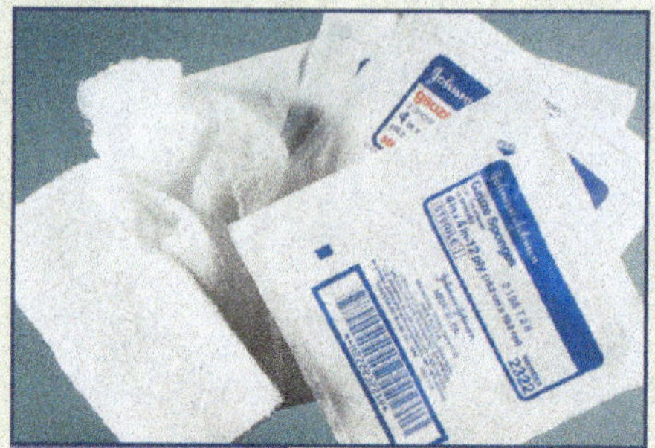

Figura 5-1

Apósitos.

- Se utilizan paquetes de gasas para las heridas que requieren más de una tira adhesiva (como una Band-Aid®). Éstas están disponibles comúnmente en dos tamaños, 2.5 × 2.5 y 10.2 × 10.2 cm (2" × 2" y 4" × 4";) y se venden estériles en paquetes por separado o no estériles a granel. Los apósitos no adherentes (véase a continuación) son especialmente útiles para heridas por quemadura o exudantes
- Las tiras adhesivas sanitarias pueden venir en muchos tamaños y formas. Se pueden improvisar con un pedazo pequeño de gasa y cinta adhesiva
- Los apósitos para trauma son grandes, gruesos, absorbentes y estériles
- Los apósitos no adherentes tienen un recubrimiento de plástico o están impregnados con un ungüento para prevenir su adherencia a las heridas húmedas. Para improvisar, aplique ungüento antibiótico al apósito o a la herida
- Los apósitos improvisados pueden ser de cualquier tela limpia, absorbente, suave y sin hilos. El algodón blanco es óptimo. No se recomiendan las hojas, musgo ni otros productos naturales. Tampoco se recomienda el papel porque se adhiere a las heridas. Si el tiempo lo permite, lave los apósitos no estériles de tela con agua tibia con jabón y séquelos al sol antes de usarlos. Para intentar la esterilización, sumerja el apósito o la tela en una solución con blanqueador, hierva o caliente cuidadosamente sobre una flama

Vendajes

Un vendaje se utiliza con un apósito o para dar apoyo a una lesión en una articulación o extremidad. Éste debe estar limpio, pero no necesita estar estéril.

Tipos de vendajes

Existen varios tipos de vendajes incluyendo los siguientes:

- Cintas adhesivas que incluyen cinta atlética con tela blanca, la cual se adhiere incluso cuando está húmeda. Ésta se puede usar para cubrir esguinces, ampollas y vendajes y se puede cortar a lo largo para tener un tamaño más angosto. La cinta para tuberías es un excelente sustituto. Otros tipos de cintas médicas que se pueden usar para apósitos en las heridas incluyen aquellas que se sienten como papel, seda y película de plástico (hipoalergénicas) Figura 5-2.
- Las vendas de gasa en rollo se utilizan para cubrir heridas grandes, para asegurar apósitos y para aportar capas extras; vienen en varios tamaños desde 2.5 a 7.6 cm (1" a 3" de ancho). Las vendas más anchas se pueden doblar mientras se envuelven, pero no son tan útiles como vendajes conformacionales.

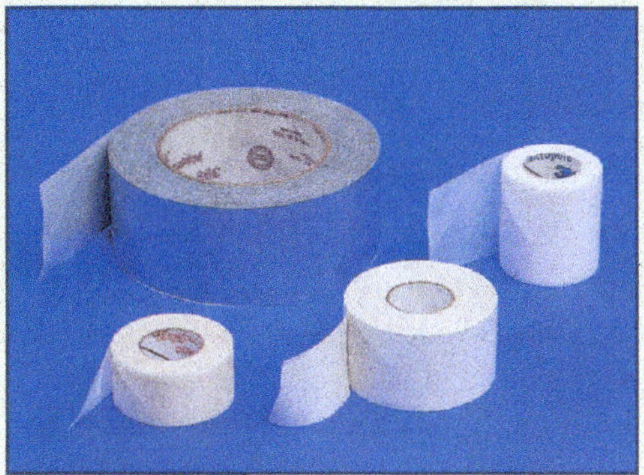

Figura 5-2

Varios tipos de cintas. Cinta de papel, cinta atlética, cinta hipoalergénica y cinta para tuberías.

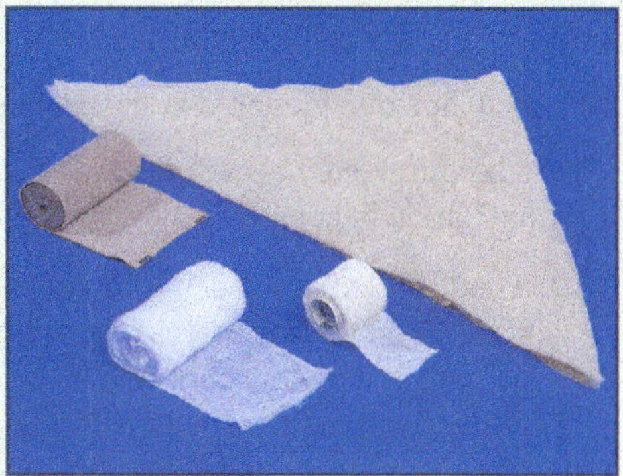

Figura 5-3

Materiales de vendaje. Gasa enrollada, rollo de vendaje autoadherente, vendaje elástico y vendaje triangular.

- Los vendajes autoadherentes, conformacionales, son rollos de material parecido a la gasa, ligeramente elástico. Dos estilos generales son de un mallado delgado y uno más grueso, más absorbente. Los anchos más útiles para los estuches de primeros auxilios son de 2.5 y 10.2 cm (2" y 4") . Si en el estuche de primeros auxilios hay espacio sólo para un tamaño, elija el de 7.5 o 10.2 cm (3" o 4") de ancho. La calidad autoadherente de estos vendajes los hace fáciles de usar y para envolver áreas difíciles como son las articulaciones.
- Los vendajes elásticos (engomados) se utilizan para la compresión de los esguinces, desgarros y contusiones; aportan una buena protección para las heridas. No los envuelva de forma muy apretada.
- Cuando sea necesario, improvise un vendaje con pañuelos o tiras de ropa de algodón. Otras fuentes de vendajes improvisados incluyen calcetines, camisetas enrolladas, toallas y fundas de almohadas.
- Los vendajes triangulares se pueden usar como cabestrillo o para amarrar tablillas o sostener vendajes; están disponibles comercialmente o se pueden formar a partir de un cuadrado de 91.5 a 101.5 cm (36" a 40") de material. Se puede improvisar un cabestrillo usando seguros Figura 5-3.

Aplicación y retiro de un vendaje

Qué hacer

1. Limpie la herida. Utilice guantes si hay riesgo de contacto con sangre.
2. Utilice un apósito más grande que el tamaño de la herida. Sostenga el apósito de una esquina. Déjelo caer directamente sobre la herida, sin tallar.
3. Coloque cinta adhesiva encima del apósito o asegúrelo con un vendaje enrollado.

4. Asegure el vendaje con algo de lo siguiente:
   - Cinta adhesiva
   - Seguros
   - Clips que vienen con el vendaje elástico

Para asegurarse de que el vendaje permanece en su lugar, utilice el método de vendaje en asa o división de la cola. Para llevar a cabo el método del asa siga estos pasos:

1. Anude los extremos del vendaje que rodea la parte del cuerpo en dirección opuesta Figura 5-4A. Si es necesario, invierta la dirección del vendaje haciendo un asa alrededor del pulgar o dedo y continúe en sentido contrario hasta la parte opuesta del cuerpo.
2. Rodee la parte con un extremo en asa y el extremo libre y anúdelos Figura 5-4B.

PRECAUCIÓN

NO
- Toque la herida o el apósito que estará en contacto con la herida
- Aplique la venda tan apretada que restrinja la circulación sanguínea
- Aplique la venda tan suelta que se caiga el apósito. Los vendajes tienden a estirarse

Para llevar a cabo el método de división de la cola para asegurar un vendaje siga estos pasos:

1. Divida el extremo del vendaje a lo largo del mismo en alrededor de 30.5 cm (12"), después anude para evitar que se siga dividiendo Figura 5-5A.
2. Pase los extremos en direcciones opuestas alrededor de la parte del cuerpo y anude Figura 5-5B.

Se prefiere un nudo cuadrado, porque no se soltará y puede deshacerse fácilmente. Si el nudo produce incomodidad ponga algo acolchonado debajo de éste.

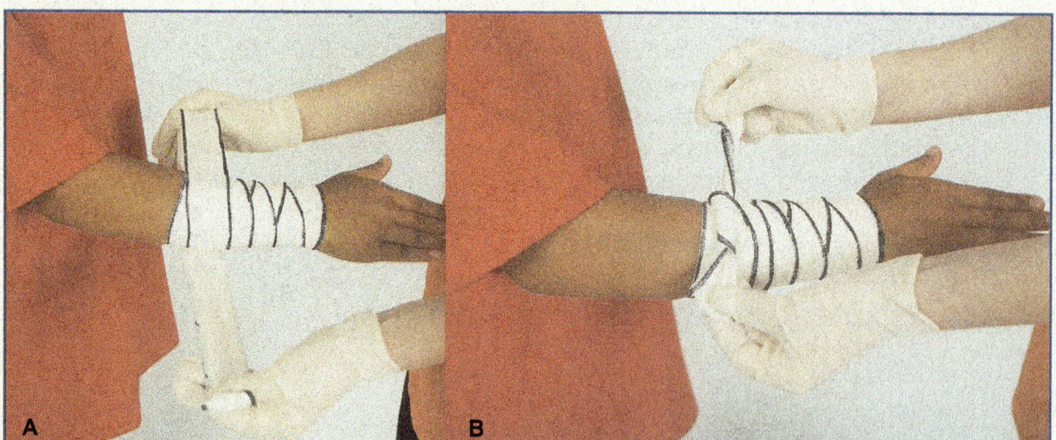

Figura 5-4

Método de vendaje en asa. **A.** Anude los extremos que rodean la parte del cuerpo en direcciones opuestas. **B.** Rodee la parte con el extremo en asa y el extremo libre y anúdelos juntos.

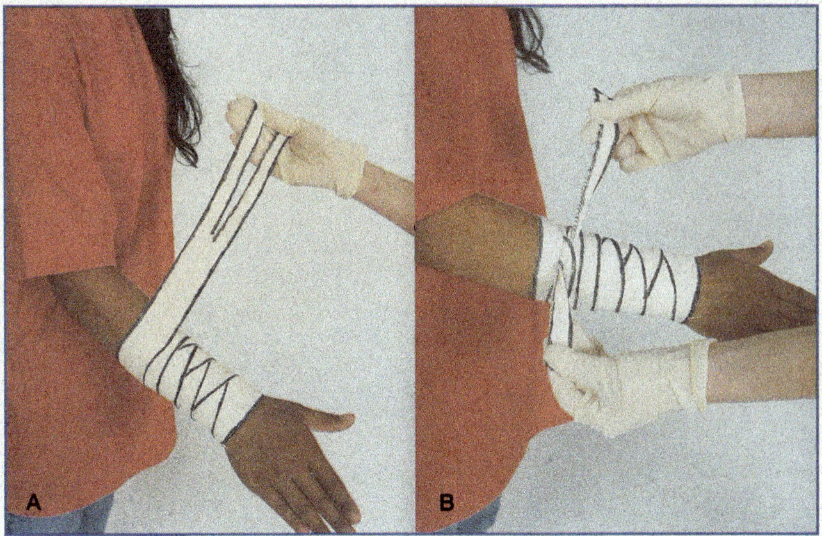

Figura 5-5

Método de vendaje con división de la cola. **A.** Divida el extremo del vendaje a lo largo. **B.** Pase los extremos en direcciones opuestas de la parte del cuerpo y anude.

Un vendaje voluminoso con muchas vueltas restringirá la mayor parte del movimiento. Si se necesita inmovilizar más se puede añadir una férula o usar un cabestrillo.

Retiro de los apósitos

Si un apósito está adherido a una herida, humedezca con agua tibia durante 10 a 20 minutos y después retírelo con suavidad. Queme en una fogata los apósitos usados.

Técnicas de vendaje

Vendaje de la oreja

Si el vendaje cubre la oreja, coloque tiras de gasa o tela por debajo de la misma y sus pliegues para mantener la posición anatómica y forma natural de la oreja.

Vendaje de la cabeza

Para una herida en la frente o en la parte posterior del cuero cabelludo, envuelva la cabeza con una chalina de tela o un vendaje con rollos de gasas. Para evitar el vendaje sobre las orejas, envuelva bajo en la frente y coloque el lazo bajo el vendaje enfrente de las orejas Figura 5-6A-B.

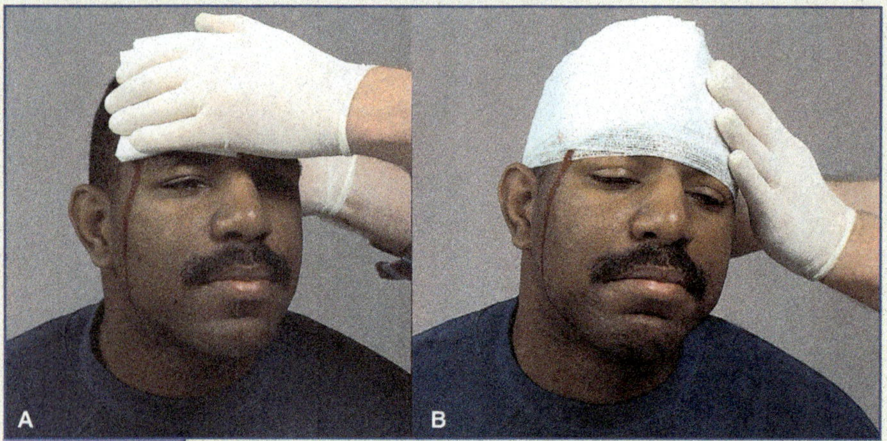

Figura 5-6

Vendaje de una herida en la cabeza. **A.** Aplique presión directa hasta que el sangrado se detenga. **B.** Envuelva la cabeza con un vendaje.

Vendaje de las extremidades

Para vendar un brazo o una pierna, inicie en la parte angosta de la extremidad y envuelva con dirección a la parte más ancha de la misma. Inicie con dos giros de ancla y continúe sobreponiendo cada giro en una mitad o tres cuartos del ancho del vendaje. Asegure con cinta o anude el extremo **Figura 5-7A-C**.

Vendaje del codo y la rodilla

Para aplicar un rollo de vendaje de 10.2 a 15.2 cm (4" o 6") al codo o la rodilla usando el método de figura en 8, siga estos pasos:

1. Doble ligeramente el codo o la rodilla y haga dos vueltas rectas para anclar el vendaje sobre el punto de codo o rótula **Figura 5-8A**.
2. Lleve el vendaje por encima de la articulación superior del brazo o pierna y dé una vuelta, cubriendo la mitad a tres cuartos del vendaje desde la primera vuelta **Figura 5-8B**.
3. Lleve el vendaje hasta justo por debajo de la articulación y dé una vuelta alrededor de la parte inferior del brazo o pierna, cubriendo una mitad a tres cuartos del vendaje desde la primera vuelta **Figura 5-8C**.

Vendaje de la muñeca y la mano

También use un vendaje en 8 para las manos. Alterne envolviendo la mano, dejando libre el pulgar si no está lastimado **Figura 5-9A-C**.

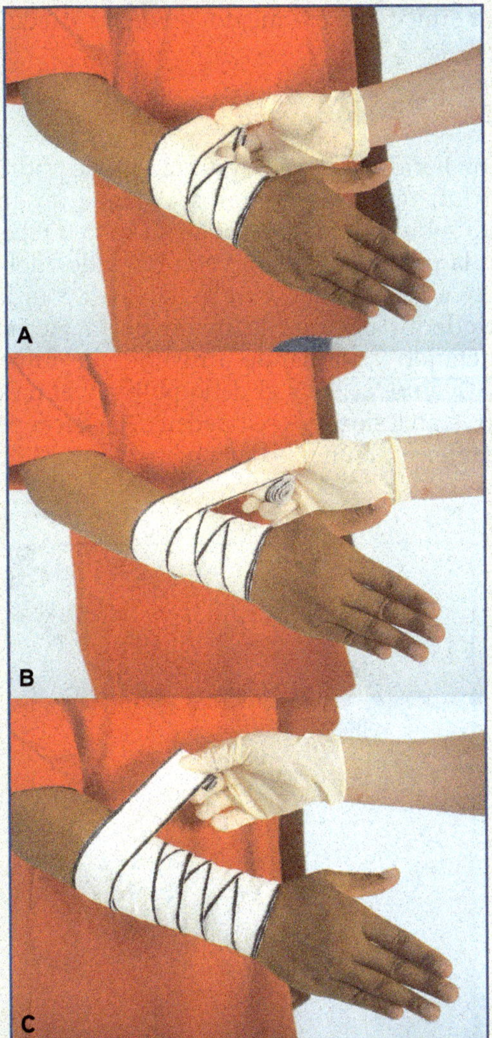

Figura 5-7

Método de vendaje en espiral. **A.** Dé dos vueltas rectas como ancla con el vendaje. **B.** Envuelva con vueltas cruzadas (figura en 8). **C.** Termine con dos vueltas rectas y asegure el vendaje.

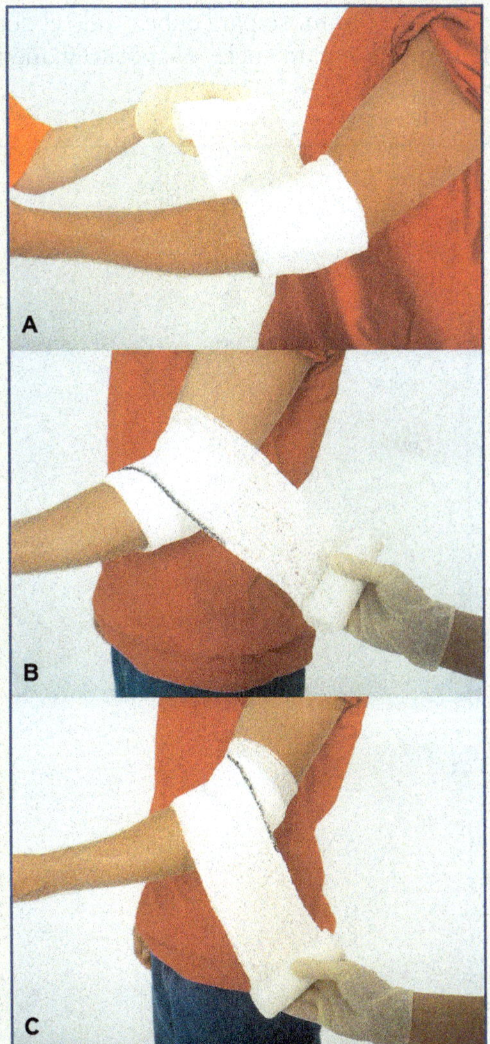

Figura 5-8

Método de vendaje en 8. **A.** Doble el codo y dé dos vueltas como ancla. **B.** Lleve el vendaje por encima de la articulación y dé una vuelta. **C.** Lleve el vendaje hasta justo por debajo de la articulación y dé una vuelta.

Una técnica similar de figura en 8 funciona para cubrir los dedos cuando se requiere un vendaje voluminoso para cubrir todo el dedo o para limitar el movimiento. Envuelva alrededor de la muñeca para anclar el apósito y que no se resbale.

Vendaje de la palma de la mano

Con heridas o lesiones profundas que podrían incluir tendones o huesos, coloque un apósito sobre la herida; coloque un rollo o relleno en la palma de la mano con los dedos doblados a su alrededor. Envuelva el vendaje alrededor de toda la mano de la víctima, anclando y anudando a nivel de la muñeca Figura 5-10A-B. Si el dedo pulgar y el índice no están lesionados se pueden dejar fuera para mantener algún uso de la mano.

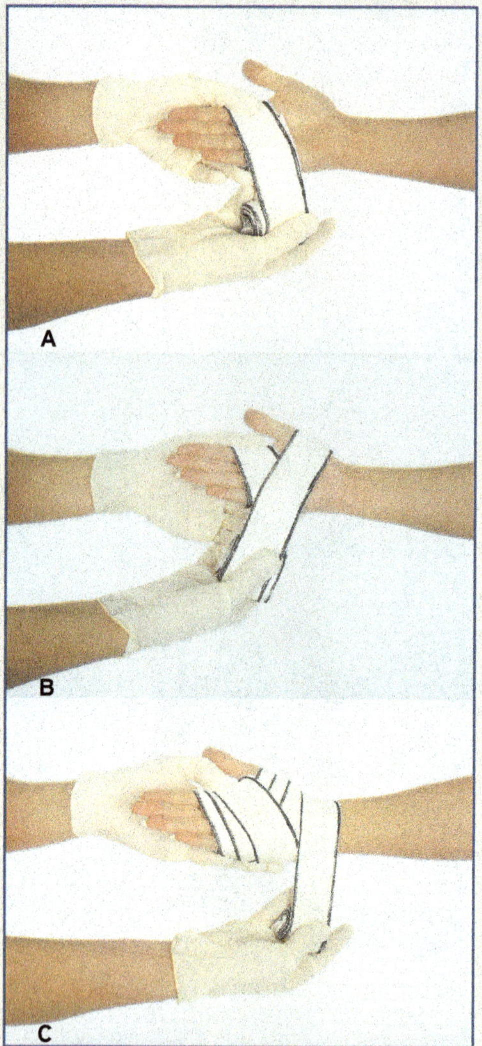

Figura 5-9

Vendaje de la mano. **A.** Ancle el vendaje con una o dos vueltas alrededor de la palma. **B.** Lleve el vendaje diagonalmente a través del dorso de la mano y después alrededor de la muñeca. **C.** Repita la maniobra de figura en 8 cuantas veces sea necesario para cubrir el apósito.

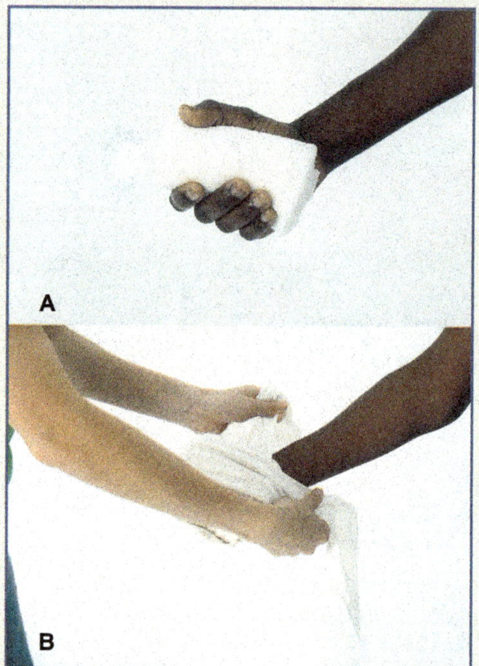

Figura 5-10

Vendaje de la palma de la mano o para prevenir el movimiento de los dedos lastimados. **A.** Llene la palma con un apósito voluminoso. **B.** Envuelva el vendaje cruzando sobre los dedos y alrededor de la muñeca.

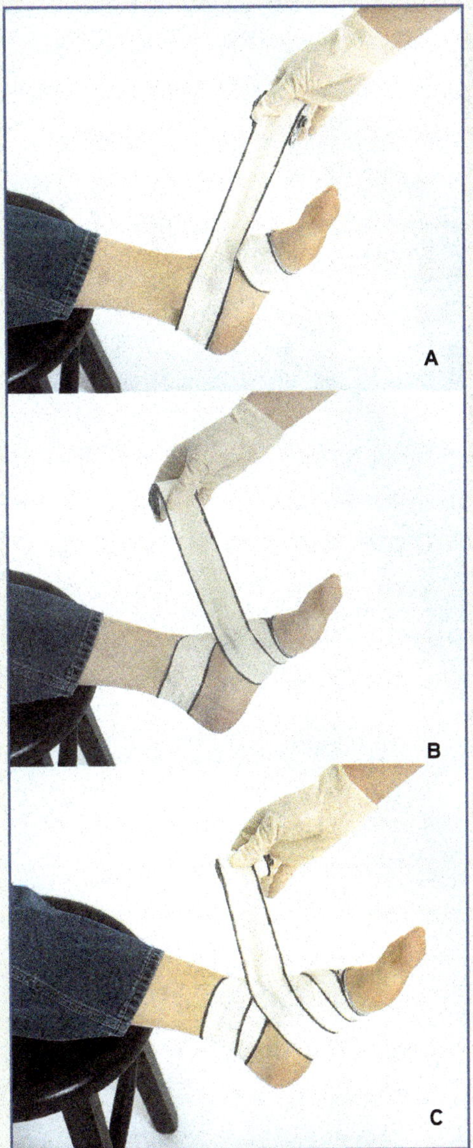

Figura 5-11

Vendaje del tobillo y el pie. **A.** Ancle el vendaje con una o dos vueltas alrededor del pie. Lleve el vendaje diagonalmente a través del pie y alrededor del tobillo. **B.** Continuar con el vendaje. **C.** Cada vuelta debe sobreponerse a la última vuelta y dirigirse hacia el tobillo.

Vendaje del tobillo y el pie

Para las heridas del tobillo y el pie, usar un vendaje con figura en 8. Alternar las vueltas alrededor del pie y el tobillo Figura 5-11. La misma técnica se usa para un apósito o vendaje compresivo para un esguince del tobillo.

Aplicación indirecta de la presión

Utilice un objeto con forma de dona para evitar la presión sobre una herida con sospecha de fractura de cráneo, de una fractura abierta o en caso de un objeto extraño impactado como vidrio o grava que no pueden retirarse en el campo Figura 5-12.

Signos de que un vendaje está muy apretado

Los vendajes no deben estar tan apretados como para afectar la circulación normal. Si un vendaje está muy apretado, podría presentarse lo siguiente:

- Coloración azul de las uñas de las manos o pies
- Coloración azul o pálida y frío de la extremidad
- Sensación de hormigueo o pérdida de la sensación
- Incapacidad para mover los dedos
- Dolor más allá del vendaje

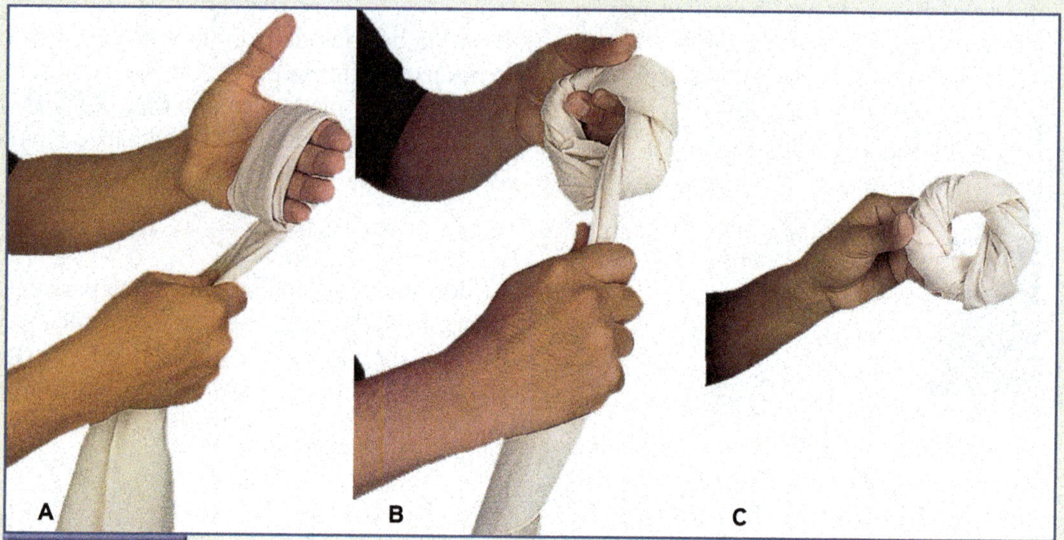

Figura 5-12

Hacer una "dona" para aplicar alrededor de los bordes de una fractura de cráneo o una fractura abierta. **A.** Envuelva una chalina alrededor de los dedos varias veces para formar un anillo. **B.** Envuelva el resto del rollo alrededor del anillo. **C.** Termine la dona metiendo el extremo dentro de un pliegue.

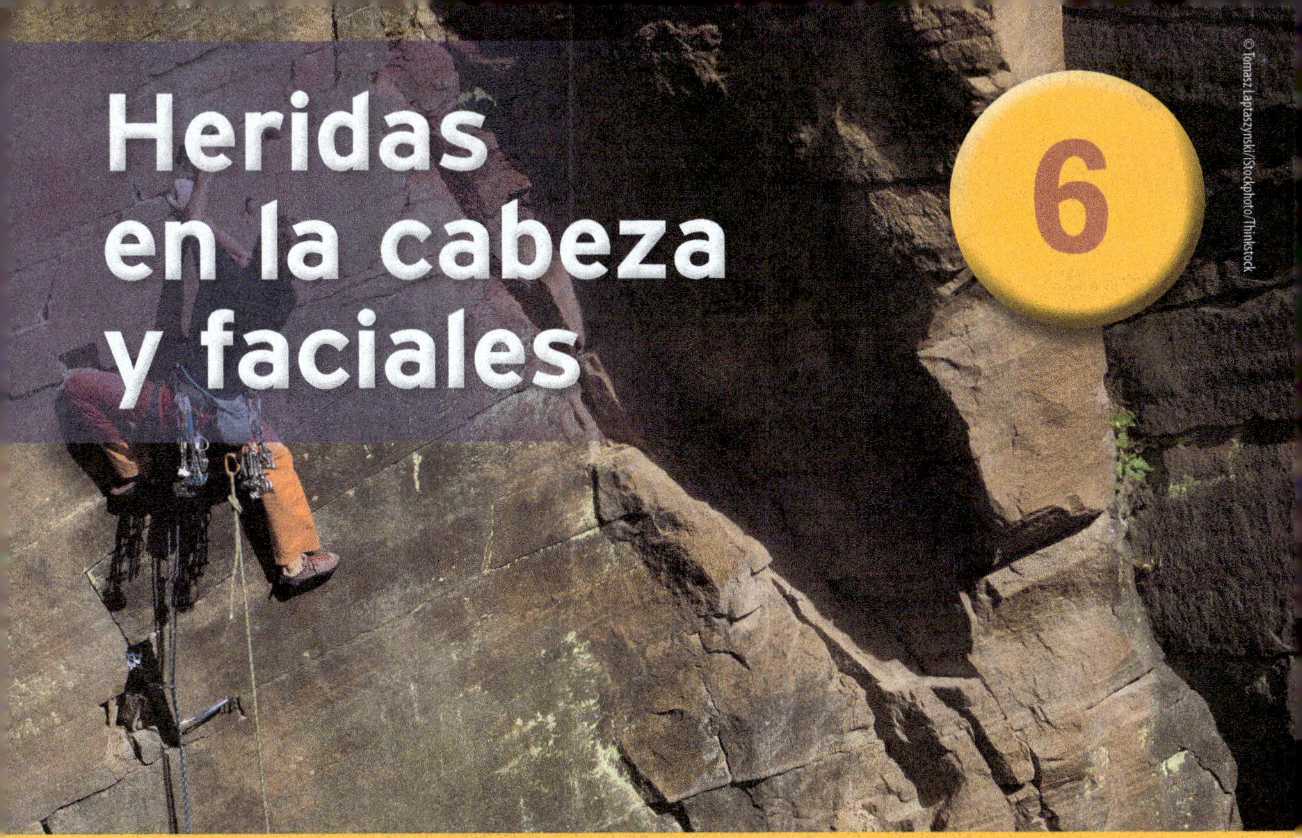

Heridas en la cabeza y faciales

6

Las lesiones en la cara y la cabeza son comunes. Las lesiones graves pueden dañar las vías aéreas al romperse la nariz o la mandíbula y producir hinchazón dentro de la boca. Debido al mecanismo de lesión, se debe asumir que todas las víctimas con lesiones en cara o cabeza tienen una lesión cerebral o de la columna vertebral hasta que se demuestre lo contrario. En algunos casos, la lesión será tan superficial que será obvio que la columna vertebral y el cerebro no están lesionados. En otras lesiones, puede existir duda sobre la integridad del cerebro y la columna vertebral, lo que aumenta el peligro y la complejidad de estos casos. La capacidad para distinguir entre un trauma serio de cabeza y cuello y lesiones menores es importante.

capítulo *en un vistazo*

- Lesiones del cuero cabelludo y la cara
- Problemas oculares
- Problemas de las orejas
- Heridas en la nariz
- Obstrucción de la garganta
- Lesiones de la mandíbula
- Lesiones de los labios y la lengua
- Problemas dentales

Lesiones del cuero cabelludo y la cara

Lesiones en el cuero cabelludo

Qué buscar

- Sangrado profuso debido a la irrigación sanguínea generosa del cuero cabelludo. Un sangrado extenso no necesariamente implica una lesión cerebral o craneal
- Signos de lesión del cuello o cerebro, como dolor de cuello, parálisis o alteración del nivel de alerta
- Exposición de hueso, lo que indica una herida profunda y grave, asociada posiblemente con una fractura craneal

Qué hacer

1. Evaluar si existe una lesión de cabeza y columna vertebral.
2. Controlar el sangrado con presión.
3. Cuando se haya controlado el sangrado, retirar la suciedad, coágulos de sangre y cabello de la herida, y después lavarla con agua y jabón. Cubra la herida con un apósito estéril.
4. Si tardara la atención médica y la herida está muy abierta, tuerza pequeños mechones de cabello y átelos a través de la herida, aproximando así los bordes. Asegúrese de que no hay suciedad o desechos dentro de la herida antes de cerrarla.
5. Si continúa sangrando la herida, no retire el primer apósito empapado de sangre, añada otro encima de éste.
6. Vigile a la víctima utilizando la escala AVPU para descartar una lesión cerebral.
7. Traslade a la víctima en caso de:
   - Laceraciones extensas
   - Probable infección debido a la contaminación de la herida
   - Hay una afección importante de la cara
   - La herida está asociada con signos de lesión cerebral.

Heridas faciales

Qué buscar

En caso de heridas faciales, investigue un sangrado extenso. El sangrado puede ser superficial o puede involucrar a la cavidad oral, los párpados u oídos.

Qué hacer

1. Limpie la herida con agua y jabón.

2. Si la herida es grande, reestablezca los colgajos de piel lo mejor que pueda y coloque un apósito.
3. Traslade a todas las víctimas de heridas faciales con excepción de las triviales. No es necesaria la evacuación en helicóptero para una laceración simple; las heridas pueden cerrarse con seguridad varios días después.

Fractura facial

Un golpe a la cabeza puede producir una fractura facial. El anillo óseo alrededor de la órbita podría romperse o deformarse.

Qué buscar

- Un globo ocular que protruye hacia fuera o que se sume hacia dentro
- Visión doble o movimientos oculares anormales (ojos que no apuntan a la misma dirección o un ojo que no se mueve en todas las direcciones)
- El pómulo de un lado está hipersensible y aplanado en comparación con el otro lado
- Un escalón en el anillo inferior de la órbita
- Dolor al abrir mucho la boca o al masticar

Qué hacer

1. Coloque un parche para corregir la visión doble Figura 6-1.
2. Traslade con un cirujano.

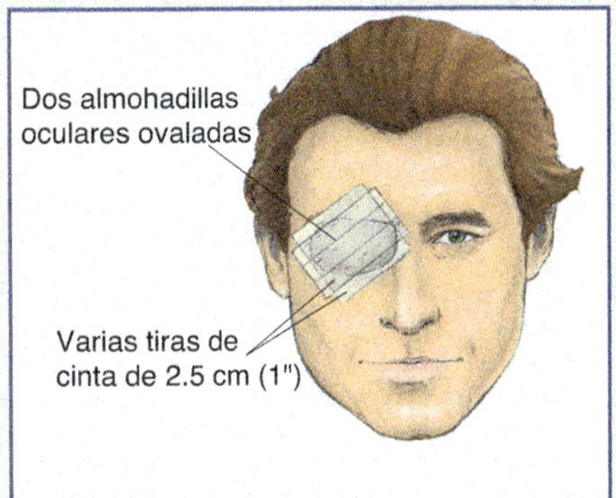

Figura 6-1

Método para aplicar un parche ocular. Use un parche para evitar la visión doble y fíjelo con varias cintas de 2.5 cm (1").

Problemas oculares

Los problemas oculares son comunes en los lugares remotos. Muchos son leves y pueden ser tratados en el campo, pero algunos son muy serios y requieren traslado a unidades médicas. La valoración precisa y el tratamiento de los problemas oculares requieren una observación cuidadosa y un entendimiento básico de la anatomía del ojo Figura 6-2.

Qué buscar

1. Observe los ojos. ¿Hay algún problema obvio, como cuerpos extraños, enrojecimiento, sangre, pus o pupilas asimétricas? ¿Ambos ojos se mueven en la misma dirección?
2. Realice una prueba de la visión de cada ojo por separado, cubriendo un ojo a la vez. Pida a la víctima que lea algo impreso o que cuente dedos.

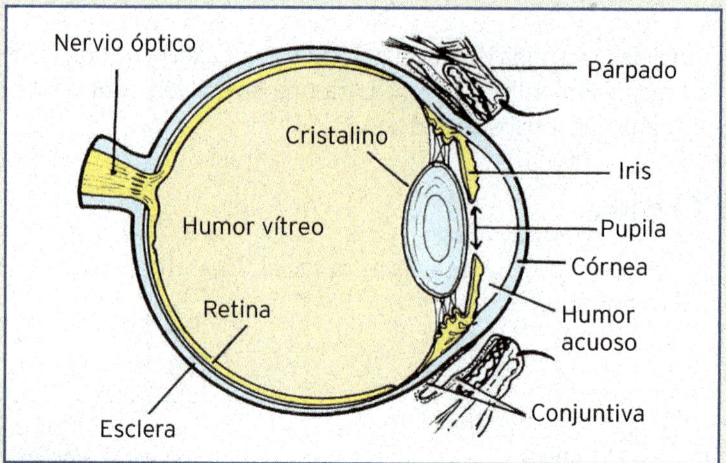

Figura 6-2

Principales componentes del ojo.

3. Mientras usted cubre uno de los ojos de la víctima, pida a la víctima que mire directo al puente de su nariz. Pregunte si hay algún punto ciego o áreas oscuras. Repita esta prueba cubriendo el otro ojo.

Qué hacer

1. Si la víctima presenta algún cambio en la visión, busque atención médica lo más pronto posible.
2. Traslade a la víctima

Lentes de contacto

Los lentes de contacto pueden producir problemas graves, en especial si son usados durante un tiempo mayor al recomendado o si no se les cuida de manera adecuada. Los usuarios de lentes de contacto siempre deben traer consigo insumos apropiados y un par de lentes a los lugares remotos. Si es posible, trate los problemas por sobreuso al hacer que el usuario se quite los lentes de contacto y use lentes de armazón. No reemplace los lentes hasta que se haya resuelto la incomodidad ocular. Si no es posible retirar los lentes de contacto, intente colocando un par de gotas de la solución para rehumedecer los lentes de contacto (no la solución para limpiarlos) dentro del ojo y usando lentes para sol. En caso de presentar una lesión o infección del ojo, retire los lentes.

Dos métodos para retirar los lentes de contacto suaves y duros son los siguientes: (1) deslice el lente sobre el área blanca lejos de la nariz; (2) manteniendo el ojo ligeramente abierto, ponga un dedo en el borde externo del párpado inferior y jale el párpado presionándolo lo que hará que el lente se separe del globo ocular. Otra opción para retirar los lentes de contacto suaves es pinzarlos gentilmente entre el dedo pulgar y el dedo índice formando un tipo de “taco” con la lente.

Ojo seco

El ojo seco es producido por un aumento en la evaporación de la lágrima, usualmente en climas muy secos, condiciones de viento o ambientes polvosos o con humo. Los síntomas se describen como ojos con comezón, picantes, punzantes o cansados. Se puede presentar dolor y enrojecimiento.

El tratamiento incluye parpadear con mayor frecuencia y descansar los ojos. Tallar los ojos puede irritarlos más. Aplicar lágrimas artificiales algunas horas antes puede brindar un alivio temporal. Evite ambientes que pueden exacerbar esta condición. Usar lentes envolventes puede ayudar a reducir los efectos secantes del viento.

Infección

Las infecciones de los ojos pueden ser resultado de lesiones, cuerpos extraños o transmisión por otra persona. La infección ocular más común es la conjuntivitis u "ojo rojo". Esta es producida por una infección viral altamente contagiosa y es incómoda pero rara vez produce problemas a largo plazo. Los cuerpos extraños en el ojo y la infección pueden tener una apariencia similar. Si usted sospecha infección, también busque la presencia de objetos extraños.

Qué buscar

- Ojo rojo, posiblemente con comezón
- Los párpados se pegan con pus, en especial en la mañana después de despertarse

Qué hacer

1. Lave los ojos frecuentemente con agua tibia.
2. Aplique gotas de antibióticos oftálmicos o ungüento antibiótico oftálmico en ambos ojos de tres a cuatro veces al día.
3. Evite diseminar la infección a otras personas. La víctima, otros miembros del grupo de la víctima y el prestador de los primeros auxilios deben lavarse las manos con frecuencia. Recuerde que el lavado frecuente de manos es la mejor forma de prevenir enfermedades transmisibles.

Lesiones no penetrantes

Se puede presentar sangrado subconjuntival (sangre en la parte blanca del ojo) después de un golpe al ojo o casi siempre sin antecedentes de una lesión significativa. Aunque la hemorragia subconjuntival tiene una apariencia seria, en general no lo es y no requiere tratamiento. La sangre visible en la parte clara del ojo, sobre el iris, representa una lesión seria y requiere el traslado inmediato a una unidad de atención médica. La lesión al ojo también puede producir desprendimiento de retina, la cual es una lesión seria a la retina (la membrana del ojo que detecta la luz). El desprendimiento de la retina usualmente produce cambios visuales. Cualquier cambio en la visión debe recibir atención médica inmediata Figura 6-3.

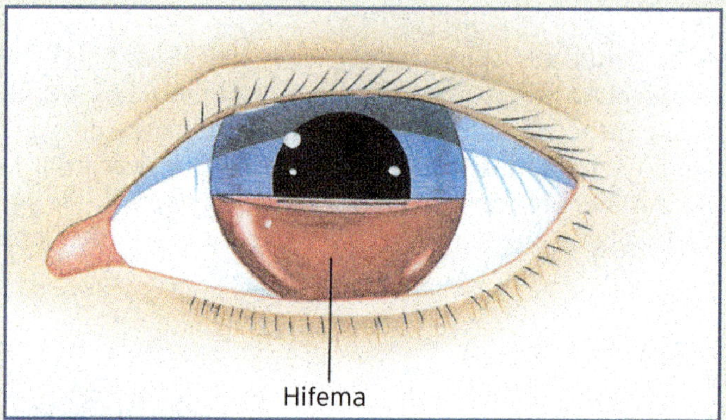

Figura 6-3

Sangre visible en la parte clara del ojo producida por un trauma contuso. Esta condición puede afectar seriamente la visión y se debe considerar como una emergencia que pone en riesgo la visión.

Qué buscar

- Cambios en la visión
- Sangre en la parte blanca del ojo, sin cambios en la visión
- Sangre en la parte clara del ojo

Qué hacer

1. Si hay sangre por debajo de la córnea, o si se presentan cambios visuales, traslade de inmediato al paciente.

Cuerpos extraños

Un pequeño cuerpo extraño, como el polvo, una astilla de madera o un fragmento de metal, se puede introducir en la córnea o quedar atrapado debajo de un párpado. La lesión al ojo puede producir una sensación de raspadura, dolor, lagrimeo, enrojecimiento del ojo y molestia con la luz brillante.

Qué buscar

- Mire sobre la superficie del ojo en búsqueda de materiales extraños
- Revise debajo de ambos párpados superiores e inferiores en búsqueda de un cuerpo extraño. Jale hacia abajo el párpado inferior. Gire el párpado superior sobre un objeto suave y limpio como un hisopo de algodón o un cerillo Figura 6-4.

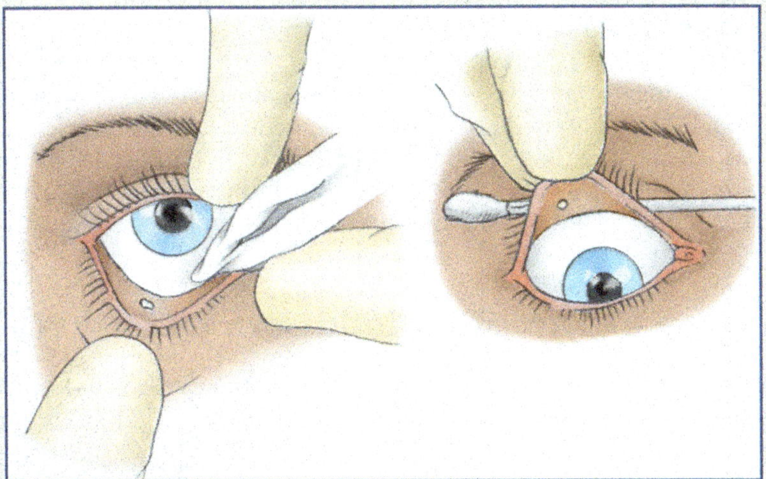

Figura 6-4

Retiro de un objeto extraño del ojo.

Qué hacer

1. Si el cuerpo extraño es visible, retírelo cuidadosamente con un hisopo de algodón limpio de preferencia húmedo o con la esquina de una gasa o tela.
2. Que la víctima jale hacia abajo el párpado superior sobre el párpado inferior y se suene la nariz de ese lado. Esto ayuda a la salida de más lágrimas, lo que puede ayudar a que salga un cuerpo extraño suelto.
3. Lave el ojo con agua limpia o con una solución para el lavado de ojos. Repita las veces que sea necesario.
4. Revalore el ojo y retire cualquier desecho visible.
5. Si el objeto es de metal busque atención médica. No es necesario el traslado inmediato, pero la víctima debe ser valorada por un oftalmólogo lo más pronto posible, incluso si se quitan los síntomas. El metal se puede introducir de forma permanente y producir problemas después.

Laceración

Un cuerpo extraño puede lacerar el globo ocular. La sensación de laceración dolorosa en general se quita en 24 a 48 horas. Se puede sentir que el objeto extraño aún se encuentra presente, incluso si ya no lo está.

Qué buscar

- Los síntomas son similares a los de un cuerpo extraño. Puede observarse una laceración o abrasión grave
- Cambios en la visión

Qué hacer

1. Trate igual que para un objeto extraño.
2. Intente el uso de lentes oscuros.
3. Utilice medicamentos para el dolor y antiinflamatorios como el paracetamol o ibuprofeno. Un paño húmedo sobre los ojos puede aportar cierto alivio.
4. En caso de persistencia del dolor, coloque un parche en el ojo hasta que los síntomas mejoren.
5. En caso de que el dolor y los cambios visuales duren más de 48 horas, se desarrollen signos de infección (como pus) o una úlcera visible en la córnea, busque de inmediato atención médica.

Quemadura ultravioleta (ceguera por nieve)

La radiación ultravioleta del sol se refleja fuertemente en la nieve, arena seca, rocas con colores claros o cuerpos de agua y puede quemar a la córnea produciendo un dolor intenso.

Qué buscar

- Enrojecimiento, lagrimeo, sensibilidad a la luz, ligero nublamiento de la córnea poco tiempo después de la exposición
- Hinchazón de la conjuntiva, lo que produce que se cierren los ojos, produciendo ceguera transitoria
- Formación de ámpulas en la córnea, lo que produce visión borrosa

Para prevenir la ceguera por nieve, use lentes oscuros o goggles. En una emergencia, corte hendiduras horizontales o haga múltiples agujeros en un cartón o cinta adhesiva doblada sobre sí misma y amárrela alrededor de la cabeza Figura 6-5. Corte unos escudos laterales para prevenir el deslumbramiento.

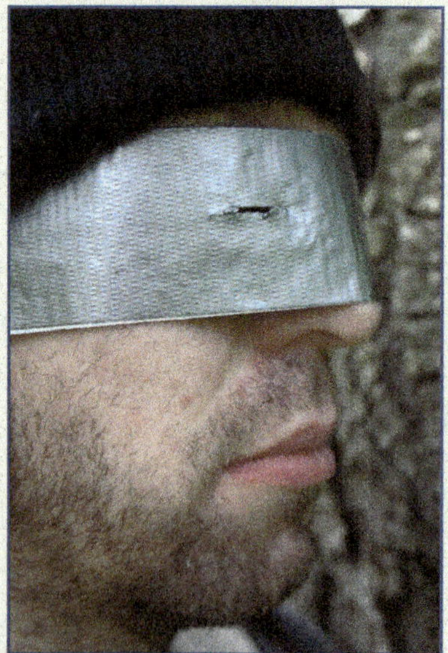

Figura 6-5

Goggles improvisados.

Qué hacer

1. Administre analgésicos a la víctima.
2. Lleve o traslade a la víctima a un lugar seguro.
3. Después de llegar a un lugar seguro, trate ambos ojos como si hubieran sufrido una laceración corneal grave. El dolor y la hinchazón cederán en un día.

Quemadura química

Las quemaduras ácidas (p. ej., por ácido de las baterías) en general se curan rápidamente como una abrasión o una quemadura ultravioleta. Las quemaduras por álcalis (p. ej., por cal) son graves y requieren atención médica urgente.

Qué hacer

1. Encuentre qué entró al ojo. ¿Fue ácido o álcali? Proporcione esta información a los profesionales médicos. No intente neutralizar los químicos con otros químicos.
2. Irrigue de inmediato el ojo con agua, de forma continua y gentil durante 20 minutos. Retire cualquier partícula química.

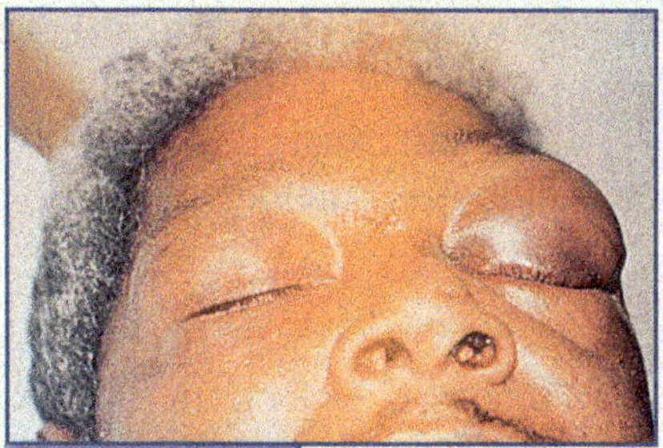

Figura 6-6

Hinchazón alrededor del ojo producida por un golpe en esa área.

Contusión

Un ojo equimótico es la coloración azul o morada del tejido alrededor del ojo. Las causas varían e incluyen un golpe al área o sangre que se extiende ahí por una nariz rota, fractura de cráneo o herida en la frente **Figura 6-6**.

Qué buscar

- Visión reducida. Usted puede necesitar mantener abierto el ojo para valorar la visión en caso de que los párpados estén cerrados por la hinchazón
- Sangre en la parte clara del ojo
- Después de algunas horas, la sangre se va hacia las zonas declives por gravedad; se puede observar un nivel de sangre en la parte frontal del ojo y la visión se aclara
- Aumento del dolor, enrojecimiento, lagrimeo y sensibilidad a la luz de 1 a 3 días después del golpe al ojo (lo que indica inflamación dentro del ojo o iris)

Qué hacer

1. Aplicar un paquete de hielo durante 15 minutos. No presionar el ojo con el paquete.
2. Traslade a la víctima lo más pronto posible en caso de cualquier alteración en la visión o sangre en la parte clara del ojo sobre el iris.

Pestañas congeladas

Durante una tormenta de nieve, las pestañas pueden congelarse juntas, lo cual impide abrir el ojo. Caliente el ojo con una mano para derretir el hielo. No se producirá ningún daño al ojo.

Herida abierta (penetrante)

Una herida abierta del globo ocular es una que penetra al interior del ojo, permitiendo posiblemente la salida del contenido del ojo y produciéndole una lesión seria. Las heridas abiertas pueden ser obvias, como las producidas por un objeto grande como un palo o un bastón de esquí, o menos obvias como las provocadas por un pedazo de desecho volador como el fragmento de un hacha de metal. Casi siempre las heridas en la córnea son pequeñas y se sellan, lo que disfraza la lesión.

Qué buscar

- Ojo rojo, doloroso con lagrimeo y sensibilidad a la luz
- Lesión al iris, que produce una pupila con forma irregular
- Visión alterada
- Salida del contenido del globo ocular

Qué hacer

1. Proteger el ojo con un escudo de cartón o un vendaje enrollado con forma de dona (esto depende de la longitud del objeto penetrante).
2. Administrar analgésicos.
3. Trasladar inmediatamente con un cirujano oftalmólogo.

Objeto incrustado

Los objetos se pueden quedar atrapados o incrustados en el globo ocular. No empuje más el objeto hacia el ojo al colocar un parche. Traslade a la víctima lo más pronto posible.

Proteja el ojo lesionado con un cono de papel, cartulina doblada con forma de cono o un vendaje enrollado con forma de dona hecho con una venda de gasa enrollada o un vendaje de chalina.

Lesión de párpados

Si un párpado se infecta o lacera, siempre revise el globo ocular en búsqueda de una lesión asociada Figura 6-7.

Qué buscar

- Un corte en el borde del párpado que produzca una muesca
- Un corte en la esquina del ojo cerca de la nariz, en donde se encuentra el conducto lagrimal

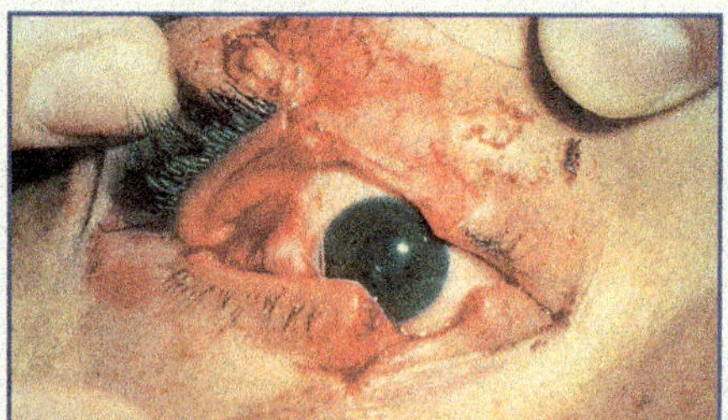

© Courtesy of AAOS

Figura 6-7

Laceración del párpado superior e inferior.

Qué hacer

1. En caso de una lesión del párpado, proteja el ojo con un escudo de cartón o con un vendaje enrollado con forma de dona.
2. Si la atención médica se retrasa, utilice vendoletas para acercar la piel. Coloque un parche en el ojo si se requiere una mayor protección o para evitar que éste se seque.
3. Mantenga a la víctima inclinada en 45°, cubra el ojo lesionado con un apósito suave y estéril.
4. Traslade a la víctima con un cirujano.

Pérdida de anteojos

Todas las personas que usan anteojos deben llevar un par extra en su viaje a un lugar remoto. En caso necesario, un par de anteojos baratos en una farmacia podrían ser suficientes como para permitir que la persona funcione de manera adecuada. Las personas con hipermetropía que pierden o rompen su único par de anteojos pueden aumentar su agudeza visual al mirar a través de un cartón o unos goggles improvisados con cinta adhesiva.

Problemas de las orejas

Por lo general, los problemas de las orejas no ponen en peligro la vida de la persona. Pero en lugares remotos, pequeños objetos o insectos pueden quedar atrapados en el canal auditivo y lesionar la audición si no se recibe tratamiento.

Cuerpo extraño en el oído

Qué hacer

1. Tire de la oreja hacia arriba y hacia atrás para alinear el canal auditivo. Lubrique el interior de la oreja con aceite vegetal o mineral. Que la víctima voltee su cabeza de lado para que salga el aceite.
2. Irrigue la oreja con agua limpia y tibia usando una jeringa. Utilice una presión moderada, pero no bloquee el canal auditivo con la jeringa. Los objetos vegetales, como los frijoles, pueden hincharse al estar en contacto con agua, por lo que primero debe intentar con un lubricante oleoso (no aceite para motor) si un objeto como éstos se encuentra en el canal auditivo.
3. Los insectos se extraen mejor drenándolos primero con agua o con una gota de aceite mineral o vegetal de cocina. Si se puede ver el insecto, extráigalo cuidadosamente con pinzas, de lo contrario, irrigue el canal auditivo con agua tibia.
4. Con mucho cuidado, utilizando unas pinzas, retire del canal auditivo los objetos extraños visibles.

PRECAUCIÓN

NO introduzca cerillos ni palillos; esto puede dañar el tímpano.

Heridas en la nariz

Sangrado nasal

El sangrado en general se detiene después de algunos minutos con sólo presionar. En ocasiones raras, un sangrado incontrolable de la nariz puede poner en riesgo la vida de la víctima. El sangrado típicamente proviene de un lugar que no puede verse en el centro de la nariz (tabique).

Qué buscar

- Sangrado a través de una o las dos narinas

Qué hacer

1. Haga que la víctima se incline ligeramente hacia delante con su cabeza encorvada hacia abajo.
2. Apriete las dos narinas durante 5 minutos.
3. Si el sangrado continúa, haga que la víctima se suene la nariz con suavidad para sacar los coágulos. Si se tiene disponible, aplique el inhalador con un descongestivo nasal (como Afrin o Neo-Synephrine) cuatro veces en cada lado.
4. Si el sangrado continúa, suénese otra vez durante 5 minutos.
5. Coloque un paquete de hielos, preferentemente hecho de hielo o nieve envuelta en un pedazo de tela empapado a través del puente nasal.
6. Promueva la respiración a través de la boca.
7. Instruya a la víctima que evite picarse, frotarse o sonarse la nariz más que cuando se intenta para detener el sangrado descrito en el paso 3.

Nariz rota

Qué buscar

- Una nariz hinchada, dolorosa y posiblemente deforme
- Sangrado y dificultad en la respiración a través de las narinas
- Aparecen ojos morados, usualmente 1 a 2 días después de haberse roto la nariz
- Revise la presencia de lesiones en los ojos con pruebas de la agudeza visual para ambos ojos

Qué hacer

Aplique un paquete de hielo para reducir la hinchazón y el sangrado. Trate el sangrado nasal como ya se describió.

PRECAUCIÓN

NO intente estirar una nariz que crepita.

Una fractura nasal y dos ojos morados pueden verse muy mal, pero, sin deformidad, no necesitan tratamiento. Incluso con cierta deformidad, este no es un problema urgente. Un cirujano puede enfrentarse con una fractura deformada hasta una semana después.

Obstrucción de la garganta

Deglución de cuerpos extraños

Se puede atorar un hueso o un pedazo pequeño de alimento en la garganta o el esófago. Los objetos atorados en la garganta requieren una acción inmediata.

Qué buscar

- La carne o el alimento atorado en el esófago producen dolor y pueden producir vómito, pero la víctima puede respirar y hablar normal
- Una pieza de carne o de otro alimento atorado en la garganta o en las cuerdas vocales produce ahogamiento y la víctima no puede hablar ni respirar

Qué hacer

1. Para la obstrucción de la respiración, comprima el abdomen (maniobra de Heimlich).
2. Para los alimentos atorados en el esófago, que la víctima ingiera líquidos para tratar de pasar la pieza de alimento atorado hacia abajo. Puede ser posible regurgitar el alimento, pero esto puede tomar varias horas. Intente ver un pequeño hueso en la garganta empujando la lengua hacia abajo con el mango de una cuchara. Los huesos comúnmente se alojan en la base de la lengua o alrededor del borde de la amígdala. Si usted puede ver el hueso, agárrelo con unas pinzas o empújelo con un hisopo. Si usted no puede ver el hueso atorado, que la víctima degluta pan seco para tratar de desatorarlo.

Lesiones de la mandíbula

Fractura

Qué buscar

- Lesión de la mandíbula o la cara
- Falta, asimetría o aflojamiento de los dientes
- Incapacidad para masticar o cerrar los dientes; la mandíbula no cierra apropiadamente
- Dolor e hipersensibilidad a lo largo de la mandíbula (sienta a lo largo del borde inferior e interno para evitar producir equimosis) o en la articulación enfrente de la oreja (casi siempre hay dos áreas de fractura)
- Visión doble, un pómulo aplanado o entumecimiento de un lado de la nariz y labio, lo que indica otras fracturas de huesos faciales.

Qué hacer

1. Guíe la mandíbula hacia una posición contra el maxilar y asegúrelo con un vendaje atado alrededor de la cabeza por debajo de la mandíbula Figura 6-8. Asegúrese de que el vendaje puede quitarse rápidamente si la víctima comienza a vomitar.
2. Alimente a la víctima con una dieta líquida hasta que la mandíbula sea revisada por un cirujano dentista o un maxilofacial.

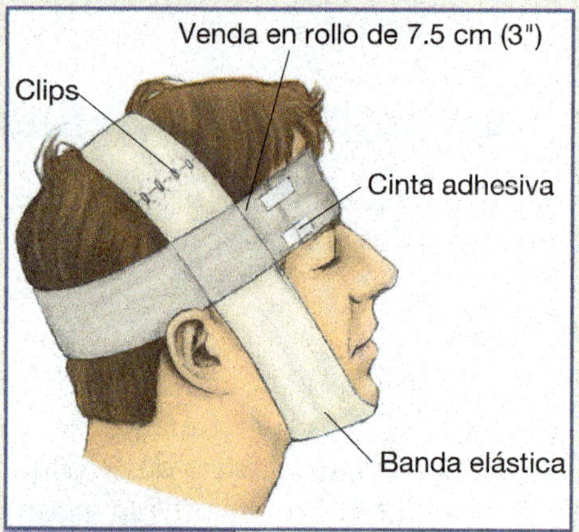

Figura 6-8

Método de vendaje para una mandíbula fracturada.

Luxación

Qué buscar

- La mandíbula se salió de su lugar al bostezar, abrir mucho la boca, gritar o con un golpe
- Incapacidad para cerrar la mandíbula
- Mandíbula desalineada
- Dolor enfrente de los oídos (articulación temporomandibular o ATM) pero no en el arco inferior de la mandíbula
- Prominencia del hueso de la mandíbula enfrente de los oídos y por debajo de los huesos del pómulo

Qué hacer

1. Párese enfrente de la víctima sentada. Coloque los dedos de ambas manos por debajo de la mandíbula. El método clásico es colocar los pulgares dentro de la boca por encima de los molares (proteja los pulgares de una posible mordida) y después empujar de manera sostenida hacia abajo y hacia atrás Figura 6-9. Mantenga una presión firme y sostenida hasta que la mandíbula se deslice hacia su posición. Un método más nuevo es empujar hacia abajo y hacia atrás sobre el hueso prominente enfrente de los oídos y hacia abajo de los huesos del pómulo, por fuera de la boca.

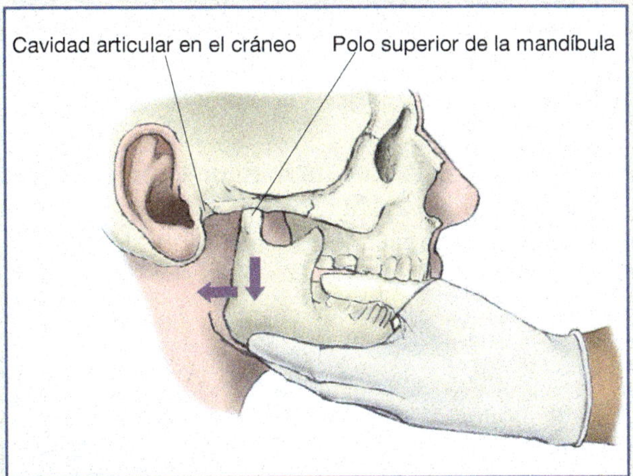

Figura 6-9

Arreglo de una mandíbula luxada

Lesiones de los labios y la lengua

Las cortadas de la lengua y los labios en general son producidas por los dientes. El sangrado es un problema importante debido a la rica irrigación sanguínea. La laceración puede encontrarse en un lado o a través de toda la longitud, a la mitad o en un borde.

Cortadas de los labios y la lengua

Qué hacer

1. Controlar el sangrado aplicando presión directa con gasas o con un pedazo de tela pinzando con los dedos.
2. Aplique hielo si se tiene disponible.
3. Empape una gasa o pedazo de tela con un espray o gotas descongestivas nasales y después aplíquelas a la herida.
4. Que la víctima evite alimentos desmenuzables.
5. Que la víctima se lave bien después de comer.
6. Traslade a la víctima en caso de:
   - Laceraciones de todo el espesor de la lengua, mayores de 1.3 cm (½").
   - Colgajos de un tamaño importante de los labios o del borde de la lengua que no se quedan en su lugar.
   - Cortadas del labio que se extienden a través de la unión de los labios y heridas en la piel de la cara que se extienden a través de los labios.

Problemas dentales

Dolor dental

Prevenga el dolor dental con una revisión dental cuidadosa, en especial antes de un viaje o expedición larga. Limpie los dientes de forma regular. Si usted no tiene pasta de dientes, frote sus dientes con sal o con el tallo verde pelado de una planta. Masticar goma sin azúcar limpia tanto la boca como las encías.

Caries

Las caries, la pérdida de una amalgama o las fracturas dentales dejan al descubierto la dentina sensible por debajo del esmalte.

Qué buscar

- Sensibilidad al calor, frío o dulces; el dolor dental puede ser sordo, pulsátil o quemante y puede ser difícil localizarlo en un diente en particular. Casi siempre afecta a los dientes adyacentes y se puede extender desde el maxilar hasta la mandíbula y viceversa, pero nunca a través de la línea media.
- Sensibilidad al tacto. Toque con suavidad los dientes con algo metálico (como el mango de una cuchara) en la corona y las caras laterales. Un diente enfermo dolerá.

Qué hacer

1. Irrigue y lave la boca.
2. Aplique a la caries aceite de clavo (eugenol) con un hisopo de algodón para aliviar el dolor.
3. Aplique un relleno temporal con cemento dental sintético (como Cavit), si se tiene disponible. Empuje la pasta de recubrimiento dentro de la cavidad con un dedo y presione hacia abajo con un cerillo. Que la persona con el dolor dental muerda para acomodarla dentro. Otras opciones que se pueden aplicar incluyen la goma de mascar sin azúcar, cera de esquí o cera de velas.
4. Dé aspirina, ibuprofeno o paracetamol para el dolor. No aplique directamente la aspirina en el diente doloroso; ésta debe deglutirse.

Absceso

Qué buscar

- Hinchazón de las encías alrededor del diente enfermo
- Hinchazón de la mandíbula visible en la cara
- Mal aliento
- Dolor que se exacerba al tocar el diente

Qué hacer

1. Que la víctima lave su boca con agua tibia para aliviar el dolor, limpiar y promover la salida de la pus de la boca.
2. Dé aspirina o ibuprofeno a la víctima para el dolor. Si la persona tiene antibióticos disponibles, las mejores opciones son la amoxicilina o la eritromicina, 500 mg 4 veces al día; la siguiente mejor opción es la penicilina. Véase el apéndice Equipo e Insumos de primeros auxilios para el uso de antibióticos.
3. Vea a un dentista después de irse del lugar remoto.

Avulsión dental

Qué hacer

1. Maneje el diente sólo por la corona, no por la raíz.
2. Si el diente está sucio, irríguelo con suavidad con agua o leche limpia.
3. Dé a la víctima un enjuague bucal tibio con sal si se tiene a la mano (1 cucharadita de sal en un cuarto de agua).
4. Recoloque de inmediato el diente dentro del alveolo **Figura 6-10**. No retrase este paso. La supervivencia del diente depende de su pronta recolocación. Que la víctima sostenga el diente en su lugar cerrando la mandíbula con la suficiente presión como para mantenerlo en su lugar. Si el diente no se puede recolocar en el alveolo, que la víctima lo mantenga en la boca entre la mejilla y las encías (esto no se debe hacer si existe riesgo de ahogamiento, como en los niños pequeños o en las personas con alteración del nivel de alerta). Si la víctima no puede guardar el diente en la boca, transpórtelo con la víctima manténiendolo cubierto con saliva o leche fría.
5. Traslade a la víctima inmediatamente con el dentista.

PRECAUCIÓN

NO
- Saque el diente
- Explore con una aguja

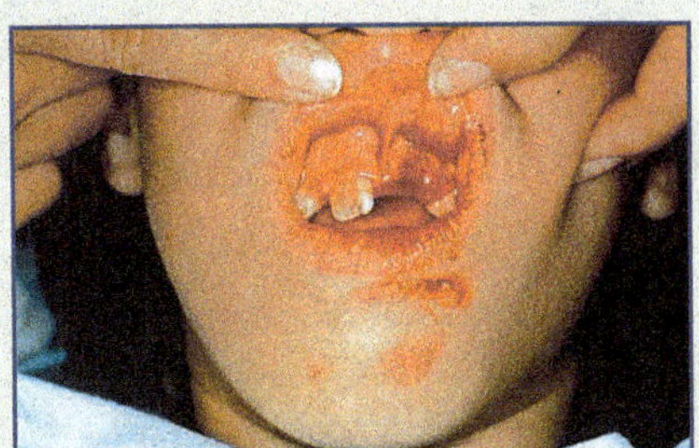

Figura 6-10

Avulsión dental de la mandíbula.

Resumen de la atención de urgencia

Qué buscar	Qué hacer
Lesiones en el cuero cabelludo y faciales	
Heridas en el cuero cabelludo • Sangrado profuso • Manchas de sangre por debajo del cuello • Hueso expuesto	1. Evalúe la presencia de una lesión de la cabeza y columna. 2. Controle el sangrado con presión. 3. Retire de la herida suciedad, coágulos de sangre y cabello. 4. Lave la herida con agua y jabón. 5. Cubra la herida con una compresa estéril. 6. Anude mechones de cabello a través de la herida. 7. Vigile a la víctima en caso de una lesión cerebral usando la escala AVPU. 8. Traslade a la víctima.
Heridas faciales • Sangrado extenso	1. Limpie la herida con agua y jabón 2. Si la herida es grande, recoloque los colgajos de piel y aplique un apósito. 3. Traslade a todas las víctimas con excepción de las heridas triviales.
Fractura facial • Globo ocular sumido • Pómulo doloroso • Visión doble • Ojos que miran en diferentes direcciones o que no se mueven juntos • Dolor al morder o al abrir la boca	1. Coloque un parche en el ojo del lado lesionado. 2. Traslade con un cirujano.
Problemas oculares	
Infección del ojo • Ojo rojo • Las pestañas se pegan con pus	1. Lave el ojo con agua tibia. 2. Aplique gotas de antibióticos oftálmicos o ungüento antibiótico oftálmico.

Qué buscar	Qué hacer
Cuerpo extraño en el ojo • Revise la córnea con magnificación • Revise por debajo de los párpados. Jale hacia abajo el párpado inferior; voltee el párpado superior sobre un cerillo o hisopo de algodón	1. Lave el ojo con agua; reexamine y lave una vez más en caso de persistencia del cuerpo extraño, o 2. Retire cuidadosamente la partícula con la esquina doblada de una gasa húmeda, tela o hisopo de algodón.
Laceración ocular • Lagrimeo • Visión borrosa • Indicaciones de dolor	1. Dé analgésicos a la víctima y coloque una gasa húmeda sobre el ojo. 2. Coloque un parche sobre el ojo si el dolor es grave.
Quemadura ultravioleta (ceguera de la nieve) • Enrojecimiento, lagrimeo, sensibilidad a la luz, • Ligero nublamiento de la córnea • Hinchazón de la conjuntiva	1. Dé analgésicos a la víctima y coloque una gasa húmeda sobre ambos ojos. 2. Lleve o guíe a la víctima a un lugar seguro. 3. Después de llegar a un lugar seguro, dé tratamiento a ambos ojos como si hubieran sufrido una laceración corneal grave. El dolor y la hinchazón deben ceder en un día. Si esto no se resuelve en 24-48 horas, traslade para recibir atención médica.
Quemadura química	1. Intente determinar qué entró al ojo. 2. Irrigue con agua durante 20 minutos.
Equimosis alrededor del ojo • Disminución de la visión • Presencia de sangre enfrente del ojo • Aumento del dolor, enrojecimiento, lagrimeo y sensibilidad a la luz.	1. Coloque un paquete frío durante 15 minutos. 2. Traslade a la víctima en caso de disminución de la visión o sangre en la parte clara del ojo.
Lesión abierta (penetrante) • Ojo rojo, doloroso con lagrimeo y sensibilidad a la luz. • Pupila con forma de pera • Alteración de la visión	1. Proteja el ojo con un escudo de cartón o un vendaje con forma de dona. 2. Administre analgésicos. 3. Traslade inmediatamente con un cirujano oftalmólogo.
Objeto incrustado	1. No empuje más el objeto dentro del ojo. 2. Proteja el ojo con un escudo de cartón o un vendaje enrollado con forma de dona. 3. Traslade inmediatamente a la víctima con un cirujano oftalmólogo.
Lesión de párpados • Un corte en el borde del párpado • Un corte en la esquina del ojo cerca de la nariz en donde yace el conducto lagrimal.	1. Proteja el ojo con un escudo de cartón o un vendaje enrollado con forma de dona. 2. Recline a la víctima a 45° y cubra el ojo lastimado con un apósito estéril. 3. Traslade a la víctima con un cirujano.

Qué buscar	Qué hacer
Lesiones en la nariz	
Sangrado nasal • Sangrado de una o de las dos narinas	1. Que la víctima se incline ligeramente hacia delante. 2. Apriete la nariz durante 5 minutos. 3. Si se tiene disponible, aplique espray descongestivo nasal. 4. Si continúa el sangrado, apriete nuevamente la nariz durante 5 minutos. 5. Coloque un paquete frío a través del puente de la nariz. 6. Promueva la respiración a través de la boca. 7. Indique a la víctima que evite quitarse los coágulos, rascarse o sonar su nariz.
Nariz rota • Nariz hinchada, dolorosa y posiblemente deforme. • Sangrado y dificultad para respirar a través de las narinas • Ojos negros	1. Aplique hielo o un paquete frío para reducir la hinchazón y el sangrado.
Obstrucción de la garganta	
Ingesta de un cuerpo extraño • Ahogamiento • No puede hablar ni respirar	1. En caso de obstrucción de la respiración, comprima el abdomen. 2. En caso de alimento atorado en el esófago, que la víctima ingiera líquidos para intentar que pase el alimento atorado.
Lesiones en la mandíbula	
Fractura de la mandíbula • Dientes asimétricos, sueltos o faltantes. • Lesión de la mandíbula o la cara • Incapacidad para masticar o cerrar los dientes • Dolor e hipersensibilidad • Visión doble, pómulo aplanado o entumecimiento en un lado de la nariz y labio	1. Recoloque la mandíbula en su posición contra la maxila y asegúrela con un vendaje anudado alrededor de la cabeza y por debajo de la mandíbula. 2. Alimente a la víctima con una dieta líquida hasta que pueda ser valorada por un cirujano dentista o maxilofacial.

Qué buscar	Qué hacer
Luxación mandibular • Antecedentes de luxación de la mandíbula al bostezar o al abrir grande la boca • Incapacidad para cerrar la mandíbula • Mandíbula desalineada • Dolor enfrente de los oídos pero no hipersensibilidad en el arco inferior de la mandíbula.	1. Sujete la mandíbula con los dedos de ambas manos, coloque sus pulgares sobre los molares inferiores de la persona y después empuje de forma sostenida hacia abajo y hacia atrás. 2. Asegure con un vendaje durante algunos días y alimente a la víctima con líquidos.
Lesiones de los labios y la lengua	
Cortadas de los labios y la lengua	1. Controle el sangrado. 2. Aplique un paquete frío. 3. Empape una gasa o tela con descongestivo nasal y aplique en la herida.
Problemas dentales	
Caries • Sensibilidad al calor, frío o dulces • Sensibilidad al tacto	1. Irrigue y lave la boca. 2. Aplique aceite de clavo con un hisopo de algodón a la caries. 3. Aplique una cobertura temporal con cemento dental sintético.
Absceso • Hinchazón de las encías • Hinchazón de la mandíbula • Mal aliento • Dolor exacerbado al tocar el diente	1. Que la víctima se lave la boca con agua tibia. 2. Dé aspirina o ibuprofeno a la víctima para el dolor. 3. Valoración por dentista después de dejar el lugar remoto.
Avulsión dental	1. Dé a la víctima un enjuague bucal tibio con sal. 2. Irrigue con suavidad el diente con agua limpia y recolóquelo inmediatamente. 3. Traslade a la víctima con un dentista lo más pronto posible.

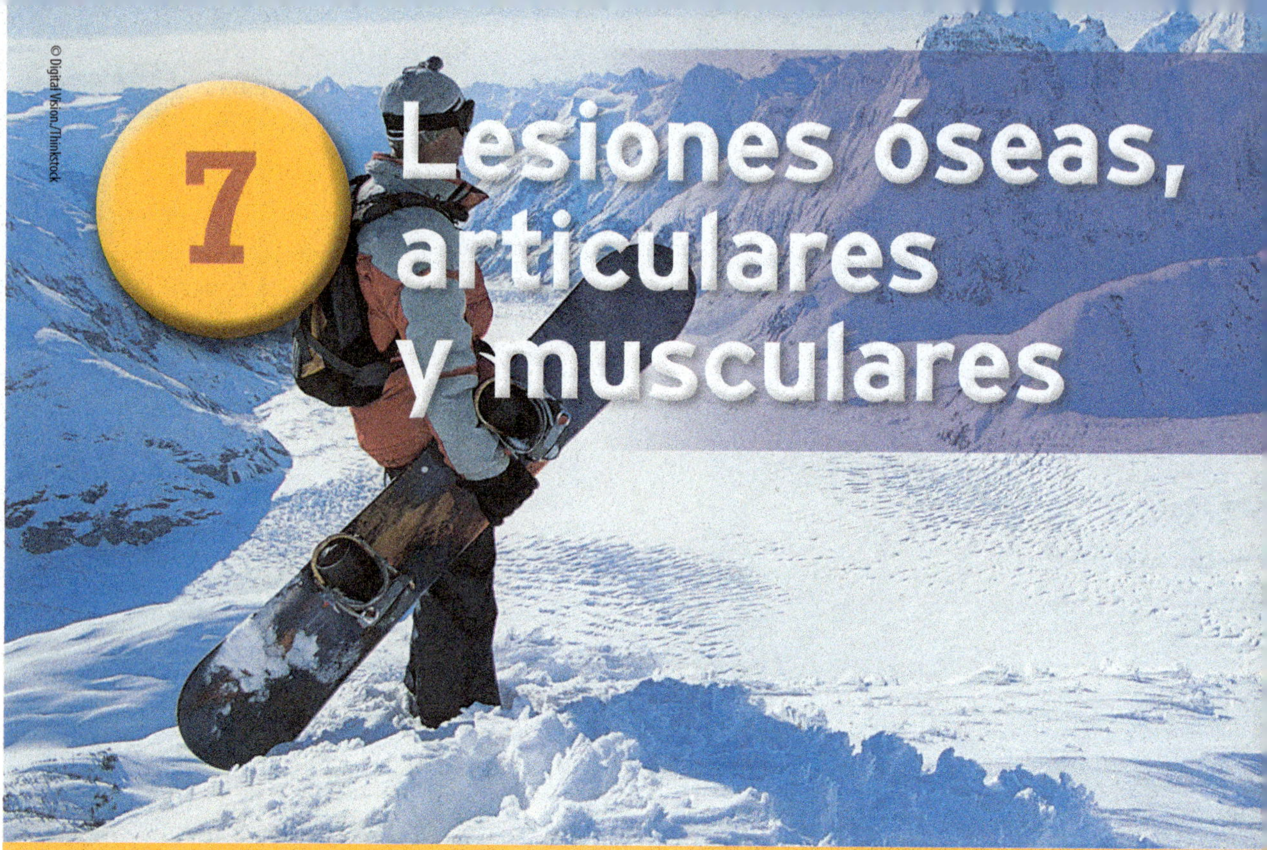

© Digital Vision/Thinkstock

7 Lesiones óseas, articulares y musculares

capítulo
en un vistazo

- **Lesiones óseas**
- **Lesiones articulares**
- **Lesiones musculares**

Los esguinces, desgarros, contusiones, fracturas y luxaciones de las extremidades se encuentran entre las lesiones más comunes en los lugares lejanos. Su tratamiento depende de la experiencia de los miembros del grupo y de la distancia que haya para poder recibir ayuda médica.

Se necesita sentido común, habilidades diagnósticas y sensibilidad para manejar estos incidentes. Cuando usted se enfrenta a una lesión de la rodilla, debe determinar la capacidad de la víctima para caminar, la disponibilidad de transporte, la distancia para recibir ayuda y las condiciones del terreno antes de tomar cualquier decisión. Impulse a la persona lesionada para continuar sin solicitar ayuda del exterior. Brinde el apoyo físico y emocional que sea necesario. En caso de enfrentarse a condiciones ambientales adversas, caminar con una rodilla lastimada puede ser mejor que permanecer expuesto a las condiciones del estado del tiempo.

Una fractura es una ruptura o fisura en un hueso. Es importante distinguir si la fractura está deformada o no y si es abierta o cerrada. En una fractura cerrada, la piel no tiene una lesión cercana al sitio de la fractura; en una abierta, la piel suprayacente a la fractura pierde la continuidad debido al hueso que protruye a través de la piel o por el golpe que produjo la fractura.

Los huesos están conectados juntos en las articulaciones por ligamentos. Los esguinces provocan desgarro parcial o total de los ligamentos y son producidos por la separación parcial y temporal de los extremos óseos. Una luxación es cuando los huesos están completamente separados en una articulación y se encuentran fuera de alineación, lo que produce una deformidad. Las luxaciones verdaderas usual mente no regresan a su posición por sí mismas y están asociadas con esguinces graves Figura 7-1.

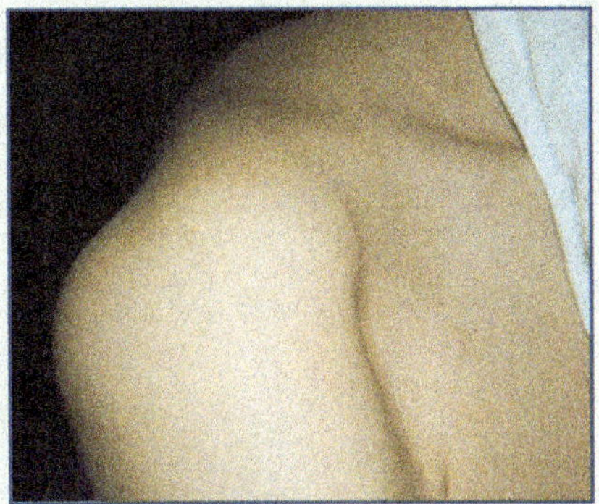

Figura 7-1

Luxación del hombro.

Los desgarros son lesiones de los músculos que se presentan cuando un músculo se estira más allá de sus límites o por sobreuso. Un desgarro grave puede producir la ruptura completa del músculo con pérdida de la función. Los espasmos musculares son contracciones incontrolables (espasmos, calambres) que pueden producir un dolor grave y pérdida de la movilidad. Los tendones conectan los músculos con los huesos; éstos pueden desgarrarse parcial o por completo o inflamarse y doler por el uso excesivo.

Las contusiones (equimosis) son producidas por un golpe directo y pueden afectar a la piel, al músculo e incluso a los huesos. Éstas a menudo pueden ser muy dolorosas, pero en general no son lesiones serias.

Lesiones óseas

Evaluación

Puede ser difícil decir si un hueso está fracturado. Los signos y síntomas de una fractura pueden incluir deformidad, una herida abierta, hipersensibilidad e hinchazón. Las luxaciones, esguinces graves, desgarros e incluso las contusiones pueden producir hinchazón y dolor que puede imitar una fractura. Cuando se tenga duda, trate la lesión como si fuera una fractura. Use la secuencia "preguntar, observar y palpar" para examinar una extremidad con una posible fractura.

Pregunte cómo sucedió la lesión. ¿Cuál fue el mecanismo de lesión? Los accidentes con impactos graves o las caídas tienen mayor posibilidad de producir una fractura. También pregunte a la víctima en dónde le duele y qué tan fuerte. ¿La víctima puede utilizar la parte lesionada? Se puede escuchar un chasquido cuando se produce la fractura o cuando se desgarran los ligamentos o músculos (esguinces y desgarros).

Observe la lesión en búsqueda de deformidad, heridas abiertas e hinchazón.

- La deformidad no siempre es obvia. Compare el lado lesionado con el no lesionado. La deformidad grave (angulación), acortamiento o rotación de la extremidad al compararla con la opuesta indican una lesión ósea Figura 7-2.
- Una herida abierta (como una punción o laceración) sobre una deformidad obvia o un hueso inestable se considera una fractura abierta. El hueso no siempre se observa en la

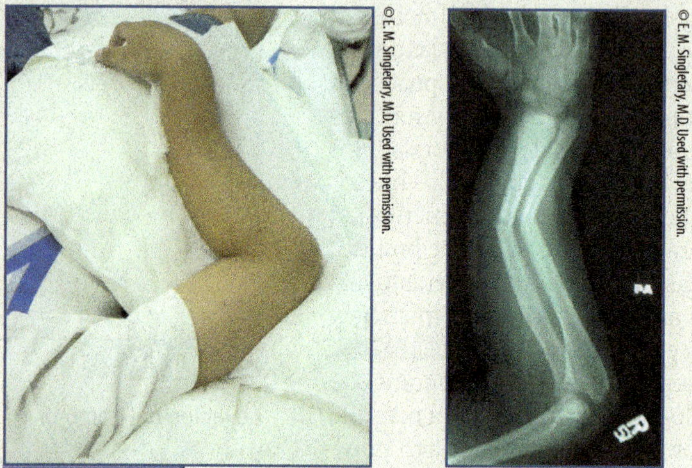

Figura 7-2

Fractura deformada del antebrazo que muestra angulación.

herida. La salida constante de sangre a pesar de la presión en la herida de la piel es otra pista que puede indicar una fractura abierta. Una abrasión o un corte claramente superficial no implican una fractura

- La hinchazón y la equimosis producida por el sangrado del hueso o de la lesión muscular suprayacente se presentan rápidamente después de una fractura. La hinchazón y la equimosis también se pueden presentar con contusiones y desgarros
- Puede haber pérdida de uso en la que el dolor y el espasmo muscular restrinjan el movimiento de las articulaciones cercanas. Pida a la víctima que mueva la extremidad lastimada. Apoye el área lastimada y mueva con suavidad las articulaciones involucradas de la víctima. Si esto produce un dolor grave o crepitación es probable una fractura. Un chasquido sin antecedentes de lesión indica una posible tendinitis

NOTA PEDIÁTRICA

Los huesos de los niños son más elásticos pero no tan fuertes como los de los adultos porque aún se encuentran en crecimiento. En los adultos, en general, una fractura es una ruptura completa en la continuidad de un hueso. En cambio, una fractura en un niño podría ser incompleta. Ésta puede ser una fractura en tallo verde (parcial), una curvatura suave pero distintiva del hueso llamada deformidad plástica o pandeo del hueso. Los ligamentos que unen a los huesos en las articulaciones son relativamente más fuertes que los huesos que conectan y, en algunas lesiones, se pueden arrancar segmentos de hueso unidos a los ligamentos que no se desgarraron. Por lo tanto, se debe pensar que un niño podría tener una fractura en lugar de un desgarro si hay dolor localizado e hinchazón cerca de una articulación.

Palpe para explorar la presencia de hipersensibilidad y la sensación de crepitación con el movimiento de un hueso roto. En el sitio de la lesión hay hipersensibilidad y dolor. Toque con suavidad a lo largo del hueso; una fractura estará hipersensible cuando se sienta de cualquier lado del hueso, mientras que una contusión sólo dolerá del lado del impacto **Figura 7-3**. El movimiento anormal está asociado con sonidos crujientes o sensaciones ásperas y produce un dolor grave.

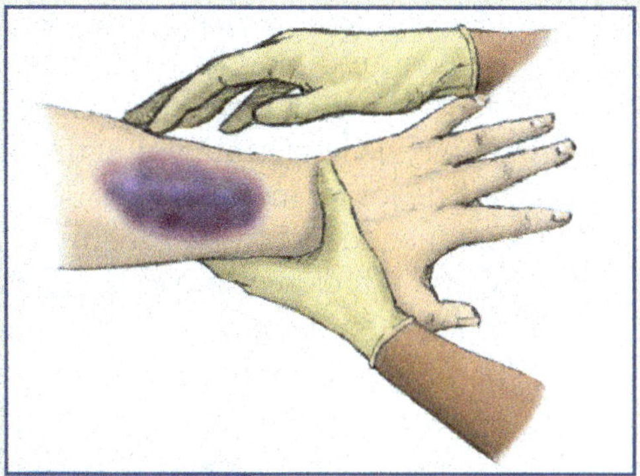

Figura 7-3

Palpe sobre la superficie del hueso lastimado del lado opuesto al de la equimosis y la hinchazón. Si no hay hipersensibilidad, es poco probable una fractura.

Tratamiento

Qué hacer

1. Controle el sangrado. Dé tratamiento a la víctima para estado de shock según sea necesario.
2. Exponga el sitio de la lesión. Retire con suavidad la ropa que cubre el área lastimada. Corte la ropa a nivel de las costuras en caso de ser necesario para evitar un movimiento y dolor excesivos. En ambientes fríos, retire la menor cantidad de ropa que sea posible al examinar a la persona.
3. Descarte la lesión de vasos sanguíneos y nervios. Una complicación seria de una fractura es un menor flujo sanguíneo (circulación) a la extremidad. Los vasos sanguíneos mayores yacen juntos al hueso, por lo que una fractura o luxación que produce una deformidad marcada del hueso puede estirar, comprimir o pinzar los vasos sanguíneos y los nervios adyacentes. Rara vez los vasos sanguíneos o los nervios son desgarrados por los fragmentos óseos.
   - Revise la circulación. Sin sangre, los tejidos de los brazos y las piernas no pueden sobrevivir durante más de 2 o 3 horas. La deformidad y la hinchazón reducen el flujo sanguíneo de manera importante, pero rara vez se bloquea o interrumpe la circulación por completo. El entumecimiento y la coloración azul indican una reducción de la circulación. La colocación de férulas o vendajes muy apretados también pueden obstruir el flujo sanguíneo

     Compare el color de la mano o el pie del lado lastimado con el lado no lastimado. Una extremidad azul o pálida más allá del sitio de la lesión indica una reducción de la circulación. Apriete en la punta de una uña o punta del dedo para blanquear la piel. El color rosa debe regresar igual de pronto del lado lesionado y del no lesionado. Revise el pulso a nivel de la muñeca o el tobillo **Figura 7-4A-B**. Sienta primero el lado no lastimado para localizar el pulso. La hinchazón encima del área lastimada hará más difícil o imposible sentir el pulso. Si localiza el pulso, marque el lugar con una pluma para que se pueda encontrar rápidamente una vez más
   - Evaluación de la sensibilidad. Los nervios y vasos sanguíneos principales pueden lastimarse por una lesión directa o comprimirse por la hinchazón. El entumecimiento

puede resultar de la lesión nerviosa o por una mala circulación pero no es un pro blema urgente a menos que esté asociado con una alteración de la circulación

Pregunte a la víctima si las manos y los pies tienen una sensación normal. La sensación tiene tres componentes: tacto ligero, presión y dolor. Toque ligeramente la piel de la víctima y pregunte si lo puede sentir (tacto ligero). Apriete con firmeza los dedos de manos y pies de la víctima (presión). Toque la piel con un objeto puntiagudo, como un seguro o una aguja (sensación dolorosa), pero tenga cuidado de no puncionar la piel Figura 7-4C-D

- Evaluación del movimiento. Si la víctima puede mover sus ortejos o dedos, los nervios de los músculos se encuentran funcionando Figura 7-4E-F. De cualquier manera, el dolor puede limitar el movimiento

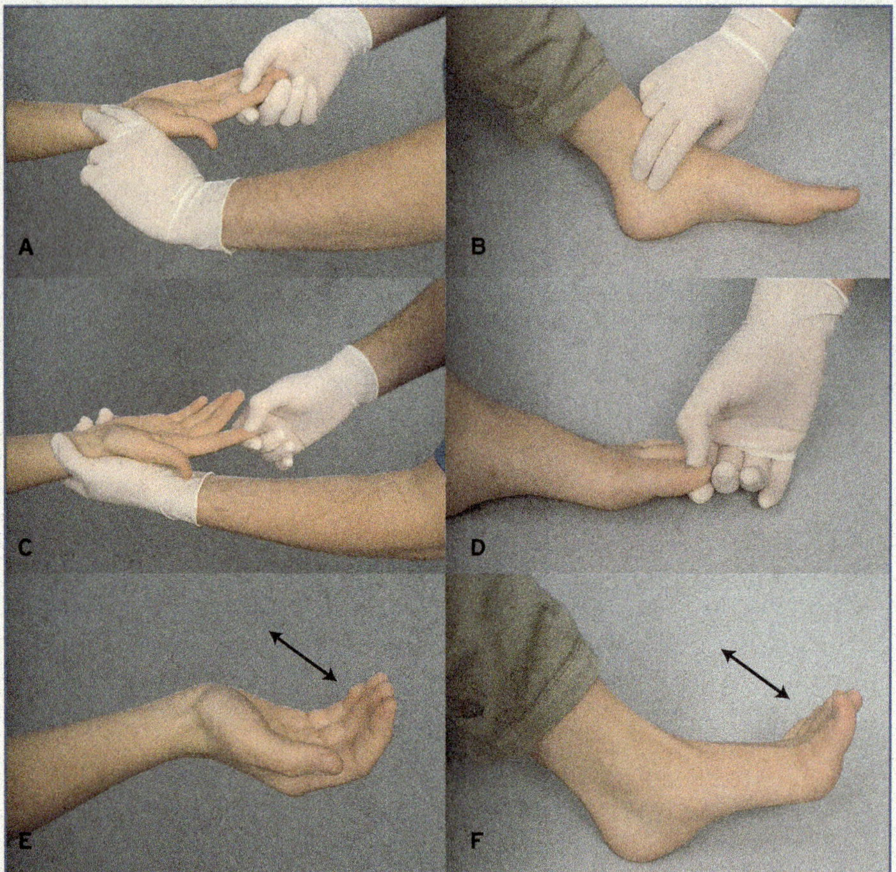

Figura 7-4

Revisión de la circulación. **A.** Pulso radial. **B.** Pulso tibial posterior. **C.** y **D.** Sensibilidad: apriete uno o más dedos u ortejos. **E.** y **F.** Movimiento: que la víctima mueva sus dedos u ortejos. El movimiento podría estar reducido debido al dolor.

4. Realinee las deformidades en caso de que la atención médica pudiera retrasarse Cuadro 7-1. Esto es diferente a los primeros auxilios en sitios menos remotos, en donde las lesiones se deben ferulizar en la posición en la que son encontradas ("ferulizar tal como se encuentra").
   - Si hay signos de afección de la circulación, corrija inmediatamente la deformidad Figura 7-5
   - La deformidad de una extremidad debe corregirse con suavidad pero con firmeza para eliminar la deformidad mayor y permitir la colocación de una férula; no es necesario corregirla por completo. Por lo general, las deformidades de los huesos largos deben corregirse, pero las lesiones alrededor de las articulaciones a menudo se tratan mejor en una posición de función (la posición en la que la persona en general utiliza la articulación. Por ejemplo, el codo está en una posición doblada, la muñeca está recta y el tobillo está en una posición usada de manera común para caminar)

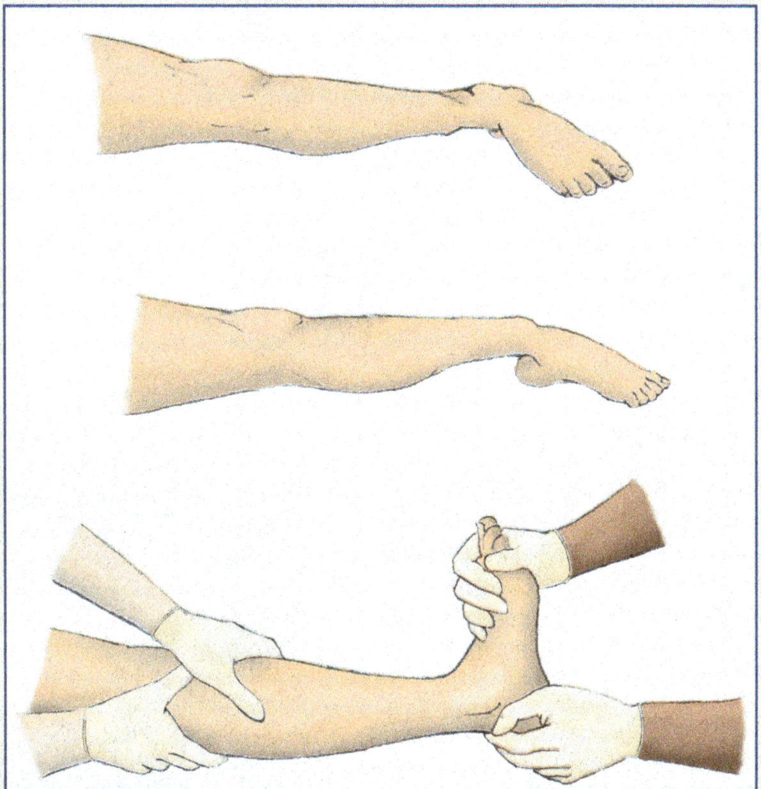

Figura 7-5

Corrija angulaciones y deformidades importantes aplicando tracción a lo largo del eje normal del hueso. La meta es mejorar la alineación, no lograr la posición óptima para la curación.

Cuadro 7-1 Cómo aplicar la tracción a fracturas deformadas

1. Explique a la víctima que enderezar la fractura puede producir dolor, pero que éste disminuirá cuando la fractura se haya enderezado y ferulizado.
2. Tome la extremidad lesionada firmemente con ambas manos —una por encima del sitio de la lesión y la otra por debajo. Jale, aumentando la presión de manera gradual para ejercer una tracción sostenida y firme sobre el eje largo del hueso. Para la pierna, jale con ambas manos por debajo del sitio de lesión mientras que el cuerpo de la víctima actúa como un ancla o alguna otra persona sostiene la pierna superior en su lugar. Compare el lado lastimado con el lado normal para ver cómo se debe ver la extremidad enderezada. La tracción podría no regresar a la extremidad a una alineación perfecta, pero esto se puede lograr después en el hospital.
3. Deje de jalar si la víctima siente un dolor insoportable o si la tracción firme pero suave no mejora la posición.

- Nunca use una fuerza excesiva para corregir una deformidad. La mayoría de las deformidades pueden corregirse con una tracción firme pero suave y manipulación. Las articulaciones luxadas pueden requerir una fuerza importante para recolocarlas, pero esto no se debe hacer a menos que la atención médica se retrase demasiado o que se encuentra completamente fuera de disponibilidad
- Siembre revise la circulación, la sensibilidad y el movimiento antes y después de cualquier procedimiento de alineación. Si éstos empeoran después de enderezar la extremidad, afloje cualquier férula y/o reduzca el grado de corrección para ver si la circulación mejora

5. Coloque una férula para estabilizar la fractura **Figura 7-6**. La mayoría de los huesos rotos no están desplazados y se pueden estabilizar en la posición en la que se encuentran. Los esguinces y los desgarros también requieren atención. Estabilice todas las fracturas y luxaciones antes de mover a la víctima. Cuando se tenga duda, coloque una férula.
   - Que otra persona aplique una tracción suave hasta que usted pueda colocar la férula
   - Al impedir el movimiento, una férula minimizará el dolor; prevendrá una mayor lesión a los músculos, nervios y vasos sanguíneos;

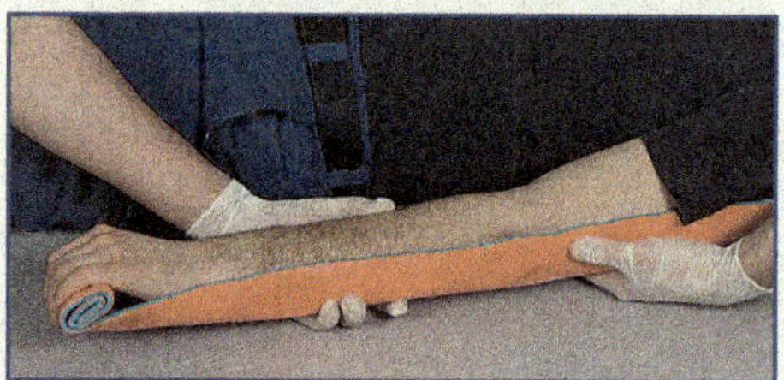

Figura 7-6

Una férula SAM es buena para traerla en su kit de primeros auxilios, está hecha de una capa maleable de aluminio recubierta por una espuma acolchada; pesa muy poco y se puede enrollar y doblar de forma plana para su transporte. Puede moldearse a cualquier parte del cuerpo. Al formar un pliegue o hendidura longitudinal en la férula se le añade fuerza.

prevendrá que una fractura cerrada se convierta en una abierta; reducirá el sangrado y la hinchazón y facilitará el transporte o evacuación de la víctima.

Para una inmovilización máxima, estabilice la articulación por arriba y por debajo de la lesión. Por ejemplo, un antebrazo fracturado requiere de una férula larga para asegurar a la muñeca y el codo. Si usted estabiliza sólo la muñeca, el hueso del antebrazo (radio) aún se puede mover cuando el codo gira. Si la lesión está cerca de una articulación, colocar la férula sólo a esa articulación podría brindar un confort adecuado y permite una mejor función. Para una articulación lesionada, estabilice el hueso por encima y por debajo de la lesión. Por ejemplo, para una lesión de la rodilla, asegure la férula tanto para el muslo como para la pierna inferior. Equilibre una inmovilización adecuada con la necesidad de confort y función. Coloque los materiales de la férula en ambos lados de la parte lesionada (creando una férula tipo sándwich) para prevenir que se gire o tuerza.

Usted puede improvisar férulas con ropa, almohadas de espuma, tiras de mochilas, almohadas, braceras o bastones de esquiar. Las férulas deben estar acolchadas para mayor confort y ser rígidas para mayor seguridad. La víctima le dirá si la férula funciona. Vigile la circulación y sensibilidad antes y después de aplicar la férula y de forma periódica mientras la férula esté en su lugar para asegurarse que no está demasiado apretada. Pida a la víctima que le diga si el dolor aumenta o si cambia la sensibilidad.

Las técnicas de colocación de férulas se describen en las secciones de las lesiones individuales.

6. Limite la hinchazón y el dolor con reposo, hielo, compresión y elevación (RICE, en inglés).

Reposo, hielo, compresión y elevación

El acrónimo RICE (por sus siglas en inglés) se usa para recordar los procedimientos de primeros auxilios para las contusiones (equimosis), esguinces, desgarros, luxaciones y fracturas.

R: Reposo (Rest). Suspenda o disminuya el uso de la parte lastimada con la ayuda de férulas, vendajes, cabestrillo y periodos de reposo.

I: Hielo (Ice). Aplique paquetes de hielo con frecuencia durante las primeras 48 horas después de sufrir la lesión. En lugares remotos, use nieve o agua fría si no cuenta con hielo. La piel tratada con frío atraviesa cuatro estados: frío, quemante, dolor y entumecimiento. Cuando se pone entumida (en alrededor de 20 minutos), retire el paquete de hielo. El frío produce vasoconstricción en el área lastimada, lo cual reduce la hinchazón, el dolor y alivia el espasmo muscular. Entre más pronto se aplique el frío, mejor. Aplique el paquete de hielo directo sobre el área lastimada. Tenga cuidado de no usar hielo o nieve directamente sobre la piel durante un tiempo prolongado o se puede producir quemadura por congelamiento; una tela delgada o una toalla de papel colocados sobre la piel previene esto.

C: Compresión (Compression). La compresión del área lastimada puede limitar el sangrado interno alrededor de la lesión. Un menor sangrado o equimosis significa menor dolor, menor limitación del movimiento y una recuperación más rápida, en especial en las lesiones musculares y de ligamentos. Aplique frío cada 2 a 3 horas; mantenga la compresión de forma intermitente usando un vendaje elástico. Por la noche, afloje, pero no retire el vendaje elástico.

- Utilice un vendaje elástico para el área lastimada de forma cómoda con tiras de ropa
- Inicie el vendaje elástico varios centímetros por debajo de la lesión o en la base de los dedos u ortejos y vende hacia arriba de manera sobrepuesta en espiral, iniciando con una presión pareja y algo apretada y después vende gradualmente menos apretado por encima de la lesión
- No aplique un vendaje elástico muy apretado; éste puede restringir la circulación. Estire el vendaje elástico a cerca de la mitad de su longitud máxima para una compresión adecuada
- Deje expuestos los ortejos y los dedos para observar si hay cambios de coloración. Compare el color y el movimiento de los ortejos o dedos de la extremidad lesionada con aquellos de la extremidad no lesionada
- Si hay piel pálida, entumecimiento, hormigueo o aumento del dolor, retire el vendaje elástico y vuelva a vendar el área de forma menos apretada

E: Elevación (Elevation). La elevación de la extremidad lesionada ayuda a limitar el sangrado y minimiza la hinchazón. Eleve al nivel del corazón o 12.7 a 25.4 cm (5" a 10") más arriba.

Fracturas abiertas

Como se indicó antes, si una fractura está asociada con ruptura de la piel (ya sea producida por un hueso roto o por el golpe que la produjo), ésta se considera una fractura abierta. Las laceraciones menores no son indicadores de fracturas abiertas.

Qué hacer

1. Limpie la suciedad y los desechos e irrigue el extremo óseo.
2. No empuje de regreso el hueso por debajo de la piel. Intente corregir con suavidad las deformidades, como ya se describió. Esto en ocasiones regresará el extremo óseo a su posición correcta por debajo de la piel.
3. Cubra todas las heridas de fractura abierta con un apósito seco y estéril antes de colocar una férula.
4. Haga una nota por escrito de qué tanto protruye el hueso y si hay desechos sobre el hueso o en la herida antes del traslado inmediato con un cirujano ortopedista.
5. Coloque férulas y vendajes en la extremidad.

Lesiones articulares

Luxaciones

Una luxación se presenta cuando una articulación se separa y los extremos óseos quedan separados en una posición que no es la usual. El principal signo de luxación es la deformidad –a menudo hay una apariencia bizarra en comparación con el lado no lesionado. Además de la deformidad, las luxaciones tienen otros signos y síntomas similares a los de una fractura, incluyendo dolor grave e incapacidad de la víctima para mover la articulación lastimada. Los hombros, codos, dedos, caderas, rodillas y tobillos son las articulaciones que se afectan con mayor frecuencia.

Qué hacer

La evaluación y el manejo de las luxaciones son similares a los de las fracturas. Si la atención médica se retrasara o si hay compromiso de la circulación, intente reducir (regrese a su sitio) la luxación.

Esguinces

Un esguince es una lesión de una articulación en la que los ligamentos y otros tejidos se lastiman al estirarse o torcerse. Los tobillos, rodillas y los pulgares son las articulaciones que sufren esguinces con mayor frecuencia. Puede ser difícil distinguir entre un esguince grave y una fractura. Algunos desgarros incluyen fracturas pequeñas, pero esto no cambia su manejo en el campo.

Qué buscar

- Dolor
- Hipersensibilidad que puede ser mayor sobre los tejidos blandos que en el hueso
- Hinchazón
- Rigidez y disminución de la función de la articulación
- Equimosis que se presenta durante horas o días
- La articulación puede presentar inestabilidad (se mueve en direcciones anormales) si los ligamentos se desgarraron por completo

Qué hacer

1. Evaluar de la misma manera que para una fractura. Si existe duda, tratar como si fuera una fractura.
2. Aplicar los procedimientos RICE.
3. Colocar una férula o cinta adhesiva para dar soporte.

Lesiones musculares

Desgarros musculares y lesiones tendinosas

Un desgarro muscular se presenta cuando un músculo se estira más allá de su rango de movimiento normal; también se puede desgarrar por uso excesivo. Los tendones se pueden desgarrar o desarrollar tendinitis. Si se rompe por completo un músculo o tendón, casi siempre hay hinchazón y equimosis y puede estar presente una brecha en el músculo o tendón.

Qué buscar

- Movimiento limitado debido a dolor y rigidez
- Hipersensibilidad variable
- Hinchazón variable y equimosis que depende de la extensión del daño
- La tendinitis puede producir una sensación de chasquido al mover el tendón afectado

- Puede estar presente una brecha en el tendón o el músculo
- Los síntomas tardíos, posiblemente de 1 a 2 días, dependen de la gravedad de la lesión

Qué hacer

1. Aplicar los procedimientos RICE.
2. Estirar con suavidad el músculo afectado.
3. Administrar medicamentos antiinflamatorios, como ibuprofeno o naproxeno, en especial para la tendinitis.
4. Colocar una férula si el dolor es grave.

Espasmos musculares

Un espasmo es una contracción descontrolada que produce dolor súbito y restricción del movimiento; puede ser resultado de una lesión súbita, uso excesivo, pobre condición física, falta de estiramiento o calentamiento antes de hacer ejercicio y exposición al calor con deshidratación.

Qué buscar

- Inicio súbito de dolor grave en el músculo
- Espasmo que impide el movimiento
- Área firme en el músculo que puede tener hipersensibilidad
- A menudo se presenta durante o después de una actividad extenuante

Qué hacer

Intente uno o más de lo siguiente:

1. Haga que la víctima estire con suavidad el músculo afectado.
2. Aplique una presión sostenida sobre el músculo.
3. Aplique hielo al músculo espasmado.
4. Si el espasmo se presentó después de un esfuerzo físico en el calor, administre una bebida ligeramente salada (0.25 a 1 cucharadita de sal en 1 cuarto de agua) o una bebida deportiva.

   Para prevenir los espasmos nocturnos, intente tomando difenhidramina (p. ej., Benadryl) al irse a dormir.
5. No dé tabletas de sal solas. También se necesita reemplazar el agua. Se pueden disolver una o dos tabletas de sal en un cuarto de agua.

Resumen de la atención de urgencia

Qué buscar	Qué hacer
Lesiones óseas	
Fracturas • Deformidad • Heridas abiertas • Hinchazón • Hipersensibilidad • Movimiento anormal	1. Controle el sangrado. 2. Exponga la lesión. 3. Descarte la lesión de vasos sanguíneos y nervios. 4. Reacomode las deformidades. 5. Coloque una férula para estabilizar la fractura. 6. Limitar la hinchazón y el dolor con procedimientos RICE.
Fracturas abiertas • Sangrado • Extremo óseo protruyente	1. Limpie la suciedad y los desechos e irrigue el extremo óseo. 2. No empuje el hueso de regreso bajo la piel. 3. Cubra todas las heridas de fracturas abiertas con un apósito seco y estéril antes de colocar la férula. 4. Haga una nota escrita sobre la lesión. 5. Coloque una férula y vendaje a la extremidad.
Lesiones articulares	
Luxaciones • Deformidad • Dolor grave • Movimiento limitado	1. Evalúe y trate como si fuera una fractura.
Esguinces • Dolor • Hipersensibilidad • Hinchazón • Movimiento reducido • Equimosis • Uso limitado de la articulación	1. Evalúe como si fuera una fractura. 2. Aplique los procedimientos RICE. 3. Coloque una férula o cinta adhesiva para dar soporte.

Qué buscar	Qué hacer
Lesiones musculares	
Desgarros • Movimiento limitado • Hipersensibilidad variable • Hinchazón y equimosis variables • Sensación de chasquido • Brecha en el tendón o el músculo • Síntomas tardíos	1. Aplique los procedimientos RICE. 2. Estire con suavidad el músculo afectado. 3. Administre medicamentos antiinflamatorios. 4. Coloque una férula en caso de dolor grave.
Espasmos musculares • Dolor súbito • Espasmo descontrolado • Hipersensibilidad • Se presenta durante o después de una actividad extenuante	1. Estire con suavidad el músculo afectado. 2. Aplique una presión sostenida sobre el músculo. 3. Aplique hielo al músculo espasmado. 4. Dé a la víctima una bebida ligeramente salada o una deportiva. 5. No dé tabletas de sal solas.

Lesiones óseas y articulares específicas

8

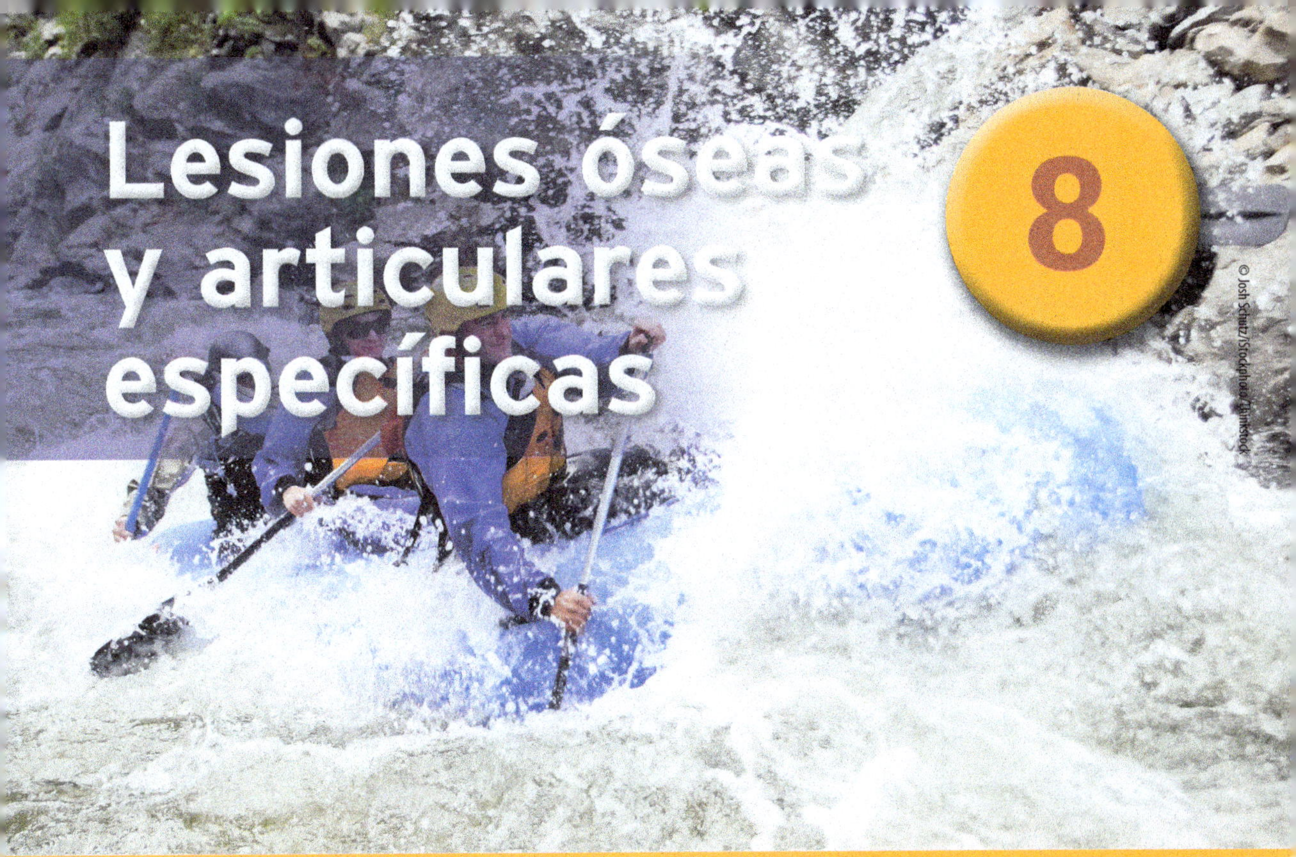

© Josh Schutz/iStockphoto/Thinkstock

El manejo de las lesiones óseas y articulares específicas en lugares remotos requiere del sentido común, algunas habilidades diagnósticas y sensibilidad sobre las necesidades de la víctima y el grupo. Por ejemplo, con una lesión dolorosa del tobillo, debe tomar en cuenta el deseo y la capacidad de la persona lastimada de poder caminar, si se tiene disponible gente para su transporte, el terreno, el estado del tiempo y la distancia involucrada. Intente promover el autorrescate sin solicitar ayuda externa. Brinde soporte al tobillo con una férula o cinta adhesiva y use una piqueta, palo de esquí o de madera para ayudar a la deambulación. Aunque puede producir más dolor, la decisión de salir caminando puede ser más segura que esperar la llegada de ayuda.

El sistema esquelético se muestra en la **Figura 8-1**.

capítulo
en un vistazo

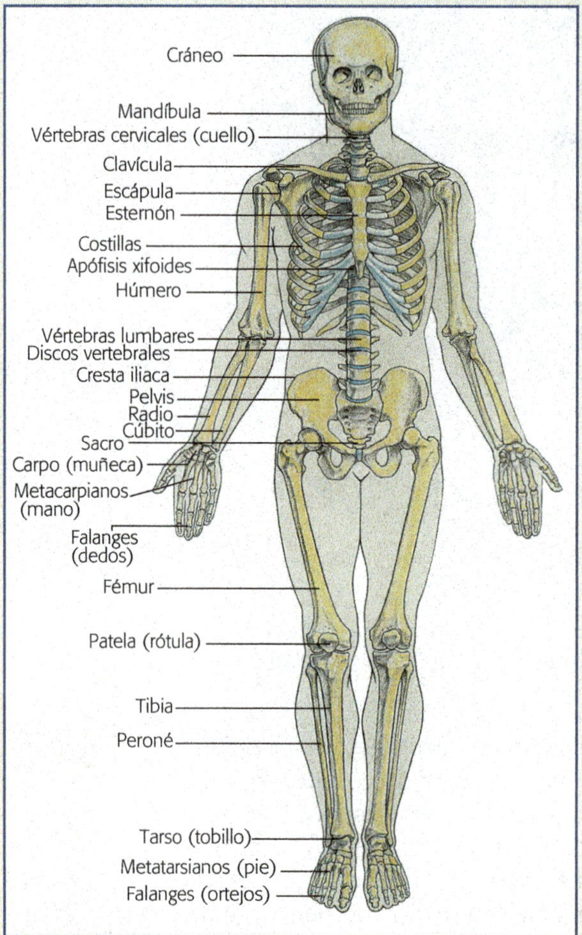

Figura 8-1

EL sistema esquelético.

Lesiones de las extremidades superiores

▶ Lesión del hombro

La clavícula es fácilmente visible y palpable a lo largo de toda su longitud. Ésta puede ser lesionada por un golpe directo o a través de una caída sobre el hombro, el cual está compuesto por la clavícula, la escápula (omóplato) y el extremo superior del húmero (hueso del brazo). La articulación entre la clavícula y el omóplato se lesiona con frecuencia y se conoce como separación del hombro. Las fracturas del extremo superior del húmero (el hueso del brazo) se tratan como lesiones del hombro.

Qué buscar

- Hipersensibilidad local, inflamación o deformidad, que indican una fractura
- Hipersensibilidad y abultamiento en la unión de la clavícula y el hombro, usualmente debidos a una torcedura
- Nivel del dolor. Las fracturas de la clavícula son en extremo dolorosas mientras que las torceduras no duelen tanto, con excepción de cuando la víctima intenta levantar el brazo del lado de la torcedura. En cualquier caso, la víctima es capaz de usar la mano
- Dolor grave con inflamación. Las fracturas del húmero a nivel del hombro producen un dolor grave y una inflamación importante. Estas fracturas a menudo no están muy desplazadas y los extremos del hueso fracturado pueden no moverse mucho
- Posición del brazo afectado. Por lo general, una víctima con un brazo fracturado lo mantiene contra la pared torácica, mientras que con una luxación lo mantiene alejado de la pared del cuerpo
- Dolor local, hipersensibilidad y espasmo muscular. Éstos pueden ser producidos si la escápula se ha fracturado, lo cual pudo haber sido producido por un golpe directo

Qué hacer

1. Trate todas estas lesiones con un cabestrillo.
2. Si no se cuenta con vendajes, se puede confeccionar un cabestrillo con cualquier ropa disponible o puede ser improvisado usando seguros para sostener la manga larga de una camisa a la parte superior de ésta **Figura 8-2A**. El antebrazo se puede acomodar entre los botones de la camisa. Si la víctima está usando una chamarra o camisa, doble el borde inferior de la manga y asegúrelo a la camisa **Figura 8-2B**. También se puede utilizar un pedazo de red o cuerda alrededor del brazo para funcionar como un cabestrillo improvisado.

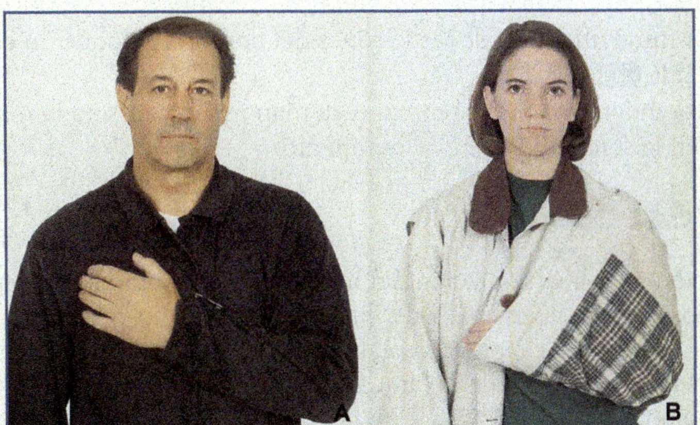

Figura 8-2

Cabestrillos improvisados. **A.** La manga de una chamarra o una camisa se sujeta con seguros a la misma prenda. **B.** El borde inferior de una chamarra o camisa se puede sujetar arriba con seguros del lado del brazo lastimado.

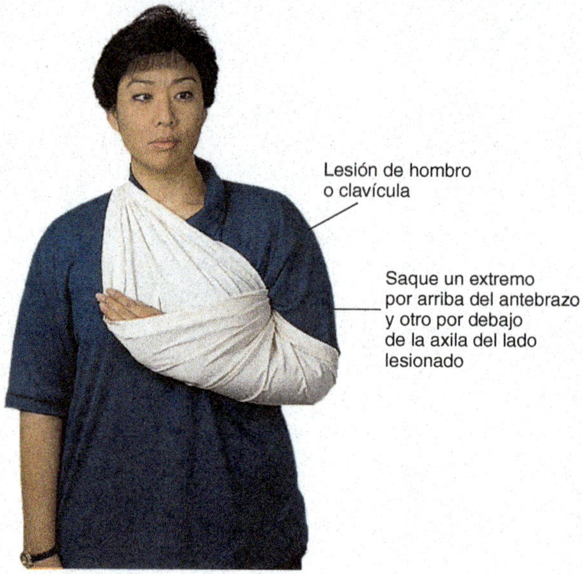

Figura 8-3

Cabestrillo que soporta el brazo contra el cuerpo.

3. Para la mejor inmovilización de las lesiones del hombro, coloque un cabestrillo como se muestra en la Figura 8-3.
4. Permita cierta movilidad del antebrazo y la mano y un acceso a la mano para revisar la circulación, la sensibilidad y el movimiento.

Luxación del hombro

Casi todas las luxaciones de la articulación del hombro se presentan con el brazo martillando, lanzando o en la posición de agarre alto del kayak con la mano por arriba y por detrás del hombro. La cabeza del húmero es forzada a salirse de su lugar y se aloja enfrente del hombro Figura 8-4. Una persona que ha sufrido antes la luxación del hombro reconocerá la lesión si ésta se presenta de nuevo.

Qué buscar

Mientras usted revisa lo siguiente, documente lo que encuentra:

- El brazo usualmente se sostiene lejos del cuerpo y es más doloroso dejar el antebrazo contra el abdomen

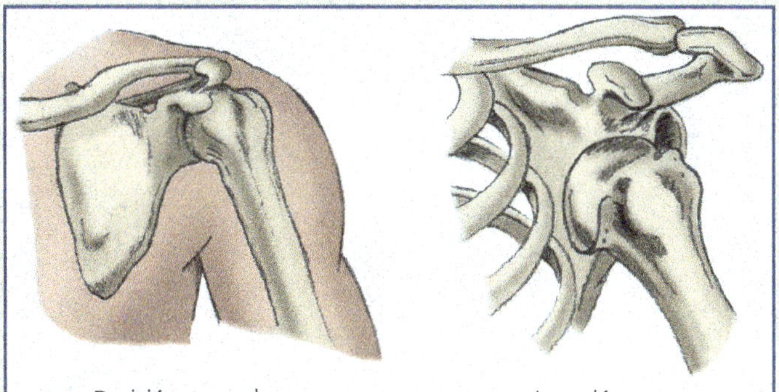

Figura 8-4

Luxación del hombro.

- Compare el hombro lastimado con el no lastimado. En un hombro luxado, éste se observa cuadrado en lugar de redondo como en un hombro no lastimado Figura 8-5.
- Revise la circulación, la sensibilidad y el movimiento de la mano.

Qué hacer

1. Jale el brazo, flexiónelo en ángulo recto con el codo, de forma sostenida hacia fuera Figura 8-6. Que un asistente jale en la dirección opuesta usando correas, una bolsa de dormir o ropa alrededor del pecho, justo por debajo de la axila. Usted puede usar

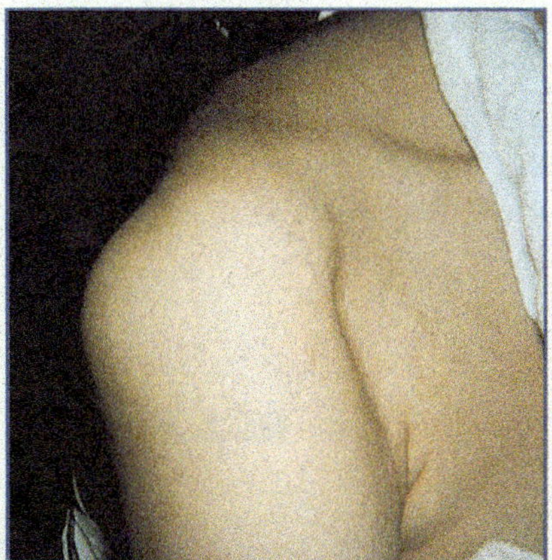

Figura 8-5

Apariencia típica de una luxación anterior del hombro.

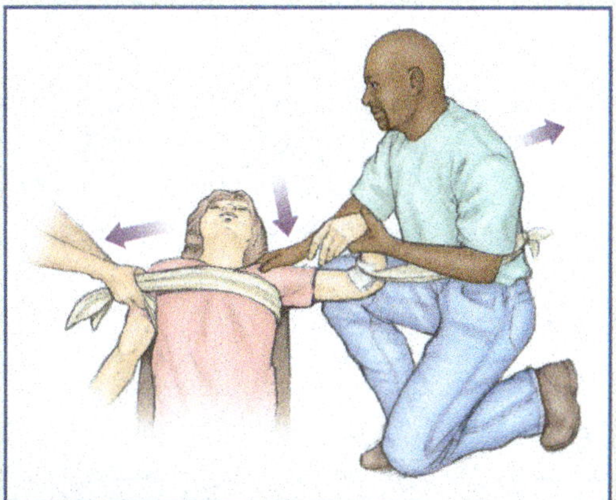

Figura 8-6

Mueva lentamente el brazo hacia una posición de lanzamiento de béisbol por encima de la cabeza.

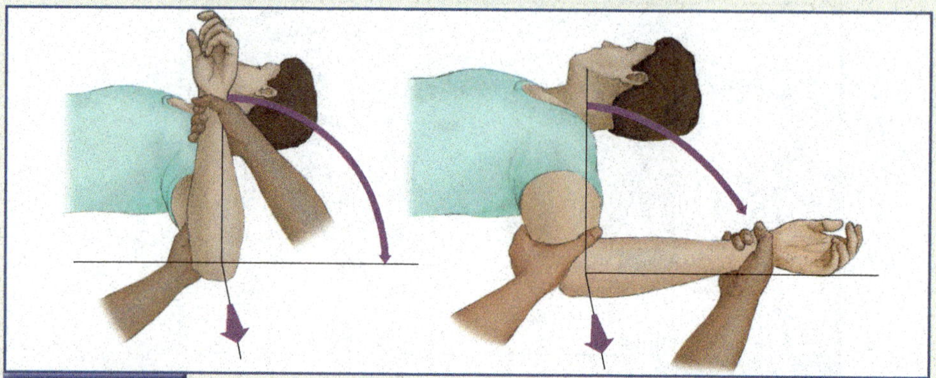

Figura 8-7

Mueva lentamente el brazo hacia una posición de lanzamiento de béisbol por encima de la cabeza.

la relajación muscular a través del masaje o las imágenes guiadas para mantener a la víctima relajada y mejorar los intentos de recolocación.

2. Coloque almohadillas en la axila, pared torácica y frente del codo, en donde se aplicará la presión durante la tracción.
3. Recuéstese, usando su peso corporal para la tracción.
4. Eleve de manera gradual el brazo de la víctima al nivel del hombro mientras tracciona.
5. Sea paciente y deje pasar algunos minutos. Hable a la víctima para mejorar la relajación.
6. Tome de 5 a 15 minutos para rotar lentamente el brazo hacia una posición de lanzamiento de béisbol Figura 8-7.
7. En ocasiones usted sentirá un chasquido cuando el húmero se acomode de nuevo en la articulación; si no, relaje la tracción durante algunos minutos. Si el hombro se mueve sin dolor, la luxación ha sido reducida. Si aún no tiene éxito, intente de nuevo pero rote el brazo hacia fuera y después hacia dentro mientras tracciona o intente un método diferente, como el que se describe a continuación.

Método alternativo para la reducción de una luxación del hombro

1. Coloque a la víctima boca abajo sobre una tabla o una roca plana Figura 8-8.
2. Deje que el brazo cuelgue hacia la tierra.
3. Coloque a la persona lesionada y al brazo con lentitud.
4. Ate un peso de unos 4.5 a 7 kg (10 a 15 libras) al brazo o la muñeca (p. ej., rocas en una mochila, agua en una cubeta o arena en una bolsa). No pida a la víctima que sostenga el peso, esto impide que el brazo se relaje. Este método consume tiempo (puede tardar hasta una hora) y la relajación es crítica, pero el músculo eventualmente se fatigará y permitirá la recolocación del hombro.

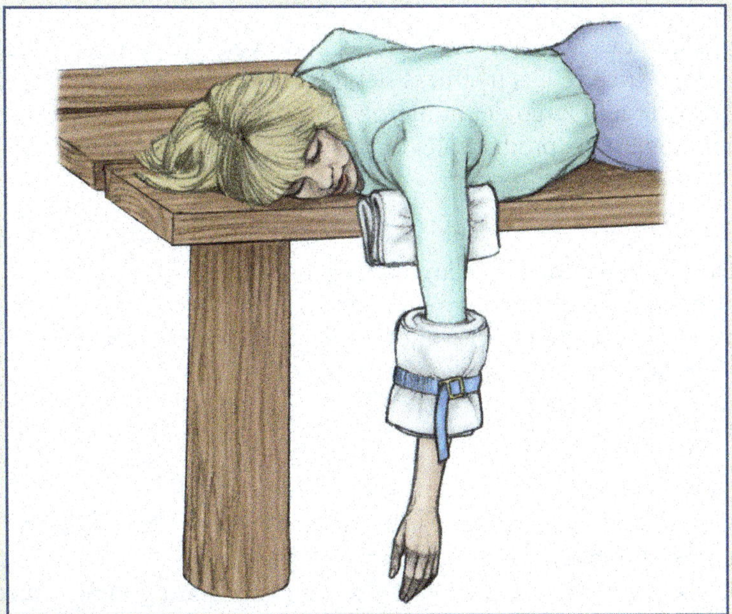

Figura 8-8

Tracción simple por un peso que cuelga para reducir una luxación anterior del hombro.

5. Una vez que se relajan los músculos, agarre con suavidad pero firmemente el brazo por debajo del hombro y jale hacia fuera. Retire el peso. El brazo se deslizará de regreso a su posición cuando los músculos de la víctima se contraigan.
6. Estabilice el hombro con un cabestrillo y una faja. Coloque almohadillas (almohadas, toallas) entre el brazo y el pecho para apoyar el brazo.
7. Revise la circulación, la sensibilidad y el movimiento del brazo y los dedos.
8. Para los remeros o escaladores que necesitan cierta movilidad del hombro para salir del lugar remoto, confeccione una atadura para limitar el movimiento del brazo Figura 8-9.
9. Si los intentos de reducción no son exitosos, utilice un cabestrillo y faje acomodando ropa por detrás del brazo para darle soporte en una posición cómoda.
10. Si usted es incapaz de reducir la luxación, traslade a la víctima.

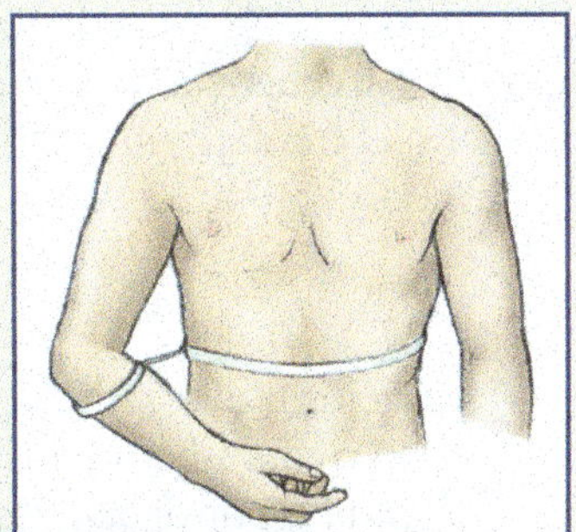

Figura 8-9

Amarre cintas alrededor de la cintura y la mitad del antebrazo para evitar la reluxación.

Lesión superior del brazo

El húmero se extiende desde el hombro hasta el codo y se puede fracturar en una caída, una torcedura o un golpe directo. Las fracturas del húmero en general son obvias. Un importante nervio discurre directo a lo largo del húmero y con frecuencia se lesiona con las fracturas del húmero. La lesión de nervios producirá la incapacidad para extender (martillar) la muñeca

Qué buscar

- Inflamación y deformidad a lo largo del eje del húmero
- Dolor grave, en especial con el movimiento
- Sensación de roce y movimiento anormal en el sitio de la fractura
- Revise la circulación, la sensibilidad y el movimiento

Qué hacer

1. Retire cualquier anillo porque la mano se podría hinchar.
2. Coloque una férula rígida en la parte externa del brazo Figura 8-10.
3. Coloque una almohadilla entre el brazo y el pecho.
4. Lace una correa alrededor de la muñeca y el cuello para permitir que el brazo cuelgue en la posición de cabestrillo. La gravedad brindará una tracción suave.

Lesión del codo

La articulación del codo está compuesta por el extremo inferior del húmero y los extremos superiores de los huesos del antebrazo. El codo puede lesionarse por un golpe directo o de manera indirecta a través de una caída sobre una mano estirada. El hueso es una de las articulaciones que se luxan con mayor frecuencia. Las fracturas del antebrazo superior o el húmero inferior se tratan como lesiones del codo.

Qué buscar

- La deformidad indica una luxación del codo o una fractura seria de los huesos por encima o por debajo de la articulación
- Dolor grave
- Inflamación, hipersensibilidad
- Incapacidad para mover el codo sin presentar un dolor grave
- Alteración de la circulación, la sensibilidad o el movimiento por debajo de la lesión

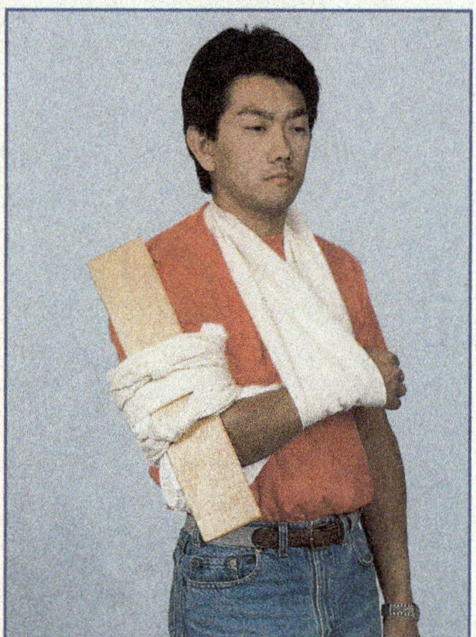

Figura 8-10

Brazo superior ferulizado con un cabestrillo, faja y almohadilla entre el brazo y el pecho.

Qué hacer

1. Retire cualquier anillo porque la mano podría hincharse.
2. Inmovilice el brazo afectado con un cabestrillo, con el codo flexionado en una posición cómoda.
3. Mantenga el codo en la posición encontrada para prevenir la lesión de vasos sanguíneos y nervios.
4. Si hay una deformidad significativa y la atención médica se retrasará algunas horas, intente realinear la fractura o reducir la luxación del codo.

PROCEDIMIENTO AVANZADO

Tracción para un codo luxado

Si la circulación está obstruida (la víctima debe tener una mano fría y azul, no se palpa el pulso en la muñeca, la mano se siente entumida y no es capaz de mover los dedos) o si la ayuda se encuentra a varias horas de distancia, intente mejorar la alineación. De lo contrario, ferulice el codo en la posición en la que se encuentra.

- Aplique una tracción sostenida y lenta a la muñeca y el antebrazo con el codo parcialmente flexionado (en general se encuentra en esa posición). Que un asistente aplique contratracción al brazo superior Figura 8-11
- Si no hay nadie disponible para ayudar, ponga una mano en el brazo y agarre la muñeca con la otra mano
- Casi siempre se puede reducir una luxación sin jalar fuerte, pero las fracturas con deformación cuando mucho sólo podrían mejorar un poco

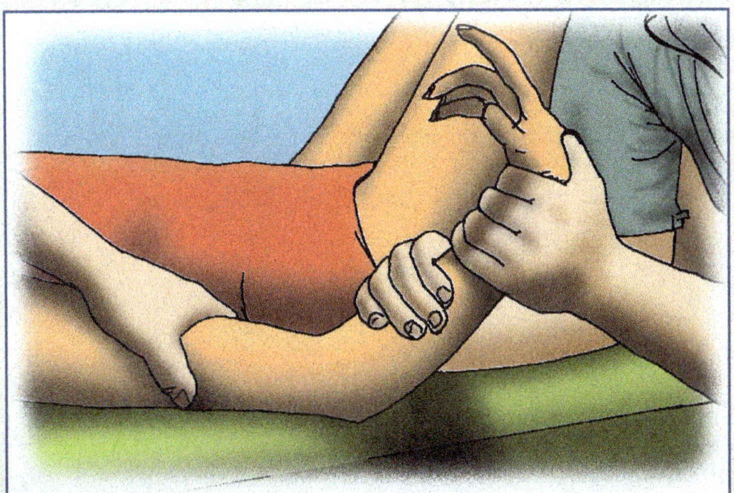

Figura 8-11

Reducción de una luxación del codo.

- Si la circulación está alterada y no se cuenta de inmediato con atención médica, la lesión debe realinearse

Lesión inferior del brazo

Qué buscar

El antebrazo o la muñeca pueden fracturarse con un golpe directo o una caída en la que la víctima cae sobre la mano estirada, produciéndose una deformidad.

Qué hacer

1. Retirar cualquier anillo que porte la víctima.
2. Intente enderezar una angulación grave del antebrazo. Mientras una persona sostiene el brazo por encima o debajo del codo, un segundo prestador de primeros auxilios agarra la mano y la jala con firmeza. Si usted es el único rescatista disponible, agarre por encima del codo y empuje por encima del mismo mientras jala por debajo de la lesión.
3. Coloque una férula de la mitad de la palma hasta debajo del codo. Una férula al lado de la palma de la mano y el antebrazo le permite al codo flexionarse y al brazo rotarse. Una segunda férula va desde la parte posterior del codo y se extiende a la parte posterior de la mano. Esto permite cierta flexión del codo, pero impide la rotación de la mano y el antebrazo **Figura 8-12**. También se pueden hacer férulas simples con ropa o una almohadilla de espuma y haciendo un emparedado de éstas con cualquier material recto y firme (las mangas de las mochilas, pedazos de madera y otras similares). Si el pulgar duele al moverlo, inclúyalo en la férula.
4. Deje los dedos libres o véndelos en una posición funcional (como sosteniendo una pelota, vaso o lata) con un calcetín enrollado, guante o cualquier otro material suave en la palma.

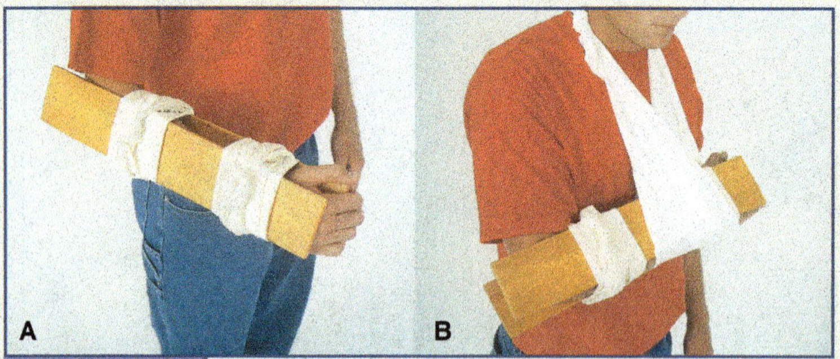

Figura 8-12

Ferulización de las lesiones inferiores del brazo. **A.** Asegure con una chalina o un vendaje enrollado. **B.** Coloque el brazo en un cabestrillo.

5. Para una inmovilización y confort máximos, incluya el codo flexionado en ángulo recto (90°) en la férula.
6. Que la víctima ejercite los dedos para ayudar a la circulación y reducir la inflamación.
7. La víctima debe buscar atención médica.

Lesión de la mano

Qué buscar

- Deformidades, hipersensibilidad e inflamación
- Se pueden desalinear los dedos con lesiones en la mano
- Revise la circulación, sensibilidad y movimiento

Qué hacer

1. Coloque la mano lesionada en la posición funcional (la mano se verá como si estuviera agarrando una pelota de béisbol) colocando un par de calcetines enrollados o un objeto similar en la palma.
2. Vuelva a alinear con suavidad cualquier dedo desplazado. Coloque cinta adhesiva de la misma forma descrita en la sección "Luxación y fracturas de los dedos" en este capítulo.
3. Coloque una férula rígida a lo largo del antebrazo y por debajo de la mano Figura 8-13.

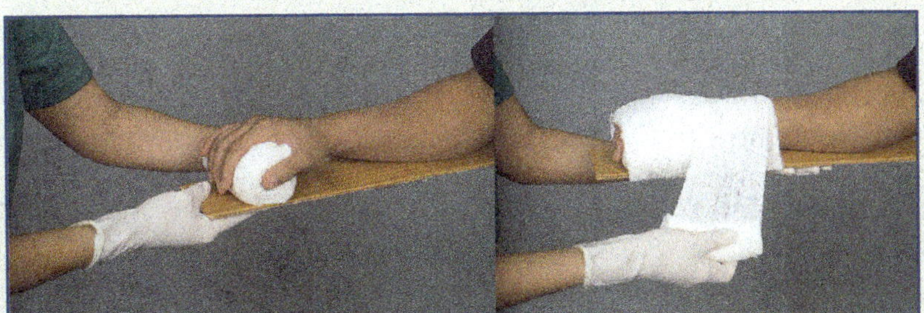

Figura 8-13

Ferulización de la mano en caso de fracturas de la palma de la mano (metacarpianos) o la base de los dedos.

Luxación y fracturas de los dedos

Los dedos se lesionan fácilmente e incluso una lesión menor puede producir una luxación. Las lesiones de los dedos incluyen fracturas, esguinces, luxaciones y lesiones tendinosas.

Qué buscar

- Deformidad e incapacidad para usar o flexionar el dedo
- Dolor e inflamación
- Restricción del movimiento
- Equimosis
- Una posición anormal de dos huesos articulados; se ve como un chichón en la articulación Figura 8-14

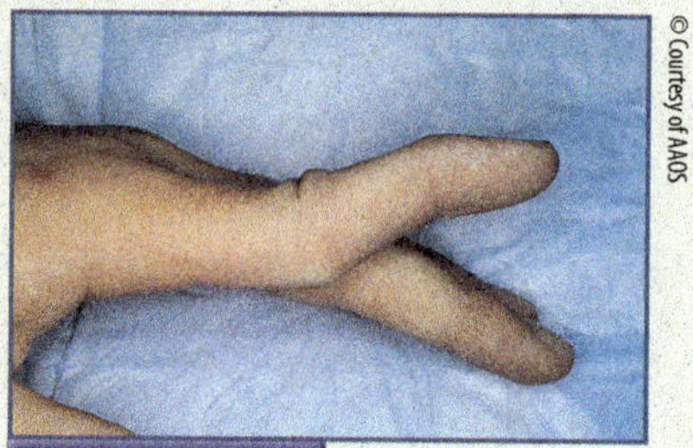

Figura 8-14

Dedo luxado o dislocado.

Qué hacer

Inmediatamente después de una lesión, las luxaciones de los dedos pueden reducirse con sólo poca incomodidad, siguiendo estos pasos:

1. Agarre el extremo del dedo en una mano, usando una gasa o un pedazo de tela para evitar que se resbale.
2. Jale de forma sostenida y firme el dedo, después empuje la base del segmento luxado de regreso a su lugar Figura 8-15. Retire cualquier anillo.
3. En caso de fracasar, intente hiperextendiendo la articulación antes de empujar nuevamente de regreso la base a su lugar.
4. Coloque una férula al dedo en una posición funcional.
5. Para las fracturas inestables y dolorosas en la base del dedo o los huesos de la palma de la mano, coloque cinta adhesiva en el dedo lastimado con el de al lado, coloque un rollo suave de material en la palma y después vende toda la mano con un vendaje elástico, gasa enrollada o tiras de tela.
6. Para las fracturas del segmento medio del dedo o luxaciones hacia cualquiera de los lados, vuelva a alinear cualquier deformidad y ferulice con el dedo de al lado (atado con el compañero).
7. Coloque gasas entre los dedos para absorber la humedad y cinta adhesiva en los dedos para fijarlos en la posición funcional.

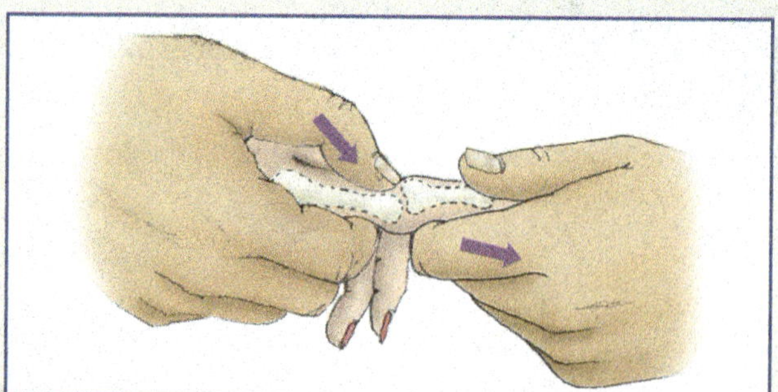

Figura 8-15

Reducción de una luxación de dedos.

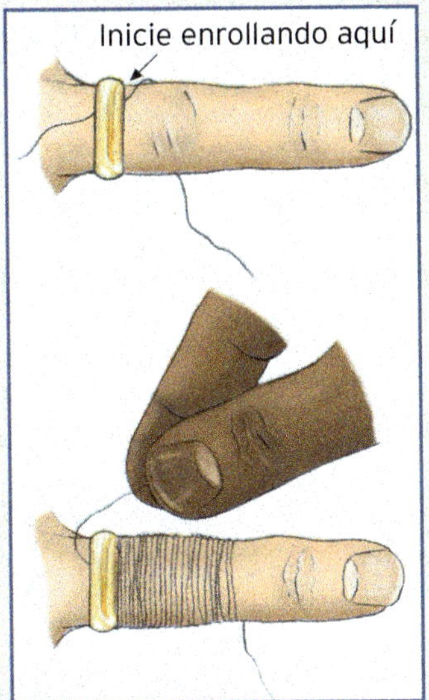

Figura 8-16

Retirando el anillo con hilo.

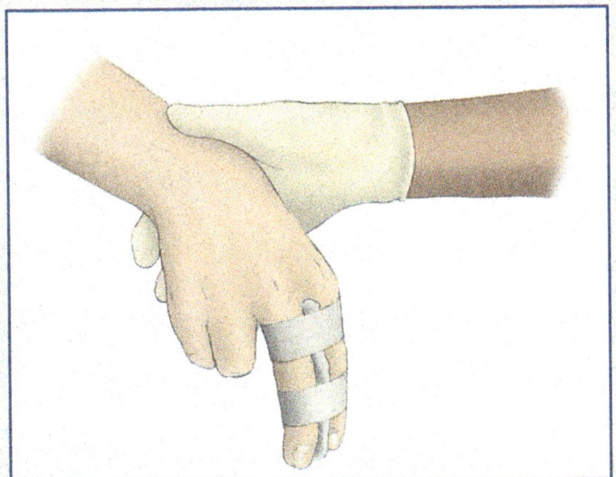

Figura 8-17

Fijación dual.

8. Si la persona lesionada no puede tolerar ningún movimiento, añada una férula rígida o un vendaje voluminoso. Después de cualquier lesión significativa del brazo o la mano, en especial si se requiere la inmovilización, la mano se puede hinchar. Retire los anillos para asegurar que no se altere la circulación al hincharse el dedo. Si los dedos ya están hinchados o no se puede quitar un anillo, intente elevando el brazo, aplicando un paquete de hielo al dedo y enjabonando para lubricar. Si no logra sacar el anillo, envuelva el dedo con una cinta, hilo dental o caña de pescar como se ilustra en la Figura 8-16 para retirarlo. Si aún así no se tiene éxito y el dedo comienza a doler, utilice el filo de una navaja para cortar el anillo.
9. Dos tipos de luxación de la mano son difíciles de reducir en el campo: la base del dedo índice y el pulgar. Haga sólo un intento y después inmovilice la articulación en una posición funcional.
10. Fije el dedo con el de al lado usando cinta adhesiva para permitir un apoyo funcional del dedo después de reducir una luxación o para un dedo esguinzado Figura 8-17. Para un menor movimiento, acolchone entre los dedos y coloque un vendaje o cinta adhesiva sin dejar espacio entre ellos. De forma alternativa, ferulice la articulación media para tener una función cómoda.
11. El dedo en martillo es una lesión de la última articulación de un dedo que produce una flexión súbita ("atasco") de la articulación y produce el desgarro del tendón que extiende la articulación. La punta del dedo se caerá y la víctima será incapaz de extender por completo la articulación. Confeccione una férula para mantener la articulación completamente extendida.

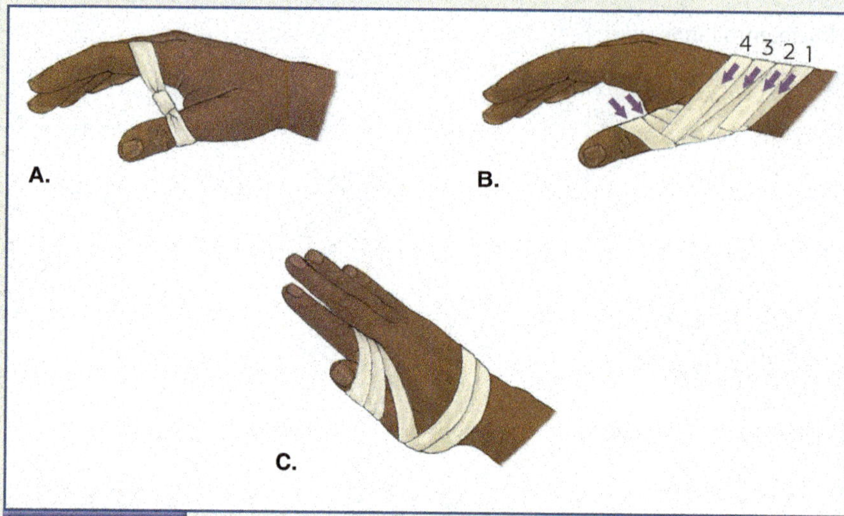

Figura 8-18

Colocación de cinta adhesiva para un esguince de pulgar. **A.** La técnica más simple para un esguince leve. **B.** Fijación más segura con soporte funcional. **C.** Método más seguro, pero la víctima no puede usar el pulgar.

12. Para la comodidad del pulgar, confeccione una férula que incluya al pulgar y la muñeca; para una mejor función, intente colocar cinta adhesiva **Figura 8-18A-C**. Puede estar roto un pequeño pedazo del hueso, pero no es necesaria la evacuación urgente.

Lesiones de las extremidades inferiores

Lesión de la cadera

La cadera es una articulación de una esfera y un encaje. El encaje está en el hueso pélvico. La esfera está en la parte más alta del fémur o hueso del muslo. La cadera puede luxarse o fracturarse. Estas lesiones en general son el resultado de accidentes de alta energía como las caídas desde alturas importantes o accidentes en vehículos de motor, pero también pueden ser resultado de caídas simples.

Qué buscar

- Dolor alrededor de la cadera que se intensifica con cualquier movimiento
- Incapacidad para cargar peso
- El pie puede estar rotado hacia fuera o hacia dentro de forma anormal
- La extremidad lastimada puede parecer más corta que la extremidad intacta
- Con una luxación de cadera, la cadera y la rodilla se mantienen flexionadas, con la rodilla girada hacia dentro

Qué hacer

1. Traslade a la víctima fuera del sitio en una camilla improvisada o un trineo.
2. Vuelva a alinear con suavidad la extremidad y rotar el pie hasta una posición normal. Si hay una resistencia significativa al movimiento, sospeche una posible luxación de la cadera.
3. Coloque una férula en la pierna lastimada con la pierna intacta.
4. Para una mayor estabilización, asegure la férula usando una tabla larga, remo o esquí a lo largo del cuerpo y la pierna desde la axila hasta el tobillo.
5. Coloque almohadillas entre las piernas y alrededor de la pierna lesionada.
6. Traslade fuera del sitio.
7. Con una luxación de cadera, hay un dolor intenso y la cadera y la rodilla se mantienen flexionadas con la rodilla rotada hacia dentro. Como es muy difícil volver a alinear la articulación, no lo intente. Estabilice una lesión de la cadera en la posición en la que se encuentra **Figura 8-19** y **Figura 8-20**.

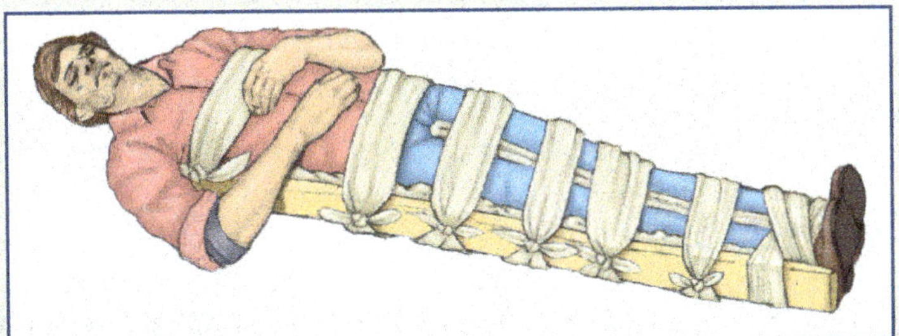

Figura 8-19

Coloque una férula para las fracturas de la cadera o el fémur. Observe la colocación de almohadillas por debajo de la férula y entre las piernas. La férula se extiende desde la axila para impedir el movimiento. Se pueden utilizar materiales para la férula incluyendo una tabla, esquí o remos. Amarre juntas las piernas de la persona lesionada colocando almohadillas entre las piernas.

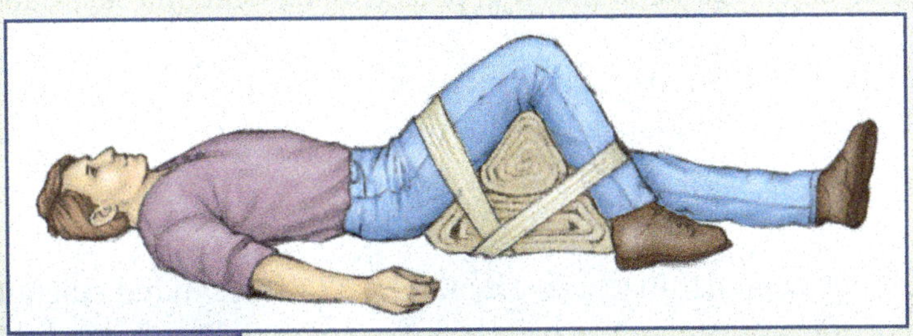

Figura 8-20

Coloque una férula para las fracturas de la cadera o el fémur.

Lesión de la pelvis

Las caídas de una altura considerable pueden fracturar la pelvis.

Qué buscar

- La persona lesionada refiere dolor cuando se presiona el área afectada o se aprieta la pelvis de una lado a otro o de adelante hacia atrás
- La víctima puede tolerar la deambulación, pero con dolor; esto indica fracturas menores alrededor de un hueso de la pelvis
- La víctima es incapaz de deambular e incluso sentarse; esto indica una fractura importante en la pelvis
- Hay signos de choque debido a un sangrado interno
- La persona lesionada presenta sangre en la orina o es incapaz de orinar debido a una lesión uretral o vesical

Qué hacer

Estabilice a la víctima en una tabla rígida en la espalda, una camilla o un trineo y evacue fuera del sitio.

Lesión del muslo

Las fracturas del fémur (hueso del muslo) requieren una gran cantidad de energía. Una víctima puede perder hasta 2 litros de sangre debido a un sangrado interno en el muslo. Una víctima de una fractura abierta de fémur puede desangrarse hasta morir. La estabilización de una fractura de fémur puede reducir el sangrado y salvar la vida. Las fracturas del fémur usualmente son obvias, debido al movimiento anormal y el dolor. Las fracturas del fémur y la cadera pueden tener una apariencia similar.

Qué buscar

- Dolor grave, incapacidad para cargar peso
- Movimiento en el sitio de la fractura, posiblemente con una sensación de frote
- Inflamación y deformidad
- El muslo o la pierna pueden parecer acortados
- El pie puede estar rotado de forma anormal

Qué hacer

1. Inicie la aplicación de una tracción manual a la extremidad sujetando el tobillo y jalando de forma sostenida la pierna. La tracción reduce la pérdida de sangre, alivia el dolor, estabiliza los fragmentos de la fractura, previene la conversión de una fractura cerrada en una fractura abierta y reduce un mayor daño de los tejidos blandos.

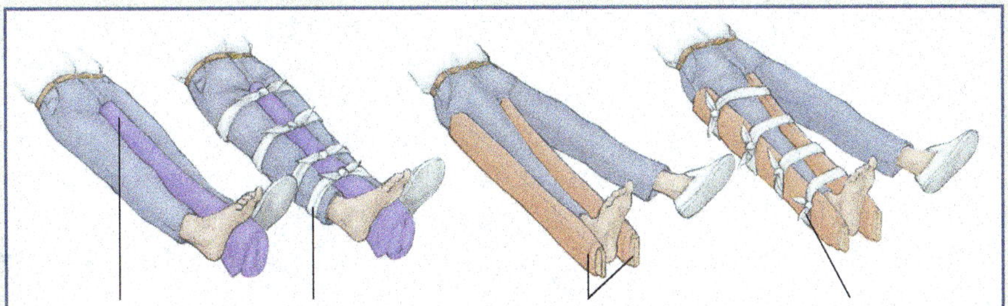

Figura 8-21

Colocación de una férula para el fémur. **A.** Autoferulización. **B.** Dos tablas.

2. Si la víctima requiere ser trasladada sin tracción, estabilice la extremidad en la posición de mayor comodidad colocando una férula en la pierna lesionada con la pierna que está intacta **Figura 8-21A**. Otro método es el que se muestra en la **Figura 8-21B**.
   - Coloque almohadillas entre las piernas y por debajo de las rodillas para doblarlas ligeramente
   - Para un mayor soporte, añada una férula rígida desde la axila hasta el talón, de la misma manera que para una fractura de la cadera
3. Vigile la circulación más allá del sitio de la lesión. Suelte las agujetas, pero no retire las botas ni los calcetines en climas fríos. Se puede cortar la parte de los dedos de la bota para vigilar la circulación.

Lesión de la rodilla

La rodilla está compuesta por el extremo inferior del fémur, el extremo superior de la pierna (tibia) y la rótula (patela). Las lesiones de la rodilla incluyen fracturas, luxaciones y esguinces. Los esguinces de rodilla casi siempre son graves y a diferencia de muchas otras lesiones de la articulación, casi siempre requieren cirugía. Las lesiones de la rodilla a menudo le impiden caminar a la víctima. Una buena regla es que si la víctima de una lesión de rodilla puede caminar sin presentar un dolor grave, puede estirar la rodilla de manera activa y la rodilla no se dobla o cede, la lesión probablemente no es grave.

Qué buscar

- La víctima refiere dolor al intentar doblar o estirar la rodilla al levantar la pierna sin ayuda
- La presencia de una brecha o hipersensibilidad importante a lo largo de los bordes de la rótula sugieren una fractura

- La desviación de la rótula hacia fuera (lateralmente) con la rodilla flexionada (doblada) indica una luxación de la rótula, la cual es producida por una lesión de pivoteo con una rodilla parcialmente flexionada
- Una deformidad importante de la rodilla, además de la luxación de la rótula, indica una lesión seria con fractura o luxación de los extremos óseos
- Inflamación, la cual puede darle una apariencia redondeada a la rodilla e indica un esguince o desgarro de los ligamentos, los cuales son las lesiones más comunes de la rodilla
- Hipersensibilidad, la cual es más común en el lado interno (medial) de la rodilla
- La víctima mantiene la rodilla ligeramente doblada
- La víctima indica que los movimientos de pivoteo producen dolor y la rodilla se siente como si cediera y se doblara
- Se puede cargar peso, incluso con las fracturas de la rótula, si se mantiene derecha la rodilla

Qué hacer

Luxación de la rótula

1. En caso de luxación de la rótula, Figura 8-22, flexione ligeramente la cadera para relajar el músculo del muslo, después enderece con suavidad la rodilla. Al extender la rodilla, la rótula usualmente se volverá a alinear. Si no, con la rodilla alineada, empuje de nuevo la rótula a su lugar presionando desde el borde externo.
2. Envuelva la pierna en un vendaje cilíndrico hecho con una colchoneta, Figura 8-23, o coloque dos férulas rígidas en ambos lados. Esto estabilizará la rodilla y la persona lesionada podrá caminar sin ayuda.
3. Improvise un bastón o muleta si es necesario.

Esguinces

1. Sostenga firmemente la rodilla con un vendaje elástico o férula cilíndrica.
2. Si el esguince es leve a moderado, la víctima podrá caminar, aunque será difícil hacerlo en un terreno inclinado o accidentado.
3. Improvise un palo para caminar si es necesario.

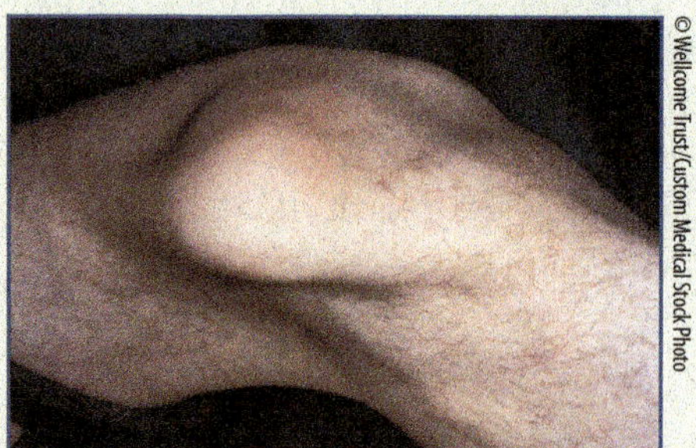

Figura 8-22

Luxación de rótula.

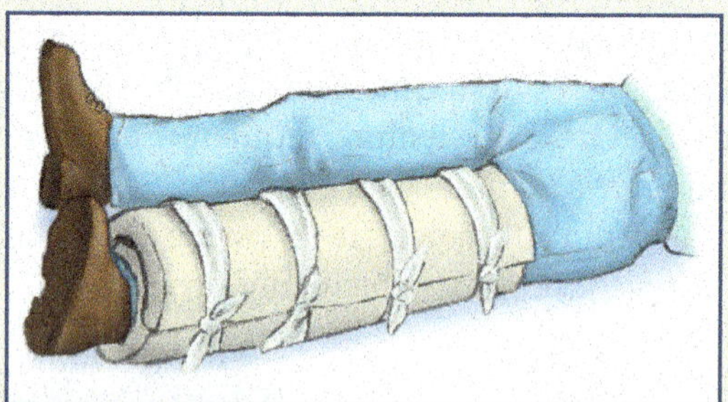

Figura 8-23

Férula cilíndrica.

Dolor grave, deformidad importante e inflamación de moderada a grave

1. Descarte la disminución del flujo sanguíneo (pie frío y azul, sin pulso en el tobillo, pie entumido y dolor al movimiento de los ortejos).
2. Si la circulación en el pie parece estar disminuida, intente mejorar la alineación haciendo tracción directa sobre el eje largo normal de la pierna.
3. Coloque una férula segura pero sin comprometer la circulación del pie.
4. Si la pierna está doblada a nivel de la rodilla con una angulación extraña, vuelva a alinearla. Esto es más fácil que colocar una férula con angulaciones raras.
5. No le pida a la víctima que se pare ni camine.
6. Traslade a la víctima.

Lesión inferior de la pierna

La tibia se puede sentir fácilmente por debajo de la piel a lo largo de las caras frontal e interna de la pierna inferior.

Qué buscar

- Las fracturas por lo general son obvias y presentan gran dolor, inflamación rápida, inestabilidad, cierta deformidad e incapacidad para cargar peso
- Las fracturas de la tibia casi siempre rompen la piel, creando así una fractura abierta
- La hipersensibilidad y dolor aislados en la parte externa de la pierna sin hipersensibilidad de la tibia indican una posible fractura del peroné (el peroné es el hueso más pequeño que se encuentra en la parte externa de la pierna)

Qué hacer

1. Corrija las deformidades por angulación con una suave tracción de la pierna a nivel del tobillo. Coloque una férula en las fracturas inferiores de la pierna para inmovilizar la rodilla y el tobillo. Use cualquier material disponible para acolchonar y asegurar la pierna y así prevenir el movimiento del tobillo y la rodilla **Figura 8-24**. Brinde apoyo con una pequeña almohadilla por debajo de la rodilla. Envuelva primero la pierna con una colchoneta. Sostenga el pie y traccione la pierna mientras que otra persona coloca la férula.

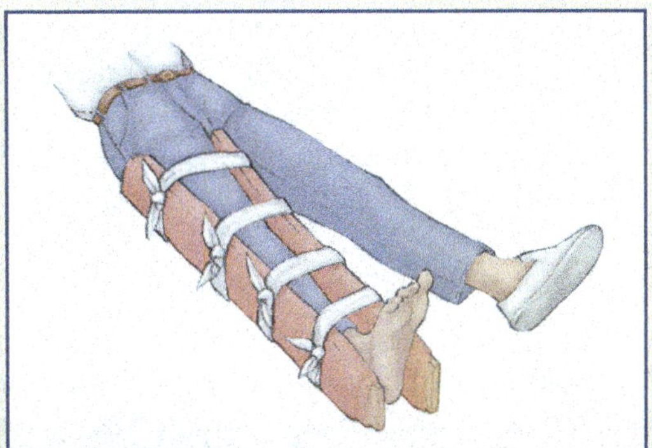

Figura 8-24

Férula para una fractura en la parte inferior de la pierna (tibia y peroné).

2. No es necesaria una férula de tracción para las fracturas inferiores de la pierna. De cualquier manera, se puede usar tracción manual para reducir el dolor, el espasmo muscular y el sangrado mientras se coloca la férula.
3. Traslade a la víctima.
4. Si sólo está fracturado el peroné y la tibia está intacta, la víctima puede caminar con un bastón o una muleta y apoyo en el tobillo.

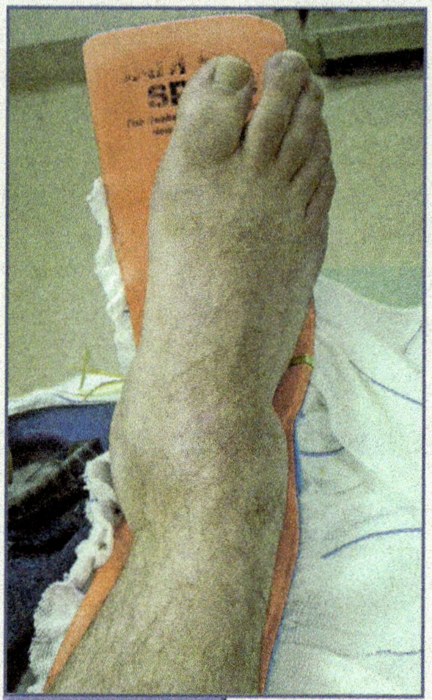

Figura 8-25

Fractura/luxación del tobillo.

Lesión del tobillo

La mayoría de las lesiones del tobillo son esguinces de los ligamentos externos (laterales), producidos por torcedura del pie hacia adentro. Es difícil distinguir entre un esguince grave y una fractura Figura 8-25. Las lesiones de los ligamentos y las fracturas por lo general se presentan juntas y las luxaciones casi siempre están asociadas con las fracturas múltiples. Trate una lesión como si fuera una fractura siempre que se presente una inflamación importante, difusa, incapacidad para cargar peso o signos obvios de fractura, como deformidad o crepitación (crujido con el movimiento).

Qué buscar

- El tobillo típico con esguince se presenta hinchado, doloroso y con equimosis justo enfrente de la protuberancia del hueso en la parte externa del tobillo (maleolo lateral)
- El dolor y la hipersensibilidad marcados sobre los huesos (presione con suavidad a lo largo de los huesos) ya sea en el borde posterior o en la punta de cualquiera de los huesos del tobillo (maleolos) o en el hueso externo del pie (metatarso) sugieren una fractura
- Poner peso sobre el tobillo puede doler, pero si la víctima es capaz de dar cuatro o más pasos, tal vez el tobillo sólo sufrió un esguince o una fractura menor. De cualquier manera, la incapacidad para caminar no siempre significa que hay una fractura

Qué hacer

1. Decida retirar o no el calzado de la víctima. Quite el zapato o la bota para la exploración y el tratamiento o en caso de que el pie esté mojado. De cualquier manera, si usted saca la bota, probablemente no la pueda volver a colocar, por lo tanto, déjela si la persona necesita caminar o si se encuentran con un estado del tiempo desfavorable o un terreno difícil.
2. Revise la circulación, la sensibilidad y los movimientos del pie.
3. Enderece cualquier deformidad del tobillo. Sostenga los ortejos y la parte trasera del talón, levante la pierna y traccione. Sin un gran esfuerzo se logra una mejor alineación.

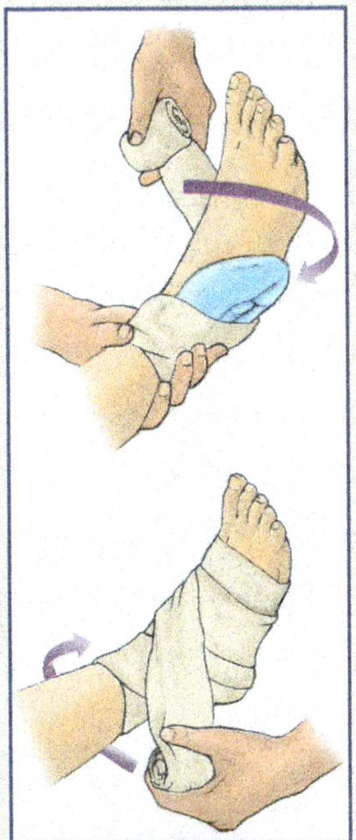

Figura 8-26

Vendaje compresivo para un esguince de tobillo.

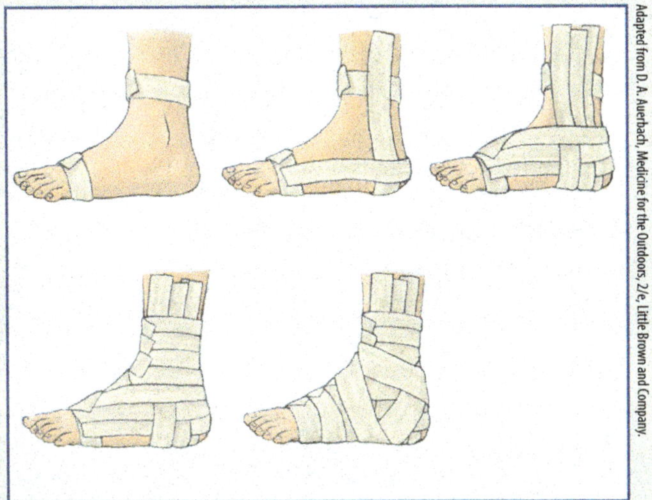

Figura 8-27

La colocación de cinta adhesiva puede dar soporte y permitir el uso de un tobillo esguinzado.

4. Enderece cualquier deformidad del tobillo. Sostenga los ortejos y la parte trasera del talón, levante la pierna y traccione. Sin un gran esfuerzo se logra una mejor alineación.
5. Después de aplicar un paquete de hielo durante 20 minutos, envuelva con un vendaje elástico con un patrón de figura en 8 o simplemente una lazada encima de la otra empezando por los ortejos y hacia arriba Figura 8-26. Para una compresión extra, añada una almohadilla con forma de U (hecha con pañuelo enrollado, una pieza de hule espuma u otro material) alrededor de la protuberancia externa del tobillo. Para un esguince leve, colocar cinta adhesiva alrededor del tobillo dará suficiente soporte para reducir la inflamación pero permitirá caminar a la víctima Figura 8-27.
6. Coloque una férula para todas las fracturas del tobillo con una parka, colchoneta, sábana doblada o enrollada, férula SAM o almohada con forma de U alrededor del

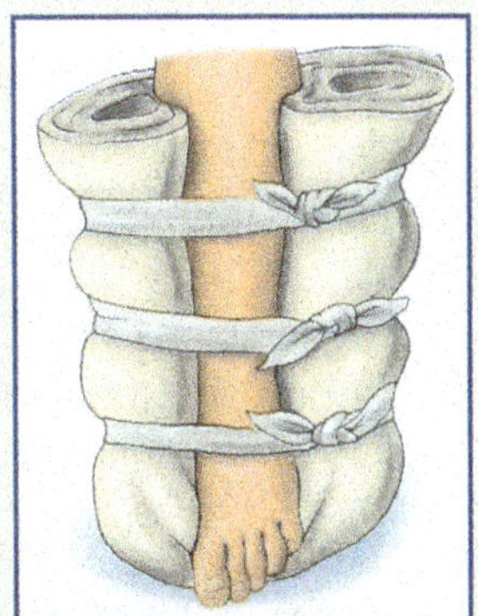

Figura 8-28

Una colchoneta o una sábana enrollada o doblada con forma de U inmovilizará el pie y el tobillo.

pie y la parte inferior de la pierna Figura 8-28. Con lesiones del tobillo menos graves, si se da soporte al tobillo con una férula o cinta y el dolor es soportable, la víctima podrá caminar.

Lesión del pie

Las fracturas de los huesos largos del pie (metatarsianos) se pueden presentar en caso de un golpe directo, una lesión súbita por torsión o por el estrés de una actividad repetitiva como el excursionismo.

Qué buscar

- Hipersensibilidad y dolor local al caminar
- Inflamación y equimosis
- Hipersensibilidad sobre las prominencias óseas
- Dolor que se presenta después de un estrés repetitivo. El dolor puede no presentarse al inicio y casi siempre se vuelve a presentar después de una distancia reproducible o duración de una actividad

Qué hacer

1. Brinde una bota con una suela rígida y un bastón o muleta para que la víctima pueda caminar.
2. Si el dolor aumenta al caminar, la víctima no debe continuar. Trasládela.

Lesión de los ortejos

Los ortejos usualmente se fracturan por un golpe directo, como sucede cuando se golpea el borde de una silla o con la caída de un objeto pesado. Aunque son dolorosas, en general no son lesiones serias, a menos que involucren al dedo gordo. La mayoría de las fracturas de los ortejos tienen buenos resultados con la alineación y colocación de cinta adhesiva junto con el ortejo de al lado.

Qué buscar

Compare los lados lesionado y no lesionado, buscando inflamación y deformidades en el o los ortejos lesionados.

Qué hacer

1. Si un ortejo está doblado o angulado de forma diferente en comparación con el del otro pie, traccione en línea con su posición normal para volverlo a alinear.
2. Inmovilice un ortejo lesionado colocando cinta adhesiva alrededor de éste y del ortejo al lado sin olvidar colocar algo acolchonado entre éstos, de forma similar a las lesiones en los dedos de las manos.
3. La víctima no debe tener ningún problema para caminar. Una bota con una suela rígida puede ser más cómoda que un zapato de suela suave.

Lesiones de la columna vertebral

La columna vertebral se extiende desde la base del cráneo hasta el sacro Figura 8-29. Cada vértebra es un anillo óseo a través del cual pasa la médula espinal. Las vértebras están separadas por almohadillas flexibles llamadas discos. La médula espinal está compuesta de tractos largos de nervios que unen al cerebro con el resto del cuerpo. Si una vértebra rota comprime a la médula espinal, puede producir parálisis. Un disco roto puede provocar un dolor grave que se irradia hacia el brazo o la pierna y una parálisis parcial o completa y entumecimiento. Las fracturas casi siempre se presentan en incidentes graves en los que la víctima se golpea la cabeza o cae sobre la parte superior de la espalda o las nalgas, comprimiendo la columna vertebral. Las caídas, colisiones como las que se pueden producir esquiando y los choques en vehículos de motor son ejemplos de incidentes de alta energía que podrían provocar fracturas de la columna vertebral. También pueden presentarse discos rotos o "herniados" con estos tipos de lesiones o por lesiones menos graves como las que se presentan en algunos deportes o por cargar objetos pesados. Los primeros auxilios urbanos no recomiendan mover a las víctimas con una posible lesión de la columna vertebral; en lugares remotos, sin embargo, podría ser necesario mover a estas personas para poder hacer una evaluación más extensa o para alojarlas en un lugar más seguro.

Además de decidir mover o no a una víctima con una posible lesión de la columna, usted también debe decidir cuándo permitir que una persona consciente se levante y se mueva. La inmovilización completa de la columna vertebral implica un rescate potencialmente peligroso, prolongado y costoso.

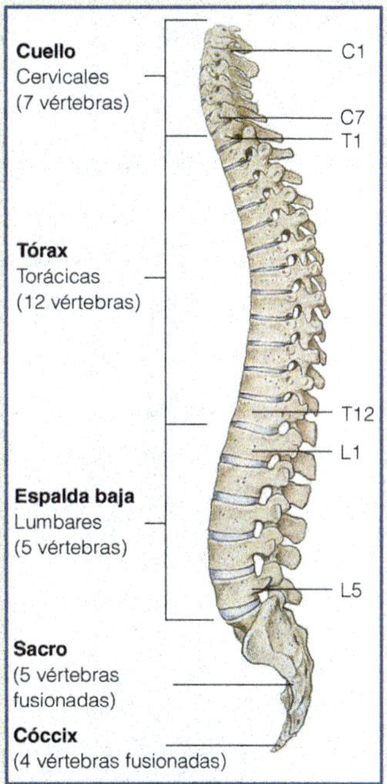

Figura 8-29

La columna vertebral.

Evaluación y tratamiento de las lesiones de la columna vertebral

Qué buscar

- Entumecimiento, hormigueo, debilidad o sensación quemante en los brazos o piernas
- Pérdida del control del intestino o la vejiga
- Parálisis de los brazos y/o piernas
- Hipersensibilidad a lo largo de la prominencia de la columna vertebral en la línea media

Pregunte lo siguiente a una persona consciente (relacionado con **Figura 8-30A-F**):

- *¿Hay dolor?* Casi siempre una víctima describirá dolor neural como choques eléctricos o dolor punzante que baja hacia los brazos o las piernas. El dolor por lesiones de los nervios en el cuello se irradia hacia los brazos; en lesiones de la parte superior de la espalda, alrededor de las costillas y de la parte inferior de la espalda, hacia las piernas
- *¿Puede mover los pies?* Pida a la víctima que mueva cada uno de los pies, empujando hacia abajo y hacia arriba contra una mano a pesar de presentar dolor en la espalda o

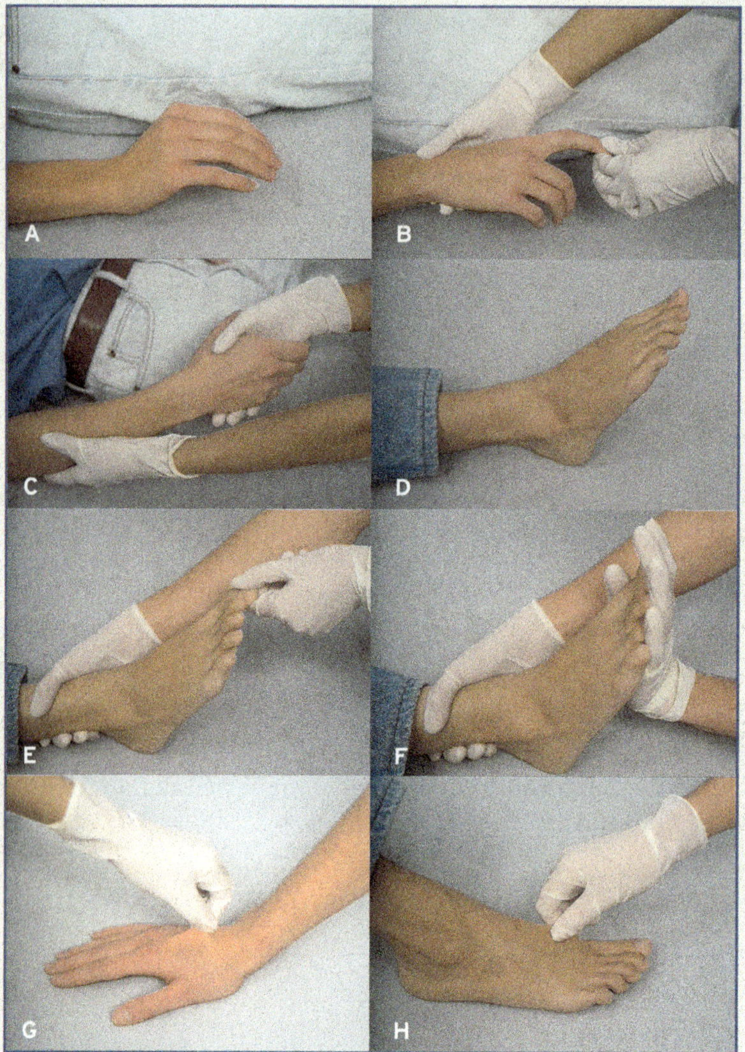

Figura 8-30

Evaluación de una lesión de la columna vertebral. Para una persona que responde: **A.** La víctima mueve los dedos. **B.** El rescatista pellizca o mueve los dedos de la víctima. **C.** La víctima mueve la mano del rescatista. **D.** La víctima mueve sus ortejos. **E.** El rescatista pellizca o mueve los ortejos de la víctima. **F.** La víctima empuja su pie contra la mano del rescatista. Para una persona que no responde: **G.** El rescatista pellizca la mano de la víctima. **H.** El rescatista pellizca el pie de la víctima.

en otras áreas. Si un buen esfuerzo no produce ningún movimiento o sólo un movimiento débil, la víctima podría tener una lesión de la médula espinal
- *¿Puede mover los dedos?* Pida a la víctima que agarre su mano. Un agarre fuerte, igual en ambos lados, indica que es poco probable una lesión de la médula espinal, pero un agarre débil o ausente en una o ambas manos indica una posible lesión de la médula espinal a nivel del cuello

Para una persona que no responde:

- Pregunte a los espectadores qué sucedió. Si hubo una caída importante, un golpe en la cabeza o una lesión por clavados, asuma que la persona tiene una lesión de la columna vertebral hasta que una buena evaluación demuestre lo contrario
- Busque lesiones alrededor de la cabeza y la columna vertebral (cortadas, contusiones y deformidades)
- La falta de respuesta a estímulos dolorosos podría significar una lesión de la médula espinal. Pellizque las manos de la víctima (ya sea en la palma o en el dorso) y pies (ya sea en la planta o en el dorso) Figura 8-30G-H

Qué hacer

1. Revise la respiración de la persona lastimada.
2. Diga a la persona lesionada que permanezca inmóvil. Si la víctima tiene dolor en la columna, no responde o está confundida después de una lesión en la cabeza, estabilice la columna vertebral, en especial a nivel del cuello, para evitar un daño mayor. Hasta cierto grado, las costillas estabilizan la columna torácica y los grandes músculos del área lumbar, la columna vertebral inferior.
3. Dígale a una víctima que responde y coopera que no se mueva. Para estabilizar el cuello sujete los hombros de la víctima con las manos y la cabeza entre la parte interna de los antebrazos Figura 8-31A. Si la víctima está sentada, apoye la cabeza con sus manos. Mantenga la cabeza y el cuello sin moverse y recueste a la víctima lentamente sobre su espalda Figura 8-31B. No debe haber ninguna necesidad de manipular el cuello en una posición incómoda. Una persona sobria, que responde, intentará protegerse de los movimientos cuando presenta dolor en el cuello.
4. Mantenga inmóvil la cabeza de la víctima (se puede apoyar de rocas acolchonadas con ropa u objetos similares) mientras se improvisa algo mejor para la inmovilización.
5. Improvise una tabla corta para la espalda con una mochila, chaleco salvavidas, remos, tabla para la nieve, raqueta de nieve o pala de nieve.
6. Coloque la tabla por detrás de la cabeza, el cuello y el tórax con ropa enrollada a cada lado de la cabeza (para prevenir la rotación) y acolchonando la parte trasera de la cabeza.
7. Asegúrese de que la cabeza y el cuello están en posición neutral, con los ojos mirando hacia el frente y la nariz alineada con el ombligo.
8. Asegure con firmeza el tronco a la tabla alrededor del tórax, por debajo de los brazos y alrededor de la frente. Una tabla dorsal parcial similar se puede usar para la columna lumbar o torácica.

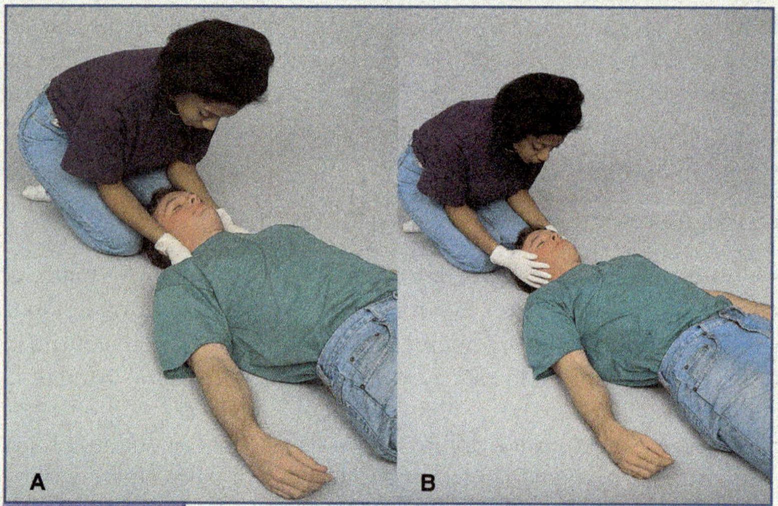

Figura 8-31

Opciones de inmovilización manual de la columna cervical. **A.** La cabeza se estabiliza entre los antebrazos del prestador de primeros auxilios. **B.** Se estabiliza la cabeza con las manos del rescatista sobre los oídos de la víctima.

9. Confeccione un collarín simple con una férula de aluminio y hule espuma (férula SAM), una chamarra o toalla enrolladas o un cinturón de cadera acolchonado de una mochila **Figura 8-32**. Un collarín es inadecuado para inmovilizar a alguien con alta sospecha de una lesión seria del cuello, pero se puede usar para brindar comodidad después de un esguince o de despertarse con dolor en el cuello.

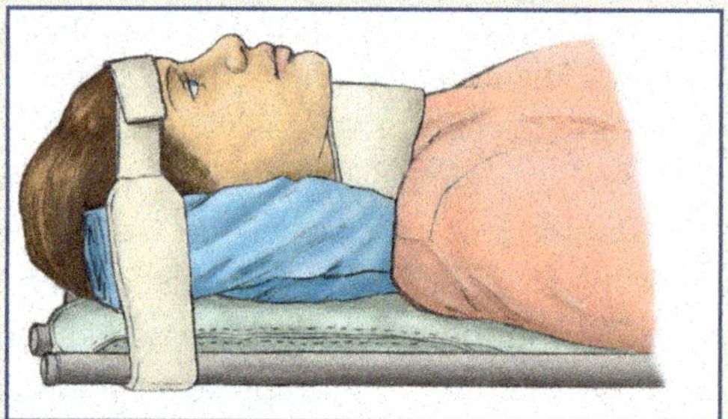

Figura 8-32

Inmovilización improvisada de la columna cervical.

Movimiento de una víctima con una lesión de la columna vertebral

Una víctima en una posición extraña después de una caída, atrapada entre los árboles o rocas o que yace recostada boca abajo debe ser sacada de ese sitio y colocada sobre la espalda con la columna vertebral recta. Enderece la cabeza y el cuello de una víctima que no responde para mantener abierta la vía aérea. Las personas lesionadas podrían necesitar ser trasladadas a un lugar seguro en donde usted pueda brindar los primeros auxilios. Si se encuentra solo, mover

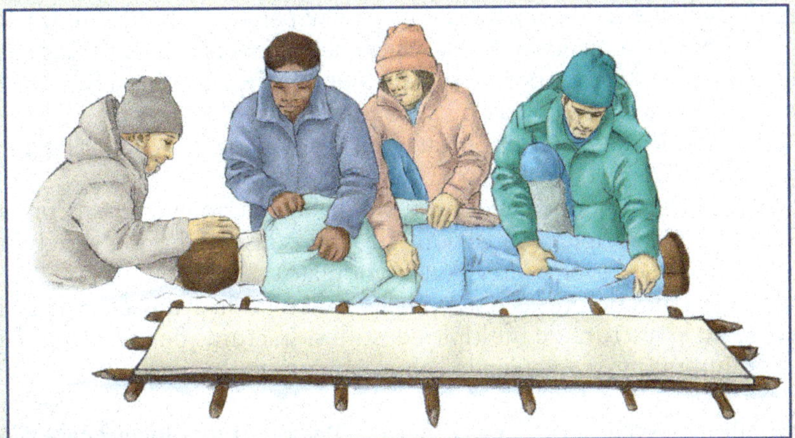

Figura 8-33

Técnica de rotación como tronco de madera.

correctamente a una víctima con sospecha de lesión de la columna vertebral sin una camilla o una tabla dorsal es imposible. Sea en especial cuidadoso si usted nota alguno de los signos de lesión de la columna vertebral ya mencionados. Para colocar una tabla dorsal por debajo de la víctima, asigne a una persona para controlar la cabeza y el cuello y para dar las indicaciones de los movimientos al resto de los rescatistas. Esta persona sujeta la cabeza entre la parte interna de sus antebrazos sosteniendo los hombros o simplemente agarrando la cabeza y la mandíbula con firmeza con una mano de cada lado. Enderece con suavidad la cabeza y el cuello de la persona lesionada, en caso de ser necesario. Para explorar la espalda y la columna vertebral, gire a la víctima sobre su espalda o, para colocar a alguien sobre una tabla dorsal improvisada, gire a la víctima como un tronco de madera, sin movimientos de torsión ni flexión Figura 8-33. Para levantar a la víctima se requiere de uno o más rescatistas al lado para dar apoyo al tórax, pelvis y piernas y uno a la cabeza.

Cuándo retirar la inmovilización de la columna vertebral

En lugares remotos, busque un equilibrio entre las dificultades y los peligros de evacuar a una víctima inmovilizada y los riesgos de no inmovilizar una lesión de la columna vertebral. Por fortuna, las lesiones de la columna vertebral son raras.

Para excluir la posibilidad de una lesión de la columna vertebral en una víctima con un mecanismo de lesión sospechoso (caída, golpe en la cabeza o lesión por clavados) y para descartar la necesidad de inmovilización de la columna vertebral, use los siguientes criterios:

- La víctima que presentó una reacción inicial a la lesión se ha calmado, está por completo alerta, cooperadora y no está intoxicada

- No hay signos ni síntomas de lesión de la columna vertebral (entumecimiento, hormigueo o sensación quemante en los brazos o las piernas ni parálisis o debilidad de los dedos, ortejos, manos o pies, a menos que esto sea explicable por lesiones en estas partes)
- No hay hipersensibilidad importante al presionar sobre la columna vertebral (sin incluir a los músculos a cada lado de la columna vertebral)
- No hay un espasmo muscular importante (esto se puede desarrollar horas después o al día siguiente si ha habido un desgarro o esguince)
- No hay dolor grave en la línea media a nivel de la columna vertebral con el movimiento (excluyendo la rigidez muscular a los lados de la columna vertebral y que se extiende a la parte superior e interna del omóplato)
- No hay otras lesiones dolorosas que podrían dificultar la evaluación de la columna vertebral (como la fractura de múltiples costillas, fracturas de los brazos o las piernas o una lesión importante cercana a la columna vertebral)

Si la víctima falla en alguno de los pasos de la evaluación, inmovilice la cabeza y la columna vertebral hasta obtener ayuda y mejor equipo.

En caso de que los signos y síntomas antes mencionados no sugieran una lesión de la columna vertebral, usted puede apoyar la cabeza y pedirle a la víctima que rote y flexione lentamente el cuello a lo largo de su rango normal de movimientos. Puede apoyar a la víctima para intentar sentarse y pararse, después con lentitud intente la rotación y la flexión hacia delante y a los lados. La presentación única de poco dolor, con una limitación mínima del movimiento, indica que no hay una lesión seria de la columna vertebral.

Guías para la evacuación por lesiones musculoesqueléticas

Traslade lo más pronto posible en caso de presentar las siguientes lesiones

- Fracturas abiertas
- Lesiones con daño a los nervios o compromiso de la irrigación sanguínea que no se alivia con la alineación de la parte lesionada
- Lesiones con sospecha de daño a la médula espinal
- Lesiones asociadas con una pérdida seria de sangre
- Fracturas mayores (cadera, fémur, pelvis, lesiones con deformidad de la rodilla, tobillo o codo)
- Luxaciones importantes o aquellas que no pueden ser reducidas

Procure una evacuación no urgente o asistida para lesiones que producen dolor o incapacidad importantes que hacen que la persona lesionada no pueda continuar el viaje de forma segura o efectiva.

La evacuación o traslado es innecesario para las siguientes lesiones:

- Lesiones de los dedos (dedos u ortejos)
- Lesiones superficiales de las articulaciones
- Sospecha de fracturas sin deformidad o luxaciones después de su reducción cuando la colocación de una férula brinda comodidad y función adecuada para continuar de forma segura

Resumen de la atención de urgencia

Qué buscar	Qué hacer
Lesiones de las extremidades superiores	**Nota:** Para todas estas lesiones, revise la circulación, la sensibilidad y el movimiento.
Lesión del hombro • Hipersensibilidad, inflamación o deformidad local • Nivel del dolor • Dolor grave con inflamación • Posición del brazo afectado • Espasmo muscular	1. Ponga el hombro en un cabestrillo con un extremo arriba del antebrazo y por debajo de la axila del lado lastimado y el otro alrededor del cuello. Chichón en la unión de la clavícula y el hombro.
Luxación del hombro • La parte superior del brazo usualmente se • mantiene alejada del cuerpo • Deformidad • Movimientos dolorosos	1. Considere intentar la reducción si la atención médica será tardía. 2. Coloque un vendaje y acolchone el miembro afectado.
Lesión de la parte superior del brazo • Inflamación y deformidad • Función alterada de los nervios motores • Dolor grave	1. Retire cualquier anillo. 2. Coloque una férula para el brazo. 3. Coloque algo acolchonado entre el brazo y el pecho. 4. Utilice una cinta o una chalina para improvisar un cabestrillo.
Lesión del codo • Deformidad importante • Dolor grave • Inflamación, hipersensibilidad • Función alterada de los nervios motores	1. Retire cualquier anillo. 2. Inmovilice con un cabestrillo. 3. Mantenga el codo en la posición encontrada. 4. Considere intentar la reducción si la atención médica será tardía.
Lesión de la parte inferior del brazo • Deformidad a nivel de la muñeca o el antebrazo	1. Retire cualquier anillo. 2. Intente enderezar cualquier angulación del antebrazo. 3. Coloque un vendaje para inmovilizar la mano, la muñeca y el antebrazo. 4. Ejercite los dedos para ayudar a la circulación y reducir la inflamación.

Qué buscar	Qué hacer
Lesión de la mano • Deformidad e inflamación • Dedos fuera de alineación	1. Coloque algo acolchonado en la palma. 2. Vuelva a alinear cualquier dedo desviado. 3. Coloque una férula rígida a lo largo del antebrazo y por debajo de la mano.
Luxación y fractura de los dedos • Punta de los dedos doblada que no se puede enderezar • Incapacidad para agarrar o pellizcar • Dolor e inflamación • Movimiento restringido • Equimosis • Posición anormal de dos huesos adyacentes	1. Jale el dedo de forma sostenida con la articulación derecha o hiperextendida. 2. Empuje la base del segmento luxado nuevamente a su lugar. 3. Coloque una férula para el dedo en una posición funcional. 4. Coloque cinta adhesiva al dedo junto con el de al lado para restringir su movimiento.
Lesiones de las extremidades inferiores	
Lesión de la cadera • Lesión seria con dolor alrededor de la cadera • Incapacidad para cargar peso • Longitud de las piernas diferente • Extremidad bloqueada en una posición inusual	1. Realinee con la otra extremidad. 2. Coloque una férula en la pierna lastimada junto con la pierna no lastimada. 3. Coloque algo acolchonado entre las piernas y alrededor de la pierna lastimada. 4. Traslade.
Lesión de la pelvis • Dolor a la compresión • Es insoportable caminar o sentarse • Signos de choque • Sangre en la orina o incapacidad para respirar	1. Estabilice a la víctima sobre una tabla dorsal rígida, una camilla o un trineo. 2. Traslade.
Lesión en el muslo • Dolor grave • Inflamación, deformidad • Movimiento anormal • Frote • Longitud de las piernas diferente	1. Tracción manual. 2. Estabilice a la víctima en una posición cómoda. 3. Traslade.

Qué buscar	Qué hacer
Lesión de la rodilla • Dolor al doblar o enderezar la rodilla • Hipersensibilidad importante a lo largo de los bordes de la rótula • Deformidad importante • Inflamación	1. Coloque la rótula en su posición si está luxada. 2. Envuelva la pierna o rodilla. 3. Improvise un bastón o muleta en caso necesario. 4. Traslade en caso necesario.
Lesión inferior de la pierna • Dolor grave • Inflamación • Movimiento anormal con crepitación • Deformidad • Incapacidad para cargar peso • Fracturas abiertas	1. Corrija las deformidades angulares con una tracción suave. 2. Coloque una férula para las fracturas de la parte inferior de la pierna para inmovilizar la rodilla y el tobillo. 3. Traslade.
Lesión del tobillo • Inflamación • Hipersensibilidad • Equimosis • Dolor	1. Determine si es necesario retirar el calzado de la víctima o no. 2. Vuelva a alinear la deformidad del tobillo. 3. Utilice los procedimientos RICE. 4. Para un esguince, utilice un vendaje elástico. 5. Para una fractura, coloque una férula para el tobillo.
Lesión del pie • Dolor e hipersensibilidad locales • Inflamación y equimosis	1. Brinde una bota con suela rígida y muletas. 2. Si el pie se hincha al caminar, no continúe. 3. Traslade.
Lesión de ortejos • Inflamación • Deformidad	1. Traccione en caso necesario. 2. Inmovilice un ortejo lesionado con cinta adhesiva junto con el dedo adyacente. 3. Se permite caminar con una bota con suela rígida.
Lesiones de la columna vertebral • Entumecimiento, hormigueo, debilidad o sensación quemante en los brazos o las piernas • Pérdida del control intestinal o vesical • Parálisis de los brazos y/o las piernas • Hipersensibilidad a lo largo de las prominencias de la columna vertebral en la línea media	1. Revise la respiración. 2. Diga a la persona que permanezca inmóvil. 3. Mantenga inmóvil la cabeza. 4. Inmovilice la columna vertebral con una tabla dorsal. 5. Traslade de inmediato.

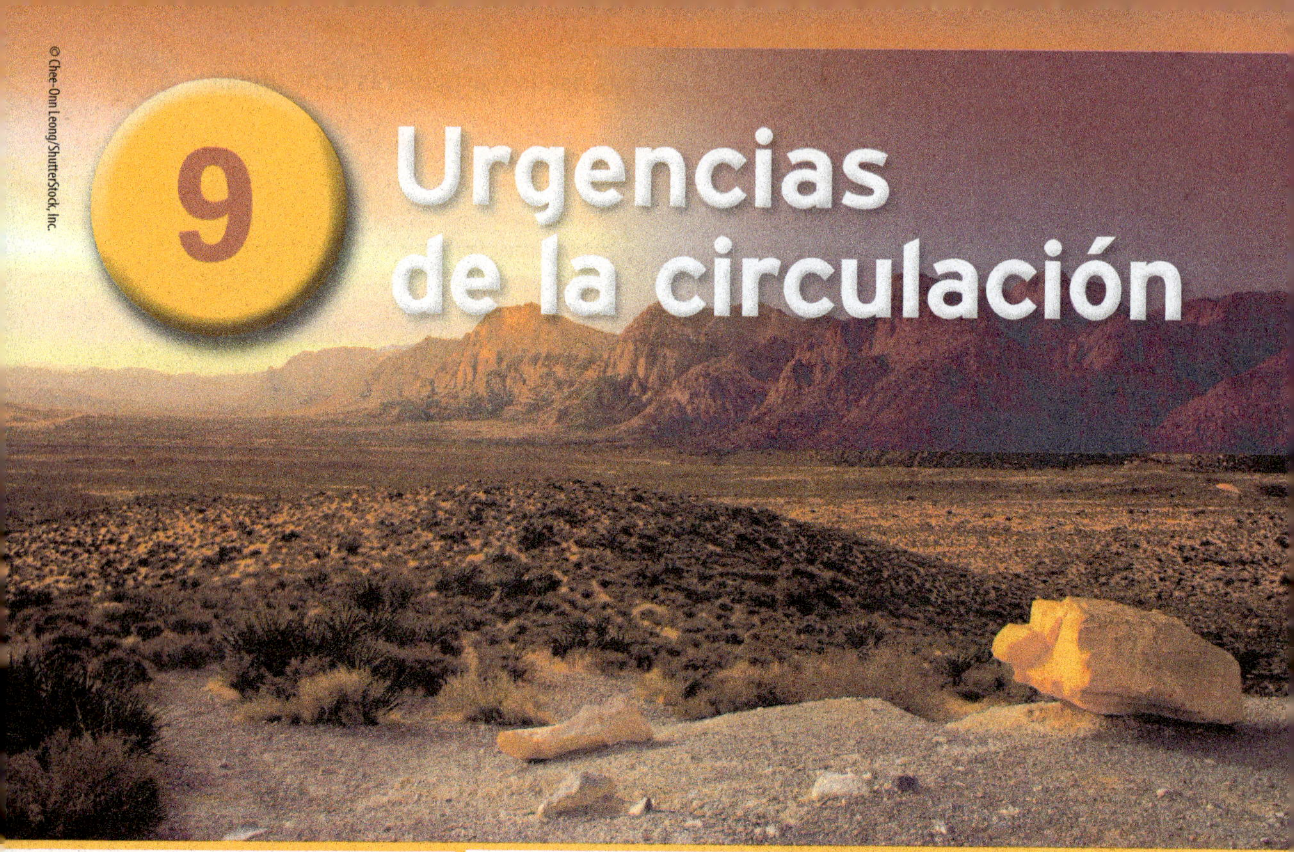

9 Urgencias de la circulación

capítulo *en un vistazo*

Anatomía y fisiología

Hay tres componentes del sistema circulatorio: el corazón Figura 9-1, los vasos sanguíneos y la sangre.

El corazón es una bomba muscular de cuatro cámaras que recibe la sangre deficiente de oxígeno del cuerpo, la bombea a los pulmones (en donde se deshace del dióxido de carbono y se llena de nuevo de oxígeno), entonces bombea la sangre rica en oxígeno de regreso al cuerpo. La función del corazón es variable, con la capacidad de reducir la frecuencia durante los periodos de reposo y acelerar durante el ejercicio o estrés para cumplir con las demandas del cuerpo.

Los vasos sanguíneos son tubos reactivos que se pueden expandir o contraer basándose en las necesidades dinámicas de flujo sanguíneo a las diferentes partes del cuerpo. Las arterias llevan la sangre lejos del corazón hacia los tejidos, y las venas la regresan a él. Conforme las arterias se alejan del corazón, disminuyen en tamaño y se convierten en una red de pequeños capilares microscópicos. A través de los capilares se lleva a cabo el intercambio de oxígeno y dióxido de carbono, con el oxígeno pasando hacia los tejidos y el dióxido de carbono pasando de regreso a la sangre. Entonces la sangre viaja a través de las venas, las cuales se vuelven más grandes conforme se acercan al corazón. Los vasos sanguíneos más pequeños tienen la capacidad de dilatarse o contraerse en respuesta a numerosos estímulos, como el calor, el frío, el ejercicio y los alimentos.

La sangre es una suspensión de células en un líquido rico en proteínas llamado plasma. Los eritrocitos, los cuales transportan el oxígeno, representan a la mayoría de las células; los leucocitos defienden al cuerpo contra las infecciones y las plaquetas son esenciales para la coagulación.

El sistema circulatorio trabaja mejor cuando todas sus partes funcionan bien. Esto requiere un corazón sano, volumen normal de sangre, suficientes eritrocitos para transportar el oxígeno y vasos sanguíneos que no están ni muy dilatados ni excesivamente contraídos .

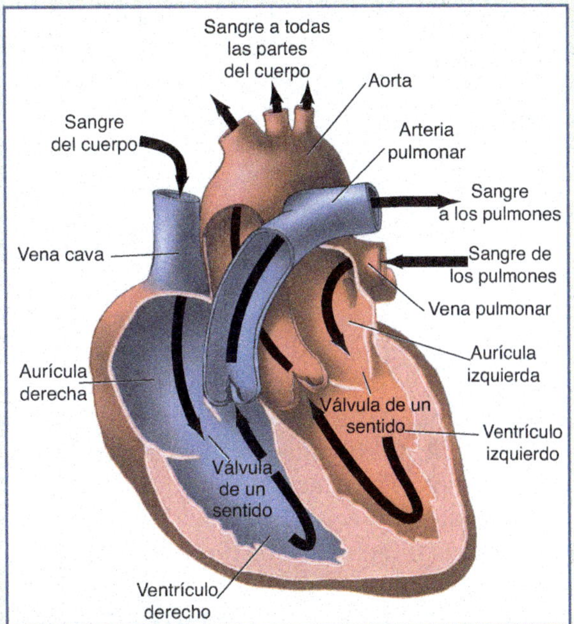

Figura 9-1

Diagrama del corazón. El azul representa la sangre pobre en oxígeno que proviene del cuerpo y que va hacia los pulmones. El rojo representa la sangre rica en oxígeno que proviene de los pulmones y que va hacia el cuerpo.

Shock

El shock se presenta cuando el flujo sanguíneo es inadecuado para suministrar el oxígeno, el cual es el combustible de la vida y es transportado por los eritrocitos desde los pulmones hacia todos los tejidos vivos del cuerpo. Las dos causas más importantes de shock son un volumen sanguíneo bajo y una presión sanguínea baja. La pérdida de 500 a 750 mililitros (mL) de sangre en un adulto pueden producir las primeras etapas del shock.

El volumen sanguíneo bajo puede ser resultado de lo siguiente:

- Pérdida interna o externa de sangre (la pérdida interna de sangre usualmente se presenta en el abdomen)
- Deshidratación grave debida a diarrea, vómito o sudoración, en especial si se combina con una falta de ingesta de líquidos

La presión sanguínea baja se puede deber a lo siguiente:

- Dilatación de los vasos sanguíneos, como en la anafilaxis (reacción alérgica grave) o con lesión de la médula espinal. Los pequeños vasos sanguíneos se dilatan y el volumen de sangre es insuficiente para llenar el aumento del espacio, produciendo la caída de la presión sanguínea

- Incapacidad del corazón para bombear de manera apropiada, como después de un ataque cardiaco. Un músculo cardiaco lesionado no puede bombear efectivamente; el flujo sanguíneo y la presión sanguínea caen a niveles peligrosos
- Infecciones graves pueden producir toxinas que pueden provocar shock (síndrome de shock tóxico)

PRECAUCIÓN

NO confundir el shock verdadero con el emocional. El shock verdadero puede ser fatal; el emocional por lo general no es peligroso. El desmayo es producido por la caída breve de la presión sanguínea y es precedida por algunos de los signos de shock, pero usualmente no es peligrosa y es temporal.

Qué buscar

- Pulso rápido, débil –el signo más consistente de shock. Cuando se reduce el volumen sanguíneo, el corazón se acelera, intentando compensar al hacer circular la sangre más rápido. La presión sanguínea cae. El pulso débil se debe a una presión sanguínea baja. En el shock temprano la frecuencia de pulso podría ser normal cuando la víctima se encuentra recostada, pero se acelera cuando la persona afectada se sienta o se levanta
- Respiración rápida. La respiración también se acelera para suministrar más oxígeno a la sangre
- Piel, lechos ungueales y labios pálidos o azules (cianóticos). Los vasos sanguíneos de la piel se constriñen, redirigiendo el flujo sanguíneo hacia los órganos más vitales y produciendo cambios en el color y la temperatura de la piel
- Piel húmeda, pegajosa
- Inquietud, ansiedad y debilidad
- Náusea y vómito
- Nivel alterado de respuesta

El shock requiere tratamiento hospitalario. No espere que un shock verdadero mejore de manera espontánea. Su tratamiento reducirá los efectos, en el mejor de los casos.

Qué hacer

1. Revise la respiración y explore a la víctima, tanto de frente como de espalda, por sangrado. Si el sangrado externo parece insuficiente para producir shock, considere un sangrado interno en el abdomen, el tórax, el estómago o los intestinos.
2. Controle todo sangrado y trate cualquier lesión mayor.
3. Recueste a la víctima de espaldas.
4. Mantenga a la víctima en un refugio y caliente. Utilice la ropa de repuesto, abrigos, sábanas o bolsas para dormir por encima y debajo de la víctima para prevenir la pérdida de calor.
5. No dé alimentos a la víctima en shock traumático; si está lo suficientemente alerta como para deglutir, sólo dele líquidos claros.
6. Si el shock se debe a deshidratación y la víctima está lo suficientemente alerta como para deglutir con seguridad, dele una bebida ligeramente salada o bebidas deportivas por vía oral. El reemplazo de líquidos es lo más importante.

NOTA PEDIÁTRICA

Los cuerpos de los niños responden al shock aumentando la frecuencia cardiaca. La frecuencia cardiaca normal máxima para infantes es de 160 latidos/minuto; para niños preescolares, 140 latidos/minuto y para los niños en edad escolar, 120 latidos/minuto. El pulso también se puede elevar debido a dolor o miedo. La presión sanguínea de un niño que está sangrando se mantendrá hasta que se haya perdido aproximadamente 40% del volumen sanguíneo. El prestador imprudente de primeros auxilios puede estar cómodo con un pulso fuerte, en apariencia normal. Después de que se ha perdido 40% del volumen sanguíneo, la condición del niño se deteriora muy rápido. Una frecuencia de pulso en aumento, tiempo de llenado capilar prolongado y disminución de la conciencia, con letargo o inquietud, son signos de shock inminente. Vigile los signos vitales y el estado de alerta para detectar este shock antes de que la situación se vuelva crítica.

7. Trate a una persona con lesiones graves como si el shock fuera inevitable.
8. Traslade a la víctima lo más pronto posible.

Sangrado interno

El sangrado interno proviene de trastornos como úlceras de estómago, abortos y lesiones que no rompen la piel (como lesiones en pulmones que sangran dentro del tórax o del bazo o hígado que sangra hacia la cavidad abdominal). Las fracturas de la pelvis, la cadera o el muslo también pueden producir un sangrado oculto serio. Como no se observa sangre, el sangrado interno puede ser difícil de detectar, rara vez se puede controlar en el campo y puede poner en riesgo la vida.

Qué buscar

- Un abdomen doloroso, hipersensible, rígido (esto indica un posible sangrado dentro del abdomen)
- Costillas fracturadas o equimosis en el tórax; falta de aire
- Signos de shock sin explicación (debilidad, mareos o desmayos; un pulso rápido; piel fría, húmeda)
- Vómito o tos con sangre
- Heces negras o con gran cantidad de sangre (el color negro es producido por la sangre digerida)
- En una mujer embarazada, el sangrado vaginal o el dolor abdominal son signos de problemas serios

Qué hacer

1. Revise de manera repetida la respiración para evaluar la gravedad del sangrado.
2. Esté preparado en caso de vómito. Si la víctima no está alerta, colóquela en posición de recuperación para prevenir la aspiración del vómito.

3. Si la víctima está alerta, trate el shock y manténgala caliente.
4. Trasládela de inmediato para recibir atención médica.

Enfermedad cardiaca y dolor torácico

Las causas de dolor torácico incluyen enfermedad cardiaca, problemas pulmonares, infecciones como neumonía y bronquitis, desgarros musculares, contusiones y problemas abdominales como úlceras gástricas y colelitiasis. Considere una enfermedad seria cuando el dolor del tórax está asociado con falta de aire, debilidad, cianosis (tinte azul de la piel y labios) y piel fría y pegajosa; cuando es un dolor pesado, abrumador, quemante u opresor por debajo del esternón; cuando éste se radia al cuello, la mandíbula, la garganta, los brazos o los hombros; o cuando se presenta en una persona con antecedentes de enfermedad cardiaca o pulmonar con ataques previos de dolor similar. Alguien que se queja de indigestión producida por ejercicio podría tener enfermedad cardiaca.

La causa de la mayoría de los dolores cardiacos es la enfermedad arterial coronaria. Los depósitos de colesterol reducen el calibre de las arterias coronarias y bloquean el suministro de sangre al músculo del corazón (miocardio). Si el calibre es menor, la víctima puede ser capaz de realizar las actividades de todos los días sin dificultades. Durante el ejercicio o con una emoción fuerte, de cualquier manera, el músculo cardiaco necesita más sangre de la que puede pasar a través de estas angostas arterias y la relativa falta de sangre al músculo cardiaco produce dolor.

Una historia característica es que la víctima camina una pendiente hacia arriba después de una comida pesada y desarrolla un dolor en el centro del pecho que hace que se detenga. Después de un minuto o dos de reposo, el dolor desaparece pero regresa cuando la persona continúa caminando.

El dolor que se alivia con descanso o nitroglicerina (un medicamento que mejora el flujo sanguíneo) o que dura menos de 15 minutos se llama angina. Un dolor más grave, que dura más tiempo y que no se alivia con el descanso ni con la nitroglicerina puede ser una señal de que la víctima está teniendo un ataque cardiaco, lo cual es una urgencia. La víctima está típicamente ansiosa, tiene sensación de falta de aire, piel fría, húmeda y/o cianótica, podría sentirse mareada y preferir sentarse en lugar de recostarse. En ocasiones la víctima experimentará una pequeña molestia y podría negar que está sufriendo un ataque cardiaco.

Qué buscar

Realice una evaluación primaria. Los signos de que una persona está en peligro obvio incluyen los siguientes:

NOTA

Después de un ataque de angina, la víctima podría mirarse y sentirse normal. Durante un ataque cardiaco la víctima puede verse nerviosa, podría tener mucho dolor y se verá enferma.

- Los antecedentes SAMPLE de la víctima indican un dolor similar previo, antecedentes de enfermedad cardiaca o pulmonar, lesión del tórax reciente, actividad física inusual que involucra los músculos del tórax (levantar, escalar, remar, cargar un paquete pesado), o una infección respiratoria reciente. Pregunte sobre enfermedades previas del sistema digestivo como una úlcera o colelitiasis, estómago nervioso, hernia hiatal y síndrome de intestino irritable. Pregunte sobre las medicinas que toman y por qué son necesarias

- Pulso anormal, respiraciones anormales y respuesta alterada
- Localización, tipo, gravedad y duración del dolor; cambio en el dolor; posible relación con la respiración, tos o actividad física; sensación de falta de aire. Pida a la víctima que describa el dolor
- Síntomas de infección (escalofríos, fiebre, tos, falta de aire, ardor de garganta, dolor de oídos o congestión en la cabeza que podría sugerir una infección de tórax)
- Indigestión
- Cambios en los signos vitales, en especial temperatura, pulso, frecuencia respiratoria y características de la piel (color y humedad)

Qué hacer

Para angina, haga lo siguiente:

1. Sospeche angina si se presenta un dolor típico en una persona de edad media o mayor, en especial una con antecedentes conocidos de enfermedad cardiaca o angina.
2. Si la víctima ha tenido ataques previos, usualmente traerá nitroglicerina (en espray o píldoras blancas pequeñas de la mitad del tamaño de una aspirina), y sabrá como usarla. Asista a la víctima usando la medicina de acuerdo con las instrucciones del frasco contenedor. La nitroglicerina dilata los vasos sanguíneos y aumenta el flujo sanguíneo al músculo cardiaco. Asegúrese de que la víctima está sentada o recostada al tomar la nitroglicerina, porque en ocasiones puede producir una caída en la presión sanguínea y casi siempre provoca cefalea pulsátil.
3. Si el dolor se detiene antes de 15 minutos, probablemente fue angina. Si continúa, sospeche un ataque cardiaco (véase la siguiente lista de pasos).
4. Traslade a cualquiera que usted sospeche que tiene angina. La persona puede caminar fuera del lugar remoto o es capaz de hacerlo sin dolor.

Si usted sospecha un ataque cardiaco, haga lo siguiente:

1. Mantenga a la víctima en un refugio y caliente.
2. Si la víctima no es alérgica a la aspirina, dele una; cuando ésta se da de forma temprana durante un ataque cardiaco, reduce la mortalidad.
3. No dé a beber a la víctima nada más que agua o líquidos claros, blandos.
4. Arregle el traslado de inmediato.

Cambios en el ritmo cardiaco

El latido del corazón tiene un ritmo regular –en ocasiones lento y en otras rápido, pero siempre regular. Cuando usted siente el pulso a veces puede percibir que se saltó un latido –una interrupción en la regularidad del latido– o una irregularidad total. La mayoría de las irregularidades del ritmo son inocuas. Una irregularidad total (fibrilación auricular, no debe confundirse con una fibrilación ventricular fatal) en ocasiones se encuentra en altitudes elevadas y en víctimas de hipotermia. En ambos casos, la condición se revierte a lo normal cuando la persona es retirada del ambiente que la favorece.

Traslade a la víctima si la frecuencia cardiaca es mayor a 120 latidos por minuto en reposo y si la persona afligida no es capaz de funcionar de manera normal.

▸ Resumen de la atención de urgencia

Qué buscar	Qué hacer
Shock	
Shock • Pulso rápido, débil • Respiración rápida • Piel, lechos ungueales, y labios pálidos o azules (cianóticos) • Piel húmeda y pegajosa • Inquietud, ansiedad, debilidad • Náusea y vómito • Nivel de respuesta alterado	1. Revise la respiración y explore la víctima. 2. Controle todo el sangrado y trate cualquier lesión mayor. 3. Acueste a la víctima de espaldas. 4. Mantenga a la víctima en un refugio y caliente. 5. No dé alimentos a una víctima en shock traumático. 6. Si el shock se debe a deshidratación, dé agua y reemplace las soluciones de electrolitos por vía oral. 7. Trate a una persona gravemente lesionada como si el shock fuera inevitable. 8. Traslade lo más rápido posible.
Sangrado interno	
• Un abdomen doloroso, hipersensible y rígido • Costillas fracturadas o equimosis en el tórax • Signos no explicables de shock • Vómito o tos con sangre • Heces negras o que contienen gran cantidad de sangre • Sangrado vaginal y/o dolor abdominal en una mujer embarazada	1. Revise la respiración. 2. Coloque a la víctima en posición de recuperación. 3. Trate el shock y mantenga caliente a la víctima. 4. Traslade de inmediato para recibir atención médica.
Enfermedad cardiaca y dolor torácico	
Angina y ataque cardiaco • Antecedentes SAMPLE de la víctima • Pulso anormal; respiraciones anormales, capacidad de respuesta anormal • Localización, tipo, gravedad y duración del dolor • Síntomas de infección • "Indigestión" • Cambios en los signos vitales	1. Si se tiene disponible, dé a la víctima nitroglicerina en espray o tabletas. 2. Dé una aspirina si la víctima no es alérgica a ésta. 3. Traslade.

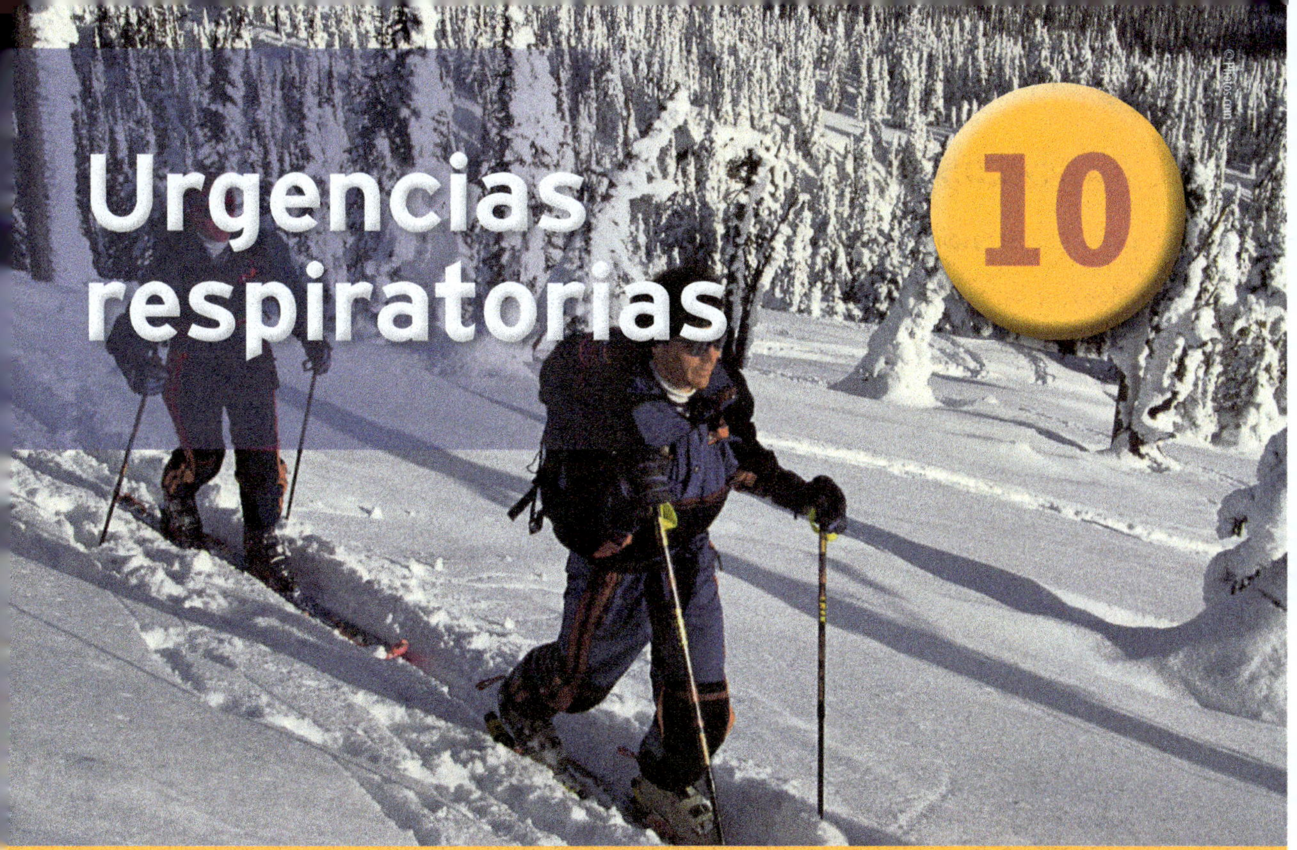

10 Urgencias respiratorias

Nuestros cuerpos requieren un suministro constante de oxígeno proveniente del aire que respiramos. Las funciones corporales producen dióxido de carbono, un gas de desecho que debe ser exhalado. El sistema respiratorio es el conjunto de órganos que funcionan para intercambiar el oxígeno por el dióxido de carbono. La ventilación es el proceso de mover aire dentro y fuera de los pulmones. La respiración incluye el intercambio de gases dentro de los pulmones. Los problemas respiratorios pueden ser graves o leves; los graves pueden progresar con rapidez y poner en riesgo la vida.

Anatomía y fisiología

El sistema respiratorio incluye las vías aéreas, los pulmones, la pared torácica y el diafragma; este último es la capa muscular que separa al tórax del abdomen. Las costillas, los músculos costales y el diafragma conforman el mecanismo de bombeo para la ventilación.

capítulo *en un vistazo*

NOTA PEDIÁTRICA

La frecuencia respiratoria normal es mayor en niños que en adultos y depende de la edad. La frecuencia es de 30 respiraciones/minuto en niños preescolares, 20 respiraciones/minuto en niños en edad escolar y 12 respiraciones/minuto en adolescentes. Una respiración con dificultad, fatiga y gruñidos, con una frecuencia respiratoria rápida, indica que hay un problema. Las costillas son muy flexibles en los niños. Un golpe directo grave al tórax puede no fracturar las costillas, pero producir una contusión grave de los pulmones y de otras estructuras.

El tórax está limitado por las costillas en la parte superior y por el borde inferior de la caja costal en la parte inferior. Hay 12 costillas de cada lado, las cuales están unidas a la columna vertebral en la parte posterior. Las 10 costillas superiores se unen al esternón en la parte del frente, pero las costillas decimoprimera y decimosegunda son cortas y no se extienden hasta la parte del frente.

El aire entra al tórax por la boca y la nariz, pasa por las cuerdas vocales y viaja hacia los pulmones a través de la tráquea, la cual se divide debajo de la mitad del esternón en un bronquio derecho y uno izquierdo, cada uno hacia un pulmón. Los bronquios se subdividen en conductos más y más pequeños hasta llegar a los alveolos, o sacos de aire, los cuales son tan pequeños que no se pueden ver a simple vista. El alveolo es en donde el oxígeno y el dióxido de carbono se mueven a través de una membrana delgada, hacia y desde la sangre.

Las principales estructuras dentro del tórax son los pulmones, el corazón y los grandes vasos sanguíneos que están unidos al corazón. Los pulmones están rodeados por una membrana, la pleura, la cual también reviste el interior de la pared torácica. El espacio potencial entre cada pulmón y la pared torácica, el espacio pleural, se puede llenar de sangre o aire después de lesiones a los pulmones o a la pared torácica. Es posible tener sangre o aire en un espacio pleural y no en el otro. Los pulmones se mantienen expandidos por una presión negativa en cada espacio pleural. Si se abre este espacio se rompe el vacío parcial y los pulmones se colapsan.

Las emergencias respiratorias se deben a enfermedades o a lesiones. Estas últimas se clasifican en cerradas o abiertas. Las abiertas tienen una herida que penetra la pared torácica. Las cerradas incluyen fracturas costales, tórax inestable y contusiones pulmonares y cardiacas. Las enfermedades pueden afectar a las vías aéreas (resfriados, bronquitis y asma), pulmones (neumonía), pared torácica (pleuresía) o las tres áreas. Las enfermedades cardiacas pueden producir problemas respiratorios como falta de aire y edema pulmonar ("agua en los pulmones").

Lesiones del tórax

Las lesiones serias del tórax son resultado de incidentes de alta energía como las colisiones de vehículos de motor y las caídas desde una altura considerable. El trauma de alta energía en el tórax casi siempre está asociado con otras lesiones graves, por ejemplo de la cabeza y la columna vertebral. Las lesiones menos graves, como los desgarros musculares y las contusiones, pueden presentarse en incidentes de menor energía como las caídas simples o los golpes directos o por el sobreuso de los músculos del tórax y los brazos. Considere el mecanismo de lesión como una pista sobre la naturaleza y gravedad de la lesión.

Evaluación y tratamiento de las lesiones del tórax

La evaluación preliminar y el tratamiento de todas las lesiones del tórax es la misma. Primero, evalúe las vías aéreas y la respiración. ¿La víctima tiene dificultad respiratoria o respira fácilmente? Asegúrese de examinar el tórax desnudo con suficiente luz. Explore tanto las partes lesionadas como las no lesionadas y compárelas. Recuerde DADH revisado en el capítulo de *Evaluación de la víctima y atención de urgencia*.

Qué buscar

- Respiración anormal u obstrucción. Descarte la presencia de respiraciones rápidas, superficiales
- Respiración dolorosa y tos
- Respiración ruidosa
- Labios o uñas azules (cianosis) que indican mala oxigenación
- Tos con sangre o espuma rosada
- Heridas
- Un sonido de succión por la entrada y salida de aire en una herida
- Reducción del movimiento de uno o ambos lados del tórax Figura 10-1
- Frote o chasquidos por costillas rotas
- Aumento de la frecuencia del pulso
- Signos de sangrado interno y shock
- El dolor en el hombro puede ser producido por la irritación del diafragma
- Aire bajo la piel por la fuga producida por la punción de un pulmón. Busque aumento de volumen (en ocasiones extremo) con una sensación de esponja y que truena con la palpación
- Evalúe la presencia de otras lesiones (columna vertebral, cabeza, lesiones del abdomen y fracturas de extremidades)

Qué hacer

1. Mantenga la vía aérea abierta.
2. Ayude a la víctima a mantenerse en una posición cómoda.
3. En caso de estar acostada, si es posible voltee a la víctima sobre el lado lesionado.
4. Promueva respiraciones profundas.
5. Si la respiración o la tos son dolorosas, coloque una "férula" en el área afectada haciendo que la víctima sostenga con firmeza una colchoneta o almohada contra el área dolorosa al hacer respiraciones profundas o toser.
6. Traslade en caso de que la víctima tenga tanta sensación de falta de aire que no pueda decir oraciones completas, si hay cianosis o si la condición empeora.

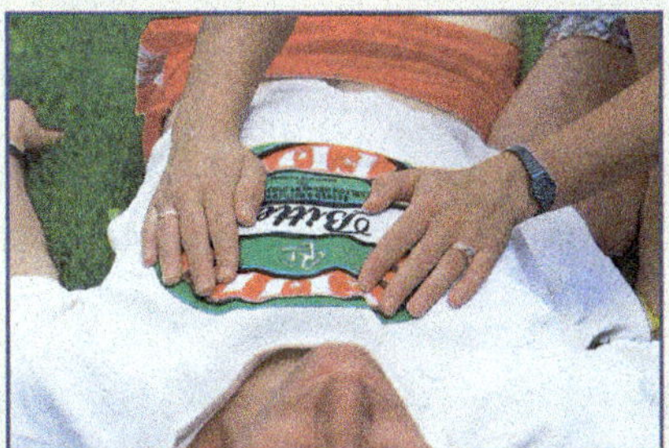

© Howard Backer, M.D.

Figura 10-1

Mire y sienta buscando diferencias en el movimiento entre los dos lados del tórax.

Fracturas costales

Las costillas se pueden fracturar en uno o más sitios y estas fracturas pueden ser aisladas o estar asociadas con una lesión de órganos internos. En las lesiones de mayor energía son más comunes las lesiones internas, como la punción del pulmón. Las fracturas de las costillas inferiores pueden asociarse con lesiones abdominales.

Se pueden fracturar múltiples costillas adyacentes; si cada una se fractura en más de un sitio, esto puede producir un tórax inestable, en el que la pared torácica pierde el soporte para la respiración. Un tórax inestable resulta en un movimiento anormal, en el que el segmento inestable se mueve hacia dentro durante la inhalación y hacia fuera durante la exhalación. Este movimiento opuesto se conoce como movimiento paradójico.

Qué buscar

- Evalúe la presencia de lesiones torácicas como se discutió previamente
- Dolor torácico localizado, grave, en especial al respirar profundo y toser
- Hipersensibilidad directa sobre una o más costillas
- Deformidad, como un escalón en una costilla, o tórax inestable
- Sonidos de frote o chasquidos producidos por el movimiento de las costillas rotas
- Falta de aire
- Tos con sangre o espuma rosada
- Dolor abdominal, distensión e hipersensibilidad

Qué hacer

1. Administre analgésicos a la víctima.
2. Sostenga una colchoneta o almohada contra el área dolorosa.
3. No coloque una venda apretada en el tórax a menos que el dolor con el movimiento sea muy intenso.
4. Una fractura costal simple, única, no es un problema urgente y no requiere el traslado de la víctima, aunque puede limitar la capacidad para realizar actividades extenuantes como escalar o levantar cosas.
5. Haga que la víctima se recueste sobre el lado afectado para "ferulizarlo".
6. En caso de tórax inestable, ferulice el sitio colocando una almohadilla voluminosa y cinta adhesiva o tiras de tela sobre el sitio.
7. Traslade a las víctimas de lesiones graves, como tórax inestable o en caso de cianosis o una importante sensación de falta de aire.

Neumotórax o hemotórax

En general solo hay una capa delgada de líquido lubricante en el espacio pleural. Si entra aire a este espacio, ya sea por una punción pulmonar o por una herida penetrante, se desarrolla un neumotórax. El aire también puede entrar al espacio pleural de forma espontánea, sin ninguna lesión, al romperse una pequeña burbuja (ampolla) sobre la superficie del pulmón. Se rompe el vacío que normalmente está presente en la cavidad torácica y el pulmón se colapsa.

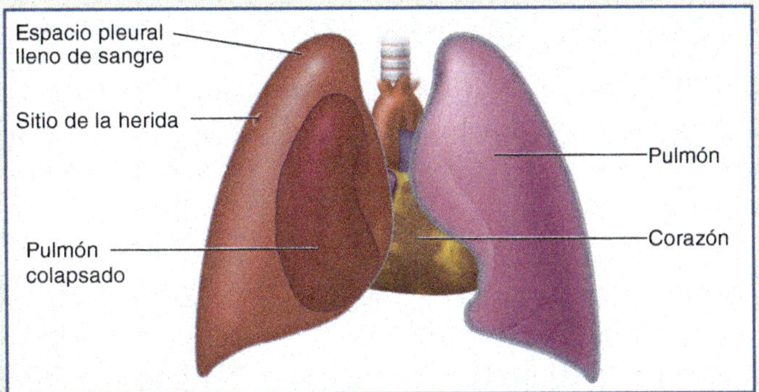

Figura 10-2

Un hemotórax es la colección de sangre en el espacio pleural producida por sangrado dentro del tórax.

Un hemotórax se presenta cuando hay sangrado en el espacio pleural (Figura 10-2). En caso de una lesión seria, el tórax se puede llenar de sangre, produciendo el colapso del pulmón. El sangrado puede ser grave y llevar a shock. Un pequeño hemotórax casi siempre se presenta con una fractura costal y se puede referir dolor hacia el hombro. En la mayoría de los casos, un neumotórax tendrá cierto grado de sangrado asociado y entonces se conoce apropiadamente como hemoneumotórax.

Qué buscar

- Signos de una lesión torácica seria
- Sensación de falta de aire que empeora
- Puede o no estar presente una herida penetrante
- Un lado del tórax puede estar moviéndose menos que el otro
- La tráquea puede estar desviada hacia el lado afectado

Qué hacer

1. Permita que la persona adopte la posición más cómoda en la que no entorpezca la respiración.
2. Traslade inmediatamente a la víctima.

Neumotórax a tensión

En un neumotórax a tensión, un desgarro parecido a un colgajo sobre la superficie del pulmón puede actuar como una válvula de un solo sentido. El aire es succionado hacia el espacio pleural con cada respiración, pero el colgajo-válvula se cierra con la espiración. Se atrapa cada vez más aire en el espacio pleural. La presión dentro del tórax se incrementa con rapidez, con efectos serios e inmediatos en las funciones de los pulmones y el corazón. Conforme aumenta la presión, puede volverse imposible que la víctima respire y se produce sofocación. El aumento de la presión también provoca disminución del flujo sanguíneo desde y hacia el corazón, lo que produce colapso circulatorio (shock). Si la persona afectada parece estar muriendo, actúe urgentemente –el neumotórax a tensión mata rápido.

Qué buscar

- Respiración difícil, jadeos, con uso de músculos accesorios de la ventilación del tórax y el cuello
- Aumento del color azul de los labios y las uñas
- Menor movimiento del lado afectado del tórax en comparación con el lado normal
- Falta de aire que progresa a una incapacidad para meter una cantidad significativa de aire
- Abombamiento del tórax afectado, en especial notable por encima de las clavículas
- El lado afectado del tórax parece más grande y se mueve menos en comparación con el lado no afectado
- La tráquea está desviada lejos del lado afectado (a diferencia del neumotórax regular)
- Puede observarse ingurgitación de las venas del cuello y la cara
- Signos de shock
- La víctima tiene una apariencia casi mortal

PROCEDIMIENTO AVANZADO

Neumotórax a tensión

En caso de un neumotórax a tensión, el siguiente procedimiento médico es la única esperanza para salvar la vida de la víctima y está más allá de la esfera de acción de los primeros auxilios estándares:

1. Introduzca una aguja médica o catéter largo en la cavidad torácica afectada para permitir la salida del aire y para aliviar la presión dentro del tórax.
2. Traslade de inmediato a la víctima.

Lesión abierta

Una lesión abierta tiene una herida suficientemente grande para que entre el aire al tórax desde el exterior, lo que produce neumotórax. El pulmón se colapsa y no se puede expandir hasta sellar la herida. Si el aire fluye hacia dentro y afuera de la cavidad torácica a través de la herida, puede escucharse un sonido de succión, ahí la razón del término “herida torácica succionante.”

Qué buscar

- Lesión después de un golpe fuerte o una caída
- Ruptura de la piel, con un agujero obvio en la pared torácica a través del cual puede entrar y salir el aire durante la inhalación y la exhalación
- Signos de neumotórax

Qué hacer

1. Selle una herida abierta succionante con un apósito impermeable, grueso (gasa con jalea de petrolato y un apósito voluminoso o uno improvisado con una bolsa de plástico o de cocina acolchada con ropa) tapándola con cinta adhesiva para impedir el escape o entrada de aire.
2. En ocasiones sellar la herida puede ser dañino. Si hay un desgarro en el pulmón además de la herida en la pared torácica, el aire puede continuar escapándose hacia el espacio pleural y aumentar la presión. Si la condición de la víctima empeora, libere una de las esquinas del apósito para permitir la salida del aire con la espiración.

Enfermedades respiratorias

Las enfermedades del sistema respiratorio son comunes. Éstas pueden ser leves o graves. Algunas enfermedades como el asma, son crónicas o recurrentes pero pueden recibir tratamiento para permitir la participación en actividades en lugares remotos. Otras son agudas, como la neumonía y hacen que la víctima se ponga muy enferma.

Las enfermedades respiratorias por lo general se dividen en infecciones de vías aéreas superiores e inferiores, problemas no infecciosos como el asma y de la pared torácica como los desgarros musculares. Las infecciones de las vías aéreas superiores son problemas como el resfriado común, dolor de garganta e infecciones de los senos paranasales. Las infecciones de las vías aéreas inferiores incluyen bronquitis (infección de los conductos aéreos inferiores) y neumonía (infección del pulmón en sí mismo). Las infecciones pueden ser virales o bacterianas. Las infecciones virales en general son menos graves y autolimitadas, pero las bacterianas casi siempre requieren tratamiento médico. A menudo es difícil distinguir entre una enfermedad viral y una bacteriana y los primeros auxilios son los mismos. La falta de aire y la tos pueden deberse a problemas cardiacos. El tabaquismo predispone a las personas a las enfermedades respiratorias y debe promoverse su abandono. Las víctimas de enfermedades respiratorias no deben fumar en lo absoluto ni exponerse al humo de segunda mano.

Qué buscar

- Falta de aire, tos y posiblemente dolor
- Antecedentes SAMPLE. ¿Hay antecedentes de asma, tabaquismo u otros problemas respiratorios o cardiacos? ¿La víctima usa medicamentos para alguna enfermedad respiratoria?
- Dolor con el movimiento de los brazos e hipersensibilidad del tórax que sugieren irritación de la pared torácica, costillas o músculos
- La fiebre y dolor muscular generalizado sugieren una infección
- Dolor del tórax con el ejercicio, no asociado con el movimiento de los brazos, sugiere problemas cardiacos
- La tos con esputo (material verde o amarillo espeso) está asociada con infección de vías aéreas inferiores. Pueden estar presentes estrías de sangre
- Signos de infección respiratoria superior como escurrimiento nasal, ardor en la garganta y congestión nasal
- La cefalea alrededor de los ojos, nariz y frente puede estar asociada con infección de los senos paranasales

- Signos de problemas respiratorios graves como respiración rápida, sensación de falta de aire, cianosis o aumento de la frecuencia cardiaca
- El aumento de volumen de los ganglios linfáticos alrededor del cuello o mandíbula está asociado con infección
- La expansión asimétrica del tórax puede estar presente con neumonía

Considere un problema respiratorio como serio cuando esté presente lo siguiente:

- Hay sensación de falta de aire, debilidad, cianosis, piel húmeda o fría
- Se presenta en una persona con antecedentes de enfermedades pulmonares con ataques previos similares de dolor
- Hay dificultad para meter o sacar aire, acompañada de sibilancias, gruñidos o ronquidos
- Hay sangre en el esputo
- La víctima tiene dificultad con la inspiración acompañada de un sonido de graznido –estridor
- Hay una enfermedad cardiaca conocida, dolor que sugiere un ataque cardiaco, frecuencia o ritmo cardiaco anormales y/o hinchazón marcada de los tobillos
- Hay cianosis persistente de la piel, labios y lechos ungueales
- La víctima tiene sensación de falta de aire de causa incierta que no responde al reposo ni a otras medidas simples

Qué hacer

Si usted sospecha un problema respiratorio serio, haga lo siguiente:

1. Mantenga a la víctima en un refugio y caliente.
2. Haga que la víctima adopte una posición que le permita respirar de forma más cómoda.
3. Dé a la víctima un analgésico de venta libre si el dolor es importante.
4. Asista a la víctima con el uso de sus propios medicamentos.
5. Arregle de inmediato el traslado.

Para un problema no urgente, haga lo siguiente:

1. Ayude a la víctima a adoptar una posición cómoda.
2. Promueva el reposo y la ingesta de líquidos.
3. La mayoría de las enfermedades respiratorias se benefician con el aire húmedo y cálido. Que la víctima inhale los vapores de una tetera o una cacerola con agua hirviendo.
4. El paracetamol o los fármacos antiinflamatorios como el ibuprofeno suelen ser muy útiles para los dolores. No le dé aspirina a los niños; se puede presentar una complicación seria, incluso fatal, llamada síndrome de Reye.
5. Use descongestionantes para los síntomas respiratorios superiores.

Dolor torácico

El dolor torácico es común y en general no se debe a alguna enfermedad seria, pero nunca debe ignorarse, porque en ocasiones puede señalar una enfermedad que ponga en peligro la vida. La causa puede ser oscura y difícil de descubrir, incluso en un hospital. El dolor torácico produce ansiedad debido a la asociación con problemas cardiacos. Si el dolor se debe a ejercicio o está asociado a sensación de falta de aire, busque de inmediato atención médica. La mayoría de los dolores torácicos son producidos por una de los siguientes causas:

- Irritación de las costillas, los músculos o las articulaciones de la pared torácica
- Enfermedad cardiaca
- Enfermedad respiratoria
- Enfermedad gastrointestinal

Dolor en la pared torácica

El ejercicio o una lesión menor pueden desgarrar o producir contusión en las costillas, los músculos del tórax o las articulaciones entre las costillas y el esternón. La persona afectada puede señalar el sitio del dolor, que se intensifica con la palpación durante la exploración. El dolor es agudo y se agrava al respirar profundamente, toser, o con la rotación del tronco o movimiento de los brazos y hombros. En general sólo es necesario tratar los síntomas modificando la actividad, estirando y con analgésicos.

Asma

El asma es una condición pulmonar con ataques recurrentes de falta de aire, sibilancias y tos debidos al espasmo e hinchazón de las vías aéreas pequeñas. Los ataques son resultado de alergias (al polen, al polvo y a la caspa de los animales); irritantes como el humo, la contaminación del aire, el aire frío o el ejercicio. Los asmáticos pueden estar por lo demás perfectamente sanos y ser capaces de participar en actividades extenuantes, al aire libre, en especial si el asma está controlada con medicamentos.

Qué buscar

La víctima puede tener antecedentes de asma. Los síntomas van desde leves hasta graves y que ponen en riesgo la vida, incluidos los siguientes:

- Falta de aire con dificultad para la espiración
- Sibilancias audibles
- Exposición a desencadenantes ambientales (caspa de animales, humo o polen)

Qué hacer

1. Colocar a la víctima en una posición cómoda, erguida para ayudar a la respiración.
2. Asista a las víctimas con el uso de medicamentos según las instrucciones en la caja o de la propia víctima. La mayoría de los asmáticos portan medicinas prescritas (un inhalador y/o pastillas) y saben cómo usarlas **Figura 10-3**.
3. Proporcione líquidos claros a la víctima.
4. Traslade a la víctima en caso de:
   - No hay mejoría después de la administración de los medicamentos. Los que son inhalados en general funcionan después de algunos minutos. Las pastillas pueden tardar horas en surtir efecto

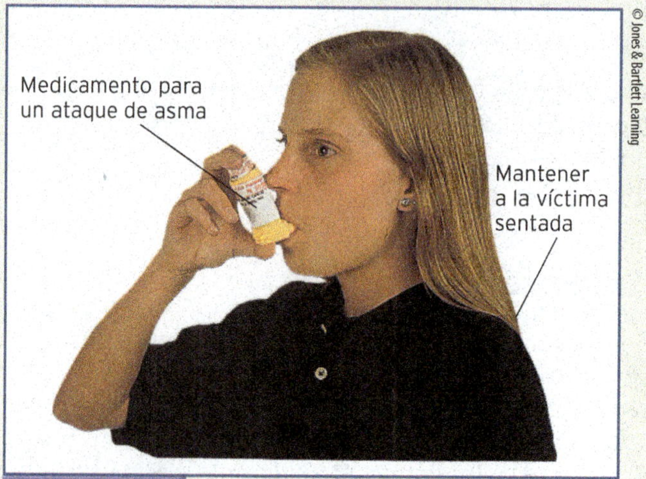

Figura 10-3

Use un inhalador para un ataque de asma.

- Hay ataques repetidos
- Hay ataques graves y prolongados
- No hay antecedentes de asma y/o no hay medicinas para asma disponibles

Resfriados

Un resfriado es una infección de vías aéreas superiores, en general producida por un virus y es autolimitada. El tratamiento usualmente se dirige al alivio de los síntomas. Los antibióticos no son útiles para el resfriado común.

Qué buscar

- La víctima se queja de escurrimiento nasal, cefalea o malestar general
- Fiebre y escalofríos
- Tos, casi siempre seca o con esputo claro

Qué hacer

1. Promueva el reposo.
2. Promueva la ingesta de líquidos.
3. Utilice descongestionantes y analgésicos según sea necesario.
4. Respirar vapor caliente puede ayudar.

Bronquitis

La bronquitis es una infección de las vías aéreas inferiores, en general debida a un virus y puede desencadenar asma. La mayoría de las bronquitis son leves y autolimitadas, pero en ocasiones se presentan complicaciones graves como sensación de falta de aire y neumonía. Es una infección común en los fumadores.

Qué buscar

- Tos productiva, casi siempre con esputo verde o amarillo, en ocasiones con estrías de sangre
- Síntomas de resfriado común: fiebre, malestar general, congestión

Qué hacer

1. Dé tratamiento como para un resfriado.
2. Que la víctima deje de fumar inmediatamente y elimine la exposición a humo de segunda mano.
3. Traslade en caso de sensación de falta de aire o signos de neumonía.

Neumonía

La neumonía es una infección de los pulmones y puede ser viral o bacteriana. Las neumonías virales en general son autolimitadas y se pueden tratar como un resfriado o una bronquitis. Las neumonías bacterianas casi siempre son más graves y requieren antibióticos.

Que buscar

- Víctima muy enferma, casi siempre con tos productiva y fiebre alta
- Dolor torácico localizado, que por lo común empeora con la respiración o la tos (dolor pleurítico)
- Puede estar presente la sensación de falta de aire
- Un lado del tórax puede no expanderse por completo

Qué hacer

1. Tratar como si se fuera bronquitis o un resfriado
2. Traslade a la víctima si no hay mejoría.

Hiperventilación benigna

Muchas personas reaccionan a la ansiedad con hiperventilación; aunque sienten como si les faltara el aire, de hecho están ventilando de sobra. La hiperventilación provocaa que la víctima exhale mucho dióxido de carbono, lo que produce en la sangre un desequilibrio químico que lleva a lo siguiente:

- Mareos
- Aumento de la sensación de falta de aire
- Entumecimiento, frío y/o hormigueo de la boca, manos y pies
- Opresión y malestar torácico

PRECAUCIÓN

Que la persona afectada **NO** respire dentro de una bolsa porque esto puede estresar de manera peligrosa al corazón y al sistema respiratorio.

La víctima –quien cree que estos son signos de ataque al corazón, infarto cerebral u otro problema serio– se pone más ansiosa, lo que produce una mayor hiperventilación, que de manera eventual lleva a contracciones espasmódicas de las manos y los pies, así como a desmayo, el cual permite el regreso de la respiración normal y la recuperación.

En las personas lesionadas, los adultos mayores y aquellos con diabetes, enfermedades cardiacas o pulmonares, siempre se debe considerar causas serias de hiperventilación.

Qué hacer

Si usted cree que la hiperventilación no se debe a una condición seria, haga lo siguiente:

1. Tranquilice a la persona que está sufriendo, retírela de la causa de la ansiedad (por ejemplo, un desfiladero).
2. Promueva una respiración lenta, regular.
3. Si la hiperventilación persiste sin una causa precipitante, considere otros problemas respiratorios y programe el traslado de la víctima.

▸ Resumen de la atención de urgencia

Qué buscar	Qué hacer
Lesiones del tórax	
• Respiración anormal u obstrucción • Respiración o tos dolorosa • Respiración ruidosa • Labios o uñas azules • Tos con sangre o espuma rosada • Heridas • Ruido de succión por la entrada y salida de aire en la herida • Movimiento reducido en uno o ambos lados del tórax • Sonido de frote o chasquido por costillas rotas • Frecuencia del pulso elevada • Signos de sangrado interno y shock • Dolor en el hombro como resultado de irritación del diafragma • Fuga de aire hacia la piel por punción pulmonar • Evaluar la presencia de otras lesiones	1. Mantenga abierta la vía aérea. 2. Ayude a la víctima a adoptar una posición cómoda. 3. En caso de estar acostada, si es posible voltéela sobre el lado lastimado. 4. Promueva respiraciones profundas. 5. Si respirar o toser es doloroso, "ferulice" el sitio afectado haciendo que la víctima sostenga con firmeza una colchoneta o almohada contra el sitio doloroso. 6. Traslade a la víctima si la sensación de falta de aire es tanta que no puede completar oraciones, si se presenta cianosis o si la condición empeora.
Fracturas costales • Evaluar la lesión torácica de la misma manera • Dolor torácico grave, localizado, en especial con una respiración profunda y tos • Hipersensibilidad directa sobre una o más costillas • Deformidad, como un escalón sobre una costilla o tórax inestable • Frote o chasquido debido al movimiento de las costillas rotas • Sensación de falta de aire • Tos con sangre o espuma rosada • Dolor abdominal, distensión e hipersensibilidad	1. Administre analgésicos a la víctima. 2. Sostenga una colchoneta o almohada contra el sitio doloroso. 3. No coloque un vendaje apretado en el tórax a menos que el dolor con el movimiento sea muy intenso. 4. Una fractura costal simple, única, no es un problema urgente y no requiere el traslado de la víctima, aunque puede limitar la capacidad de realizar actividades extenuantes como escalar o levantar objetos. 5. Haga que la víctima se recueste sobre el lado afectado para "ferulizarlo". 6. Para el tórax inestable, "ferulice" el área colocando cinta adhesiva o tiras de tela sobre un apósito voluminoso sobre el sitio afectado. 7. Traslade a todas las víctimas de lesiones graves, como tórax inestable, o en caso de cianosis o sensación importante de falta de aire.

Qué buscar	Qué hacer
Neumotórax o hemotórax • Signos de lesión torácica seria • Sensación de falta de aire con empeoramiento progresivo • Puede o no estar presente alguna herida profunda • Un lado del tórax puede estar moviéndose menos que el otro lado • La tráquea puede estar desviada hacia el lado afectado	1. Permita a la persona que adopte la posición más cómoda que no entorpezca la respiración. 2. Traslade de inmediato.
Neumotórax a tensión • Respiración difícil, jadeante • Aumento del color azul de los labios y uñas • Menor movimiento del lado afectado del tórax • Falta de aire que progresa a incapacidad para meter o sacar una cantidad significativa de aire • Abombamiento del tórax afectado, que se nota en especial por encima de las clavículas • El lado afectado del tórax parece más grande y se mueve menos que el lado no afectado • La tráquea se desvía lejos del lado afectado (a diferencia de un neumotórax regular) • Se puede observar ingurgitación de las venas del cuello y la cara • Signos de shock • La víctima parece casi mortal	1. Los prestadores médicos con entrenamiento avanzado realizarían el siguiente procedimiento; está fuera del alcance de los primeros auxilios. Inserte una aguja médica o catéter grande dentro de la cavidad torácica para permitir la salida de aire y aliviar la presión. 2. Traslade inmediatamente.
Herida abierta • Lesión después de un golpe grave o caída • Ruptura de la piel, con un agujero obvio en la pared torácica • Signos de un neumotórax	1. Selle una herida abierta succionante con un apósito grueso, impermeable. 2. Si la condición de la víctima empeora, libere una esquina del apósito para permitir el escape del aire con la espiración.

Qué buscar	Qué hacer
Enfermedades respiratorias	
• Sensación de falta de aire, tos y posible dolor • Antecedentes SAMPLE. ¿Hay antecedentes de tabaquismo, otros problemas respiratorios o cardiacos? ¿La víctima está usando medicamentos para enfermedades respiratorias? • Dolor con el movimiento de los brazos e hipersensibilidad en el tórax sugiere irritación de la pared torácica, las costillas o los músculos • La fiebre y el dolor muscular generalizado sugieren una infección • El dolor torácico por ejercicio, no asociado con el movimiento de los brazos, sugiere problemas cardiacos • La tos con esputo (material espeso verde o amarillo) está asociada con infección de vías aéreas inferiores • Pueden estar presentes estrías de sangre • Signos de infección respiratoria alta como escurrimiento nasal, dolor de garganta y congestión nasal • La cefalea alrededor de los ojos, nariz o frente puede estar asociada con infección de los senos paranasales • Signos de problemas respiratorios graves como respiración rápida, falta de aire, cianosis o aumento de la frecuencia cardiaca • Aumento de volumen de los ganglios linfáticos en el cuello o la mandíbula asociado con infección • La expansión asimétrica del tórax se puede presentar en caso de neumonía.	1. Mantenga a la víctima en un refugio y caliente. 2. Haga que la víctima adopte una posición que le permita una respiración más cómoda. 3. Si el dolor es prominente, administre a la víctima medicamentos analgésicos de venta libre. 4. Asista a la víctima con el uso de sus propios medicamentos. 5. Arregle el traslado inmediato
Asma • Falta de aire con dificultad para la espiración • Sibilancias audibles • Exposición a desencadenantes ambientales (caspa de animales, humo o polen)	1. Coloque a la víctima en una posición cómoda. 2. Asista a la persona en el uso de sus medicamentos. 3. Administre líquidos claros. 4. Traslade en caso de ser necesario.
Resfriados • Escurrimiento nasal, cefalea o malestar general • Fiebre y escalofríos • Tos, en general seca o con esputo claro	1. Promueva el reposo. 2. Promueva la ingesta de líquidos. 3. Uso de descongestionantes y analgésicos según sea necesario. 4. Respirar vapor caliente puede ser de ayuda.

Qué buscar	Qué hacer
Bronquitis • Tos productiva, usualmente con esputo verde o amarillo, en ocasiones con estrías de sangre • Síntomas de resfriado: fiebre, malestar general, congestión	1. Tratar como un resfriado. 2. Haga que la víctima abandone de inmediato el tabaquismo y elimine la exposición al humo de segunda mano. 3. Traslade en caso de sensación de falta de aire o signos de neumonía.
Neumonía • Víctima muy enferma, casi siempre con tos productiva y fiebre elevada. • Dolor torácico localizado, casi siempre empeora con la respiración o la tos (dolor pleurítico) • Se puede presentar falta de aire • Un lado del tórax puede no expandirse por completo	1. Tratar como una bronquitis o un resfriado. 2. Traslade en caso de no haber mejoría.
Hiperventilación benigna • Mareo • Aumento de la sensación de falta de aire • Entumecimiento, frío u hormigueo de la boca, las manos y los pies. • Opresión o incomodidad torácica.	1. Tranquilice a la persona. 2. Promueva una respiración lenta, regular. 3. En caso de persistencia de la hiperventilación, traslade.

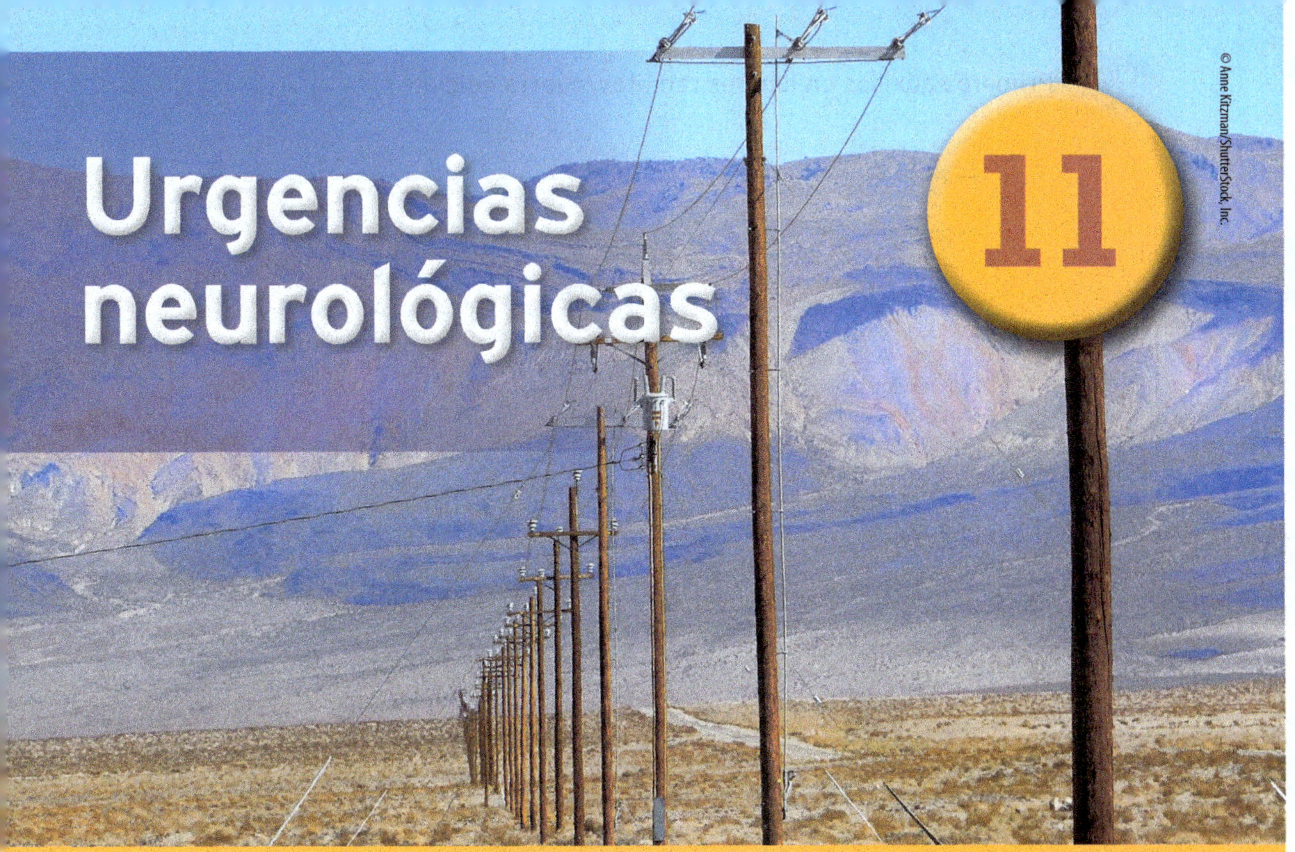

Urgencias neurológicas

11

Anatomía y fisiología

El sistema nervioso está compuesto de tres partes interconectadas: el cerebro, la médula espinal y los nervios periféricos **Figura 11-1**.

El cerebro está compuesto de tejido nervioso laxo suspendido en líquido cefalorraquídeo, el cual amortigua el movimiento dentro del cráneo rígido, de protección. El suministro de sangre proviene de las arterias que suben desde ambos lados del cuello, entran al cráneo por debajo y después forman una delicada red por encima de la superficie del cerebro. La hinchazón o el sangrado hacia o alrededor del cerebro aumentan la presión dentro del cráneo y comprime el cerebro, lo cual compromete la función cerebral.

El cerebro es el centro de comandos y control del sistema nervioso, controla los pensamientos, las emociones y las funciones vitales. El resto del sistema nervioso es un conjunto de líneas de mensajes que llevan señales desde y hacia el cerebro.

La médula espinal, compuesta de fibras nerviosas que provienen del cerebro, se extiende desde la base del cráneo

capítulo *en un vistazo*

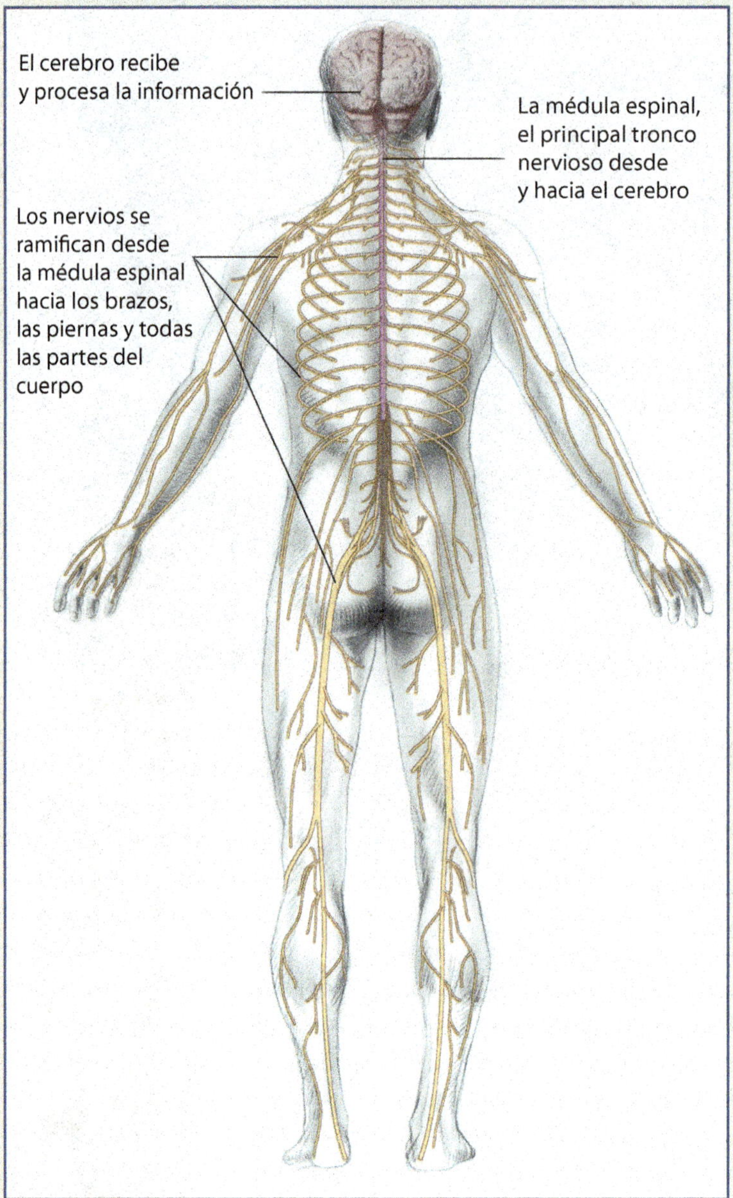

Figura 11-1

Partes del sistema nervioso.

hasta la espalda baja. Ésta yace dentro del canal medular, protegida por los huesos de la columna vertebral. Los nervios periféricos, que surgen desde la médula y dejan el canal medular entre cada hueso vertebral, llevan señales motoras y sensitivas desde y hacia los músculos, la piel y los órganos del cuerpo. Una lesión a la médula espinal afecta todas las funciones por debajo del nivel de la lesión.

La víctima que no responde

Causas y tratamiento de condiciones en las que no hay respuesta

Una víctima que no responde representa uno de los problemas más difíciles en los lugares remotos. Sin importar cuál sea la causa de la falta de respuesta (Cuadro 11-1), el manejo de primeros auxilios es el mismo.

Si se observó a la víctima cayendo, una lesión traumática de la cabeza es la posible causa de la falta de respuesta. Si no hay testigos y la víctima no responde, determinar la causa puede ser imposible. Recuerde que la víctima de una lesión de la cabeza sin testigos puede presentar falta de respuesta por otras causas y después sufrir la lesión de la cabeza.

Si la víctima está con otra persona o grupo, averigüe todo lo que pueda sobre los antecedentes de la persona. ¿Sufrió una lesión de la cabeza, por una caída, por ejemplo? ¿Ha tenido crisis convulsivas en el pasado? ¿Ha sufrido o padece alguna enfermedad neurológica o de otro tipo que se conozca? ¿Ha comido algo inusual? ¿Ha presentado alergias a alimentos, picaduras de insectos o alguna otra causa posible de una reacción alérgica?

Cuadro 11-1 Algunas causas de alteración de la respuesta

Lesión de la cabeza	Enfermedades neurológicas
Shock:	• Infarto cerebral
• Falla cardiaca	• Meningitis
• Lesión grave	• Crisis convulsiva
• Sangrado	Asfixia:
• Lesión de la médula espinal	• Enterramiento por avalancha
Drogas o venenos:	• Casi ahogamiento
• Alcohol	Metabólicas y ambientales:
• Drogas legales e ilegales	• Glucosa (azúcar) baja en la sangre
• Plantas silvestres u hongos	• Coma diabético
	• Hipotermia
	• Golpe de calor

Revise la escena en busca de pistas sobre la posible causa si no se pueden obtener los antecedentes de la víctima. Considere la temporada del año y el ambiente (por ejemplo, en invierno, tenga en consideración la hipotermia; en verano, el golpe de calor). Busque evidencias de una caída, incidente en el bote o algún otro evento causal.

NOTA PEDIÁTRICA

Las lesiones cerradas de la cabeza son comunes en niños. La lesión directa con inflamación del cerebro puede producir lesión permanente. La incapacidad para reconocer una vía aérea inadecuada puede producir una lesión cerebral secundaria en niños debido a la falta de oxígeno. El estado de alerta de un niño es un método sensible para valorar una oxigenación adecuada.

Qué buscar

- Intente determinar si ha habido alguna lesión o si la falta de respuesta se debe a alguna enfermedad
- Evalúe la respuesta con la escala AVPU. Observe los cambios en el nivel de respuesta. Las reducciones son preocupantes
- Si ha habido una lesión cefálica, busque otras heridas y asuma que también hay una lesión de la columna vertebral
- Si no parece ser una lesión, busque signos de enfermedad (se discuten después en este capítulo)
- Signos de crisis convulsivas (lengua mordida, incontinencia urinaria, presencia de convulsiones)
- Alteraciones de los ojos (desviados hacia un lado, pupilas asimétricas
- Parálisis. Observe la cara de la víctima al igual que las extremidades. ¿Ambos lados se mueven igual?
- Tarjetas médicas de identificación

Qué hacer

La falta de respuesta puede tener muchas causas, pero todas las víctimas que no responden o apenas lo hacen necesitan una vía aérea abierta, protección para broncoaspiración (inhalación hacia los pulmones) de la saliva y el vómito y una temperatura corporal normal, estable. La atención general de de este tipo de víctimas es similar, sin importar la causa de la falta de respuesta.

Con evidencia de una lesión cefálica:

1. Proteja la médula espinal en caso de una lesión o fractura de la columna vertebral.
2. Gire cuidadosamente a la víctima sobre su espalda para una mejor exploración.
3. Revise la respiración; abra y mantenga la vía aérea permeable.
4. Detenga el sangrado de cualquier herida en el cuero cabelludo.
5. Vigile los signos vitales. Un miembro del grupo debe quedarse con la víctima todo el tiempo para hacer esto.
6. Mueva a la víctima a un refugio seguro y cómodo.

Primeros auxilios para una víctima que no responde

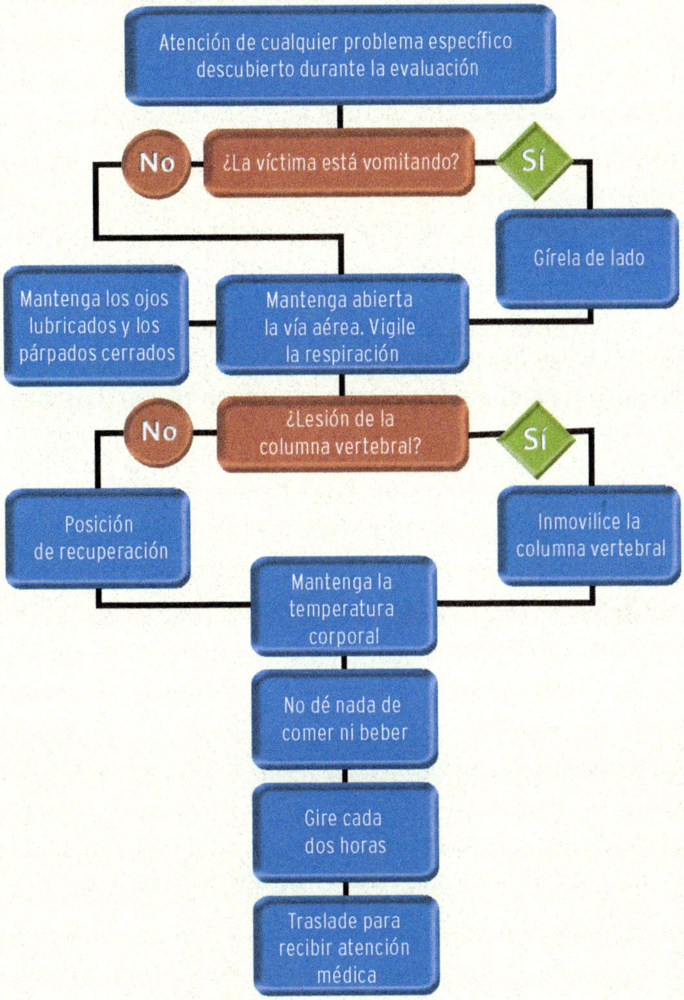

Sin evidencia de lesión (incluida lesión en la columna vertebral):

1. Gire a la víctima cuidadosamente sobre su espalda.
2. Revise la respiración; abra y mantenga la vía aérea permeable.
3. Gire a la víctima en posición de recuperación cuando ella se encuentre estable.
4. Vigile los signos vitales.
5. Si la víctima tiene antecedentes de crisis convulsivas y parece estarse recuperando, asegúrese de que se esté tomando sus medicamentos de manera apropiada.

Traslade a todas las víctimas que no responden con excepción de aquellas que presentan desmayos breves, pérdidas breves del estado de alerta después de una lesión leve de la cabeza (concusión) o crisis convulsivas en una víctima que se conoce epiléptica.

Cuidados a largo plazo de una víctima que no responde

Usted podría tener que cuidar a una víctima que no responde durante un día o más. Si este es el caso, evite medicamentos para el dolor porque pueden enmascarar los cambios neurológicos. No le dé alimentos ni líquidos. De cualquier manera, si la persona es incapaz de tomar líquidos durante varios días, podría deshidratarse gravemente. Lubrique los ojos con un ungüento especial para prevenir que se desarrollen úlceras en las córneas por la exposición al aire seco. Cierre los párpados con cinta adhesiva durante la transportación. Las víctimas que no responden pueden presentar incontinencia de la orina y las heces. Si ellas disponen sus desechos en sí mismas, es crítico limpiarlas para prevenir la irritación de la piel. Por último, prevenga el desarrollo de úlceras por presión, volteando a la víctima cada 2 horas.

La víctima que responde

Qué buscar

Basándose en sus propias observaciones y en antecedentes cuidadosos de la víctima que responde o un testigo, averigüe sobre lo siguiente:

- Detalles del incidente: tiempo exacto, altura de la caída y más
- Duración de la falta de respuesta, en caso de que haya habido
- Alteraciones en la conducta o el nivel de respuesta
- Crisis convulsivas
- Potencial de hipotermia en el sitio
- Cualquier enfermedad médica conocida
- Brazalete o medallón de identificación médica, la cual puede contener información sobre las enfermedades conocidas (epilepsia, diabetes, ataques del corazón) que podrían haber causado la pérdida de la respuesta en lugar de una lesión cefálica
- Aliento a alcohol u olor dulce de la diabetes (cetonas)
- Nivel de respuesta; utilice la escala AVPU para medirla. La inquietud se puede deber a una lesión cerebral o a dolor

- Tamaño asimétrico de las pupilas, lo cual indica una posible lesión de un lado del cerebro
- Lesión de la médula espinal, la cual se puede presentar con una lesión de la cabeza
- Sangre o líquido que escurre o gotea de la nariz o los oídos, sin una lesión local que lo justifique, lo cual puede sugerir sangrado o salida de líquido cefalorraquídeo por una fractura en la base del cráneo
- Explore la cara y las extremidades en búsqueda de parálisis

Lesiones de la cabeza

Las personas con lesiones graves de la cabeza tienden a empeorar y mueren; aquellas con lesiones de la cabeza menos graves tienden a mejorar. Muy pocas lesiones de la cabeza necesitan cirugía; aquellas que necesitan una revisión sólo una vez.

Concusión

Una concusión (contusión) es una breve interrupción de la función cerebral debida a un golpe en la cabeza. Incluso un golpe leve a la cabeza puede sacudir al cerebro contra el cráneo e interrumpir de manera momentánea la función mental. Quien ha estado sin respuesta por una lesión de la cabeza, incluso de forma breve, no debe caminar o dejarse sin atención porque podría producirse sangrado intracraneal (sangrado dentro del cráneo) durante las siguientes horas, lo que podría resultar en desorientación o incluso coma.

Qué buscar

- Sin pérdida o pérdida breve (menor a 30 segundos) del estado de alerta
- La víctima puede ver "estrellas" (cambios visuales)
- Náusea, mareos, cefalea
- Después de una concusión grave la víctima puede no recordar los eventos inmediatos anteriores a la lesión o incluso algunos datos como la fecha, por ejemplo

Qué hacer

1. Después de una concusión, permita a la víctima dormir, pero despiértela cada 2 a 3 horas para revisar su capacidad de respuesta.
2. Si no aparecen síntomas después de 8 horas de la lesión, despierte a la víctima sólo una vez durante la noche.
3. Busque atención médica si se presenta algo de lo siguiente:
   - Vómito
   - Zumbido persistente en los oídos
   - Alteración del equilibrio
   - Pérdida del gusto o el olfato
   - Pérdida del nivel de respuesta después de haber mejorado o con una duración mayor de 30 segundos

Lesión de la cabeza con deterioro tardío

Las lesiones más graves pueden producir contusión cerebral o ruptura de los vasos sanguíneos. La inflamación o el sangrado producen aumento de la presión dentro del cráneo, la cual interfiere con la función cerebral. La víctima morirá a menos que se reduzca la presión liberando esta sangre con cirugía. La lesión cerebral por compresión puede ser permanente, porque las células cerebrales no se regeneran (a diferencia de las células en otras partes del cuerpo).

Casi siempre hay una pérdida del grado de respuesta seguida de un periodo de respuesta casi normal que dura de minutos a horas. Conforme la presión por el sangrado aumenta, se deteriora la función mental y eventualmente hay pérdida del estado de alerta.

Qué buscar

- Después de una lesión en la cabeza, la víctima podría recobrar el grado de respuesta y tener una apariencia casi normal durante un tiempo (intervalo lúcido) y continuar la expedición. De cualquier manera, conforme continúa el sangrado o la inflamación del cerebro se produce elevación de la presión dentro del cráneo. Se puede presentar una reducción del nivel de respuesta, seguido de coma y muerte
- La víctima se queja de dolor de cabeza progresivo, grave, que no se alivia con medicamentos comunes
- Vómito en varias ocasiones
- Alteración de la conducta incluyendo confusión, combatividad, irracionalidad o una aparente intoxicación, después somnolencia y pérdida progresiva de la respuesta

Qué hacer

1. Proteja y mantenga permeable la vía aérea.
2. Mantenga una temperatura corporal estable.
3. Trate a la víctima como si estuviera sin respuesta.
4. Traslade de inmediato a la víctima.

Lesión cerebral difusa grave

Una lesión difusa grave al cerebro puede ser causada por lesión inicial grave de la cabeza y la inflamación subsecuente o la falta de oxígeno (hipoxia) secundaria a una respiración inadecuada. Este tipo de lesión por lo general produce falta de respuesta completa de forma inmediata. Puede haber cierta recuperación de la respuesta pero con un nivel alterado que puede persistir de forma permanente.

Qué buscar

- La víctima está profundamente inconsciente desde el momento de la lesión
- La vía aérea se puede obstruir y afectar la respiración
- Cambios en la respuesta según la escala AVPU. Con el tiempo, estos cambios son en extremo importantes. La mejoría es un buen signo; el deterioro es ominoso
- La velocidad con la que la víctima recobra la respuesta normal. Ésta indica en gran medida la gravedad de la lesión y predice el desenlace final

Buenos signos

- La víctima se despierta, responde de manera verbal y sabe su nombre, en dónde está, el mes y el año
- Los movimientos corporales de la víctima se vuelven normales e iguales en ambos lados
- La víctima parpadea en respuesta a la agitación de una mano cercana a los ojos

Malos signos

- Las pupilas de la víctima no responden a la luz y se dilatan (aumentan de tamaño)
- Una de las pupilas de la víctima se dilata más que la otra
- El pulso se hace lento
- La respiración se vuelve irregular
- La temperatura del cuerpo de la víctima se eleva
- La víctima despierta, pero hay evidencia de lesión cerebral o de la médula espinal con pérdida de la sensibilidad, debilidad de un lado o parálisis

Qué hacer

1. Limpie y mantenga permeable la vía aérea; si no hay respiración, inicie la RCP.
2. Asuma que la víctima tiene lesión de la columna vertebral.
3. Coloque un collarín u otro aparato para restringir el movimiento de la cabeza.
4. Repita de manera periódica la exploración para determinar el progreso de la víctima; registre sus observaciones.
5. Prevenga una lesión adicional. Mueva a la víctima a un refugio seguro.
6. Traslade rápidamente a la víctima.

Fracturas de cráneo

Las fracturas pueden ser cerradas o abiertas. Una fractura cerrada se presenta sin ruptura del cuero cabelludo. Una fractura es abierta cuando el cuero cabelludo sobre ésta se lacera y el cerebro o las capas que lo recubren están expuestas. Las fracturas de cráneo se pueden presentar sin desplazamiento del hueso o con un segmento de hueso deprimido que puede comprimir el cerebro.

Qué buscar

- Bordes óseos rotos en la herida. Una superficie de hueso blanco suave, expuesta, podría no ser algo serio si no está asociada con una fractura de cráneo
- Líquido claro o sanguinolento goteando de la nariz o el oído sin una lesión aparente de esas áreas. Esto indica una posible fractura de la base del cráneo

Qué hacer

1. Si está presente una fractura deprimida del cráneo, proteja el área con un vendaje en forma de dona que sea un poco más grande que el área deprimida.

2. Si hay una fractura abierta, cubra la herida con un apósito estéril.
3. Controle cualquier sangrado aplicando un apósito estéril o limpio y aplicando presión sobre los bordes de la herida, no directo sobre ésta.
4. Traslade a la víctima.

Otros problemas neurológicos

Infarto cerebral

El infarto cerebral es producido por el bloqueo de un vaso sanguíneo o por sangrado dentro del cerebro. Si una arteria se bloquea de manera parcial, los síntomas del infarto pueden ser temporales. Estos pequeños infartos, conocidos como ataques isquémicos transitorios (AIT), duran desde unos cuantos minutos hasta varias horas, con recuperación posterior de la víctima.

El infarto cerebral es más común en personas con endurecimiento de las arterias (arterioesclerosis), adultos mayores y aquellas con presión arterial elevada o diabetes. En lugares remotos, los síntomas de infarto cerebral en ocasiones se presentan en personas jóvenes, sanas, debido a lesiones de la cabeza, enfermedad por descompresión o edema cerebral (engrosamiento de la sangre debido a la altura).

Qué buscar

Los signos y síntomas del infarto cerebral dependen de la parte del cerebro involucrada.

- Alteración de la respuesta: evalúe como a una víctima que no responde
- Entumecimiento, debilidad o parálisis de la cara, el brazo o la pierna, por lo general de un lado del cuerpo
- Giro de la cabeza y los ojos hacia un lado
- Respiración ruidosa, babeo
- Cambios visuales, incluidas visión doble, visión borrosa súbita o pérdida de la visión en uno o ambos ojos
- Pérdida del equilibrio o la coordinación
- Dificultad para hablar o incapacidad para entender indicaciones simples
- Dolor de cabeza súbito, muy grave, inexplicable, de larga duración
- Convulsiones
- Antecedentes de diabetes, hipertensión, enfermedad cardiaca o infarto cerebral previo

Qué hacer

1. Mantenga a la víctima en posición de recuperación, con la cabeza y la parte superior del cuerpo ligeramente elevados para reducir la hinchazón cerebral.
2. Si la víctima está despierta, permítale encontrar una posición cómoda.
3. Ofrezca a la víctima líquidos claros con precaución.
4. Traslade a la víctima.

Infarto cerebral

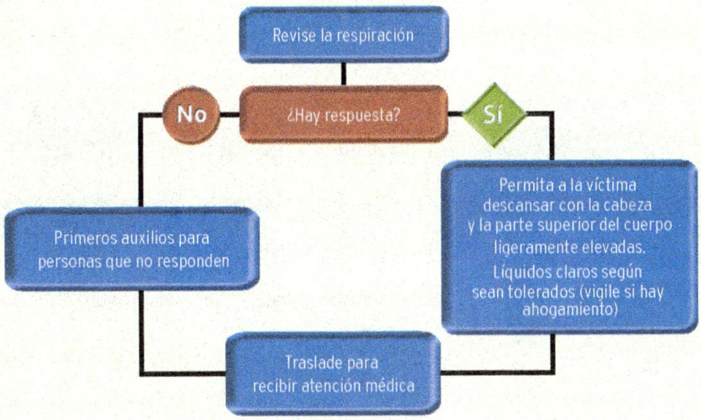

Crisis convulsivas

Las crisis convulsivas son descargas eléctricas anormales, súbitas y temporales en el cerebro Cuadro 11-2. Las recurrentes se presentan en la epilepsia.

Hay dos tipos de crisis convulsivas. Las crisis parciales pueden experimentarse como una pérdida momentánea del estado de alerta, un movimiento involuntario de un brazo, una pierna y/o la cara, sensación de entumecimiento u hormigueo o alteraciones en la visión u olores. El grado de respuesta puede o no estar alterado. Las crisis generalizadas con frecuencia son precedidas por un aura –una visión u olor, momentáneos u otra sensación que preceden a la crisis convulsiva–, después inicia con un espasmo súbito de los músculos del cuerpo, produciendo que la víctima emita gemidos fuertes y caiga al piso con rigidez de espalda y extremidades. Pocos segundos después, se presentan contracciones rítmicas del cuello, la espalda y las extremidades. Durante esta fase, la cual puede durar sólo algunos minutos, la víctima se puede morder la lengua o tener incontinencia. Después de una crisis convulsiva, la víctima permanece sin respuesta durante algunos minutos o hasta una hora o más y después se despierta de manera gradual. Después de una crisis convulsiva, la víctima respira profundamente, se puede ver cianótica y tener espuma en la boca.

Cuadro 11-2 Causas de crisis convulsivas en personas sin antecedentes de epilepsia

Epilepsia	Infarto cerebral
Lesión de la cabeza	Lesión por relámpago
Hipoglucemia (azúcar baja en sangre)	Drogas ilegales
Envenenamiento	Falta de oxígeno
Golpe de calor	Embarazo (complicaciones)
Fiebre elevada (niños)	

Cuadro 11-3 Medicamentos que una persona con epilepsia puede traer

Fenitoína	Fenobarbital
Carbamazepina	Primidona
Ácido valproico	Etosuximida
Trimetadiona	

En personas con antecedentes de epilepsia, las crisis convulsivas rara vez son urgencias médicas; terminan después de unos cuantos minutos y no se asocian con lesiones, a menos que la víctima se encuentre en un lugar peligroso o expuesto o se haya lesionado durante la crisis. La víctima en general no requiere atención médica. La epilepsia inicia típicamente en la infancia. Las crisis que inician después casi siempre se deben a condiciones médicas serias. Las crisis convulsivas de inicio reciente requieren de traslado y atención médica inmediata. En individuos con diabetes estas crisis se deben tratar como hipoglucemia.

La mayoría de las personas con epilepsia pueden controlar sus crisis con medicamentos y llevar una vida normal, incluyendo participar en actividades en lugares remotos Cuadro 11-3. De cualquier manera, deben evitar las actividades de mayor riesgo (escalar, esquiar en montañas, montar telesillas, nadar sin supervisión, pasear en botes, bucear y excursiones en cuevas) a menos que tengan antecedentes confiables de tomarse los medicamentos según los horarios, hayan estado sin crisis convulsivas durante por lo menos 2 años y tengan la aprobación de su neurólogo.

Qué hacer

1. Concéntrese en prevenir las lesiones; la presentación inminente de una crisis convulsiva no se puede prevenir. Ayude a la víctima a recostarse en un área segura.
2. No sujete a la víctima. Si es posible, retire los objetos cercanos con los que ésta se pudiera golpear. No abra la boca de la víctima ni inserte nada en ella.

3. Después de la crisis convulsiva, asegúrese que la vía aérea está abierta. La respiración puede detenerse de manera temporal, pero reiniciará sin ayuda a menos que haya alguna obstrucción.
4. Aleje a los mirones y pida privacidad. La víctima podría haber tenido incontinencia y estaría avergonzada.
5. Después, evalúe como si se tratara de una persona que no responde; la víctima tendrá un estado de alerta alterado o estará somnolienta. En particular, tome la temperatura corporal (para evaluar un probable golpe de calor) si usted cuenta con un termómetro, sienta la temperatura de la piel y busque laceraciones en la lengua o lesiones producidas por los espasmos musculares y la caída. Busque una tarjeta médica de identificación. Mantenga a la víctima en posición de recuperación hasta que se despierte y esté alerta.
6. Busque antecedentes de crisis convulsivas. Si los hay, determine qué medicina está tomando la persona para prevenir las convulsiones. Pregunte si no se tomó algunas dosis.
7. Si no hay antecedentes de epilepsia, pregunte sobre diabetes, una lesión de la cabeza reciente, ingesta de plantas silvestres y consumo de medicamentos o drogas ilegales. Si la víctima es un niño, pregunte a los padres si ha presentado fiebre elevada.
8. Traslade si:
   - No hay antecedentes de epilepsia con episodios similares
   - La crisis convulsiva duró más de 5 minutos o las convulsiones son repetitivas
   - No se recobra el estado de respuesta en 20 a 30 minutos
   - La víctima se encuentra en la segunda mitad del embarazo

Desmayo simple

El desmayo simple es una forma común, benigna y en general breve de caída de la presión sanguínea que produce un flujo sanguíneo inadecuado al cerebro y pérdida del estado de respuesta normal. Podría tener una causa física o emocional, como dolor, observar sangre, excitación, miedo o estar parado durante un periodo prolongado, en especial con calor. Alguien deshidratado o que ha perdido sangre podría desmayarse al intentar levantarse.

Qué buscar

En una persona previamente sana:

- Reporte de haber visto manchas, sentirse mareado, caliente o frío y nauseabundo
- Palidez, con piel fría y pegajosa
- Desvanecimiento, dejarse caer pesadamente o caída

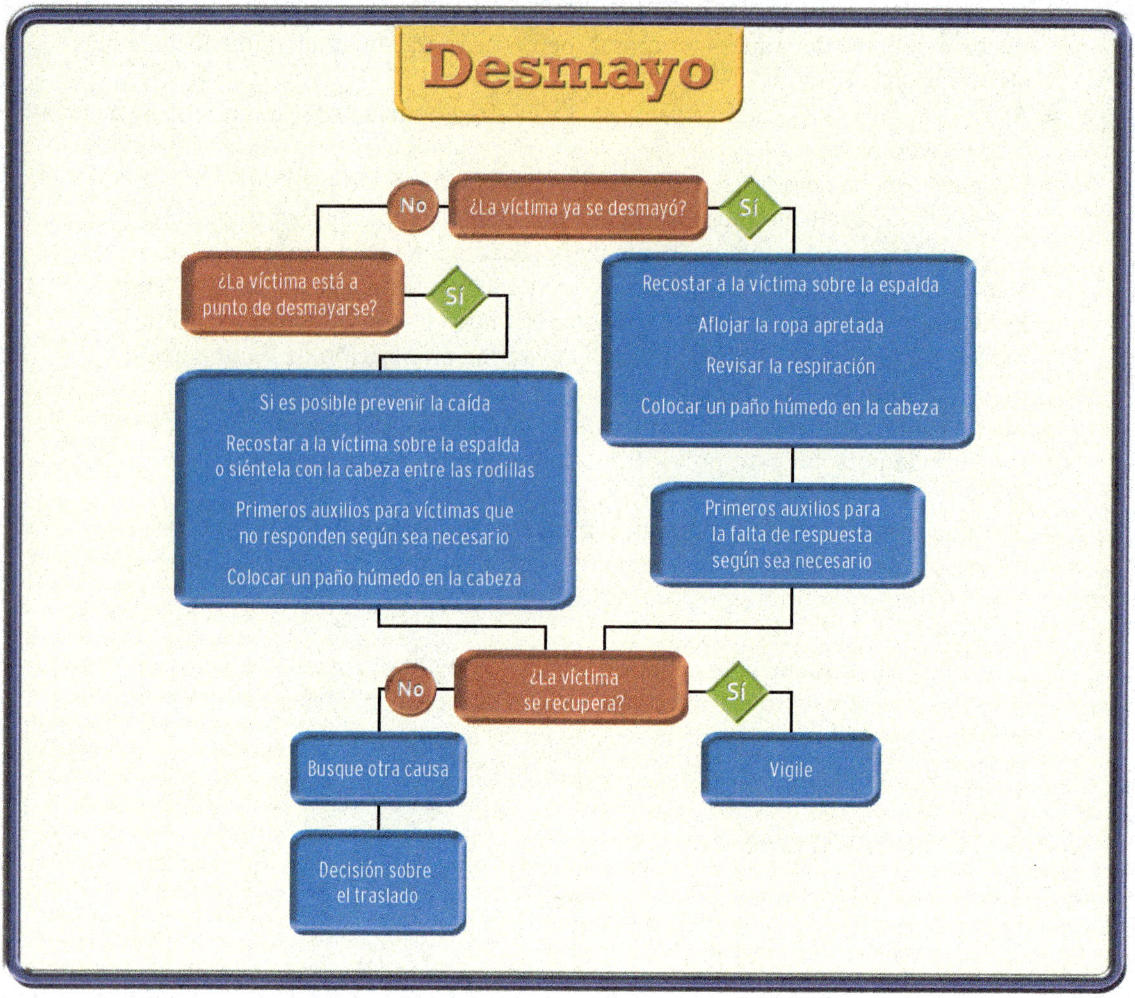
Desmayo
No
¿La víctima ya se desmayó?
Sí
¿La víctima está a punto de desmayarse?
Sí
Recostar a la víctima sobre la espalda
Aflojar la ropa apretada
Revisar la respiración
Colocar un paño húmedo en la cabeza
Si es posible prevenir la caída
Recostar a la víctima sobre la espalda o siéntela con la cabeza entre las rodillas
Primeros auxilios para víctimas que no responden según sea necesario
Colocar un paño húmedo en la cabeza
Primeros auxilios para la falta de respuesta según sea necesario
No
¿La víctima se recupera?
Sí
Busque otra causa
Vigile
Decisión sobre el traslado

Qué hacer

Para una persona que está a punto de desmayarse:

1. Prevenga una caída dura y que produzca lesiones.
2. Recueste a la víctima. Si no hay lugar para que esté recostada, siéntela con la cabeza entre las rodillas. Cuando una persona que se desmayó está recostada en el piso, el flujo sanguíneo al cerebro aumenta, la presión sanguínea regresa rápidamente a lo normal y la víctima se despierta.
3. Afloje la ropa apretada, en especial alrededor del cuello.
4. Coloque un paño húmedo y frío en la frente de la víctima.

Si la persona ya se desmayó:

1. Revise la respiración de la víctima.

2. Recueéstela.
3. Afloje la ropa apretada.
4. Busque lesiones producidas por la caída.
5. Coloque un paño húmedo y frío en la frente de la víctima.
6. Proporcione cuidados para una persona que no responde.
7. Mantenga a una persona que se desmayó recostada hasta que se haya recuperado y después que se pare lentamente.
8. Traslade a la víctima si:
   - Parece tener una enfermedad o lesión seria
   - Se ha desmayado en repetidas ocasiones
   - No se despierta en menos de 30 segundos
   - Estaba recostada cuando sucedió el episodio
   - Continúa mareada al intentar levantarse

La falta de respuesta debido a una enfermedad seria súbita (ataque al corazón, infarto cerebral, sangrado interno con choque) puede confundirse con un desmayo simple. Una víctima de edad mediana o mayor o alguien que no se recupera rápidamente después de estar recostado debe ser evaluado y recibir la atención como si se tratara de una víctima que no responde. Si la víctima se desmaya cada vez que se levanta, sospeche deshidratación o choque.

Dolor de cabeza

La mayoría de los dolores de cabeza son inofensivos y pueden ser controlados con reposo, evitando la fatiga de los ojos y tomando medicamentos leves de venta sin receta (aspirina, paracetamol o ibuprofeno). En los lugares remotos, los dolores de cabeza también pueden ser producidos por deshidratación, la altura, el resplandor de la nieve o el agua y la tracción de los músculos del cuello por cargar un paquete pesado. Rara vez un dolor de cabeza puede ser el signo de una condición seria, como edema cerebral por una altitud elevada, infarto cerebral, meningitis (infección del cerebro o la médula espinal) o presión arterial elevada grave.

Qué buscar

- Trauma en la cabeza
- Hipersensibilidad en el cuero cabelludo, el cuello y los hombros debido a una contracción muscular crónica
- Pupilas de tamaño asimétrico
- Visión doble (infarto cerebral)
- Fiebre
- Rigidez grave del cuello (un signo de meningitis)
- Alteración de la sensibilidad o el movimiento de las extremidades (infarto cerebral)
- Alteración del equilibrio. Que la víctima se pare con los ojos cerrados y camine sobre una línea recta (prueba para el edema cerebral por altitud elevada)
- Pregunte a la víctima si ha estado bebiendo suficiente agua y la orina sale amarillo clara (signo de una hidratación adecuada).

Sospeche una enfermedad o lesión seria si el dolor de cabeza:

- Produce vómito, no deja dormir o produce incapacidad para comer o beber por más de un día en alguien sin dolores de cabeza recurrentes previos (incluso si son poco frecuentes)
- Dura más de un día, no responde a medicamentos de venta sin receta y permanece estable o empeora
- Es súbito y grave, diferente a todos los dolores de cabeza previos y no mejora con el reposo ni con medicamentos analgésicos leves
- Se asocia con somnolencia, rigidez de cuello, alteración del estado mental, fiebre alta, cambios de personalidad, cambios visuales, debilidad o falta de sensibilidad en un lado del cuerpo y/o pérdida del equilibrio

Qué hacer

1. Si el dolor de cabeza es leve a moderado, dé a la víctima un medicamento leve para el dolor.
2. Promueva una hidratación adecuada.
3. Si es posible un mal de montaña agudo, descienda a una menor altitud a la que provocó el dolor de cabeza (por lo menos 600 metros [2000 pies] menos). ¡No siga subiendo!
4. Si la causa parece seria, traslade.

Migraña

Los dolores de cabeza por migraña en general son periódicos, de un lado y pulsátiles y con frecuencia se acompañan de náusea y vómito. Tienden a presentarse en familias y afectan con mayor frecuencia a las mujeres, en las que pueden aparecer cerca del periodo menstrual. Casi siempre se acompañan de cambios visuales como manchas o luces resplandecientes. Las personas que sufren migraña suelen traer medicamentos que se deben tomar al inicio de la cefalea; si no es así, en ocasiones los analgésicos leves pueden ayudar. Durante el dolor de cabeza, permita que la víctima descanse en un área oscura.

Diabetes

Las personas con diabetes están sujetas a alteraciones en el azúcar en la sangre, lo cual puede afectar su grado de respuesta.

Un nivel bajo de azúcar en sangre (hipoglucemia) puede ser producido por la administración de mucha insulina o por administrarla sin ingerir suficientes alimentos. El ejercicio reduce el azúcar en sangre y las personas con diabetes que no están acostumbradas a una excursión extenuante u a otros ejercicios pueden no consumir suficientes alimentos extra para prevenir una caída significativa de azúcar en la sangre. El desmayo por hipoglucemia se presenta rápidamente, con mareo, sudoración y alteración en el grado de respuesta. El tratamiento es dar azúcar a la víctima de inmediato. La recuperación casi siempre es rápida.

Los niveles elevados de azúcar en sangre (hiperglucemia) son resultado de muy poca insulina. Los niveles de azúcar en sangre suben lentamente, en ocasiones durante uno o dos días. La condición se reconoce por presentar sed excesiva, un gasto urinario elevado, fatiga o aliento dulce (cetonas). Conforme la condición empeora, la persona con diabetes puede dirigirse al coma. Esto es muy peligroso y requiere su traslado.

▸ Resumen de la atención de urgencia

Qué buscar	Qué hacer
Lesiones en la cabeza	
Concusión • Sin pérdida o pérdida breve de la respuesta • Pueden ver brevemente "estrellas" • Náusea, mareo, dolor de cabeza.	1. Después de una concusión, permita a la víctima dormirse, pero despiértela cada 2 a 3 horas para revisar el nivel de respuesta. 2. Si no aparecen síntomas luego de 8 horas de la lesión, despiértela sólo una vez durante la primera noche.
Contusión o hemorragia • Intervalo lúcido • Dolor de cabeza grave, progresivo • Vómito en repetidas ocasiones • Alteración de la conducta o pérdida de la respuesta	1. Proteja y mantenga permeable la vía aérea. 2. Mantenga una temperatura corporal estable. 3. Trate como si fuera una víctima que no responde. 4. Traslade de inmediato.
Lesión cerebral difusa grave • Profundamente inconsciente desde el momento de la lesión • Vía aérea obstruida o respiración difícil	1. Limpie y mantenga permeable la vía aérea. 2. Asuma la presencia de una lesión de la columna vertebral. 3. Coloque un collarín. 4. Repita la exploración periódicamente para determinar el progreso. 5. Mueva a la víctima a un refugio seguro. 6. Traslade rápidamente.
Fracturas del cráneo • Área deprimida en el cráneo • Bordes óseos rotos en la herida de la piel • Goteo de líquido claro o sanguinolento de la nariz o el oído.	1. Controle el sangrado aplicando presión alrededor del borde de la herida sobre el cráneo no lesionado usando un apósito con forma de dona para que no haya presión sobre la fractura. 2. Cubra las heridas abiertas con apósitos estériles. 3. Traslade a la víctima.

Qué buscar	Qué hacer
Otros problemas neurológicos	
Infarto cerebral • Alteración del estado de respuesta • Entumecimiento, debilidad o parálisis de la cara, el brazo o la pierna • Giro de la cabeza y los ojos hacia un lado • Respiración ruidosa, babeo • Cambios visuales • Pérdida del equilibrio o la coordinación • Dificultad para hablar o incapacidad para entender indicaciones sencillas • Dolor de cabeza súbito, muy grave, inexplicable y de larga duración • Crisis convulsivas • Antecedentes de diabetes, hipertensión, enfermedad cardiaca o infartos cerebrales previos	1. Mantenga a la víctima en posición de recuperación. 2. Si la víctima está despierta, permítale encontrar una posición cómoda. 3. Dé líquidos claros con precaución. 4. Traslade a la víctima.
Crisis convulsivas • Pérdida momentánea del estado de alerta. • Movimientos involuntarios de las extremidades • Sensación de entumecimiento u hormigueo • Visión anormal • Espasmo súbito de los músculos del cuerpo	1. Concéntrese en prevenir las lesiones. 2. No sujete a la víctima. 3. Después de la convulsión, asegúrese de que la vía aérea está permeable. 4. Traslade en caso necesario.
Desmayo simple • Reportes de "ver manchas", sentirse mareado, caliente o frío y nauseabundo • Piel pálida, fría y pegajosa • Desvanecimiento, dejarse caer de forma pesada y caída.	1. Revise la respiración. 2. Recueste a la víctima en el piso. 3. Afloje la ropa apretada. 4. Busque las lesiones producidas por la caída. 5. Coloque un paño frío y húmedo en la frente. 6. Mantenga recostada a la persona. 7. Traslade si es necesario.

Qué buscar	Qué hacer
Cefalea • Trauma cefálico • Hipersensibilidad en cuero cabelludo, cuello y hombros • Pupilas de tamaño asimétrico • Visión doble • Fiebre • Rigidez de cuello grave • Alteración de la sensibilidad o el movimiento de las extremidades • Alteración del equilibrio	1. Si el dolor de cabeza es leve a moderado, administre analgésicos de venta sin receta. 2. Promueva una hidratación adecuada. 3. Si es posible un mal de montaña agudo, descienda a una altitud menor con la que inició el dolor de cabeza (por lo menos 600 metros [2000 pies] menos). ¡No suba más! 4. Si la causa parece ser seria, traslade.

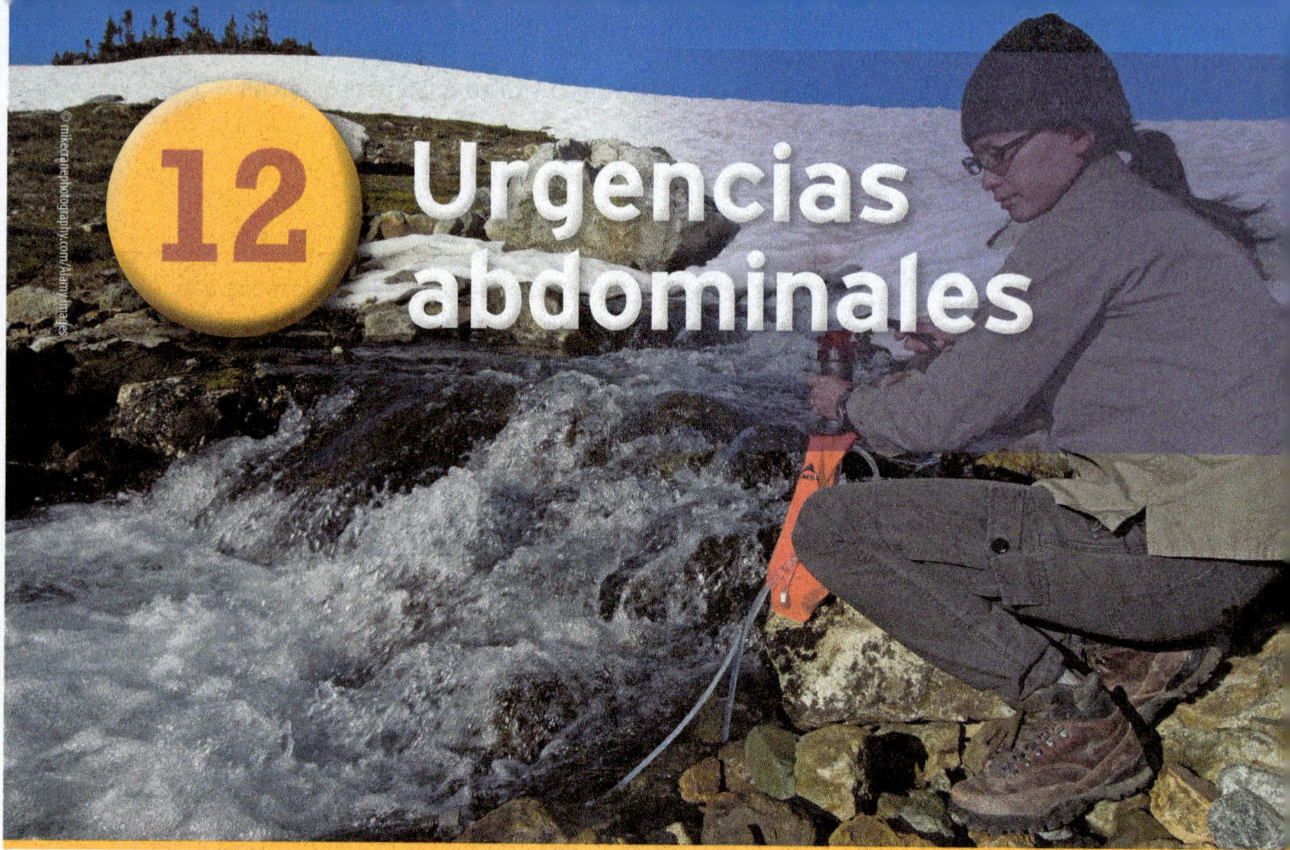

12 Urgencias abdominales

Capítulo *en un vistazo*

- Anatomía del abdomen
- Lesiones abdominales
- Enfermedades abdominales
- Guías de evacuación en caso de problemas abdominales

Los problemas abdominales son difíciles de diagnosticar incluso en un hospital y no se espera que un prestador de primeros auxilios distinga entre las múltiples causas de dolor abdominal; en general, los primeros auxilios serán similares sin importar la causa. Para los primeros auxilios en lugares remotos es más útil considerar a los problemas abdominales de acuerdo con los pocos síntomas en común que los causan en lugar de ofrecer un diagnóstico. Se discuten pocos problemas específicos comunes. La principal decisión en un lugar remoto es cuándo se debe evacuar a la víctima.

Anatomía del abdomen

El abdomen está limitado por el diafragma en la parte superior y la pelvis ósea por debajo. El diafragma es la capa de músculo que separa al tórax del abdomen. Dentro de la cavidad del abdomen están el hígado, los riñones, el bazo, el estómago y los intestinos delgado y grueso. Los intestinos están envueltos por una membrana, el peritoneo, y están rodeados por el espacio o cavidad peritoneal en la que se pueden acumular sangre u otros líquidos. La aorta y la vena cava inferior, los dos vasos más grandes en el cuerpo, corren a lo largo de la pared posterior del abdomen contra la columna vertebral.

Al comunicarse con potenciales rescatistas o al considerar ciertos problemas, divida al abdomen en cuatro cuadrantes. El dolor localizado en una de estas áreas podría indicar un problema en particular. Por ejemplo, el dolor o ardor con presión en el cuadrante superior derecho podría ser causado por una lesión hepática o infección (hepatitis) o bloqueo de la vesícula biliar por una piedra. El dolor en el cuadrante inferior derecho podría deberse a apendicitis, un problema del ovario o embarazo, piedras renales o hernia de ese lado; el dolor en el cuadrante inferior izquierdo podría deberse a un problema en el intestino, ovario, piedras renales o hernia de ese lado. El dolor en el cuadrante superior izquierdo podría deberse a una lesión en el bazo, el estómago o el páncreas Figura 12-1A-B.

El dolor tanto en el frente como en la parte dorsal casi siempre apunta a uno de los órganos en el abdomen posterior. Cuando está de un lado, el problema podría estar en el riñón (infección o piedra), vesícula biliar (del lado derecho) o un vaso sanguíneo mayor. Cuando se presenta en la línea media, podría deberse al páncreas, al estómago, a la aorta o al útero. Las lesiones en órganos intraabdominales pueden categorizarse como cerradas (producidas por caídas o golpes) o abiertas (producidas por la penetración de objetos como cuchillos, palos, piedras o balas). Las enfermedades incluyen las diarreicas (como la gastroenteritis), el sangrado y la apendicitis.

Lesiones abdominales

Las lesiones serias en el abdomen, sean contusas, sin una ruptura de la piel (cerradas) o con penetración de la cavidad peritoneal (abiertas), pueden producir sangrado interno o fuga del contenido intestinal que producen irritación e infección (peritonitis) dentro de la cavidad peritoneal. La cirugía es el tratamiento para la mayoría de las lesiones abdominales internas serias. Busque una lesión abdominal asociada con las lesiones de la parte inferior del tórax.

Lesiones cerradas

Se puede lesionar cualquier órgano abdominal con un golpe directo. Las lesiones de mayor energía tienen mayor probabilidad de lastimar órganos, pero algunos de ellos se pueden dañar con lesiones de menor energía como un golpe o una colisión deportiva. Las lesiones de órganos sólidos en general producen un sangrado importante. Las lesiones de vísceras huecas tienen mayor probabilidad de producir peritonitis.

Un golpe en la parte superior izquierda del abdomen o la fractura de las costillas inferiores izquierdas pueden lesionar el bazo. Considere una ruptura esplénica después de una lesión en el tórax inferior izquierdo. Se desarrolla shock debido a un sangrado progresivo grave posterior a la ruptura. Un sangrado silente, asintomático, puede continuar dentro del bazo durante hasta 3 semanas después de una lesión. Entonces el bazo se puede romper de manera súbita y esta ruptura tardía puede producir un sangrado grave y shock.

Las lesiones a los riñones pueden ser producidas por un golpe directo en la espalda o el flanco, posiblemente con una fractura de la costilla más inferior.

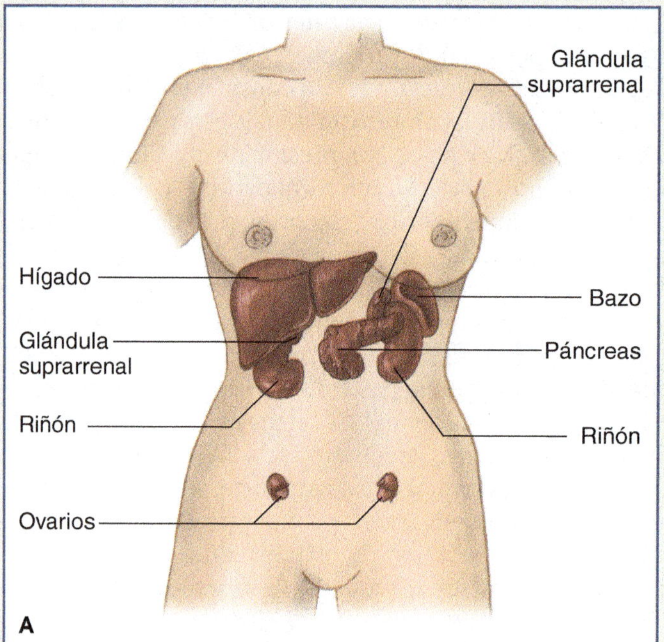

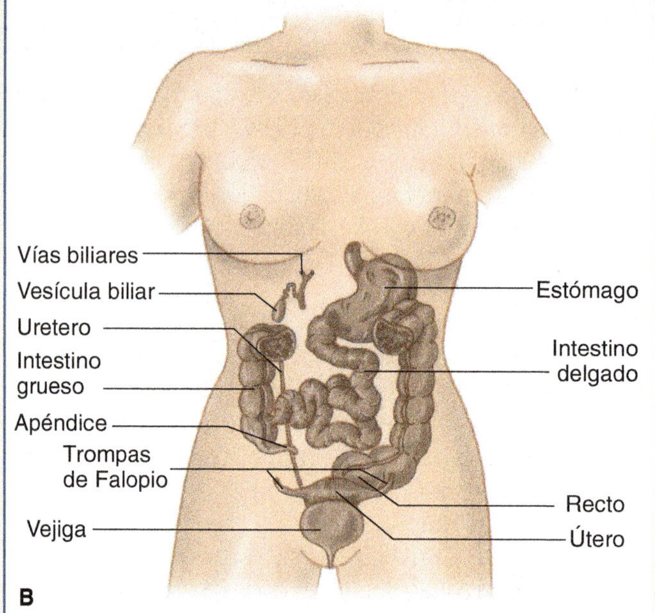

Figura 12-1

Órganos sólidos y huecos del abdomen. **A**. Los órganos sólidos incluyen el hígado, el bazo, el páncreas, los riñones y (en mujeres) los ovarios. **B**. Los órganos huecos incluyen la vesícula biliar, el estómago, el intestino delgado, el intestino grueso y la vejiga.

Qué buscar

- Mecanismo de la lesión
- Equimosis o abrasiones de la pared abdominal o la parte inferior del tórax
- Dolor abdominal e hipersensibilidad de gravedad variante. Si el dolor y la hipersensibilidad son graves, la persona lastimada permanece recostada e inmóvil. El dolor en general inicia alrededor del ombligo y después se extiende a la región del órgano lesionado. Si la sangre o el contenido intestinal están en la cavidad abdominal, el dolor podría sentirse en uno o ambos hombros

Posible lesión del bazo

- Signos de shock
- Dolor en el abdomen superior izquierdo

Posible lesión del riñón

- Dolor en el flanco, en ocasiones que se irradia hacia la ingle
- Sangre en la orina
- Signos de shock
- Una combinación de un abdomen distendido, aumento del dolor e hipersensibilidad, fiebre, náusea y vómito. Estas combinaciones son altamente sospechosas de peritonitis, producida por lesión o enfermedad. El abdomen se pone más rígido conforme la peritonitis se extiende; el movimiento, toser y la palpación o la presión sobre el abdomen producen dolor

NOTA PEDIÁTRICA

El contenido abdominal está menos protegido en un niño que en un adulto. La caja costal no cubre al hígado o bazo, y la pelvis es relativamente superficial, lo que permite una mayor exposición a la lesión.

Qué hacer

1. Que la víctima descanse por completo y permítale sólo pequeños tragos de agua.
2. Consigne sus observaciones por escrito de manera frecuente, en especial la frecuencia de pulso y los cambios en la condición general.
3. Evacue en caso de que aparezcan signos de shock o peritonitis.

Heridas abiertas

Una lesión abdominal es abierta si hay más que una lesión superficial en la piel, con o sin penetración obvia a la cavidad peritoneal. Una pequeña herida por punción puede ser tan peligrosa como una herida obvia. Se puede haber retirado un objeto largo y puntiagudo de la piel, pero el intestino podría haber sido puncionado, lo que permite la fuga del contenido intestinal y produce peritonitis.

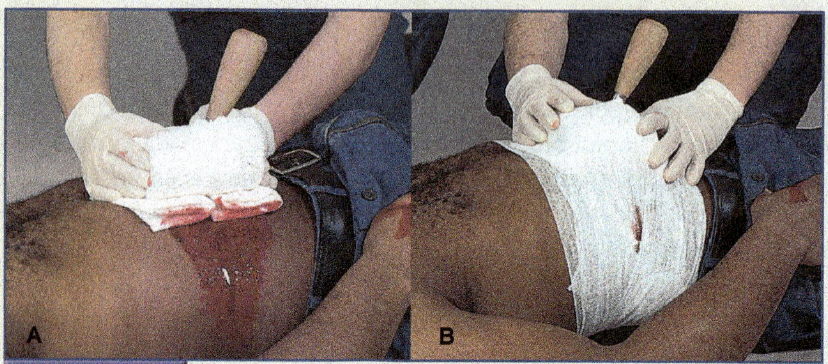

Figura 12-2

Estabilización de una herida penetrante. **A.** Estabilizar un objeto penetrante con un apósito voluminoso. **B.** Asegure el apósito y el objeto.

Qué buscar

- Protrusión del intestino o grasa
- Sangrado externo por una laceración de la pared abdominal
- Signos similares a los de una herida cerrada, como se mencionó antes

Qué hacer

Si el objeto que produjo la lesión aún está en la herida y la asistencia médica está cerca, déjelo ahí –como se enseña en los primeros auxilios urbanos Figura 12-2A-B. Si el objeto ha penetrado uno de los grandes vasos sanguíneos pero está bloqueando el escape de sangre, podría producirse un sangrado grave al retirarlo. Si no es posible evacuar a la víctima sin retirar el objeto penetrante y no se cuenta con atención médica, puede ser necesario retirar el objeto. El rescatista debe darse cuenta de que el retiro puede producir un sangrado rápido y grave que lleve a la muerte. Cuando sea posible, estabilice el objeto en su lugar. Considere acortar un objeto grande que está impidiendo la evacuación, pero estabilícelo cuidadosamente antes de cortarlo, para prevenir una lesión mayor.

1. Trate igual que las heridas cerradas.
2. Si hay protrusión del intestino Figura 12-3 y no se ha desgarrado, hay dos opciones disponibles. Si la ayuda está muy lejos, intente regresar con suavidad el intestino a la cavidad abdominal; después cubra la herida. Si se tiene ayuda disponible a la mano, cubra el intestino con un apósito húmedo (preferentemente estéril). Mantenga la herida húmeda durante el traslado.
3. Si el intestino se ha desgarrado, no se debe regresar a la cavidad abdominal. Cúbralo y manténgalo húmedo.

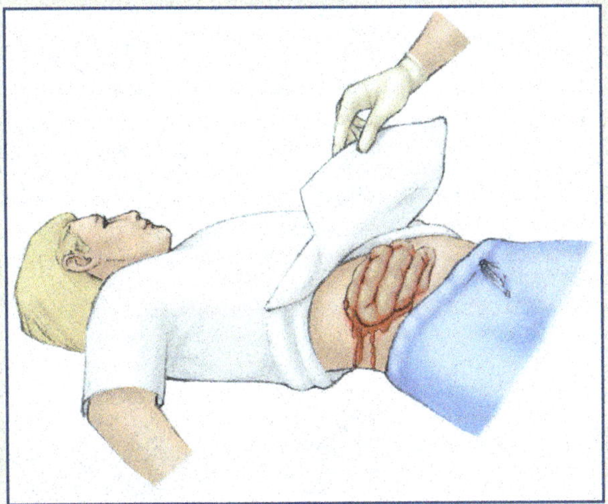

Figura 12-3

Una herida abierta con protrusión del intestino.

Hernia

Las hernias se presentan cuando las asas intestinales protruyen a través de un punto débil en la pared abdominal, pero no a través de la piel. Esta condición es más común en los hombres que en las mujeres y el sitio más frecuente es la ingle. Otros sitios posibles son el ombligo y cicatrices quirúrgicas antiguas. Las hernias pueden aparecer de manera súbita o crecer gradualmente. Rara vez requieren cirugía urgente y la mayoría de las hernias se regresarán adentro al relajarse y con presión suave. En ocasiones una hernia queda atrapada y se corta el suministro de sangre del asa de intestino que protruye. Esto requiere atención médica de urgencia.

Qué buscar

Hernia no estrangulada

- Abombamiento en la ingle, en ocasiones se extiende al escroto; es más fácil de ver cuando la víctima puja o tose; y desaparece (se reduce) si la víctima se recuesta sobre su espalda y relaja el abdomen
- Hinchazón, en general suave e indolora
- Ardor, quemazón o sensación de presión (variable)

Hernia estrangulada

- Hernia que no se reducirá
- Abombamiento firme con dolor e hipersensibilidad que aumentan rápidamente
- Dolor que se extiende al abdomen; posible vómito

Qué hacer

1. La víctima puede continuar sus actividades si la molestia es mínima.
2. Intente reducir una posible hernia estrangulada haciendo que la víctima se recueste de espaldas y se relaje. Aplique una presión suave y sostenida para empujar a la hernia de regreso a través del orificio. Si la reducción no es fácil, no persista.
3. Traslade si aumenta el dolor y usted no es capaz de reducir la hernia.

Enfermedades abdominales

Dolor

A menudo es difícil determinar la causa del dolor abdominal y la decisión de evacuar se puede hacer sin conocer la causa exacta del dolor. La decisión para evacuar o trasladar en algunas ocasiones es inmediata, pero en otras usted podría observar a la víctima durante varias horas para determinar el curso de la enfermedad. (Véanse los criterios para la evacuación o traslado al final de este capítulo.) La dificultad para obtener ayuda, el número de personas en el grupo (y si la persona lesionada puede quedarse sola, en caso de ser necesario, mientras usted busca ayuda) y otros factores afectan esta decisión.

Qué buscar (todas las causas)

- Signos de shock, el cuál podría ser producido por sangrado interno o infección
- Antecedentes SAMPLE
- La localización del dolor. La causa del dolor puede estar en el órgano subyacente al sitio
- Dolor que disminuye, aumenta o se queda igual
- Diarrea o vómito asociado
- Signos de deshidratación –lengua seca, pulso rápido y mareo al pararse, en especial si ha habido vómito y/o diarrea en repetidas ocasiones
- Otros en el grupo que tienen el mismo problema
- Ingesta de plantas silvestres potencialmente venenosas o agua sin purificar
- Condiciones asociadas como diabetes o embarazo
- Un abdomen anormalmente distendido, doloroso, rígido

Qué hacer

1. Haga una revisión inicial y evalúe los signos vitales.
2. Permita la ingesta de pequeños tragos de líquidos claros, incluidos agua, jugo diluido, bebidas deportivas, caldos y tés. Evite las bebidas que contienen alcohol o cafeína. (Véase el apéndice *Reemplazo de líquidos y electrolitos* para revisar las guías al respecto.)
3. Dé un antiácido a la víctima.
4. Coloque algo caliente, por ejemplo una cantimplora llena de agua caliente, sobre el abdomen.

5. Esté preparado en caso de vómito.
6. Permita que la víctima adopte la posición más cómoda, la cual a menudo es recostada con las rodillas dobladas.

PRECAUCIÓN

NO

- Dé a la víctima un enema o laxante. Éstos pueden empeorar la condición o producir complicaciones
- Dé a beber a la víctima líquidos que no sean claros mientras el dolor continúe
- Dé a la víctima alimentos sólidos
- De a la víctima productos derivados lácteos

Apendicitis

El apéndice es un tubo pequeño unido al intestino grueso. Éste se puede infectar y romper, produciendo peritonitis.

Qué buscar

- Dolor intermitente que inicia en el abdomen medio, después se mueve al abdomen inferior derecho. El dolor aumenta durante 6 a 24 horas, se vuelve constante y se acentúa por el movimiento o la tos, produciendo que la víctima se quede recostada con las rodillas dobladas
- Hipersensibilidad al presionar o tocar sobre el abdomen inferior derecho
- Vómito intermitente
- Pérdida del apetito
- Fiebre de bajo grado
- Posteriormente, se siente dolor e hipersensibilidad a través del abdomen, indicando la ruptura del apéndice, lo que diseminará la infección a lo largo de la cavidad abdominal (peritonitis). Las víctimas con peritonitis en general están muy enfermas y tienen dolor grave

Qué hacer

1. Coloque a la víctima en la posición en decúbito más cómoda.
2. Dele pequeños tragos de líquidos para evitar la deshidratación, pero no dé alimentos.
3. Traslade a la víctima.

Náusea y vómito

Se puede presentar náusea y vómito con muchas condiciones, como en la enfermedad leve por la altura, enfermedad por movimiento, lesión cefálica, virus intestinales, intoxicación alimentaria, alimentación o bebida excesiva, intoxicación por monóxido de carbono o estrés emocional. En enfermedades menores, esto debe mejorar en un par de días. La náusea y el vómito persistente o en aumento pueden señalar enfermedades más serias, como apendicitis u obstrucción intestinal. Si la condición dura más de 1 a 2 días, se puede presentar deshidratación, en especial en niños pequeños y adultos mayores.

Qué buscar

- Dolor abdominal
- Sangre o material café, granoso (que se ve como sedimentos de café) en el vómito; esto podría ser sangre en el estómago
- Diarrea. Vómito y diarrea juntos casi siempre indican una infección viral autolimitada
- Escalofríos y fiebre
- Signos de deshidratación (mareos al pararse, boca y lengua secas, labios partidos, orina concentrada, sed y pulso rápido)
- Otros en el grupo con síntomas similares (esto sugiere intoxicación por alimentos o una causa infecciosa)
- Una reciente lesión de la cabeza
- Ingesta de plantas/hongos silvestres o agua no purificada

Qué hacer

1. Dé a la víctima pequeñas cantidades de líquidos claros, como bebidas deportivas, sopas claras, refrescos sin gas, jugo de manzana o de arándano.
2. Si la víctima es capaz de tolerar los líquidos, ofrezca carbohidratos (almidones, pan, cereal y pasta); estos son los alimentos más fáciles de digerir. Evite cualquier producto lácteo o carne durante 48 horas.
3. Que la víctima descanse; evite el ejercicio hasta que sea capaz de comer alimentos sólidos con facilidad.
4. Traslade si el vómito persiste durante más de 48 horas o tiene sangre.

Diarrea

La diarrea es el paso frecuente de heces sueltas, acuosas o no formadas. Causas comunes son infecciones intestinales (bacterianas, virales o parasitarias), intoxicación por alimentos, sensibilidad/alergia a alimentos y estrés. Una fuente de infección común en lugares remotos es el agua no purificada. Incluso algunas cantidades pequeñas de agua cristalina pueden tener una contaminación grave. La deshidratación se presenta si la víctima no puede beber suficiente líquido para reemplazar las pérdidas de la diarrea. Los adultos mayores y los niños pequeños son especialmente propensos a la deshidratación. El reemplazo de líquidos y electrolitos (sodio y potasio) es de importancia primordial en cualquier víctima de diarrea.

Qué buscar

- Moco sanguinolento o pus en las heces
- Signos de deshidratación
- Dolor abdominal tipo cólico, usualmente en el abdomen inferior
- Falta de control intestinal
- Fiebre
- Otros en el grupo con síntomas similares

Qué hacer

1. Haga que la víctima beba suficientes líquidos claros para reemplazar las pérdidas más la ingesta usual. Vigile el gasto urinario para estimar si es adecuada la ingesta de líquidos. Una orina oscura, escasa, indica deshidratación.
2. Cuando se toleran los líquidos claros, haga que la víctima regrese de manera gradual a una dieta normal. Para iniciar, intente con galletas saladas, sopa, pan tostado, arroz, pasta y jugo de manzana.
3. Si se tiene disponible, dé a la víctima bismuto rosado (dosis de adulto: 2 tabletas 4 veces al día durante 1 o 2 días o 2 cucharaditas cada media hora por 8 dosis).
4. Dé a la víctima clorhidrato de loperamida (cápsula o líquido, 2-4 mg al inicio, después 1-2 mg 4 veces al día en caso de que persista la diarrea) o difenoxilato de atropina (el cual es un medicamento de prescripción). No se use en caso de fiebre y diarrea con sangre o pus en las heces.

Evitar

- Productos lácteos o carne durante 48 horas después de que se detenga la diarrea, porque podría haber intolerancia a la grasa o a la lactosa después de las infecciones
- Cafeína, porque estimula el intestino y aumenta la diuresis y deshidratación

Estreñimiento

Los cambios menores en la dieta, ingesta de líquidos, actividad y estado emocional pueden producir estreñimiento. Su cambio aliviará el estreñimiento en la mayoría de los casos.

Qué buscar

- Movimientos intestinales dolorosos, duros
- Movimientos intestinales con frecuencia menor a cada 1-2 días

Qué hacer

1. Aumente la ingesta de alimentos ricos en fibra, como los granos enteros y las frutas.
2. Mantenga una ingesta adecuada de líquidos (la orina debe ser amarillo pálido si se consume una cantidad suficiente de agua).
3. Intente tener un movimiento intestinal al día.
4. Utilice ablandadores de las heces como aceite mineral o Colace.
5. Evite:
   - Laxantes fuertes
   - Alcohol
   - Alimentos que producen estreñimiento, como los plátanos, queso, carne y alimentos azucarados

Heces sanguinolentas y hemorroides

Observar pequeñas cantidades de sangre roja brillante en las heces y el papel de baño o en el agua del baño puede ser alarmante pero en general no es serio. Un sangrado producido por tumores en el recto o más adentro usualmente tiene una coloración más oscura. Hay dos causas comunes de heces sanguinolentas: hemorroides y fisuras. Las hemorroides son venas inflamadas, hinchadas, y las fisuras son rupturas en la piel alrededor del ano. Las dos pueden ser producidas por el estreñimiento con heces duras y secas que requieren de pujar para evacuar. El estreñimiento y los problemas que produce son comunes a cualquier altitud o en otros ambientes en donde podría ser imposible beber suficiente agua y suficientes frutas, vegetales y fibra. Las hemorroides también pueden presentarse con la diarrea frecuente. Las hemorroides y las fisuras se pueden resolver por sí mismas, pero comúnmente recurren.

Qué buscar

Hemorroides externas

- Un nódulo firme, doloroso, rosa o azul al lado del ano presente durante varios días
- Sangrado al evacuar las heces
- Sangre roja brillante y coágulos oscuros pequeños posiblemente saliendo de la parte hinchada. Al sangrar, el dolor y la hinchazón se reducen. La molestia de las hemorroides externas se resuelve de manera natural en más o menos 1 semana, con o sin sangrado

Hemorroides internas

- Inflamación suave, casi siempre indolora, que a menudo protruye del recto durante o después de una evacuación; puede no ser visible
- Sangrado al evacuar heces

Fisura

- Una fisura es una rotura dolorosa de la piel en el margen del ano

Signos de sangrado intestinal serio

- Movimientos intestinales indoloros con grandes cantidades de sangre roja, marrón o café (se pueden presentar algunos cólicos abdominales)
- Signos de shock por la pérdida de sangre

Qué hacer

Para las hemorroides y fisuras menores con sangrado:

1. Ajustar la dieta de la víctima para ablandar las heces aumentando los líquidos, frutas, vegetales y granos enteros.
2. Que la víctima se dé baños tibios para aliviar y limpiar.
3. Haga que la víctima use ropa interior de algodón y ropa holgada.

4. Aplicar compresas frías, óxido de zinc o gel de petrolato para controlar la irritación.
5. Aplicar supositorios para las hemorroides para aliviar el dolor.
6. Si protruye una lesión grande por el recto, que la víctima se ponga de rodillas y codos con las nalgas a un nivel más alto que la cabeza y aplique una presión manual sostenida y suave al tejido protruyente hasta que se vuelva a introducir. La persona debe permanecer en esa posición o recostarse de lado durante 30 a 60 minutos.

Para un sangrado mayor:

1. Que la víctima camine si no está muy mareada o débil.
2. Traslade a la víctima.

Guías de evacuación en caso de problemas abdominales

Traslade a la víctima para que reciba atención médica si:

- La víctima sufrió una lesión seria
- Hay dolor abdominal persistente durante más de 8 horas
- La víctima es incapaz de beber o tolerar líquidos durante más de 24 horas
- La víctima es una mujer embarazada con dolor abdominal
- El abdomen está rígido o distendido y doloroso
- El dolor abdominal aumenta al toser o con el movimiento
- La víctima tiene un dolor persistente que inicia cerca del ombligo y migra al cuadrante inferior derecho del abdomen (apendicitis)
- La víctima tiene dolor abdominal con fiebre alta
- Hay vómito o diarrea con fiebre alta
- Hay vómito con cefalea grave (y sin antecedentes de migraña o una lesión reciente en la cabeza)
- Hay signos de sangrado interno, como sangre en las heces o vómito; las heces son negras (el bismuto rosado puede volver las heces oscuras de forma inofensiva); o vómito café y con grumos, como asientos (posos) de café
- La víctima tiene diarrea con fiebre y las heces contienen moco sanguinolento
- Hay signos de deshidratación grave o shock, incluidos desmayo o sensación extrema de mareos al tratar de pararse, pulso rápido o estado mental alterado

Resumen de la atención de urgencia

Qué buscar	Qué hacer
Lesiones abdominales	
Herida cerrada • Mecanismo de lesión • Equimosis o abrasiones en la pared abdominal o la parte inferior del tórax • Dolor e hipersensibilidad abdominal • Signos de shock • Náusea y vómito • Sangrado externo	1. Haga que la víctima descanse. 2. Traslade si aparecen signos de shock o peritonitis.
Herida abierta • Una pequeña lesión por punción • Una cuchillada obvia • Un objeto largo y puntiagudo que atraviesa la piel • Intestino o grasa que protruye	1. Si el objeto aún está en la herida, déjelo ahí. 2. Mismo tratamiento que para las heridas cerradas. 3. Si el intestino está protruyendo y no se ha torcido, trate de regresarlo con suavidad a la cavidad abdominal o cubra el intestino con ropa húmeda. 4. Si el intestino se ha torcido, cúbralo y manténgalo húmedo.
Hernia no estrangulada • Abultamiento en la ingle • Hinchazón • Dolor	1. La víctima puede continuar sus actividades si hay dolor mínimo. 2. Trasladar en caso de aumento del dolor y que usted no sea capaz de reducir la hernia.
Hernia estrangulada • Hernia que no se reducirá • Abultamiento firme con aumento rápido del dolor • Hipersensibilidad • Posiblemente vómito	1. Que la víctima se recueste de espaldas y se relaje. 2. Aplicar una presión suave, sostenida, para empujar la hernia de regreso a través de su orificio. 3. Traslade en caso de aumento del dolor y que usted no sea capaz de reducir la hernia.

Qué buscar	Qué hacer
Enfermedades abdominales	
Dolor • Signos de shock • Antecedentes SAMPLE • Diarrea o vómito • Diabetes o embarazo • Abdomen rígido o distendido	1. Haga una revisión inicial y evalúe los signos vitales. 2. Permita tomar líquidos claros. 3. Dé un antiácido. 4. Aplique calor en el abdomen. 5. Esté preparado en caso de vómito. 6. Permita a la víctima adoptar la posición más cómoda.
Apendicitis • Dolor intermitente • Hipersensibilidad • Vómito intermitente • Diarrea • Pérdida del apetito • Fiebre de bajo grado	1. Coloque a la víctima en la posición reclinada más cómoda. 2. Permita tomar líquidos para evitar la deshidratación. 3. Traslade.
Náusea y vómito • Dolor abdominal • Sangre o grumos cafés en el vómito • Escalofríos o fiebre • Signos de deshidratación • Otros en el grupo con síntomas similares • Lesión reciente de la cabeza • Ingesta de plantas/hongos silvestres o agua no purificada	1. Permita tomar pequeñas cantidades de líquidos claros. 2. Si la víctima es capaz de tolerar líquidos, ofrezca carbohidratos. 3. Haga que la víctima descanse.
Diarrea • Moco sanguinolento o pus en las heces • Signos de deshidratación • Dolor abdominal tipo cólico • Falta de control intestinal • Fiebre • Otros en el grupo con síntomas similares	1. Permita que la víctima tome líquidos claros. 2. Cuando se toleren los líquidos claros, que la víctima regrese de manera gradual a su dieta normal. 3. En caso de estar disponible, dé bismuto rosado. 4. Dé clorhidrato de loperamida

Qué buscar	Qué hacer
Estreñimiento	1. Aumente la ingesta de alimentos ricos en fibra. 2. Mantenga una ingesta adecuada de líquidos. 3. Use un ablandador de heces como el aceite mineral o Colace. 4. Evite laxantes fuertes, alcohol y alimentos vinculantes.
Heces sanguinolentas y hemorroides • Un nódulo firme y doloroso al lado del ano • Sangrado al evacuar las heces	1. Ajuste la dieta para ablandar las heces. 2. Que la víctima se dé baños calientes. 3. Que la víctima use ropa interior de algodón y ropa holgada. 4. Aplique medicamentos para hemorroides.
Sangrado intestinal serio • Movimientos intestinales indoloros con mucha sangre • Signos de shock	1. Que la víctima camine si no está mareada o débil. 2. Traslade a la víctima.

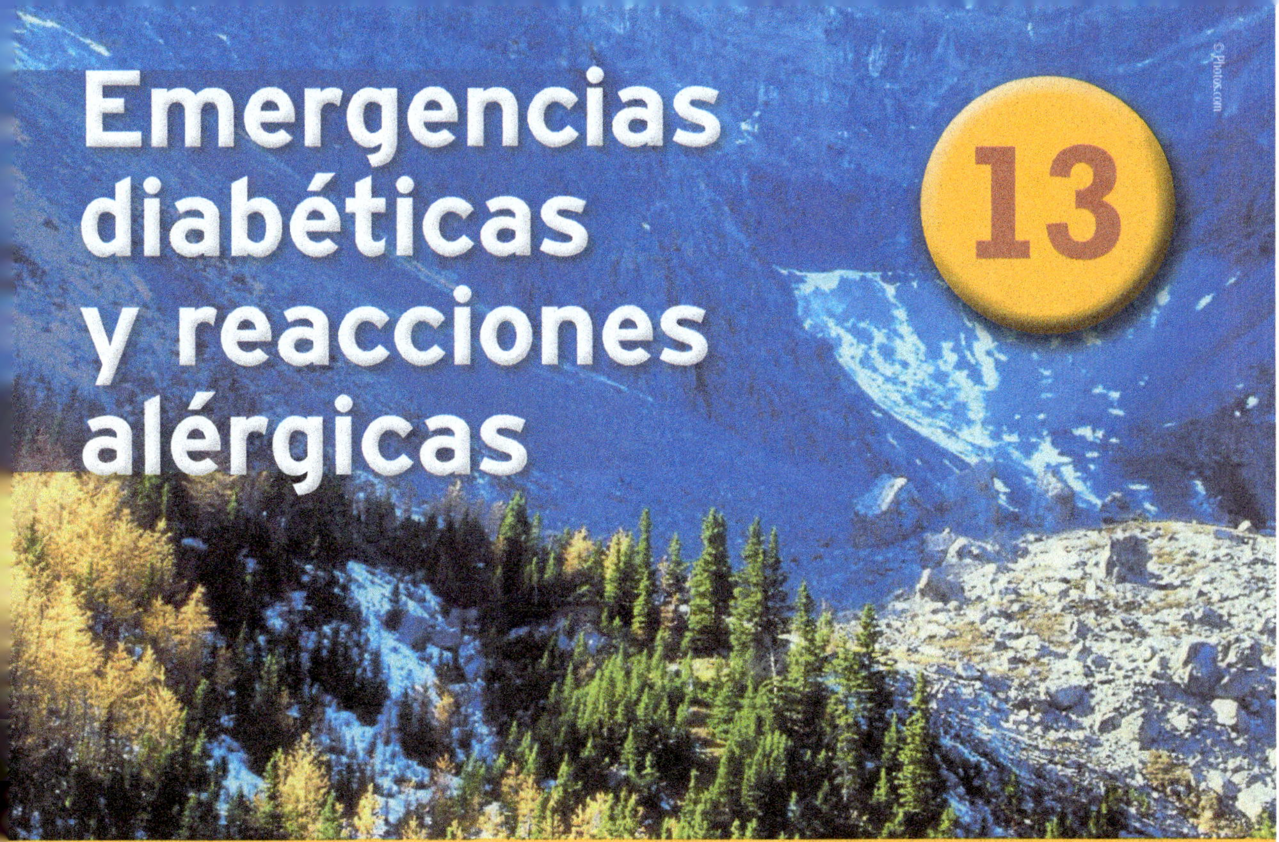

Emergencias diabéticas y reacciones alérgicas

13

capítulo
en un vistazo

- Emergencias diabéticas
- Reacciones alérgicas

Emergencias diabéticas

Normalmente, el cuerpo puede mantener de forma efectiva un suministro constante y apropiado de glucosa en la sangre. Cuando el cuerpo ya no puede regular el nivel de azúcar en la sangre de forma efectiva y se encuentra mucha glucosa en la sangre, se dice que la persona tiene diabetes mellitus, o simplemente "diabetes".

Ésta se presenta si: (1) no se produce insulina, (2) no se produce suficiente insulina o (3) el cuerpo se ha vuelto resistente a la insulina. Cuando una persona consume un alimento, la glucosa se absorbe en el intestino delgado y pasa al torrente sanguíneo. El páncreas secreta insulina que transporta las moléculas de glucosa fuera del torrente sanguíneo y hacia dentro de las células, lo cual les brinda a éstas la energía que necesitan para funcionar de manera apropiada. Si no hay suficiente insulina, la glucosa no puede entrar a las células, por lo que se acumula en el torrente sanguíneo y eleva los niveles de azúcar en la sangre.

Diabetes

Hay dos tipos de diabetes:

1. *Tipo 1:* antes conocida como diabetes dependiente de insulina. Con esta condición, las personas con diabetes no tienen suficiente insulina para transferir la glucosa hacia dentro de las células. En general afecta a niños y a adultos jóvenes y se trata con insulina que casi siempre es administrada a través de inyecciones autoaplicadas.
2. *Tipo 2:* antes conocida como diabetes no dependiente de insulina, es la forma más común de diabetes. Antes se pensaba que sólo afectaba a individuos mayores, sin embargo cada vez se diagnostica más en niños, en especial en los que son obesos. Con esta diabetes, las células del cuerpo se resisten a la insulina, lo que impide que la glucosa entre a las células. Al principio, la mayoría de los individuos con esta diabetes no requieren inyecciones de insulina y el tratamiento incluye ejercicio, programas de pérdida de peso y medicamentos para reducir los niveles de azúcar en la sangre. Después se pueden necesitar dosis bajas de insulina para regular el azúcar en la sangre.

Manejo de la diabetes en lugares remotos

Todas las personas con diabetes necesitan comer con horarios regulares y planear el tiempo y cantidad de ejercicio, porque éste actúa como la insulina. Un individuo con diabetes que planea ejercitarse de manera vigorosa necesita tomar menos medicamentos para controlar la diabetes o comer más con el fin de evitar caídas serias del azúcar en la sangre. Si el nivel de azúcar de una persona permanece anormal durante mucho tiempo, se presentará una emergencia en lugares remotos. Un buen manejo de la diabetes requiere una medición frecuente de los niveles de azúcar en la sangre con una tira reactiva o un medidor de glucosa en sangre (un aparato electrónico que analiza el azúcar en la sangre).

Antes de iniciar un viaje a algún lugar remoto, los individuos deben informar al líder del grupo que ellos tienen diabetes, discutir el plan del viaje con su médico y llevar suficientes suministros de medicamentos y otros equipos (p. ej., insulina, jeringas, agujas, pastillas, etc.), incluyendo insumos extra en caso de alguna emergencia Cuadro 13-1. Un medicamento inyectable llamado glucagón puede elevar los niveles de azúcar en caso de emergencia. Otro miembro del grupo debe aceptar ayudar a llevar estos suministros extra. Los individuos con diabetes deben llevar alimentos y bocadillos extra, para no depender de otros en el grupo en caso de necesitar alimentos rápidamente.

Cuadro 13-1 Insumos para diabéticos

- Insulina o pastillas para el control de la diabetes
- Jeringas, agujas y toallitas con alcohol
- Equipo para medir el azúcar en la sangre
- Tabletas de glucosa oral, barras de dulce y/o botellas de plástico con soluciones orales ricas en glucosa
- Medicamentos inyectables para elevar el azúcar en la sangre (glucagón)

Si usted es el líder del viaje y un miembro del grupo tiene diabetes, refresque su memoria respecto a la identificación y primeros auxilios para diabéticos, haga que por lo menos otro miembro del grupo esté familiarizado con éstos y de manera ideal, si la persona se administra insulina, asegúrese de que por lo menos otro miembro del grupo sepa cómo aplicar inyecciones.

La insulina y el glucagón deben protegerse del frío (en una bolsa interna en un clima frío) o del calor (en una botella cerrada al vacío o muy dentro de la mochila). Además, recuerde que la insulina no funcionará en una víctima con hipotermia si la temperatura del cuerpo es menor a 31 °C (88 °F).

Complicaciones agudas de la diabetes

Hipoglucemia (azúcar muy baja en la sangre)

La condición de azúcar baja en la sangre se llama hipoglucemia. Esta es la complicación aguda de la diabetes más peligrosa. El azúcar baja en la sangre puede provocar rápidamente pérdida del estado de alerta, lesión del cerebro y muerte. La hipoglucemia es producida cuando la persona con diabetes hace alguna de las siguientes cosas:

- Se administra mucha insulina (caída rápida del azúcar)
- No come (reduce la ingesta de azúcar)
- Se sobreejercita o se ejercita (usa más rápido el azúcar)
- Vomita (vacía el estómago de azúcar)

En la mayoría de las personas con diabetes se vigilan los niveles sanguíneos de azúcar hasta cuatro veces al día para mantenerlos apropiados y prevenir una emergencia diabética Figura 13-1.

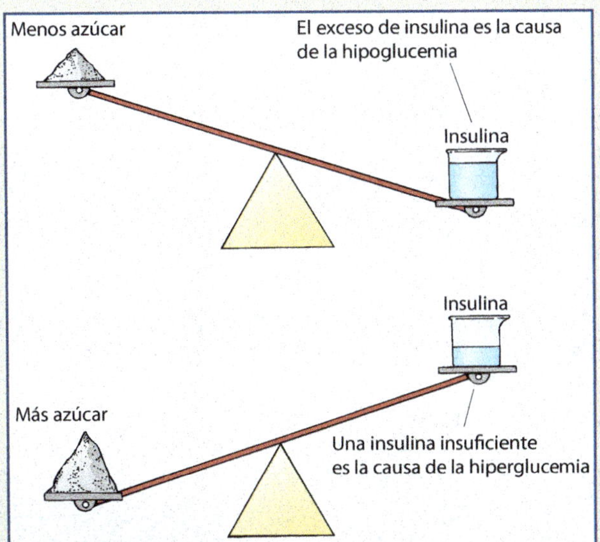

Figura 13-1

Emergencias diabéticas.

Hiperglucemia (azúcar muy alta en la sangre)

La reacción opuesta a la hipoglucemia es la hiperglucemia. Esta condición se presenta cuando una persona con diabetes tiene mucha azúcar en su sangre. Varias circunstancias pueden producir esta condición médica (p. ej., insuficiente insulina, comer en exceso, enfermedades, sedentarismo, estrés o una combinación de estos factores). La hiperglucemia también puede producir pérdida del estado de alerta pero es un proceso más lento que con la hipoglucemia y no produce un peligro inmediatamente. De cualquier manera, sin tratamiento, la hiperglucemia lleva a la muerte.

La hiperglucemia rara vez se da en lugares remotos a menos que una persona se encuentre varada y haya perdido o se le hayan terminado sus medicamentos para la diabetes. Las personas que no saben que son diabéticas comúnmente muestran los signos de la hiperglucemia.

Qué buscar

Hipoglucemia

- Tarjeta médica de identificación
- Inicio súbito (minutos a una hora) porque no llega azúcar al cerebro
- Tambaleante, mala coordinación, torpeza
- Ira, mal temperamento
- Piel fría, pálida, húmeda o "pegajosa"
- Confusión, desorientación
- Hambre súbita
- Sudoración excesiva
- Temblor, agitación
- Crisis convulsiva (no llega azúcar al cerebro)
- Eventualmente ya no responden

Hiperglucemia

- Tarjeta médica de identificación
- Inicio gradual (horas a días) porque aún llega algo de azúcar al cerebro
- Somnolencia
- Sed excesiva
- Micción muy frecuente
- Piel caliente, roja, seca
- Vómito
- Aliento con olor a frutas (se ha descrito con un olor similar a la acetona que se usa como quitaesmalte)
- Respiración pesada
- Eventualmente ya no responden

Qué hacer

Hipoglucemia

Si la persona afectada responde, está alerta y puede ingerir alimentos y bebidas:

1. La persona puede decirle qué hacer. La víctima revisará sus propios niveles de glucosa. Si están bajos, utilice la "regla de los 15" haciendo que consuma 15 gramos de azúcar

(p. ej., 3 a 5 tabletas de glucosa, 1 tubo de glucosa en gel, 2 cucharaditas de pasas o 120 mililitros de jugo de naranja o manzana). Si la persona no es capaz de medirse los niveles de glucosa y usted sospecha que ella tiene niveles bajos de glucosa en la sangre, haga que coma 15 gramos de azúcar de acción rápida.

2. Espere 15 minutos para que el azúcar llegue a la sangre.
3. Si la persona afectada es capaz, que revise de nuevo sus niveles de glucosa en sangre. Si aún están bajos, que consuma 15 gramos más de azúcar. Si no se pueden medir los niveles de glucosa y no hay mejoría en 15 minutos después de comer 15 gramos de azúcar, haga que coma otros 15 gramos de azúcar.
4. Si no hay mejoría, busque atención médica de inmediato. La hipoglucemia puede ser una emergencia que ponga en riesgo la vida.

Si la persona no responde:

1. Colóquela de lado.
2. Si se tiene a la mano, administre el glucagón. Cuando esté en lugares remotos, una persona con diabetes debe traer glucagón, el cual eleva el azúcar en sangre rápidamente. Para poder adquirir este producto se requiere de una prescripción médica y viene en un estuche que contiene el glucagón en polvo que se mezcla con una solución y se carga con una jeringa. Se inyecta en las nalgas o en los muslos y funciona de forma opuesta a la insulina. Ésta moviliza a la glucosa almacenada en los músculos y el hígado como glucógeno. Debe tener en mente que muchas personas vomitan después de recibir glucagón. Los miembros de la familia, un amigo y los líderes del grupo deben aprender cuándo y cómo inyectar glucagón en una emergencia hipoglucémica.
3. Coloque gel de glucosa o una pasta hecha de agua y azúcar entre la mejilla y la encía, en donde pueda ser deglutida de forma refleja o frote azúcar en las encías de la víctima para que se pueda absorber algo hacia la sangre. Estos procedimientos pueden tardar algo de tiempo por lo que no se debe de dar por vencido rápidamente.
4. Si no hay mejoría, busque atención médica de inmediato. La hipoglucemia puede ser una emergencia que ponga en riesgo la vida.

Todas las emergencias diabéticas deben ser valoradas por un médico después del evento.

Hiperglucemia

La mayoría de las personas con diabetes pueden reconocer que está pasando y ajustarán su dosis de insulina o buscarán atención médica antes de que se desarrollen problemas serios.

1. Dé tragos pequeños y frecuentes de agua si la persona puede ingerirlos.
2. Si no se tiene certeza de que el individuo tenga niveles altos o bajos de glucosa en sangre y la persona responde y es capaz de deglutir, use la "regla de los 15" para administrar azúcar como ya se describió. "Azúcar (glucosa) para todos" es la regla de oro para todas las emergencias diabéticas –hiper- o hipoglucemia– por lo que usted en realidad no necesita distinguir entre ellas. El azúcar extra no producirá una lesión significativa en un individuo que presenta hiperglucemia si éste puede ser evacuado de inmediato para recibir atención médica.
3. No administre insulina a menos que la persona se la pueda autoadministrar.
4. Busque atención médica de inmediato.

Emergencias diabéticas

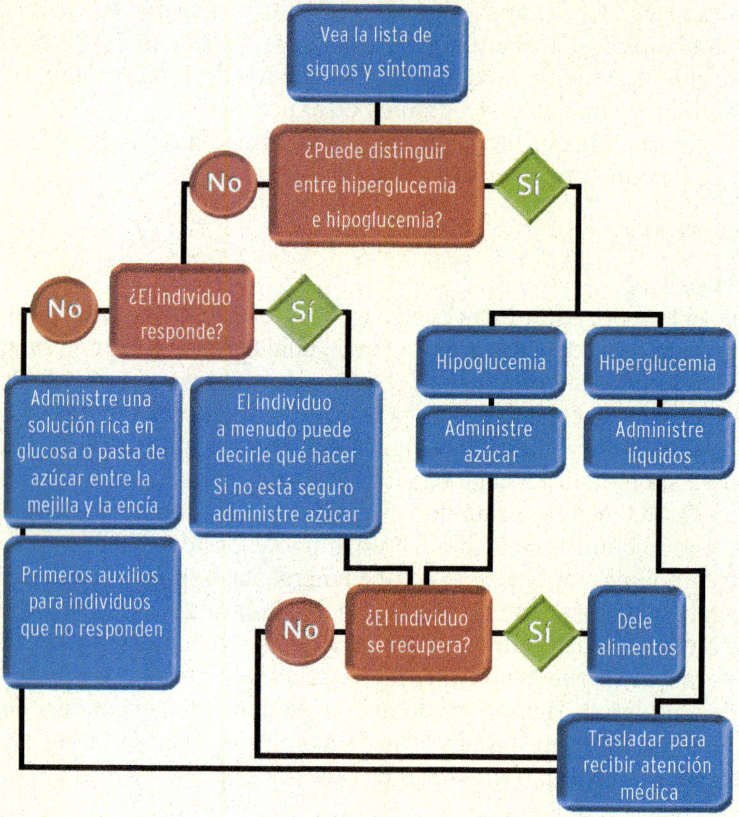

Reacciones alérgicas

Las reacciones alérgicas pueden ser leves y recurrentes (p. ej., fiebre del heno, urticaria y asma leve) o súbitas y graves (como la hinchazón alérgica y los ataques asmáticos graves). El tipo más serio es el shock anafiláctico, una reacción alérgica inmediata y sobrecogedora que se observa en las personas que son extremadamente sensibles a las picaduras de insectos, medicamentos o alimentos.

A diferencia de las reacciones alérgicas más leves como la fiebre del heno, el shock anafiláctico es una reacción alérgica masiva abrumadora para los sistemas del cuerpo y puede tener resultados fatales. La mayoría de las muertes por anafilaxis son producidas por la incapacidad de respirar debido a la hinchazón de las vías aéreas. La siguiente causa más común de muerte es por el shock producido por el colapso del sistema circulatorio. Los prestadores de primeros auxilios en lugares remotos deben atender estas crisis lo más pronto posible.

▶ Reacciones alérgicas graves (shock anafiláctico)

Qué buscar

Durante la comida, después de tomar un medicamento o de sufrir una picadura de un insecto, la víctima desarrolla de manera súbita (o, rara vez, después de ciertas horas) algunos o todos los síntomas o signos que se muestran a continuación:

- Prurito grave o urticaria
- Estornudos, tos o sibilancias
- Sensación de falta de aire
- Opresión e hinchazón de la garganta
- Opresión del pecho
- Inflamación excesiva de la cara, lengua y/o boca
- Vómito, espasmos abdominales o diarrea
- Convulsiones o falta de respuesta

Qué hacer

1. Actúe rápidamente. Cada segundo cuenta.
2. De inmediato revise la respiración y dé RCP en caso de ser necesario.
3. ¡El único tratamiento que salva la vida es la epinefrina! Figura 13-2! Ésta funciona abriendo las vías aéreas, elevando la presión arterial y disminuyendo la hinchazón. Si la víctima o alguien más dentro del grupo tiene un estuche de epinefrina prescrito por un médico, adminístrelo de inmediato según las instrucciones del estuche.
4. Si usted no tiene epinefrina:
   - Utilice un inhalador para asma o un espray descongestivo nasal.
   - Administre a la víctima una dosis de medicamento antihistamínico o descongestivo nasal.
5. Dé a la víctima primeros auxilios en caso de falta de respuesta y/o crisis convulsiva según sea necesario.
6. Permítale a una víctima consciente que adopte una posición cómoda. Sentarse en general hace más fácil la respiración; coloque a una víctima que no responde en posición de recuperación.
7. Después de que la víctima mejore, dé 25 a 50 mg de antihistamínicos (difenhidramina [Benadryl]; una o dos cápsulas de la presentación de venta sin receta) cada 3 horas durante 24 horas (o durante más tiempo si la urticaria u otros síntomas recurren después de suspender el antihistamínico).
8. Si no hay mejoría, traslade rápidamente a la víctima.

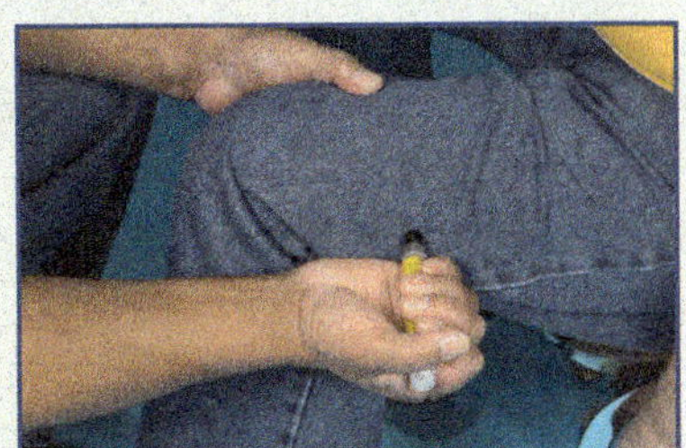

Figura 13-2

El único tratamiento que salva vidas en shock anafiláctico es la epinefrina.

Reacción alérgica grave (shock anafiláctico)

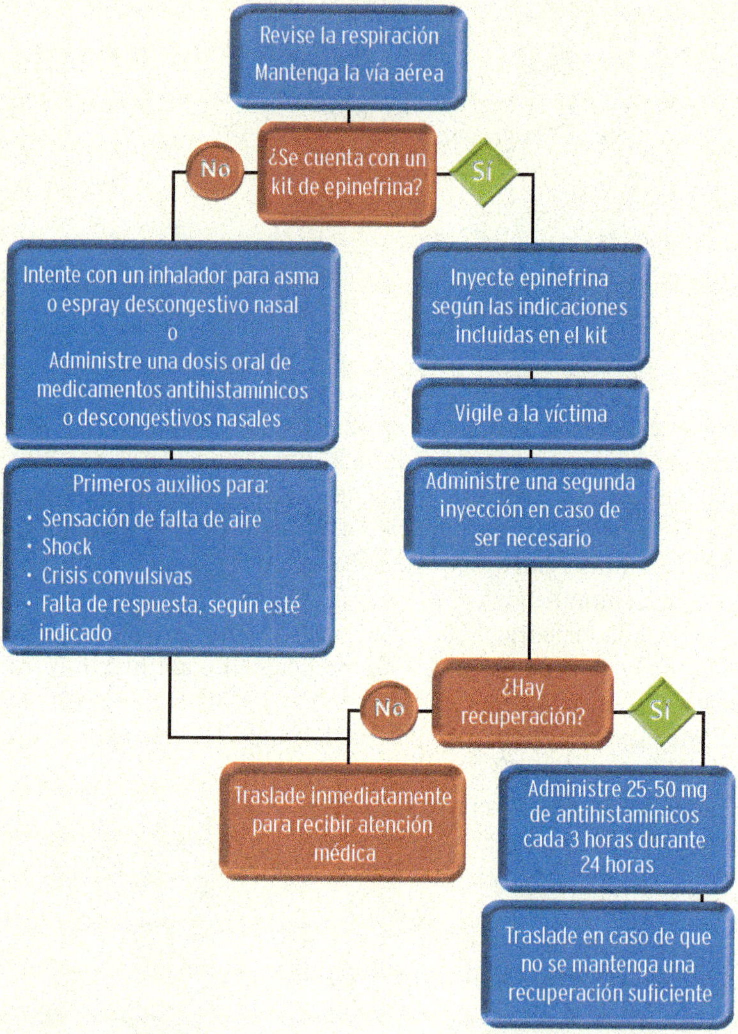

Rinitis alérgica

La rinitis afecta a la nariz, los senos paranasales y los ojos. Hay dos tipos principales: fiebre del heno, debida al polen transportado en el aire y que se presenta sólo en ciertas estaciones del año; y la rinitis perenne, debida a sustancias que se encuentran presentes todo el año, como el polvo de las casas, ácaros, plumas, caspa de animales o mohos.

Qué buscar

- Prurito nasal en el paladar, en la garganta y en los ojos
- Nariz congestiva, con escurrimiento; ojos llorosos
- Estornudos

Qué hacer

1. Evite la causa, si es conocida y esto es posible.
2. Administre a la víctima antihistamínicos orales o combinaciones de antihistamínicos/descongestivos (de venta sólo con receta o sin receta). Las principales desventajas son la somnolencia y una tendencia a elevar la presión sanguínea.

Urticaria

La urticaria puede ser resultado de una alergia a un medicamento, una picadura o mordedura de un insecto o alimentos (particularmente huevos, nueces, frutas o mariscos). En ocasiones se presentan durante una infección viral.

Qué buscar

- Lesiones rosadas, enrojecidas, pruriginosas en la piel (ronchas) que varían de tamaño desde menos de 1.3 cm (½ pulgada) hasta varios centímetros de diámetro y se pueden localizar o cubrir el cuerpo entero
- En ocasiones, hinchazón masiva, pruriginosa de un labio, un párpado, una mano o un pie

Qué hacer

1. Esté preparado para shock anafiláctico; la urticaria puede precederlo. Dé tratamiento según sea el caso.
2. Dé a la víctima antihistamínicos de venta sin receta como la difenhidramina según sea necesario. La mayoría de los casos son autolimitados y duran sólo de algunos días a una semana.

Resumen de la atención de urgencia

Qué buscar	Qué hacer
Urgencias diabéticas	
Hipoglucemia (azúcar baja en la sangre) • Inicio súbito • Piel pálida, fría, pegajosa • Pulso rápido • Cefaleas, hambre, mareos, nerviosismo, debilidad • Tambaleo, mala coordinación, temblor • Cambios de personalidad: ira, mal temperamento • Estado mental alterado (confusión, desorientación, eventualmente coma)	1. Revise de inmediato a las personas con diabetes cuya conducta sea inusual. 2. Busque una tarjeta médica de alerta. 3. Haga una revisión inicial y atienda los problemas inmediatos. 4. Determine qué ha pasado, antecedentes de diabetes u otras condiciones médicas y si el individuo ha estado tomando medicamentos o inyecciones. 5. Dé azúcar inmediatamente. 6. Si la persona no es capaz de deglutir, coloque una solución rica en glucosa o una pasta hecha de agua y azúcar entre la mejilla y las encías. 7. Considere inyectar glucagón. 8. Traslade a aquellos que empeoran o que no se recuperan.
Hiperglucemia (azúcar alta en la sangre) • Inicio gradual • Piel ruborizada, seca, caliente • Pulso rápido • Respiraciones rápidas, profundas • Sed extrema • Aliento o respiración con olor a frutas • Vómito • Micción frecuente • Estado mental alterado (somnolencia, confusión, eventualmente coma)	1. Revise de inmediato a las personas con diabetes cuya conducta sea inusual. 2. Busque una tarjeta médica de alerta. 3. Haga una revisión inicial y atienda los problemas inmediatos. 4. Determine qué ha pasado, antecedentes de diabetes y otras condiciones médicas y si el individuo ha estado tomando medicamentos o inyecciones. 5. Ayude a la persona que responde con cualquier medicamento según sea necesario. 6. Traslade a aquellos que no se recuperan o que empeoran.

Qué buscar	Qué hacer
Reacciones alérgicas	
Shock anafiláctico • Prurito intenso o urticaria • Estornudos, tos, sibilancias • Sensación de falta de aire • Opresión e hinchazón de la garganta • Opresión del pecho • Hinchazón dramática de la cara, lengua y/o boca • Vómito, espasmos abdominales, diarrea • Convulsiones, falta de respuesta	**1.** Actúe rápidamente. Cada segundo cuenta. **2.** Revise de inmediato la respiración y dé RCP en caso de ser necesario. **3.** Si se cuenta con un estuche de epinefrina, adminístrelo de inmediato según las instrucciones del estuche.
Rinitis alérgica • Comezón en la nariz, paladar, garganta y ojos. • Nariz congestiva, con escurrimiento; ojos llorosos • Estornudos	**1.** Evite la causa, si es conocida. **2.** Administre antihistamínicos orales de venta libre o con receta o combinaciones de antihistamínicos y descongestivos.
Urticaria • Lesiones rosadas, enrojecidas, pruriginosas en la piel que varían de tamaño • En ocasiones, hinchazón masiva, pruriginosa de un labio, un párpado, una mano o un pie	**1.** Dé antihistamínicos de venta sin receta.

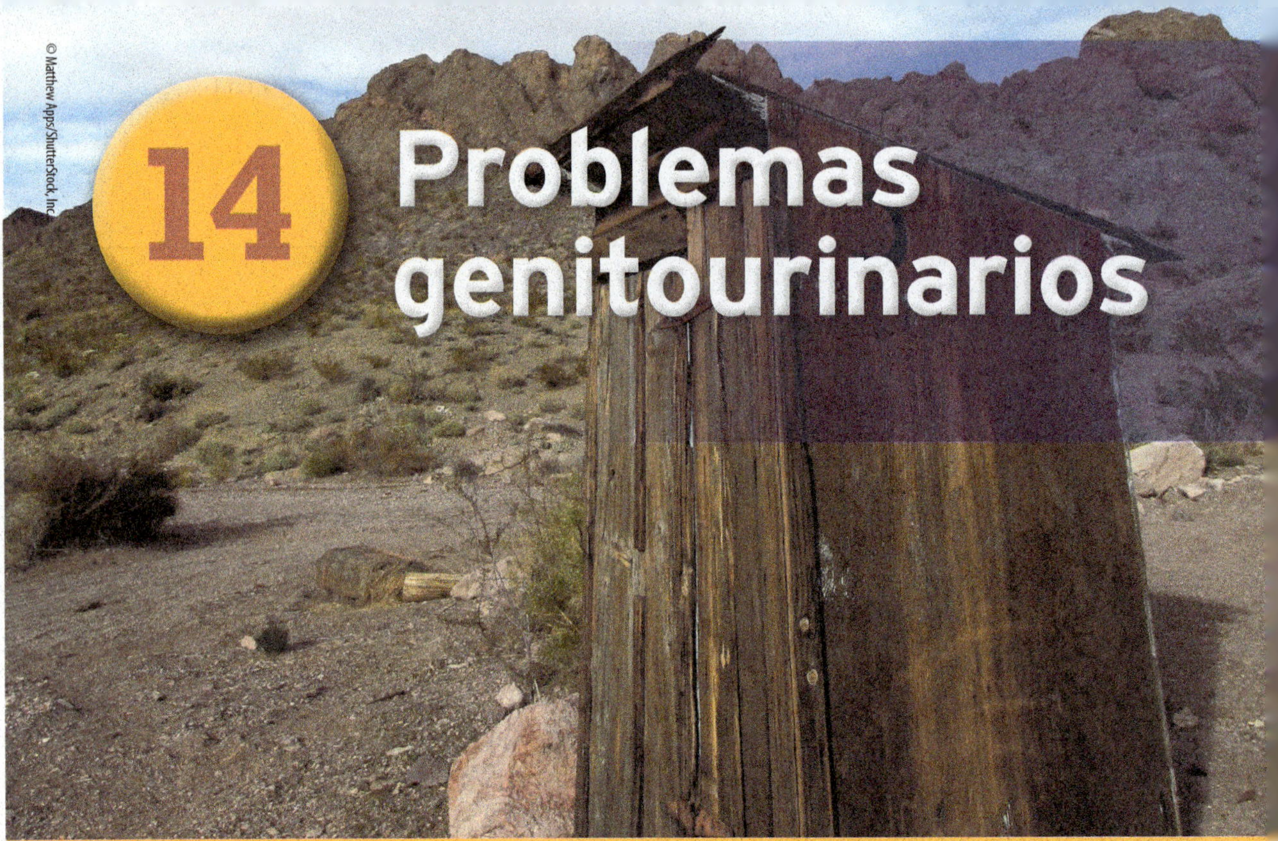

14 Problemas genitourinarios

capítulo *en un vistazo*

- Problemas específicos de mujeres
- Parto de emergencia
- Embarazo y viajes a lugares remotos – consideraciones generales
- Problemas específicos de hombres
- Guías para la evacuación por problemas genitourinarios

El término genitourinario se refiere a los sistemas reproductivo y urinario. Este último incluye a los riñones, los ureteros, la vejiga y la uretra **Figura 14-1**. El sistema reproductor femenino incluye a los ovarios, las trompas uterinas, el útero y la vagina; el masculino incluye a los testículos, la próstata, los cordones espermáticos y el pene.

Los problemas del sistema genitourinario casi siempre son leves pero irritantes; de cualquier manera, pueden ser graves y poner en riesgo la vida. Los problemas menores, como las infecciones de vejiga, son comunes en adultos sanos, activos y casi siempre producen un malestar importante, especialmente en lugares remotos, en donde puede no haber atención médica disponible.

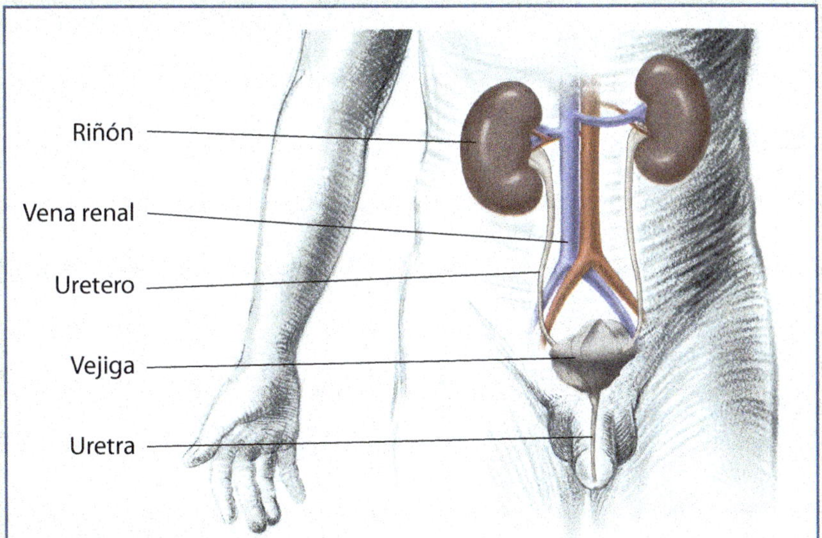

Figura 14-1

Sistema urinario masculino que muestra las relaciones de los riñones, los ureteros, la vejiga y la uretra.

Problemas específicos de mujeres

Vaginitis

La vaginitis se presenta cuando se altera el equilibrio normal en los microbios de la vagina, lo que produce una secreción vaginal irritante. Las causas comunes son infecciones por hongos, bacterias o protozoarios (tricomonas). Aunque son incómodas, estas infecciones no son peligrosas y no requieren la evacuación de la mujer de un lugar remoto.

Qué buscar

- Ardor, quemazón y/o comezón vaginal
- Aumento de la secreción vaginal
- Dolor al orinar

Qué hacer

1. Las mujeres deben usar ropa interior de algodón y pantalones holgados.
2. Irrigar la vulva con agua limpia varias veces al día para limpiar la secreción irritante y después secar con una toalla.

3. Utilizar medicamentos antifúngicos vaginales (clotrimazol o miconazol de venta sin receta), los cuales son muy efectivos contra los hongos de la vaginitis (la mayoría de las variedades) y parcialmente efectivos contra las tricomonas.

Irritación vulvar

La vulva es el área de pliegues cutáneos externos alrededor de la vagina. La irritación de la vulva, llamada vulvitis, tiene muchas causas, incluyendo:

- Reacción alérgica o irritación por jabones, perfumes o plantas (como la hiedra venenosa)
- Infección
- Humedad constante, como permanecer con un traje de baño húmedo durante periodos prolongados
- Irritación mecánica, como por montar a caballo o en bicicleta

Qué buscar

- Ardor, quemazón o comezón vulvar no asociado con un aumento de la secreción vaginal
- Enrojecimiento vulvar
- Dolor al orinar

Qué hacer

1. Evitar un mayor contacto con la sustancia irritante (si se conoce).
2. Lavar la vulva con agua limpia y un jabón leve; irrigar de forma generosa.
3. Aplicar crema de hidrocortisona (de venta sin receta) externamente tres veces al día.

Problemas con la micción

El dolor con la micción en ausencia de vaginitis, vulvitis o úlceras genitales casi siempre es producido por una infección de las vías urinarias.

Qué buscar

- Micción frecuente, quemante (sensación fuerte de urgencia con micción de cantidades pequeñas de orina)
- Dolor y espasmos abdominales inferiores
- Orina turbia o sanguinolenta
- Orina con mal olor

Qué hacer

1. Haga que la víctima ingiera mucha agua. La orina debe ser de color amarillo pálido.
2. Haga que la víctima ingiera líquidos ácidos o jugos (como jugo de arándano).

3. Haga que la víctima tome vitamina C para acidificar la orina.
4. Haga que la víctima evite las relaciones sexuales.

La mayoría de los antibióticos se concentran en la orina y servirán como tratamiento de estas infecciones. Que la víctima reciba un tratamiento de 3 días de antibióticos. Si el dolor al orinar se acompaña de fiebre, dolor en el flanco, pus o sangre en la orina, náusea o vómito, busque atención médica de inmediato.

Falta de menstruación

El ciclo menstrual normal en general se presenta una vez al mes. Cada mes se libera un óvulo del ovario. Si el óvulo no es fertilizado, el recubrimiento del útero se desprende, lo que produce sangrado vaginal, lo cual se conoce como menstruación. La ausencia temporal de periodos menstruales no necesariamente es algo anormal y es más común en adolescentes y mujeres mayores de 40 años. La irregularidad o ausencia de periodos menstruales puede ser producto del estrés, enfermedad, hambruna y trastornos de la alimentación como la anorexia. El ejercicio intenso y regular también puede suprimir la ovulación y la menstruación.

Qué buscar

- Antecedentes de relaciones sexuales sin protección, hipersensibilidad mamaria y náusea o malestar matutino pueden indicar embarazo
- Estrés
- Ejercicio intenso
- Pérdida grave de peso; mala alimentación

Qué hacer

1. Si es probable un embarazo, véase “Embarazo y viajes a lugares remotos – consideraciones generales” más adelante en este capítulo.
2. La falta de un periodo en general no requiere de tratamiento. Consulte a un doctor si no se presentan los periodos durante 3 meses.

Sangrado vaginal intenso o prolongado

Un sangrado vaginal intenso o prolongado se puede presentar después de la falta de un periodo menstrual o en una mujer que tiene periodos irregulares.

Qué buscar

- El tiempo desde el último periodo menstrual
- Antecedentes recientes de sexo sin protección pueden sugerir riesgo de embarazo
- Cantidad y duración del sangrado
- Piel, uñas y labios pálidos

- Debilidad
- Signos y síntomas de shock

Qué hacer

1. Haga que la mujer descanse hasta que el sangrado disminuya a un flujo menstrual normal.
2. Que la víctima ingiera cantidades generosas de líquidos.
3. Busque atención médica si:
   - El sangrado empapa una toalla cada 3 o menos horas durante un periodo de 24 horas
   - La mujer se pone pálida y débil

Sangrado vaginal durante la toma de anticonceptivos hormonales

Es común un sangrado irregular, menor en mujeres que toman píldoras anticonceptivas de bajas dosis. Es normal un sangrado errático con las píldoras anticonceptivas. Si se ha tomado todas las píldoras, la mujer debe continuar tomándolas diariamente según las instrucciones. Si no se tomó una píldora, que tome dos el día siguiente y asegúrese de que utilice condones o se abstenga de tener relaciones sexuales hasta que se haya tomado el resto de las píldoras en la caja según estaba programado.

Sangrado vaginal durante el embarazo

El sangrado en el embarazo antes de las 12 semanas sugiere un posible aborto; después de ese tiempo se presenta con aborto, trabajo de parto prematuro y alteraciones de la placenta.

Qué buscar

- El tiempo desde el último periodo menstrual. Si es mayor a 4 semanas, podría estar embarazada
- Cantidad del sangrado: manchado o constante
- Dolor abdominal inferior
- Signos y síntomas de shock

Qué hacer

Si una mujer con un embarazo de menos de 12 semanas presenta sangrado leve y sin dolor, debe evitar el ejercicio físico hasta que el sangrado se detenga. Debe abstenerse de tener relaciones sexuales durante 3 semanas después de que se haya detenido el sangrado.

Busque atención médica o traslade en caso de:

1. Sangrado importante.
2. Salida de tejidos (púrpuras y esponjosos) a través de la vagina.

3. Dolor abdominal inferior.
4. Embarazo de más de 12 semanas.
5. Que la víctima se ponga pálida o débil o haya alteración del estado mental.

Dolor abdominal inferior

El dolor abdominal inferior en una mujer surge de los órganos pélvicos, los intestinos o las vías urinarias. No se puede determinar una causa precisa en los lugares remotos, por lo que si los síntomas no disminuyen o si la mujer se pone enferma o empeora, busque atención médica.

Dolor debido a infecciones

Qué buscar

- Dolor abdominal inferior
- Fiebre
- Náusea y vómito
- Diarrea

Qué hacer

1. Cuando el dolor coincide con fiebre, náusea, vómito y diarrea, que la víctima ingiera la mayor cantidad de líquido que tolere.
2. Si la mujer tiene un dolor en aumento o constante, fiebre, náusea y vómito, busque atención médica. Mientras tanto, manténgala hidratada con traguitos frecuentes de agua.

Dolor con sangrado interno por un quiste roto o un embarazo ectópico

Normalmente, un óvulo fertilizado viaja a través de la trompa uterina hacia el útero, en donde se adhiere y se desarrolla. Si el óvulo se adhiere a la trompa uterina, se produce un embarazo ectópico. Conforme este embarazo crece, se puede romper y producir un sangrado interno grave. La ruptura por lo general se presenta a las 6 semanas de ausencia del primer periodo menstrual. Se pueden formar quistes en los ovarios; si se rompen, puede presentarse dolor abdominal, sangrado interno y signos de peritonitis.

Qué buscar

- Dolor abdominal inferior o generalizado
- Náusea
- Signos de pérdida de sangre o shock, incluyendo palidez, debilidad, mareos al pararse, pulso rápido y confusión

Qué hacer

1. Mantenga recostada a la víctima.
2. Haga que camine fuera del área si es capaz y no hay posibilidad de que la ayuda llegue a tiempo.
3. Si ella no es capaz de caminar, busque ayuda y trasládela.

Dolor asociado con el embarazo

Qué buscar

- Tiempo desde el último periodo menstrual
- Dolores recurrentes
- Signos de pérdida de sangre o shock

Qué hacer

1. Si el dolor es leve y no está asociado con sangrado, asegúrese de que la víctima esté bien hidratada y déjela descansar.
2. Para el dolor con sangrado durante el embarazo, siga las instrucciones para el sangrado.
3. En caso de que la mujer tenga más de 5 meses de embarazo y presente cólicos que duren aproximadamente 30 segundos cada 15 minutos, que beba un cuarto de agua durante 20 minutos. Ella podría tener contracciones pretérmino y la hidratación tiende a reducirlas. Si las contracciones no ceden durante la siguiente hora, trasládela para recibir atención médica.

Parto de emergencia

El parto de un bebé es un proceso natural que ocurrirá de forma segura y normal en la mayoría de los casos sin ninguna interferencia Figura 14-2A-D. Los instintos naturales de la madre se harán cargo. Póngala en un lugar limpio y seguro para tener el parto y dele apoyo y aliento.

Qué buscar

- Embarazo avanzado, más allá de los 6 meses
- Contracciones regulares que se presentan cada 4 minutos
- La madre tiene la necesidad urgente de pujar o de ir al baño
- Se puede observar la cabeza o alguna otra parte del bebé

Qué hacer

1. Que la madre se recueste o se ponga de cuclillas en un área limpia.
2. La madre y los rescatistas se deben lavar las manos, si es posible.
3. Que la madre puje durante las contracciones y descanse entre éstas.

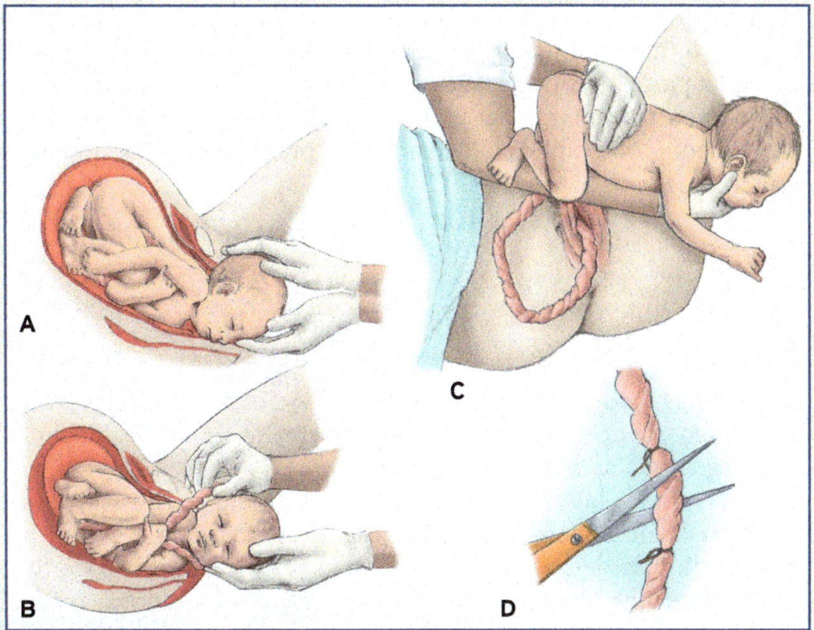

Figura 14-2

Parto de un bebé. **A.** Aplique una presión suave a la cabeza del bebé para controlar la velocidad del parto y evitar grandes desgarros en el periné de la madre. Si la cabeza aún está envuelta en el saco de líquido amniótico que está protruyendo, corte o desgarre el saco para liberar el líquido. **B.** Si el cordón está alrededor del cuello del bebé, desenrédelo con suavidad. **C.** Incline la cabeza del bebé hacia abajo y frote su espalda para estimular su respiración. Acaricie la espalda del bebé si es necesario para estimular el llanto. Envuélvalo con ropa para mantenerlo caliente y colóquelo encima del estómago de la mamá. **D.** Ate el cordón en dos sitios. Corte entre las ataduras. Después de la salida de la placenta, dé a la madre un masaje firme en la parte inferior del abdomen. El útero se debe sentir firme a través de la pared abdominal.

4. Cuando la cabeza del bebé comienza a salir, la madre debe dejar de pujar.
5. Aplique una presión suave, firme a la cabeza del bebé con la palma de su mano para prevenir la expulsión súbita del bebé. No intente mantener al bebé adentro.
6. Si el cordón umbilical está alrededor de la cabeza del bebé, desenrédelo.
7. Si cualquier parte del cuerpo sale primero en lugar de la cabeza, trasládelos inmediatamente.
8. Después del parto, ate el cordón umbilical con un cordón ancho o plano, como una agujeta, en dos sitios diferentes. No utilice ningún material que pueda cortar el cordón, como un alambre.
9. Mantenga al bebé boca abajo con la cara más abajo que el cuerpo para permitir la salida de los líquidos de las vías aéreas.
10. Seque al bebé y manténgalo caliente.

La placenta por lo general sale en los primeros 15 minutos del parto. Después de un chorro de sangre (½ a 1 taza), que indica la separación de la placenta de la pared del útero, pídale a la mujer que puje (como si intentara ir al baño). Si la placenta no sale en los primeros 30 minutos, intente masajear la parte inferior del abdomen. Después de la salida de la placenta, dé un masaje firme al abdomen por encima del útero, a nivel del ombligo, durante 1 a 2 minutos, hasta que el útero se sienta como una pelota firme. Si se presenta un sangrado vaginal profuso, repita el masaje uterino..

Embarazo y viajes a lugares remotos – consideraciones generales

Una mujer sin problemas médicos mayores, que hace ejercicio regularmente y no tiene un embarazo de alto riesgo puede continuar haciendo ejercicio de forma moderada a lo largo del embarazo sin riesgos para sí misma ni para el feto.

El sobrecalentamiento en las primeras 12 semanas de embarazo está asociado con un desarrollo fetal anormal. En climas cálidos, las mujeres embarazadas deben mantener una hidratación adecuada, limitar de forma apropiada el ejercicio y utilizar ropa de acuerdo con sus actividades. Deben evitar los baños calientes y, después del cuarto mes, deben evitar cualquier actividad con riesgo de trauma abdominal. Las mujeres embarazadas podrían querer permanecer por debajo de los 5 000 metros (16 mil pies) debido a una posible asociación entre las mayores altitudes con defectos de nacimiento Figura 14-3. No deben viajar a lugares remotos 3 semanas cercanas a la fecha probable de parto debido al riesgo de trabajo de parto y deben evitar bucear, ya que es peligroso para el feto.

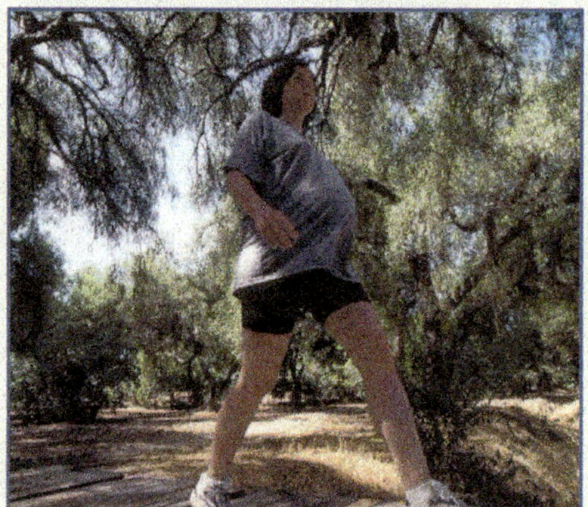

© Davis Barber/PhotoEdit, Inc.

Figura 14-3

El ejercicio en una altura moderada es seguro para el embarazo si no hay riesgo de trauma para el feto.

Es seguro beber agua tratada con yodo durante algunas semanas en el embarazo. Un método alternativo es utilizar cloro, filtros o calor para desinfectar y se pueden usar durante un periodo más prolongado en lugares remotos (véase el apéndice Desinfección del agua en el campo).

Una mujer embarazada que planea un viaje internacional debe acudir con su médico para recibir recomendaciones sobre vacunas y medicamentos que están contraindicados durante el embarazo.

Problemas específicos de hombres

Los problemas genitourinarios en los hombres muy rara vez ponen en riesgo la vida, pero probablemente son incómodos o preocupan lo suficiente como para que la víctima quiera ver a un doctor.

Problemas con la micción

Una micción dolorosa o quemazón durante la micción suele indicar una infección.

Qué buscar

- Micción frecuente y dolorosa con la salida de sólo pequeñas cantidades de orina, en general indica una infección de la vejiga.
- Pus amarillenta o blanca al final del pene, vista antes de la micción en la mañana o que mancha la ropa interior, indica una posible infección o irritación de la uretra. Las causas incluyen infecciones de transmisión sexual e irritación química por cremas para el control de la natalidad.

Qué hacer

1. Para la infección de vejiga/vías urinarias, véase Micción frecuente (abajo).
2. Para infecciones de transmisión sexual, que el hombre evite tener relaciones sexuales y busque atención médica.

Orina sanguinolenta

La sangre en la orina puede ser aterradora, pero en general no es una emergencia. Las causas incluyen problemas en cualquier parte del sistema urinario; las más comunes son litos renales e infecciones vesicales.

Qué buscar

- Orina rosada o roja.
- Dolor grave en la espalda o el flanco, que sugiere un cálculo o infección renal.
- Fiebre, lo que sugiere una infección.
- Incapacidad para orinar, tal vez como resultado de un coágulo de sangre en la vejiga.

Qué hacer

1. Que la víctima ingiera abundantes líquidos al día a menos que sea incapaz de orinar.
2. Que salga caminando del lugar remoto en caso de que no haya dolor ni fiebre.
3. Traslade en caso de fiebre elevada con dolor en flanco, lo cual sugiere una infección renal.

Micción frecuente

Esto puede ser un síntoma de infección, obstrucción urinaria o diabetes con elevación del azúcar en la sangre.

Qué buscar

- Fiebre, escalofríos, dolor en el flanco y/o ardor durante la micción, lo que indica una infección.

- Sed e ingesta frecuente de líquidos con micción de grandes volúmenes sugieren diabetes.
- La micción frecuente de pequeñas cantidades de orina, con la sensación de que no se puede vaciar la vejiga completamente, y plenitud en la parte inferior del abdomen sugieren infección u obstrucción urinaria.

Qué hacer

1. Aumente la ingesta de agua y jugos de frutas a menos que exista una posible obstrucción.
2. Dé a la víctima vitamina C (500 mg tres veces al día), que hace ácida la orina y reduce el crecimiento bacteriano. Los jugos como el de arándano pueden ser útiles.
3. Si es posible una infección y la persona afectada tiene un antibiótico, debe tomarlo.
4. Busque atención médica (véase las Guías para la evacuación por problemas genitourinarios).

Incapacidad para la micción

La obstrucción se presenta en hombres mayores con próstatas crecidas y casi siempre es inducida por estar sentado durante periodos prolongados durante el viaje o por medicamentos como los antihistamínicos y remedios para el resfriado. Se puede presentar en hombres jóvenes con cirugías previas de las vías urinarias o después de una lesión pélvica.

Qué buscar

- Vejiga llena y dolorosa.
- Incapacidad para orinar o goteo frecuente de pequeñas cantidades de orina sin lograr el alivio.

Qué hacer

1. Suspenda cualquier medicamento para alergias, congestión/resfriados, espasmos abdominales y mareos así como aquellos para dormir de venta sin receta.
2. Limite la ingesta de líquidos.
3. Haga que el hombre escuche una corriente de agua, coloque sus manos en una olla de agua caliente o que se siente en agua caliente.
4. Si la víctima aún no es capaz de orinar, trasládela.

Dolor testicular

El inicio súbito de dolor e hinchazón en el testículo en un hombre joven (menor de 25 años de edad) suele significar una torsión testicular. Si no se puede destorcer, se requiere cirugía en menos de 24 horas para prevenir el daño del testículo. El inicio gradual de dolor e hinchazón en un adulto mayor de 25 años frecuentemente indica infección (epididimitis).

PROCEDIMIENTO AVANZADO

Torsión testicular

En ocasiones se puede destorcer el testículo con la mano; intente rotarlo unos 180°, primero en una dirección y luego en la otra, mientras se hace una tracción suave con un eje vertical en tanto que el hombre está de pie. Si se obtiene alivio, éste será rápido.

Qué buscar

- Dolor grave en un testículo, casi siempre con irradiación a la ingle o a la parte inferior del abdomen del mismo lado; puede producir vómito
- El testículo afectado se siente firme e hinchado
- Se puede orinar, pero puede ser difícil el inicio debido al dolor

Qué hacer

1. Si se sospecha torsión, intente destorcerlo (véase el recuadro de Procedimiento avanzado).
2. Si el dolor no se resuelve en pocos minutos, traslade a la víctima.
3. Si se sospecha epididimitis, utilice compresas calientes y administre antibióticos, si se tienen disponibles.

Dolor e inflamación del prepucio

En hombres o niños no circuncidados, el prepucio puede inflamarse y puede ser imposible retraerlo sobre el final del pene.

Qué buscar

- En hombres o niños no circuncidados, el prepucio puede inflamarse y puede ser imposible retraerlo sobre el final del pene
- Signos de infección como pus o moco blanquecino debajo del prepucio o enrojecimiento e hinchazón que se extienden hacia la base del pene

Qué hacer

1. Haga que el hombre comprima de manera suave el tejido hinchado e intente mover el prepucio.
2. El hombre debe lavar el área diariamente con jabón suave, limpiando también por debajo del prepucio.
3. Se debe secar el área y después aplicar una crema antifúngica y/o ungüento antibiótico.
4. Administre un antibiótico si se tiene disponible, en casos en que se sospecha una infección.
5. Si el hombre es incapaz de orinar o de aliviar el dolor y la hinchazón, busque atención médica.

Litos renales

Un lito (cálculo) renal es una de las causas más comunes de dolor grave y súbito en el flanco y el abdomen.

Qué buscar

- Inicio súbito de dolor en el flanco de un lado, casi siempre con irradiación a la parte inferior del abdomen, ingle o testículo
- Dolor grave que produce inquietud y vómito
- Orina sanguinolenta

Qué hacer

1. Administre analgésicos.
2. Aumente la ingesta de líquidos.
3. Evacue a la víctima en caso de dolor grave o fiebre.

Guías para la evacuación por problemas genitourinarios

Trasladar en caso de:

- Obstrucción urinaria con incapacidad para la micción
- Síntomas urinarios con fiebre, escalofríos y dolor de espalda
- Dolor testicular súbito
- Hinchazón, enrojecimiento y dolor alrededor del cuerpo del pene o el escroto

No se requiere la evacuación (la víctima puede caminar) por:

- Orina sanguinolenta
- Micción frecuente sin fiebre
- Secreción purulenta por úlceras en los genitales

Resumen de la atención de urgencia

Qué buscar	Qué hacer
Problemas específicos de la mujer	
Vaginitis • Ardor, quemazón o comezón, enrojecimiento vaginal • Aumento de la secreción vaginal • Dolor con la micción	1. Usar ropa interior de algodón y pantalones holgados. 2. Irrigar la vulva con agua limpia varias veces al día. 3. Uso de medicamentos vaginales antifúngicos.
Irritación vaginal • Ardor, quemazón o comezón vaginal • Enrojecimiento vulvar • Dolor con la micción	1. Evite un mayor contacto con la sustancia irritante. 2. Lave la vulva con agua limpia y jabón suave. 3. Aplique crema con hidrocortisona.
Micción dolorosa • Micción frecuente, quemante • Dolor abdominal inferior, cólicos y quemazón con la micción • Orina turbia o sanguinolenta • Orina con mal olor.	1. Que la víctima ingiera mucha agua. 2. Que la víctima ingiera líquidos o jugos ácidos. 3. Que la víctima tome vitamina C para acidificar la orina. 4. Que la víctima evite tener relaciones sexuales.
Falta de menstruación • Antecedentes de relaciones sin protección, sensibilidad de las mamas y náusea o malestar matutino • Estrés, ejercicio intenso • Pérdida importante de peso; mala alimentación	1. La falta de un periodo menstrual no suele requerir tratamiento alguno.
Sangrado profuso o prolongado • Tiempo desde el último periodo menstrual • Antecedentes recientes de sexo sin protección pueden sugerir el riesgo de embarazo • Cantidad y duración del sangrado • Piel, uñas, labios pálidos • Debilidad • Signos y síntomas de shock	1. Que la mujer descanse hasta que disminuya el sangrado a un flujo menstrual normal. 2. Que la mujer ingiera cantidades abundantes de líquidos. 3. Busque atención médica.

Qué buscar	Qué hacer
Sangrado durante el embarazo • Tiempo desde el último periodo menstrual • Cantidad del sangrado • Dolor abdominal inferior • Signos y síntomas de shock	1. Evite el ejercicio físico hasta que se detenga el sangrado. 2. Busque atención médica si el sangrado es incontrolable.
Dolor debido a infecciones • Dolor abdominal inferior • Fiebre • Náusea y vómito • Diarrea	1. Si el dolor ha producido vómito o diarrea se debe ingerir la mayor cantidad que se pueda de líquidos. 2. Si el dolor aumenta busque atención médica.
Embarazo ectópico o ruptura de quiste • Dolor abdominal bajo o generalizado • Náusea • Signos de pérdida de sangre o shock	1. Mantenga recostada a la víctima. 2. Que la mujer salga caminando si está en condiciones. 3. Si no es capaz de caminar solicite ayuda y trasládela.
Dolor asociado con el embarazo • Tiempo desde el último periodo • Dolores recurrentes • Signos de pérdida de sangre o shock	1. Cólicos leves en el embarazo sin sangrado no requieren tratamiento. 2. Para el dolor con sangrado en el embarazo, siga los consejos para el sangrado. 3. Una mujer que tiene más de 5 meses de embarazo con cólicos que duran aproximadamente 30 segundos cada 15 minutos puede estar en trabajo de parto.
Problemas específicos de hombres	
Orina sanguinolenta • Orina rosa o roja • Dolor grave de espalda o en el flanco • Fiebre • Incapacidad para orinar	1. Ingerir abundantes líquidos al día a menos que la víctima sea incapaz de orinar. 2. Que la víctima salga caminando si no hay dolor ni fiebre.

Qué buscar	Qué hacer
Micción frecuente • Fiebre, escalofríos y dolor de espalda con quemazón durante la micción • Sed, ingesta de líquidos y micción constante de grandes volúmenes de orina • Cantidades pequeñas y frecuentes de orina con sensación de no poder vaciar por completo la vejiga y plenitud en la parte inferior del abdomen	1. Aumentar la ingesta de agua y jugos de frutas a menos que exista la posibilidad de obstrucción. 2. Dé vitamina C. 3. Si es posible una infección, dé antibióticos. 4. Busque atención médica.
Incapacidad de orinar • Vejiga llena y dolorosa • Incapacidad para orinar • Goteo frecuente de pequeñas cantidades de orina	1. Suspenda cualquier medicamento para alergias, congestión/resfriados, cólicos estomacales y mareos; suspender los medicamentos para dormir. 2. Limite la ingesta de líquidos. 3. Si aún no es capaz de orinar, trasladar.
Dolor testicular • Dolor grave en el testículo • El testículo se siente firme e hinchado • Puede ser difícil iniciar la micción	1. Intente rotar el testículo 180°. 2. Si no se siente alivio, traslade inmediatamente.
Dolor e hinchazón del prepucio • Enrojecimiento, hinchazón y dolor en el prepucio • Incapacidad para retraer o extender al prepucio con libertad • Pus o moco blanquecino debajo del prepucio	1. Que el hombre comprima con suavidad el tejido hinchado e intente mover el prepucio. 2. Que se lave el área diariamente con jabón suave, limpiando también por debajo del prepucio. 3. Que se seque el área y aplique entonces una crema antifúngica y/o ungüento antibiótico. 4. Administre antibiótico, si es apropiado. 5. Si el hombre no puede orinar y no hay alivio del dolor y la hinchazón, busque atención médica.
Litos (cálculos) renales • Inicio súbito del dolor en el flanco de un lado • Dolor grave que produce inquietud y vómito • Orina sanguinolenta	1. Administre medicamentos para el dolor. 2. Aumente la ingesta de líquidos. 3. Traslade en caso de dolor grave o fiebre.

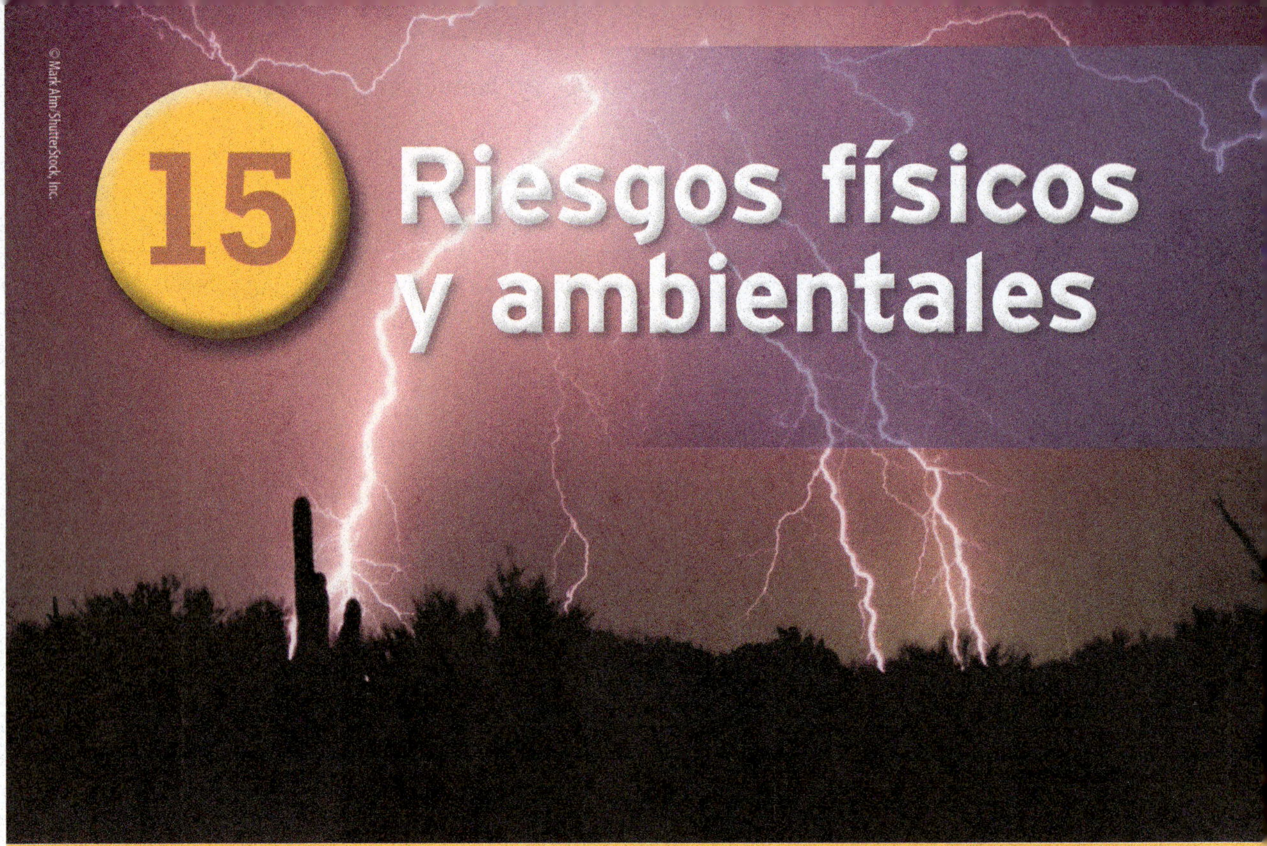

15 Riesgos físicos y ambientales

capítulo *en un vistazo*

- **Climatización**
- **Mal de montaña agudo**
- **Lesión por frío**
- **Enfermedades por calor**
- **Lesión por relámpago**

El ambiente y sus efectos sobre el cuerpo hacen diferentes a los primeros auxilios en lugares remotos de los primeros auxilios urbanos. La altitud, el frío, el calor, el viento, la lluvia, los relámpagos, la humedad y la sequía no sólo producen lesiones y enfermedades, sino también afectan aquellas que se presentan en los lugares remotos **Figura 15-1**. Una lesión que tiene poca importancia en la ciudad se vuelve relevante si detiene a una persona en su excursión y la expone a una fría noche en el exterior. Tanto la gravedad de los elementos como el tiempo que la persona está expuesta pueden afectar los desenlaces. Una noche pasada con un tobillo roto, con temperaturas templadas ya sea con lluvia o viento, será incómoda y dolorosa, pero en general la víctima sobrevivirá. El mismo tobillo roto experimentado en el invierno a 3000 metros (10000 pies) en las laderas de una montaña azotadas con viento, lejos del campamento y sin manera de pedir ayuda, podría ser fatal.

Por lo tanto, es importante entender tanto el manejo de las lesiones individuales como los efectos del ambiente sobre la persona lesionada. ¿Cómo afectarán la temperatura, la altura y el estado del tiempo los resultados? ¿Cómo puede prevenir una mayor lesión al proteger a la persona lesionada del frío o el calor, el viento o la lluvia? ¿Qué debe hacer para proveer de alimentos y líquidos a la víctima para mantener su fuerza? ¿Cómo puede improvisar un refugio? Las respuestas pueden ser la diferencia entre la vida y la muerte, pero primero debe entender cómo afecta el ambiente al cuerpo.

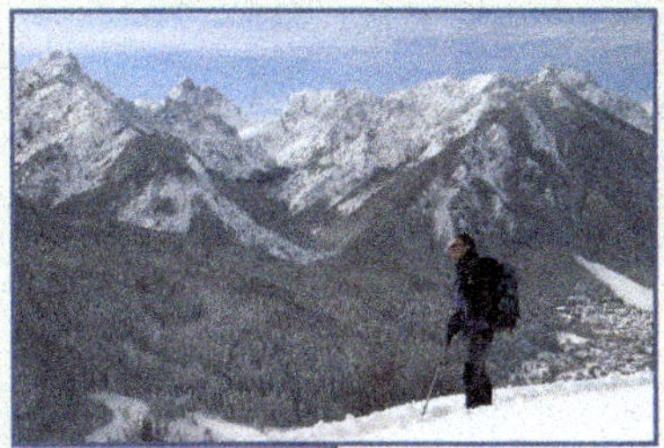

Figura 15-1

La altura y la temperatura no sólo producen lesiones, también pueden afectar las que ya han sido producidas.

Climatización

La climatización comprende los cambios fisiológicos en el cuerpo que compensan por la hipoxia (niveles bajos de oxígeno) en alturas por encima de los 2500 metros (8000 pies) y le permiten al humano vivir, trabajar y hacer ejercicio con el poco oxígeno disponible Figura 15-2. Esta se lleva a cabo con velocidades diferentes en personas diferentes. La climatización se logra mejor a través de un ascenso lento y progresivo, descansando o descendiendo si persisten los síntomas producidos por la hipoxia Figura 15-3A-C.

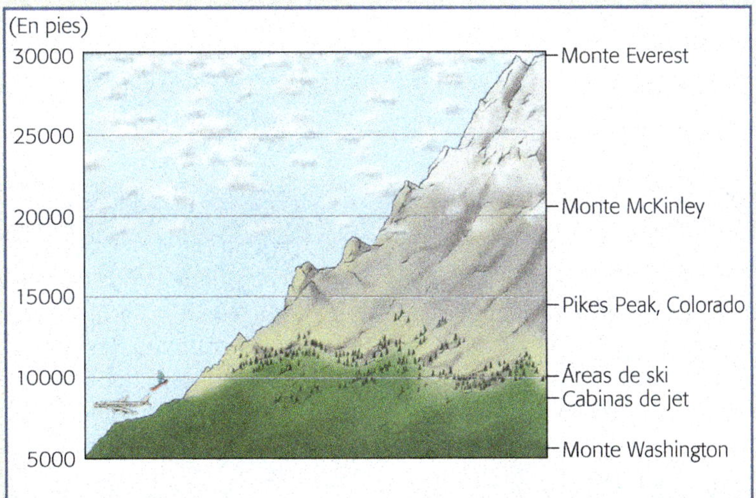

Figura 15-2

Varias alturas. (5000 pies = 1500 metros.)

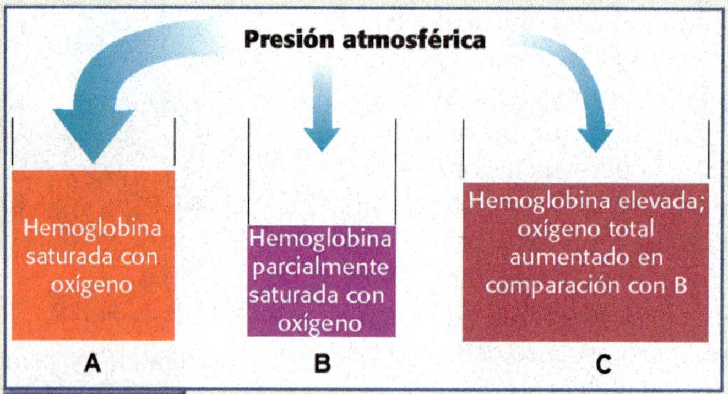

Figura 15-3

Capacidad de transporte y saturación de oxígeno de la sangre. **A.** Nivel del mar. **B.** Sin climatizar. **C.** Climatizado.

Cambios inmediatos de la climatización

La velocidad y profundidad de la respiración aumentan para mejorar el aporte de oxígeno a la sangre; el corazón late más fuerte y más rápido, aumentando el flujo de sangre y el transporte de oxígeno.

Cambios tardíos de la climatización

La médula ósea produce más eritrocitos para transportar el oxígeno. Un aumento en el número de capilares mejora el aporte de oxígeno a los músculos y a otros tejidos.

Mal de montaña agudo

Cuando se va por encima de los 2500 metros (8000 pies) se puede producir uno de los varios tipos de enfermedades de montaña debido a la falta de oxígeno en la sangre Cuadro 15-1. Una de éstas es el Mal de montaña agudo (MMA). El MMA afecta a aquellos que ascienden muy alto y muy rápido y a quienes no están climatizados a una altura elevada. El MMA usualmente se alivia al descender a una menor altura.

Predicción del MMA

Nadie puede predecir quién sufrirá el MMA, qué tan grave será o cuándo se presentará. Aquellos que han sufrido MMA antes tienen mayor probabilidad de sufrirlo de nuevo y a una altura similar. La condición física y el entrenamiento no garantizan la protección y ambos sexos son afectados por igual. Aunque ninguna edad está exenta, los jóvenes parecen ser más propensos al MMA, sin importar la condición física y la velocidad de ascenso.

Cuadro 15-1 Características de las enfermedades por la altura

	MMA	EPAE	ECAE
Elevación	Por encima de los 2 500 m (8000 pies)	Usualmente por encima de 3000 m (10000 pies)	Por encima de los 3 500 m (12000 pies)
Tiempo después del ascenso	1-2 días después	3-4 días, posiblemente después	4-7 días, posiblemente después
Síntomas	Son producidos por la hipoxia e incluyen dolor de cabeza, alteraciones del sueño, fatiga, falta de aire, mareo, falta de apetito, náusea con o sin vómito	Producidos por el líquido pulmonar e incluyen falta de aire, tos seca, dolor leve de pecho, debilidad, insomnio, pulso rápido, cianosis, estertores o sonidos de gorgoteo	Producidos por la hinchazón cerebral e incluyen dolor de cabeza grave (no cede), vómito, respiración de Cheyne-Stokes (patrón de respiración irregular seguido de pausas respiratorias), marcha tambaleante, incapacidad para equilibrarse, inconsciencia
Primeros auxilios	• Dejar de ascender o descender • Ingerir líquidos • Descansar • Dar a la víctima aspirina o ibuprofeno • Dar a la víctima acetazolamida	• Descender por lo menos 600 m (2000 pies • Buscar atención médica inmediatamente	• Descender lo más pronto posible; 300 m (1000 pies) por lo menos, 900 m (3000 pies) si es posible o hasta que desaparezcan los síntomas • Buscar atención médica de inmediato

Notas: MMA = Mal de montaña agudo; EPAE = Edema pulmonar por altura elevada; ECAE = Edema cerebral por altura elevada.
El EPAE y el ECAE se presentan cuando la reducción de oxígeno produce fuga de los capilares e hinchazón de los tejidos del cuerpo. Las dos condiciones pueden poner en riesgo la vida.

Prevención del MMA

Los alpinistas deben darse suficiente tiempo para climatizarse a varios niveles de ascenso. Es más probable que se presente MMA a mayor, más rápida, más ruda y más tiempo tome la escalada. El frío y el viento, el miedo, la fatiga, la deshidratación, el ejercicio extenuante poco después del ascenso y las infecciones de las vías aéreas superiores predisponen a MMA.

- *Ascenso gradual*. Limitar el número de metros (pies) ascendidos por día es una forma muy efectiva de prevenir el Mal de Montaña Agudo. La altura a la que uno duerme se considera más importante que la altura lograda durante las horas de vigilia.

- *Medicamentos*. Los medicamentos no son necesarios para aquellos que no tienen antecedentes de enfermedad por altura ni para quienes suben a 2800 metros (9000 pies) y toman más de 2 días en llegar a los 2500-3000 metros (8000-10000 pies) con aumentos posteriores en la elevación al dormir menores de 500 metros (1500 pies) por día. Por encima de una altura de 3000 metros (10000 pies), los individuos no deben aumentar la elevación al dormir en más de 500 metros (1500 pies) por día y deben incluir un día de descanso cada 3 a 4 días. Se debe considerar la administración de Diamox (acetazolamida) para aquellos con antecedentes de MMA y ascenso de 2500-2800 metros (8000-9000 pies) en 1 día, aquellos sin antecedentes de MMA pero que ascienden a 2800 metros (9000 pies) en 1 día y quienes duermen a una altura mayor de 500 metros (1500 pies) en comparación con la noche anterior. La acetazolamida requiere receta médica.

Escalar a una altura elevada

Se pueden desarrollar síntomas leves de MMA a los 1800 metros (6000 pies), pero son más probables por encima de los 2500 metros (8000 pies). Por encima de los 4000 metros (13000 pies) los escaladores y excursionistas en viajes de múltiples días deben llegar a una altura al dormir cercana a 300 metros (1000 pies) mayor a la del día previo. La frase es, "Escala alto, duerme abajo".

Los escaladores que se enferman y no mejoran con el reposo deben descender entre 300 y 900 metros (1000 y 3000 pies) lo más pronto posible. Debe tener en mente que hay escaladores que se climatizan muy poco.

Los escaladores deben ingerir entre 4 y 5 litros de líquidos al día, lo suficiente para producir una orina clara y copiosa. Una orina oscura (concentrada) suele indicar una ingesta de líquidos inadecuada.

El alcohol, los sedantes y las pastillas para dormir deprimen la ventilación respiratoria por las noches y aumentan la probabilidad de una alteración del sueño. Los escaladores deben tener una dieta alta en calorías, rica en carbohidratos.

Los grupos que viajan por encima de los 3000 metros (10000 pies) deben considerar traer consigo una cámara hiperbárica portátil, oxígeno suplementario y medicamentos.

MMA

El MMA leve produce síntomas vagos, mal definidos, pero puede cambiar súbitamente a un mal de montaña grave, que puede producir la muerte. Los signos y síntomas de un MMA leve se presentan entre 6 y 48 horas al llegar a una altura elevada. A menudo se pueden producir síntomas similares con la deshidratación, fatiga, hipoglucemia, hipotermia o hiponatriemia.

Qué buscar

- Un dolor de cabeza generalizado que a menudo se desarrolla durante la noche y está presente al despertar; durante el día, la víctima puede sentirse mareada
- Fatiga inusual, fuera de proporción para la actividad
- Pérdida de apetito y náusea
- Sueño no reparador con una respiración irregular

- Falta de aire al realizar ejercicio
- Hinchazón de la cara, con ojeras; los anillos en los dedos de la víctima se sienten apretados

Qué hacer

- *Descender.* Descender continúa siendo el mejor tratamiento para el MMA. Sin embargo, no es necesario en todos los casos. Las víctimas deben descender hasta que se resuelvan los síntomas, a menos de que sea imposible debido al terreno; no deben descender solas.
- *Medicamentos.* Diamox (acetazolamida) ayudará al tratamiento del MMA, pero funciona mejor para la prevención que para el tratamiento.
  Decadron (dexametasona) es más efectivo que el Diamox para el tratamiento del MMA. Se puede dar vía oral, que es más fácil que por inyección. Requiere receta médica.
- *Cámaras hiperbáricas portátiles.* Estos aparatos son efectivos para el tratamiento de la enfermedad por altura grave pero requiere cuidados constantes por proveedores de cuidados médicos y son difíciles de usar con víctimas claustrofóbicas o con vómito. En la mayoría de los viajes para escalar montañas, estas cámaras no están disponibles.

El MMA leve puede progresar a una enfermedad por altura grave. Se pueden desarrollar síntomas que ponen en peligro la vida en pocas horas y con frecuencia durante la noche, cuando es más difícil el descenso. Es mejor tomar precauciones tempranas.

Edema pulmonar por altura elevada

En el edema pulmonar por altura elevada (EPAE), los pulmones se llenan de líquido, impidiendo el paso del oxígeno a la sangre. Las víctimas pueden sacarse su propio líquido. El EPAE usualmente empieza por arriba de los 3000 metros (10000 pies) pero se puede presentar en alturas menores; éste inicia 36 a 72 horas después de llegar a una altura elevada y se alivia con el descenso.

Qué buscar

- Falta de aire, que puede ocurrir con un ejercicio leve y está presente incluso en el reposo. La víctima necesita sentarse para respirar cómodamente
- Tos, primero seca y después produciendo un esputo espumoso, rosado (teñido con sangre)
- Estertores y respiración húmeda y tos
- Cianosis (los labios, cara y lechos ungueales se ven azules al reposo; compare el color de la víctima con un compañero o con usted mismo con luz natural, no dentro de una tienda)
- Pulso rápido, más de 100 latidos por minuto en reposo

Qué hacer

1. Descienda por lo menos 300 a 500 metros (1000 a 1500 pies); este es el mejor tratamiento para el EPAE.
2. Administre oxígeno a la víctima, si se tiene disponible.

3. Comience el tratamiento en una cámara hiperbárica portátil (pero esto no debe retrasar el descenso).
4. Administre acetazolamida y/o nifedipino de acuerdo con las instrucciones preestablecidas. Si se viaja a una altura elevada, discuta el plan de tratamiento con un médico de forma anticipada y prepare el equipo y los medicamentos según se describe en el apéndice *Equipo y suministros para los primeros auxilios*.

NOTA

También se presenta ataxia y fatiga en otras condiciones como la hipotermia (revise la temperatura), intoxicación por alcohol (revise el aliento) y abuso de fármacos opiáceos (se presentan pupilas puntiformes).

Edema cerebral por altura elevada

El edema cerebral por altura elevada (ECAE) suele presentarse por encima de los 3500 metros (12000 pies). Puede acompañar al EPAE y ser rápidamente mortal. Los síntomas del ECAE y el EPAE se sobreponen. El ECAE es producido por la acumulación de líquido dentro del cerebro, lo que aumenta la presión dentro del cerebro hasta que éste es incapaz de funcionar de manera apropiada y produce la muerte.

Qué buscar

- Dolor de cabeza grave, constante, pulsátil, similar a un dolor dental grave o migraña; no se consigue alivio con paracetamol, codeína o descanso nocturno
- Falta de coordinación (ataxia); la víctima se tambalea como si estuviera ebria, fallan los movimientos finos y no puede caminar sobre una línea recta con el talón de un pie siguiendo la punta del otro pie. Si la ataxia es grave, la víctima no se puede sentar erguida sin apoyarse
- Fatiga grave que no cede con el reposo. La persona afectada no habla, no come ni ingiere líquidos y se muestra apática y aislada, irritable y confundida. La persona puede alucinar, escuchar voces u observar compañía no existente
- Vómito; combinado con la incapacidad de ingerir líquidos, pueden llevar a una deshidratación grave. La orina se vuelve escasa y amarillo oscuro
- Coma; la persona afectada no se puede despertar, no responde y puede morir

Qué hacer

1. Lleve a la víctima a una menor altura lo más pronto posible **Figura 15-4**. Esto casi siempre resuelve rápidamente una enfermedad por altura elevada. No retrase el descenso debido a la noche, inconveniencia, intentar con fármacos u oxígeno o por esperar a un equipo de rescate de montaña o un helicóptero –a menos que el terreno en la oscuridad haga muy riesgoso el descenso para todo el grupo. La víctima debe descender por lo

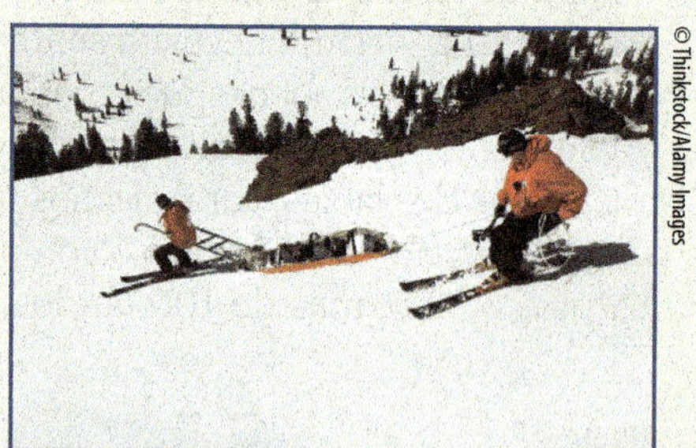

Figura 15-4

Lleve a la víctima a una menor altura.

menos 300 a 900 metros (1000 a 3000 pies) y debe ser acompañada o llevada. Incluso un modesto descenso puede salvar la vida. Entre más rápido y mayor sea el descenso, más rápida será la recuperación. Una vez abajo, la víctima debe permanecer a esta menor altura.

2. Si no es posible el descenso, se debe considerar administrar oxígeno suplementario o utilizar una cámara hiperbárica portátil (bolsa Gamow) en caso de tenerlos disponibles. Trate a la víctima durante varias horas con una bolsa hiperbárica portátil, como una Gamow, si se tiene disponible **Figura 15-5**. Esto puede salvar la vida en circunstancias extremas y podría comprar tiempo mientras se monta una operación de rescate. Los grupos de alpinistas que llegan a alturas extremas también deben considerar equiparse con una de estas bolsas.
3. Haga que la víctima se siente de manera apropiada para mejorar su respiración. Mantenga a la persona afectada caliente y relajada; el frío y la ansiedad agravan el MMA.
4. Que la víctima beba por lo menos 4 a 5 litros de líquidos al día para mantener un flujo copioso de orina clara.
5. El medicamento de prescripción médica Decadron debe darse en dosis pequeñas; de cualquier manera, usted nunca debe depender de medicamentos para evitar la necesidad de un descenso rápido.

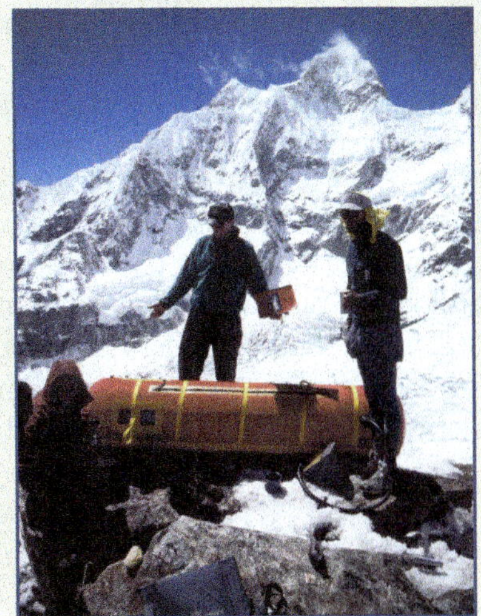

Figura 15-5

Bolsa de Gamow.

Lesión por frío

Las lesiones por frío incluyen hipotermia, quemadura por congelamiento, lesión por sumergimiento frío y sabañones. La hipotermia es el enfriamiento general del centro del cuerpo y se desarrolla cuando la temperatura corporal cae más de 2 °F a cerca de 35 °C (95 °F). La quemadura por congelamiento es el congelamiento de la piel y la carne. Un sumergimiento prolongado de una extremidad en agua fría, no congelada, produce una lesión única, casi siempre llamada como "pie de trinchera" pero que se conoce con mayor precisión como "lesión por sumergimiento frío".

Hipotermia

La hipotermia se presenta cuando el cuerpo pierde suficiente calor para provocar que la temperatura corporal central caiga; se exacerba por una vestimenta inadecuada y el cansancio. La ansiedad, las lesiones, los medicamentos, una mala nutrición y el consumo de alcohol predisponen a las personas a sufrir hipotermia.

La humedad y el viento son una combinación letal para enfriar más rápido a una persona en comparación con un aire seco y sin viento. La ropa que se humedece, incluso por la perspiración, también es una causa potente de pérdida de calor. Por lo tanto existen condiciones para hipotermia durante todas las estaciones. El excursionista expuesto a una granizada en el verano cuando viste sólo una playera y pantalones vaqueros tiene mayor riesgo de sufrir hipotermia que un esquiador a campo traviesa bien vestido durante el invierno. El cambio a una ropa seca puede ser el primer paso más importante en los primeros auxilios para todas las víctimas del frío.

Se debe planear cuidadosamente, incluso las expediciones más cortas al exterior y se debe llevar una cubierta repelente del agua y el viento (impermeable), una chamarra, sombrero y guantes, fósforos y una cobija de emergencia (una cobija Mylar, delgada y fácilmente empacable con una superficie impermeable) o una lona para refugio. Si el estado del tiempo cambia, se debe estar preparado para abandonar el plan original y tomar una ruta más fácil, más corta a casa o formar un vivac.

El factor congelante del viento muestra los efectos congelantes de éste a cualquier temperatura y velocidad **Figura 15-6**. Usar ropa rompevientos y cubrirse la cara con una máscara y googles puede reducir o eliminar los efectos congelantes del viento, excepto en las circunstancias más graves.

PREVENCIÓN

Esté alerta por signos tempranos de hipotermia y actúe con rapidez para evitarla. Planee las actividades del día para el miembro más débil del grupo. Estar exhausto, hambriento, deshidratado o desmoralizado impide una respuesta apropiada al frío y promueve el inicio de la hipotermia. Después de terminar el ejercicio, la temperatura corporal puede caer rápidamente, debido a que continúa la pérdida de calor, mientras que se reduce de manera súbita su producción. La evaporación del sudor es la fuente más importante de pérdida de calor durante el ejercicio; por lo tanto, evitar la sudoración con una ropa adecuadamente ventilada es importante para mantener el confort y evitar una pérdida excesiva de calor.

Los niños y los adolescentes pierden calor más rápido que los adultos, porque su área de superficie es mayor en proporción a su peso y, por lo general, tienen menos grasa subcutánea.

Tabla del factor congelante del viento

Viento (mph)	Temperatura (°F)																	
Calma	40	35	30	25	20	15	10	5	0	-5	-10	-15	-20	-25	-30	-35	-40	-45
5	36	31	25	19	13	7	1	-5	-11	-16	-22	-28	-34	-40	-46	-52	-57	-63
10	34	27	21	15	9	3	-4	-10	-16	-22	-28	-35	-41	-47	-53	-59	-66	-72
15	32	25	19	13	6	0	-7	-13	-19	-26	-32	-39	-45	-51	-58	-64	-71	-77
20	30	24	17	11	4	-2	-9	-15	-22	-29	-35	-42	-48	-55	-61	-68	-74	-81
25	29	23	16	9	3	-4	-11	-17	-24	-31	-37	-44	-51	-58	-64	-71	-78	-84
30	28	22	15	8	1	-5	-12	-19	-26	-33	-39	-46	-53	-60	-67	-73	-80	-87
35	28	21	14	7	0	-7	-14	-21	-27	-34	-41	-48	-55	-62	-69	-76	-82	-89
40	27	20	13	6	-1	-8	-15	-22	-29	-36	-43	-50	-57	-64	-71	-78	-84	-91
45	26	19	12	5	-2	-9	-16	-23	-30	-37	-44	-51	-58	-65	-72	-79	-86	-93
50	26	19	12	4	-3	-10	-17	-24	-31	-38	-45	-52	-60	-67	-74	-81	-88	-95
55	25	18	11	4	-3	-11	-18	-25	-32	-39	-46	-54	-61	-68	-75	-82	-89	-97
60	25	17	10	3	-4	-11	-19	-26	-33	-40	-48	-55	-62	-69	-76	-84	-91	-98

Tiempos de congelamiento: 30 minutos, 10 minutos, 5 minutos

Viento congelante (°F) = $35.74 + 0.6215T - 35.75(V^{0.16}) + 0.4275T(V^{0.16})$

En donde, T= Temperatura del Aire (°F), V= Velocidad del Viento (mph)

Efectivo 11/01/01

Cortesía de NWS/NOAA

Figura 15-6

Tabla del factor congelante del viento. (1 mph = 1.6 km/h.)

Medios para la pérdida de calor

- *Convección*. El calor se disipa del cuerpo por las corrientes de aire o agua
- *Conducción*. Hay una transferencia directa del calor desde el cuerpo hacia un objeto más frío (como la ropa húmeda o el piso frío)
- *Evaporación*. El sudor o el agua se evapora de la superficie de la piel
- *Radiación*. Esta es la pérdida de calor de un cuerpo caliente al ambiente más frío a su alrededor. Esta es independiente del viento o el contacto; es importante en las noches frías, oscuras y sin nubes

Fuentes de ganancia de calor

- *Radiación*. El calor proviene del sol o del fuego
- *Ejercicio*. Cerca de 75% de la energía muscular se produce como calor; el ejercicio, por lo tanto, aumenta la temperatura corporal
- *Tiritar*. El tiritar puede aumentar el metabolismo corporal cinco veces pero consume energía y oxígeno para lograr este objetivo
- *Alimentos*. Los alimentos aportan calorías para las funciones básicas del cuerpo y el ejercicio. Los carbohidratos aportan energía rápidamente; las proteínas aportan más energía, pero de una forma más lenta y a expensas de una mayor energía corporal usada para su digestión
- *Constricción de los vasos sanguíneos*. Los vasos sanguíneos de la piel se constriñen, manteniendo caliente la sangre que circula en el centro del cuerpo, en donde se necesita más por los órganos vitales (cerebro, corazón, hígado y riñones) y reduciendo la pérdida de calor a través de la piel
- *Aislamiento*. Éste previene la pérdida de calor pero no lo produce por sí mismo. El agua, un excelente conductor del calor, reduce el valor del aislamiento de la mayoría de las telas. La lana, el polipropileno y las pieles aíslan bien al atrapar el aire en el intersticio de las fibras, las cuales no se colapsan cuando están húmedas. Entre más capas de ropa, mejor es el aislamiento. Las telas rompevientos, impermeables, que se usan como una capa externa de ropa atrapan el aire caliente en las capas internas y reducen la pérdida por convección, conducción y evaporación.

Hipotermia leve

En la hipotermia leve, la temperatura central del cuerpo estará en el rango de 35 a 33 °C (95 a 91 °F).

Qué buscar

- Tiritar o temblar es el primer signo de enfriamiento del cuerpo. El tiritar posteriormente se vuelve incontrolable
- Conducta no característica. La persona afectada aún puede hablar pero emite quejidos y refunfuños sobre sentirse frío. Esta conducta puede ser obvia sólo para

NOTA

Poner a un rescatista dentro de una bolsa de dormir no siempre es lo mejor. Tener a otra persona en la bolsa de dormir calienta la piel. El calentar la piel previene el tiriteo, el cual es el método más efectivo para el calentamiento interno. Brinde un refugio máximo y permita el tiriteo para el recalentamiento. Podría ser mejor tener a una persona en dos bolsas para dormir que tener a dos personas en una bolsa.

alguien que conoce a la persona. Una agitación inapropiada o letargo, mal juicio y mala toma de decisiones son comunes. La víctima se observa confundida y podría alucinar
- Rigidez y espasmos musculares. Éstos producen movimientos sin coordinación, por lo que la víctima emite quejidos y refunfuños y podría no ser capaz de caminar sobre una línea recta por más de 15 a 30 metros (50 a 100 pies)
- Piel fría, pálida y cianótica producida por la constricción de los vasos sanguíneos

Qué hacer

1. Encuentre un refugio contra el viento.
2. Encienda una fogata o estufa, cambie o retire la ropa húmeda de la víctima, añada capas secas para aumentar el aislamiento y dele a la víctima alimentos y bebidas calientes.
3. Si la víctima tiembla fuertemente, permita que continúe el tiriteo adentro de una bolsa de dormir, manteniendo a la víctima bien aislada de la tierra.
4. Dé a la víctima líquidos calientes, dulces.
5. No retrase el reposo y el calor. Si la víctima responde a éstos, podría ser capaz de descender a un campamento o albergue para calentarse mejor.
6. Nunca deje sola a una víctima hipotérmica.

Hipotermia grave

Con la hipotermia grave, la temperatura central del cuerpo cae por debajo de 32 °C (90 °F). Debido a que pocas personas traen consigo un termómetro de lecturas bajas a lugares remotos, una forma más práctica de distinguir entre una hipotermia leve y una grave es clasificar a las víctimas como las que tiritan y las que no tiritan. Una víctima que responde y tirita tiene una hipotermia leve. Una víctima apenas consciente que ya no tirita está gravemente hipotérmica.

Qué buscar

- La víctima no tiembla
- Cambios de conducta desde errática a apática hasta falta de respuesta
- Músculos rígidos y movimientos sin coordinación
- Pulso débil, lento e irregular
- Respiración lenta
- Coma, con pupilas dilatadas. (Puede ser difícil determinar si la víctima está viva o muerta)

Qué hacer en el campo

Recalentar a la víctima en el campo es muy difícil, si no imposible; concentre sus esfuerzos en evitar más pérdida de calor Cuadro 15-2.

1. El líder o la persona más competente del grupo debe estar a cargo. No ponga en peligro a otros miembros del grupo.
2. Dé refugio a la víctima y al resto del grupo contra el viento, la lluvia y la nieve y mantenga a todos fuera del peligro de una avalancha o caída de rocas. Arme una tienda de campaña, cave un agujero en la nieve o construya un cobertizo.

Cuadro 15-2 Manejo de la hipotermia en el campo

Valoración	Víctima: la gravedad de la hipotermia
	Grupo: número, condición, fuerza, equipo disponible
	Circunstancias: el tiempo, la hora del día, la distancia desde la ayuda, y similares
Plan	Recalentamiento
	Abrigo
	Comunicaciones/logística
Acción	Evacuación
	Vivienda, vestido, alimentación, fuentes de calor, ayuda para comunicarse, la preparación para la estancia o la evacuación
	Tratamiento de lesiones o enfermedades asociadas

3. Detenga una mayor pérdida de calor. Retire la ropa húmeda o congelada y brinde a la víctima ropa seca. Ponga a la persona hipotérmica dentro de una bolsa de dormir, saco vivac o una bolsa fuerte de poliuretano y aíslela bien de la tierra fría.
4. Brinde calor al tronco de la víctima durante la primera media hora después del rescate por cualquier medio disponible: contacto cuerpo a cuerpo, botellas de agua caliente, almohadillas de calor químico o rocas calientes envueltas en ropa. Coloque las fuentes de calor en las ingles y las axilas y a lo largo del cuello. Siempre tenga una capa de ropa entre una fuente de calor y la piel.
5. Cubra la cabeza de la víctima con un gorro de lana para reducir la pérdida de calor.

Qué hacer (rescate)

1. Deje por lo menos a una persona cuidando a la víctima. Envíe a los miembros más fuertes y más competentes del grupo a buscar ayuda. Escriba la localización y la condición de la víctima en un mensaje.
2. Si decide permanecer en el lugar y esperar el rescate, no cambie su plan incluso si la víctima mejora. Si se ve forzado a llevar a la persona hipotérmica, aíslela bien, porque puede continuar el enfriamiento durante el transporte.
3. Si usted debe descender, elija la ruta más segura para evitar los riscos y los lugares expuestos al viento. Si la víctima está en una camilla o trineo improvisados, llévela de forma gentil; un manejo rudo puede inducir fibrilación ventricular en una víctima hipotérmica (una alteración fatal del ritmo cardiaco). Lleve a la víctima con la cabeza colina abajo para mantener la presión sanguínea pero manténgala en una posición horizontal lo más posible para evitar la congestión de sangre en las piernas.

Qué hacer (campamento base)

1. Si es imposible el rescate o puede tardar días, utilice todos los medios disponibles para recalentar a la víctima lentamente en una bolsa de dormir.
2. Si la víctima se pone hipotérmica durante horas o días debido a su exposición, no intente recalentarla de manera rápida en una tina o enfrente de una fogata.
3. Dé a la persona afectada abundantes líquidos calientes y dulces cuando ésta sea capaz de ingerirlos. Las víctimas hipotérmicas con frecuencia están deshidratadas y su energía está mermada. Usted no puede esperar brindar suficiente calor con bebidas calientes como para recalentar a una persona hipotérmica, pero la hidratación y la energía son valiosas y el calor puede ayudar a elevar la moral de la víctima.
4. Tenga cuidado de no colocar objetos calientes (botellas calientes, almohadillas de calor químico y similares) directamente sobre la piel de la víctima. La piel hipotérmica se quema a temperaturas más bajas.

Hipotermia profunda

Con una hipotermia profunda, la temperatura central del cuerpo cae por debajo de 28 °C (82 °F). La víctima puede parecer muerta, pero sólo se debe declarar como muerta a una víctima de hipotermia después de haber intentado recalentarla. Las pupilas de la persona pueden estar dilatadas y fijas, las extremidades rígidas y la piel helada. Las personas con hipotermia profunda no pueden generar suficiente calor para recalentarse ellas mismas, a pesar de un buen refugio y aislamiento. Ellas no se pueden recalentar en el campo, pero, una vez rescatadas, todas las víctimas hipotérmicas deben ser reanimadas aunque parezca que sólo existe una remota probabilidad de recuperación. Proteja y aísle a las víctimas durante su transportación para prevenir una mayor pérdida de calor. El único signo seguro de muerte es la incapacidad de revivir después del recalentamiento. Algunas víctimas han sobrevivido después de varias horas de RCP.

Hipotermia por sumergimiento

La hipotermia por sumergimiento es diferente de aquella por exposición debido a su rápido inicio y su velocidad de enfriamiento incluso más rápida. El calor se pierde 25 veces más rápido en el agua que en el aire, porque el agua es un excelente conductor del calor. La víctima se puede ahogar además de sufrir de hipotermia.

La mayoría de las personas pueden nadar menos de un kilómetro (0.6 millas) en aguas a 10 °C (50 °F). El nado energético aumenta la pérdida de calor, mientras que flotar en una posición fetal la minimiza. Un instrumento de flotación personal (PFD, por sus siglas en inglés) aumenta el tiempo de supervivencia tres veces. Las ropas reducen la pérdida de calor; la lana aísla mejor que otros materiales cuando se encuentran húmedos y cubrir la cabeza reduce la pérdida de calor a la mitad.

Es más seguro permanecer con un bote volteado que nadar hacia la orilla **Figura 15-7**. Una persona permanecerá más caliente fuera del agua, manteniéndose en un bote volteado –a pesar del viento y la lluvia– que permaneciendo sumergida. El permanecer con el bote aumenta la probabilidad de rescate. Desafortunadamente, la desesperanza es la emoción sobrecogedora en las víctimas de un naufragio, las cuales a menudo fallan en el uso de las habilidades de supervivencia simples que podrían inclinar la balanza entre la vida y la muerte.

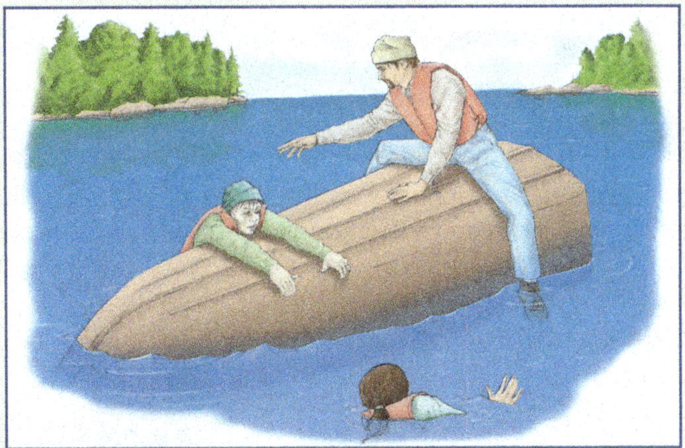

Figura 15-7

Escena de un incidente en bote.

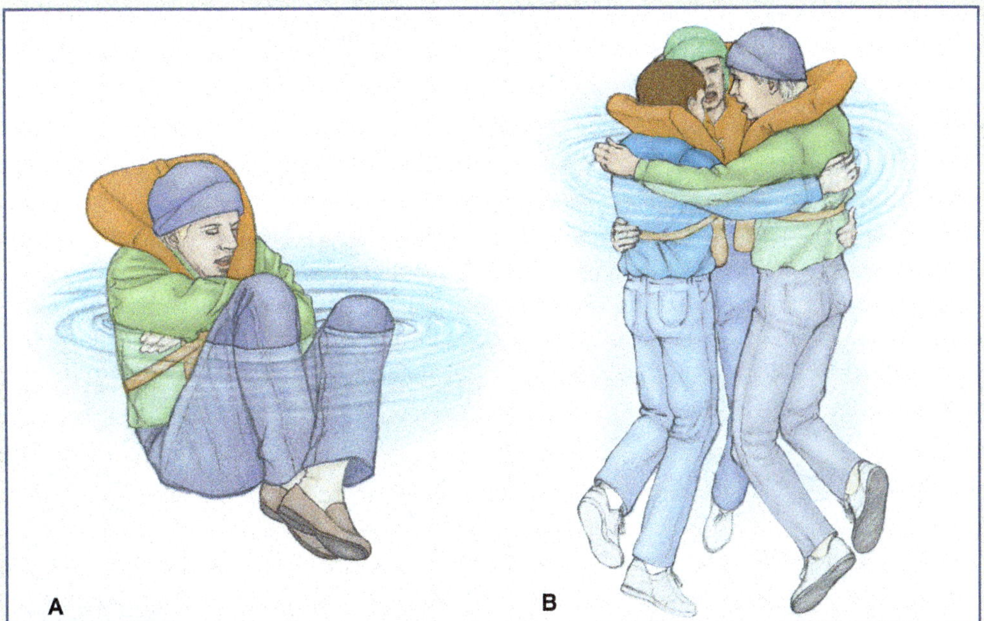

Figura 15-8

HELP o acurrucamiento. **A.** Una persona que porta un equipo de flotación puede minimizar la pérdida de calor y aumentar las probabilidades de supervivencia asumiendo la posición para reducir el escape de calor, o HELP, por sus siglas en inglés, en la que se flexionan las rodillas hacia el pecho y se cruzan los brazos. **B.** Los grupos de dos o más personas pueden conservar el calor cruzando sus brazos alrededor de los demás y formando un círculo estrecho.

En aguas más frías que 7 °C (45 °F), la hipotermia se puede desarrollar en menos de una hora, pero la ropa puede reducir el inicio de la hipotermia. Muchas víctimas se ahogan debido a una combinación de frío, el cual reduce su habilidad para nadar o flotar y el sumergimiento. La posición para reducir el escape de calor (HELP, por sus siglas en inglés) o posición de acurrucamiento puede minimizar la pérdida de calor y aumenta la probabilidad de supervivencia Figura 15-8A-B.

Si se requiere RCP, se debe iniciar lo más pronto posible después de sacar a la víctima del agua. Si la persona está muy fría, podría no ser posible reiniciar el corazón hasta que haya sido recalentada en el hospital; de cualquier manera, deben continuar los esfuerzos de rescate hasta que esto se haya hecho o claramente no haya esperanza de recuperación.

Quemadura por congelamiento

Las lesiones por congelamiento se pueden presentar siempre que la temperatura del aire se encuentre por debajo del punto de congelamiento (0 °C o 32 °F). El congelamiento limitado a la superficie de la piel se llama quemadura por congelamiento de la piel Figura 15-9. Aquel que se extiende a partes más profundas a través de la piel y hacia la carne es la quemadura por congelamiento.

Ésta se presenta sólo con temperaturas por debajo del punto de congelamiento. El tejido es lesionado en dos formas: (1) congelamiento de los tejidos, lo que produce la formación de cristales de hielo dentro del tejido (los cristales de hielo se expanden mientras se congelan los tejidos, dañando así las células) y (2) la obstrucción del suministro de sangre al tejido, que produce coágulos de sangre e impide aún más que la sangre fluya hacia los tejidos. El segundo tipo de lesión tisular es más extenso que el primero. En las temperaturas muy bajas, la carne se puede congelar en menos de 1 minuto.

Las quemaduras por congelamiento afectan principalmente los pies, las manos, los oídos y la nariz Figura 15-10 y Figura 15-11. Estas áreas no contienen músculos grandes que produzcan calor y se encuentran a cierta distancia de las fuentes de generación de calor corporal. Las consecuencias más graves de la quemadura por congelamiento se presentan cuando el tejido muere (gangrena) y la parte afectada podría tener que ser amputada. Entre más tiempo permanezca congelado el tejido, peor es la lesión. Descarte hipotermia en cualquier víctima de quemadura por congelamiento.

Los factores que contribuyen a la quemadura por congelamiento incluyen humedad, contacto con metal, exposición prolongada, deshidratación, mala nutrición y temperaturas extremadamente bajas. En un frío grave, o si hay contacto con metal, se puede presentar la quemadura por congelamiento en un minuto.

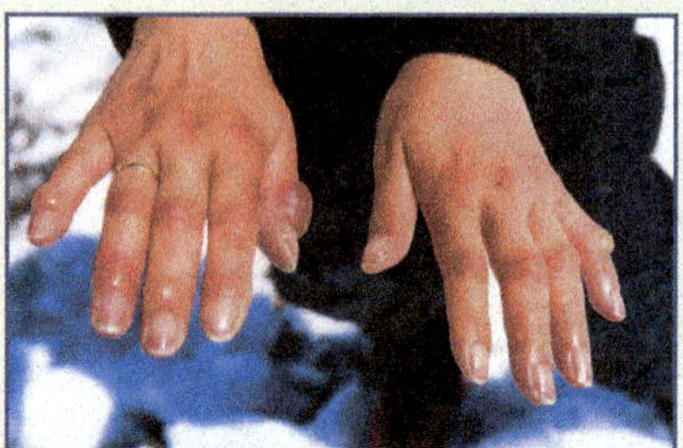

Cortesía de Neil Malcom Winkelmann

Figura 15-9

Quemadura por congelamiento de la piel.

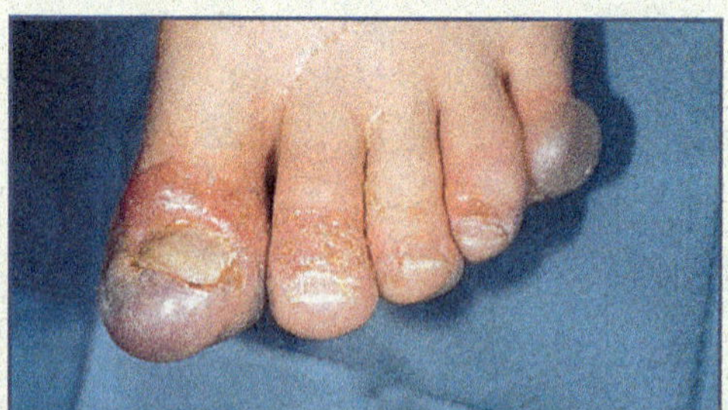

© Cortesía de AAOS

Figura 15-10

Ortejos quemados por congelamiento.

Qué buscar

La gravedad y extensión de la quemadura por congelamiento son difíciles de evaluar hasta horas después de descongelarse. Antes de descongelarse, las quemaduras por congelamiento pueden clasificarse en superficiales o profundas.

Los signos y síntomas de una *quemadura por congelamiento superficial* incluyen:

- La piel se observa blanquecina, cérea o amarilla grisácea
- La parte afectada se siente muy fría y entumida. Puede haber hormigueo, punzadas o dolor
- La superficie de la piel se siente rígida o crujiente y el tejido subyacente se siente suave cuando se presiona suave y firmemente

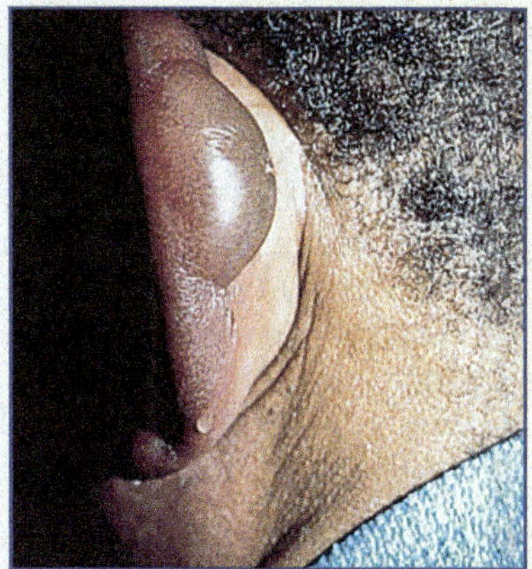

Figura 15-11

Quemadura por congelamiento en la oreja.

Estos signos y síntomas indican una *quemadura por congelamiento profunda*:

- La parte afectada se siente fría, dura y sólida y no puede ser deprimida –se siente como un pedazo de madera o una carne congelada
- La parte afectada tiene una piel pálida, cérea
- Una parte fría y dolorosa súbitamente deja de doler

Después de descongelarse, la quemadura por congelamiento puede clasificarse en grados, de forma similar a otras quemaduras.

- Primer grado: la parte afectada está caliente, hinchada e hipersensible
- Segundo grado: se forman ampollas y vesículas minutos a horas después de descongelarse y crecen durante los siguientes días
- Tercer grado: las vesículas son pequeñas y contienen líquido azul rojizo o púrpura. La piel adyacente puede estar roja o azul y no se blanquea cuando se aplica presión

Qué hacer

Todas las lesiones por quemaduras por congelamiento requieren el mismo tratamiento de primeros auxilios.

1. Saque a la víctima del frío y colóquela en un sitio caliente. Si es posible, la víctima no debe usar una extremidad congelada hasta que se reciba atención médica.
2. Retire cualquier ropa húmeda y objetos que aprieten, como anillos, los cuales podrían impedir la circulación sanguínea.
3. No intente descongelar la parte en caso de: (a) la atención médica está a menos de 2 horas; (b) el área afectada se ha descongelado, (c) si no se cuenta con un refugio, agua caliente y un contenedor, o (d) exista riesgo de recongelamiento.
4. Si: (a) la atención médica está a más de 2 horas, (b) no hay posibilidad de recongelamiento del área afectada y (c) se cuenta con un refugio, agua caliente y un contenedor, utilice el

siguiente método de recalentamiento rápido y húmedo. Aunque se recomienda el recalentamiento rápido, un descongelamiento lento podría ser inevitable y se debe permitir si este es el único método disponible. No frote el área afectada.

Coloque la parte congelada en agua caliente (38 a 40 °C o 100 a 104 °F). No utilice otras fuentes de calor (p. ej., fuego, calentadores, estufas). Si no tiene un termómetro, puede poner su mano en el agua durante 30 segundos para probar si está caliente, pero no tanto como para producir quemaduras. Mantenga la temperatura del agua añadiendo agua caliente según sea necesario. El recalentamiento en general toma de 20 a 40 minutos o hasta que la parte se vuelve suave y flexible al tacto y se toma una apariencia roja/morada. Seque al aire –no frote. Para ayudar a controlar el dolor grave durante el recalentamiento, administre a la víctima ibuprofeno. Para las lesiones en orejas o cara, es mejor, pero más difícil, aplicar ropa caliente y húmeda, cambiándola con frecuencia.

5. Después de descongelar:
- Si los pies están afectados, trate a la víctima como un caso en camilla –será imposible utilizar los pies después de recalentarlos a menos que sólo estén afectados los ortejos
- Proteja el área afectada del contacto con ropa y ropa de cama
- Coloque una gasa limpia, voluminosa y seca en el área afectada y entre los ortejos y los dedos para absorber la humedad y evitar que se peguen
- Eleve ligeramente la parte afectada por encima del nivel del corazón para reducir el dolor y la hinchazón
- Aplique gel de aloe vera para promover la cicatrización de la piel
- Administre ibuprofeno a la víctima para limitar el dolor y la inflamación
- No permita que se recongelen los tejidos, porque esto producirá un mayor daño (p. ej., gangrena)

PRECAUCIÓN

NO
- Frote la parte afectada con nieve
- Rompa las vesículas
- Permita que una parte descongelada se recongele
- Caliente la parte afectada enfrente del fuego o un calentador. Una quemadura puede aumentar la lesión. El recalentamiento puede ser muy doloroso

PREVENCIÓN

Para evitar la quemadura por congelamiento, aquellos que se encuentran en el exterior deben:

- Usar ropa rompevientos e impermeable
- Evitar la humedad o manejar metales con las manos desnudas
- Evitar la ropa, las botas y los ganchos de metal apretados
- Usar polainas para mantener las botas sin nieve
- Tirar de una bolsa de plástico sobre el pie cerca de la piel para que actúe como una barrera para el vapor
- Cambiar frecuentemente los calcetines para mantener los pies secos
- Llevar calcetines secos extra que funcionen también como guantes
- Calentar los pies o las manos tan pronto los empiecen a sentir fríos o ya no los sientan
- Utilizar mitones con un revestimiento de seda o polipropileno en lugar de guantes
- Observar las caras de los demás para detectar parches blancos de quemadura por congelamiento de la piel
- Saltar y agacharse, mover los ortejos, flexionar los tobillos, aplaudir con las manos y mover los brazos si los pies y las manos se están enfriando. Si es posible, colocar los pies fríos contra el tronco caliente de un compañero

6. Que la víctima ingiera líquidos si se encuentra alerta, puede deglutir y no tiene problemas gastrointestinales.
7. Busque atención médica de inmediato.

Quemadura por congelamiento de la piel

La quemadura por congelamiento de la piel es producida cuando se congela el agua por encima de la piel. Esta quemadura se debe tomar en serio, porque puede ser el primer signo de una quemadura por congelamiento inminente.

Qué buscar

Es difícil decir las diferencias entre la quemadura por congelamiento de la piel y la quemadura por congelamiento más profunda. Los signos de la quemadura por congelamiento de la piel incluyen:

- Piel amarillenta o grisácea
- Hielo (cristales de hielo) sobre la piel
- Al principio se siente hormigueo y después dolor

Qué hacer

1. Busque refugio.
2. Caliente con suavidad el área afectada colocándola contra una parte caliente del cuerpo (p. ej., ponga las manos desnudas debajo de las axilas) o aplicando un paquete de calor químico cubierto por ropa. Para la nariz, respire con las manos juntas sobre la nariz.
3. No frote el área.

Pie de sumergimiento (trinchera)

El pie de sumergimiento es una lesión por frío no congelante producida por una exposición prolongada (en promedio 3 días) al frío y la humedad, pero sin congelamiento. Un entumecimiento leve puede progresar a hinchazón, pérdida de la sensibilidad y dolor quemante. En casos graves se desarrollan vesículas. La lesión puede presentarse en personas en balsas o kayaks con agua muy fría o en marineros varados durante días en una balsa de emergencia y que son incapaces de sacar los pies del agua.

Se previene la lesión manteniendo los pies secos y calientes, con cambios frecuentes de calcetines e higiene de los pies. Las botas de hule no necesariamente protegen a los pies ya que el sudor frío puede tener el mismo efecto que el agua.

Trate a las víctimas elevando sus pies y exponiéndolos al aire. La sensación quemante se alivia con el aire fresco. Dé a las víctimas analgésicos según se necesiten. En casos muy graves, puede ser imposible caminar debido al dolor y la evacuación de la víctima es obligatoria.

Sabañones

Los sabañones son resultado de una exposición repetida de la piel desnuda a la humedad, el viento y el frío; el resultado es la hinchazón, enrojecimiento y dolor de la piel, usualmente en los dedos. Los sabañones no son un problema grave y se puede prevenir utilizando guantes.

Enfermedades por calor

El cuerpo equilibra la pérdida de calor contra la ganancia de calor para mantener su temperatura central dentro de un límite estrecho. La evaporación del sudor es el medio más importante para la disipación del calor al hacer ejercicio. Con un ejercicio extenuante en climas cálidos, la ganancia de calor puede exceder a la pérdida de calor Figura 15-12. La temperatura central puede aumentar, en ocasiones a niveles peligrosos.

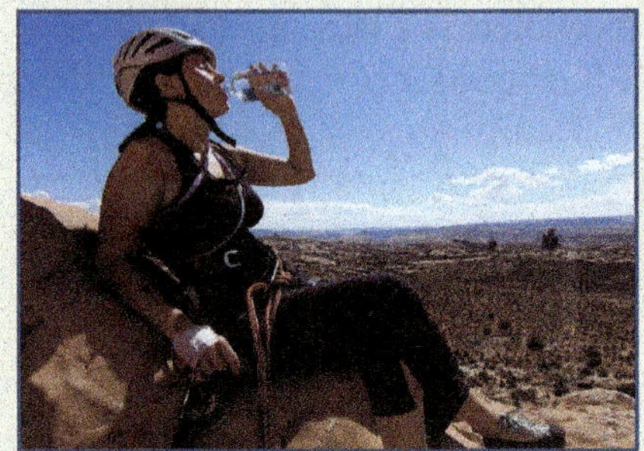

Figura 15-12

Reponer los líquidos perdidos por la exposición al calor.

La deshidratación, los factores que limitan la capacidad para sudar (ciertas enfermedades cutáneas, quemaduras extensas previas, algunos medicamentos) y problemas cardiovasculares previos pueden predisponer a las personas a las enfermedades por calor.

La climatización al calor produce cambios fisiológicos en el cuerpo durante el curso de 3 a 10 días. Estos cambios permiten un mayor confort y capacidad para ejercitarse y trabajar en el calor. La climatización es estimulada por 1 a 1.5 horas de ejercicio en el calor, por día.

Agotamiento por calor

El agotamiento por calor es producido por la pérdida de agua y electrolitos a través del sudor y se desarrolla en el curso de horas o días. Los síntomas son inespecíficos y casi siempre son conocidos como "resfriado de verano" porque semeja a una enfermedad viral. Estos síntomas incluyen dolor de cabeza, mareo, fatiga, náusea y vómito.

PREVENCIÓN

Para evitar las enfermedades por calor, cualquiera que realice actividades en un clima cálido debe ingerir líquidos al ejercitarse, antes de sentirse sediento, y continuar bebiendo después de satisfacer la sed. Estas personas deben beber agua o soluciones deportivas de electrolitos cada hora, de forma suficiente para producir una orina clara de forma regular durante el día. Para un ejercicio que dura de 2 a 3 horas, se deben reemplazar la sal y la glucosa después del ejercicio. Para un ejercicio sostenido en el calor, se debe reemplazar la sal y la glucosa durante el ejercicio; esto es mejor si se hace comiendo además de ingiriendo líquidos (véase el apéndice Reemplazo de líquidos y electrolitos). Añada sal de forma libre a los alimentos o incluya bocadillos salados.

- Evite un ejercicio pesado en temperaturas y humedad elevadas
- Use ropa de colores claros que le quede holgada y cubra todas las superficies de la piel del sol
- Evite el alcohol y la cafeína; ambas aumentan la pérdida de líquidos
- Esté alerta de los síntomas tempranos de deshidratación -cefalea, náusea y espasmos musculares

Qué buscar

- Incapacidad para continuar haciendo ejercicio o trabajar debido a los síntomas
- Cefalea, náusea, mareos y debilidad
- Pulso rápido
- Sed y sudoración profusa
- Piel de gallina, escalofríos y palidez en la piel
- Posible desmayo

Qué hacer

1. Que la víctima descanse en la sombra y maximice la circulación del aire.
2. Que la víctima se quite el exceso de ropa.
3. Moje a la víctima con agua fría para aumentar la evaporación.
4. Que la víctima ingiera líquidos.
5. Para los casos más graves, añada 0.25 cucharaditas (1.25 mililitros) de sal y 6 cucharaditas (20 mililitros) de azúcar a 1 litro de agua.
6. Si la temperatura corporal está por encima de los 39 °C (102 °F), busque atención médica.

Golpe de calor

El golpe de calor es una condición que pone en riesgo la vida en la que el cuerpo se sobrecalienta de forma peligrosa. Puede presentarse en personas por lo demás sanas, con buena condición, de cualquier edad que realizan ejercicios pesados en climas calientes (como en entrenamiento militar y guerras, carreras y eventos deportivos y ocupaciones agotadoras).

La condición también se puede presentar sin hacer ejercicio cuando las víctimas se exponen a temperaturas elevadas durante varios días (usualmente en personas con enfermedades médicas crónicas o psiquiátricas). El golpe de calor produce un colapso súbito con elevación extrema de la temperatura corporal, disminución del estado de alerta y shock circulatorio. Es una emergencia médica y puede ser fatal. Véase el Cuadro 15-3 y el Cuadro 15-4.

Qué buscar

- Piel extremadamente caliente al tacto –en general seca, pero puede estar húmeda por la sudoración relacionada con trabajos o ejercicios agotadores
- Estado mental alterado que varía desde confusión leve, agitación y desorientación hasta falta de respuesta
- Temperatura (de preferencia tomada por vía rectal) superior a los 41 °C (106 °F). No intente tomar una temperatura oral en una persona confundida o combativa.

Qué hacer

¡El golpe de calor es una emergencia médica y debe tratarse rápidamente! Cada minuto de retraso aumenta la probabilidad de complicaciones serias o muerte. Haga lo siguiente:

1. Retire a la víctima del ambiente caliente y llévela a un área fría en la sombra.

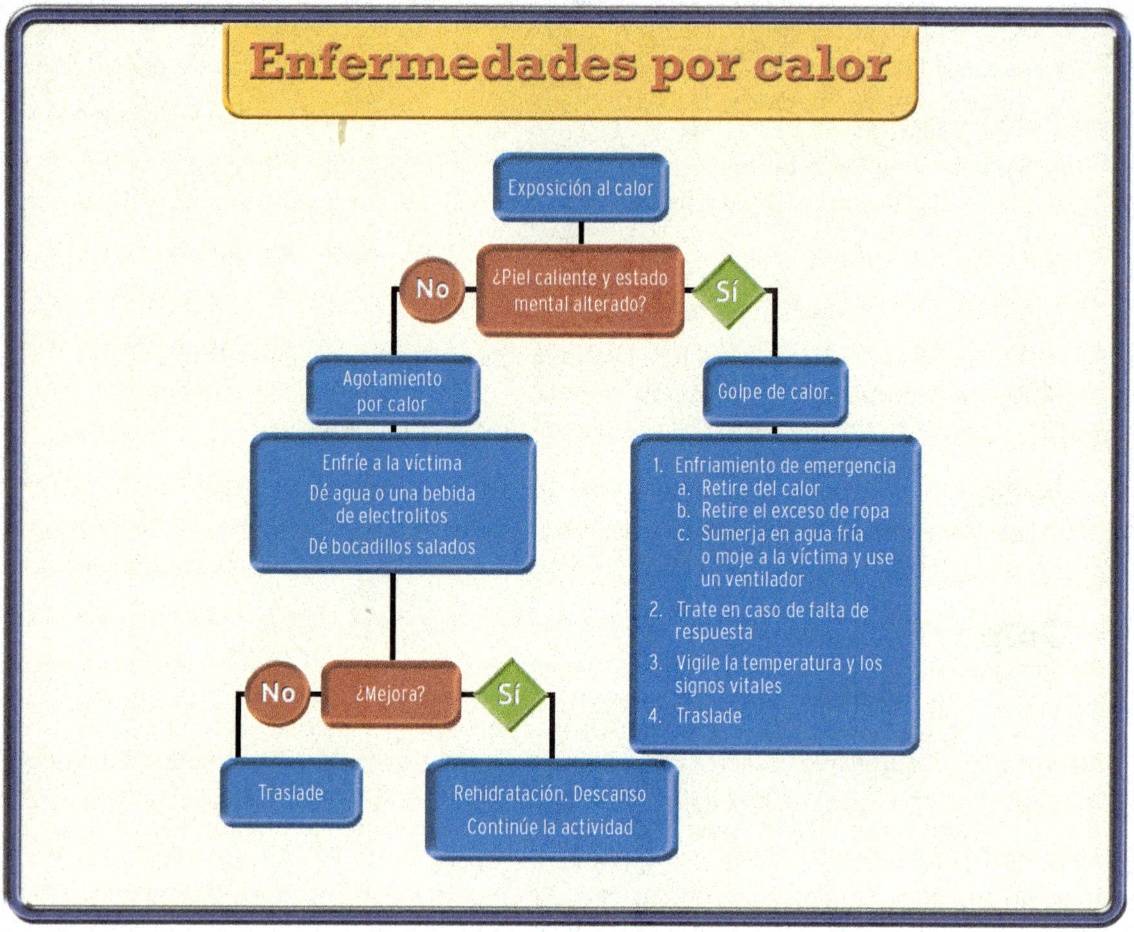
Enfermedades por calor
Exposición al calor
¿Piel caliente y estado mental alterado?
No
Sí
Agotamiento por calor
Golpe de calor.
Enfríe a la víctima
Dé agua o una bebida de electrolitos
Dé bocadillos salados
1. Enfriamiento de emergencia
a. Retire del calor
b. Retire el exceso de ropa
c. Sumerja en agua fría o moje a la víctima y use un ventilador
2. Trate en caso de falta de respuesta
3. Vigile la temperatura y los signos vitales
4. Traslade
No
¿Mejora?
Sí
Traslade
Rehidratación. Descanso
Continúe la actividad

2. Retire la ropa hasta dejar en ropa interior.
3. La única forma de prevenir complicaciones serias o la muerte es enfriar rápidamente a la víctima y con cualquier medio posible. En algunos lugares remotos, esto puede ser difícil. Existe controversia sobre el mejor método de enfriamiento. No se debe retrasar por ningún motivo el enfriamiento de una víctima con golpe de calor si se tiene disponible cualquiera de los métodos mostrados a continuación. Los métodos de enfriamiento incluyen los siguientes:
   - Rocíe a la víctima con agua y use un ventilador. Este método no es tan efectivo en condiciones de humedad elevada (mayor al 75%)
   - Aplique sábanas o ropa húmeda y fría
   - Coloque paquetes de hielo contra las venas grandes de la ingle, axilas y cuello; esto enfría el cuerpo, sin importar la humedad
   - Sumerja a la víctima en una corriente, estanque de agua o lago. El uso de este método o de los siguientes dos puede ser peligroso debido a la posibilidad de ahogamiento

- Coloque a la víctima en una tina con hielo; esto la enfría rápidamente, pero requiere una gran cantidad de hielo –por lo menos unos 36 kilogramos (80 libras)– para que sea efectivo. La necesidad de una tina suficientemente grande también puede limitar este método.
- Coloque a la víctima en una tina de agua fría (menos de 15 °C o 60 °F) puede ser exitoso si se mueve el agua para impedir que se forme una capa de agua caliente alrededor del cuerpo. Este es el método más efectivo en condiciones de humedad elevada (mayor al 75%)

Cuadro 15-3 Falacias sobre el golpe de calor y las enfermedades por calor

- La piel siempre está caliente y seca
- Siempre toma varios días de estrés por calor para que se desarrolle el golpe de calor o las enfermedades por calor
- Las bebidas deportivas mantendrán normales los electrolitos
- Uno no debe beber demasiada agua durante el ejercicio o se reducirá el desempeño
- Las personas se pueden entrenar a sí mismas para funcionar con menos agua
- La condición física previene las enfermedades por calor

Cuadro 15-4 Agotamiento por calor *versus* golpe de calor

	Agotamiento por calor	Golpe de calor
Estado mental	Confusión leve, breve	La confusión progresa a coma y no se resuelve rápidamente
Temperatura	Normal a una elevación moderada	Elevación extrema -por encima de los 41 °C (105 °F)
Regulación de la temperatura	Mecanismos intactos de regulación de la temperatura; la temperatura caerá con el reposo en la sombra y la ingesta de líquidos	Los mecanismos de regulación de la temperatura fallan y se requieren medidas extremas de enfriamiento
Piel	Casi siempre fresca y pegajosa	Caliente; puede estar húmeda o seca
Pulso	Elevación leve (100-120)	Muy elevado (120-140)
Lesión a otros órganos	No hay daño subyacente	Puede llevar a lesión hepática o renal
Evacuación	Tratar en el campo; la víctima puede continuar las actividades cuando se sienta mejor	La víctima debe ser evacuada rápida-mente para recibir un mayor tratamiento y vigilancia

4. No dé aspirina o paracetamol, porque no son efectivos para el golpe de calor.
5. Deje de enfriar cuando la temperatura rectal disminuya a 39 °C (102 °F) o cuando el estado mental mejore. Rara vez se encuentran o usan termómetros rectales en lugares remotos.
6. Vigile a la víctima con frecuencia porque la temperatura puede volverse a elevar después de enfriarse.
7. Traslade a la víctima para recibir atención médica.

Espasmos por calor

Los espasmos por calor se presentan solos o acompañados de agotamiento por calor y también son producidos por la pérdida de sales y agua durante la actividad física.

Qué buscar

Interrogue sobre espasmos en la pantorrilla, muslo o abdomen, que en general empiezan una vez que se suspende el ejercicio.

Qué hacer

1. Estire los músculos afectados.
2. Que la víctima ingiera líquidos salados; no le dé tabletas de sal (a menos que se disuelvan 1-2 tabletas en 1 litro de agua).

Otras enfermedades por calor

Enfermedades por calor menos serias incluyen el síncope por calor, edema por calor y la fiebre miliar.

- El síncope por calor, en el que una persona se marea o se desmaya después de la exposición a temperaturas elevadas, es una condición autolimitada. Las víctimas deben recostarse en un lugar fresco y si no tienen náusea, deben beber agua. El síncope puede estar asociado con agotamiento por calor
- El edema por calor, que también es una condición autolimitada, provoca que los tobillos y los pies se hinchen por la exposición al calor. Es más común en las mujeres que no están climatizadas a un clima cálido. Se relaciona con la retención de sal y agua y tiende a desaparecer después de la climatización. El uso de medias de compresión y la elevación de las piernas puede ayudar a reducir la hinchazón
- La fiebre miliar, también conocida como sarpullido por calor, es una erupción pruriginosa que se desarrolla debido a la humedad en la piel secundaria al sudor. El tratamiento es secar y enfriar la piel

Lesión por relámpago

La descarga eléctrica de un relámpago durante una tormenta eléctrica es muy poderosa (30 millones de volts y 250000 amps) pero de muy corta duración (1 a 100 milisegundos Figura 15-13). Los relámpagos matan al detener al corazón y la respiración; las lesiones externas y las quemaduras tanto superficiales como profundas se presentan pero son raras. La protección y el apoyo general de la víctima es el mejor primer auxilio que se puede dar.

Guías de seguridad para los relámpagos

Para reducir la posibilidad de ser golpeado por un relámpago, aquellos que se encuentran en el exterior durante una tormenta eléctrica deben evitar:

- Los árboles altos y aislados, cumbres, líneas o postes de energía y los pequeños refugios expuestos
- Las tiendas, porque los postes y las telas húmedas actúan como conductores
- Los riscos y las cimas de las montañas (si esto no se puede evitar, aquellos en los riscos deben buscar el punto más bajo)
- Paredes rocosas –todos deben permanecer 3 metros (10 pies) lejos para evitar los destellos secundarios.

Lesiones producidas por relámpagos

Un tercio de las personas golpeadas por relámpagos mueren. Algunos se recuperan de forma espontánea y empiezan a respirar a los pocos segundos.

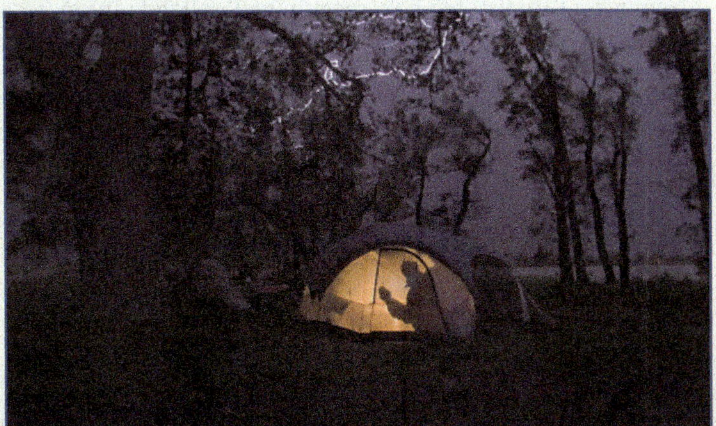

Figura 15-13

Relámpago.

PREVENCIÓN

Durante una tormenta eléctrica, las personas en el exterior deben:

- Encontrar un refugio en un edificio de roca o ladrillos o un coche (el cuerpo de metal, no las llantas de hule, brindan protección)
- Ponerse en cuclillas sobre sus talones para evitar ser el objeto más alto alrededor y para evitar que las corrientes de tierra pasen a través del cuerpo
- Permanecer en un arbusto grande o entre árboles pequeños, en caso de un bosque
- Separarse de otros en el grupo; cada quien debe permanecer a 30 metros de la persona más cercana
- Evitar los conductores metálicos, como las piquetas

Qué buscar

- Pérdida del estado de respuesta. Las víctimas pueden estar confundidas después de recobrar el estado de alerta
- Paro cardiaco. Éste suele ser lo que mata a las víctimas de un relámpago
- El relámpago puede entrar por los ojos (y producir posteriormente cataratas y ceguera) o los oídos (ruptura del tímpano o la mastoides produciendo posteriormente sordera)
- Quemaduras ramificadas superficiales. Éstas se presentan en las áreas más húmedas con patrones lineales, parecidas a rosetas o plumas. Las quemaduras profundas son raras
- La ropa ha sido destrozada y despedazada
- Pies descalzos. Cuando alguien está parado al ser golpeado por un relámpago, la energía puede fluir hacia arriba por una pierna y bajar por la otra, lo que literalmente hace explotar los zapatos y los calcetines
- Extremidades azules, moteadas, producidas por un espasmo intenso de los vasos sanguíneos
- Fracturas o lesiones internas. Una contracción generalizada intensa de los músculos puede arrojar a la persona al suelo, produciendo lesiones secundarias

Qué hacer

1. Asegure la escena. Los rescatistas están en riesgo si hay tormentas eléctricas en el área. No tenga miedo de tocar a las víctimas de golpes por relámpago; ellas no almacenan ninguna carga eléctrica que pueda afectar al rescatista Cuadro 15-5.
2. Revise la respiración y, si la víctima no está respirando, inicie la RCP. Si más de una víctima ha sido golpeada por un relámpago al mismo tiempo, la atención de las víctimas es diferente a las de otras situaciones con múltiples víctimas. En lugar de ignorar a las víctimas que parecen estar muertas y dar prioridad a los que aún están vivos, vaya hacia las víctimas que parecen inmóviles primero para revisar si están respirando y si no, inicie RCP. "Reanime a los muertos" es la regla para los incidentes por relámpagos. Si la víctima no empieza a respirar después de 30 minutos de iniciar la RCP, deténgala –el rescatista no se debe sentir culpable por detenerse.

Cuadro 15-5 Falacias sobre los relámpagos

- Un golpe por relámpago siempre es fatal
- Usted no puede ser golpeado si ha escuchado el trueno
- El relámpago sólo golpea durante una tormenta
- Usted está por completo seguro dentro de un edificio
- Si no hay lesión externa, no hay lesión interna
- Es peligroso tocar a alguien golpeado por un relámpago porque todavía está cargado
- Si usted no muere por el relámpago, estará bien
- Un relámpago nunca golpea dos veces en el mismo sitio

3. Debido a que se pueden presentar lesiones en la columna con los golpes por relámpago, se deben tomar precauciones para estabilizar la columna.
4. Descartar otras lesiones y tratarlas de forma apropiada.
5. Traslade a todas las víctimas para recibir atención médica.

▸ Resumen de la atención de urgencia

Qué buscar	Qué hacer
Enfermedades por la altura	
Mal de montaña agudo (MMA) • Dolor de cabeza generalizado • Fatiga inusual • Pérdida del apetito y náusea • Sueño no reparador con respiración irregular • Falta de aire al hacer ejercicio • Hinchazón facial • Los anillos en los dedos se sienten apretados	**1.** Reposo y no subir más. **2.** Espere y observe. **3.** Administre Diamox para la prevención y tratamiento de los síntomas del MMA leve. **4.** Administre Decadron para un dolor de cabeza grave. El Decadron es más efectivo que el Diamox. **5.** Ingiera por lo menos 4 a 5 litros de líquidos diarios, lo suficiente para mantener un flujo copioso de orina clara.
Edema pulmonar por altura elevada (EPAE) • Falta de aire • Tos productiva • Estertores y respiración húmeda o tos • Cianosis • Pulso rápido	**1.** Descienda. **2.** Administre oxígeno si se cuenta con éste. **3.** Comience el tratamiento en una cámara de compresión portátil. **4.** Administre Diamox y/o nifedipino de acuerdo con las instrucciones preestablecidas.
Edema cerebral por altura elevada (ECAE) • Dolor de cabeza grave, constante, pulsátil, que es similar a un dolor dental o migraña; sin alivio con paracetamol, codeína o reposo nocturno • Pérdida de coordinación (ataxia) • Fatiga extrema • Vómito • Coma	**1.** Descienda. **2.** Si no es posible descender, trate durante algunas horas en una bolsa Gamow. **3.** Que la víctima se sienta con apoyo para mejorar la respiración. **4.** Administre Decadron en dosis pequeñas.

Qué buscar	Qué hacer
Lesiones por frío	
Hipotermia leve • Temblor o tiritar • Conducta no característica • Rigidez y espasmos musculares • Piel fría, pálida y azul-grisácea	1. Encuentre un refugio fuera del viento y el frío. 2. Encienda una fogata o estufa, cambie la ropa húmeda de la víctima y añada capas para aumentar el aislamiento. 3. Si la víctima tiembla fuerte, retire la ropa húmeda y permita que continúe el temblor dentro de una bolsa para dormir. 4. Proporcione líquidos calientes y dulces. 5. No añada nada caliente a la piel; deje que el temblor recaliente el cuerpo. 6. Nunca deje sola a una persona hipotérmica.
Hipotermia grave • No hay temblor • Conducta sin respuesta • Músculos rígidos y movimientos no coordinados • Pulso débil, lento e irregular • Respiración lenta • Coma	1. Refugie a todo el grupo y detenga una mayor pérdida de calor. 2. Deje por lo menos a una persona con la víctima y envíe a los miembros más fuertes y competentes del grupo en busca de ayuda. 3. No se mueva si ha enviado a alguien por ayuda. 4. No recaliente a menos que se encuentre en un lugar muy remoto.
Quemadura por congelamiento • Piel blanca, cérea, que no tiene sensibilidad y que se siente como madera al tacto. • Posible descongelamiento	1. Evite el ciclo de congelado-descongelado-recongelado. 2. Si usted se encuentra a más de 8 horas de la ayuda, permita que la parte se descongele. 3. Mantenga limpia la parte congelada. 4. Cubra la parte congelada con un apósito seco de protección. 5. Eleve la extremidad por encima del nivel del corazón. 6. No dé masaje ni frote el área. 7. Evacue lo más pronto posible.

Qué buscar	Qué hacer
Enfermedades por calor	
Agotamiento por calor • Incapacidad para continuar el ejercicio o trabajo • Dolor de cabeza, náusea, mareos y debilidad • Pulso rápido • Sed y sudoración profusa • Piel de gallina, escalofríos y palidez • Temperatura normal o ligeramente elevada	1. Que la víctima descanse en la sombra y maximice la circulación del aire. 2. Que la víctima se retire el exceso de ropa. 3. Moje a la víctima con agua fría para aumentar la evaporación. 4. Que la víctima ingiera líquidos. 5. Para casos más graves añada ✥ de cucharadita de sal y 6 cucharaditas de azúcar a 1 litro de agua.
Golpe de calor • Estado mental alterado desde confusión leve, agitación y desorientación hasta falta de respuesta • Pulso rápido • Piel seca o húmeda extremadamente caliente al contacto • Temperatura por encima de los 41 °C (106 °F)	1. Retire a la víctima del calor. 2. Retire toda la ropa de la víctima menos la ropa interior para acelerar el enfriamiento. 3. Use rápidamente agua o paquetes de hielo para enfriar a la víctima. 4. Vigile con frecuencia la temperatura de la víctima. 5. Evacue después de enfriar.
Espasmos por calor • Espasmos en pantorrilla, muslos o abdomen	1. Estire los músculos afectados. 2. Que ingiera líquidos salados; no dé tabletas de sal.

Venenos, toxinas y plantas venenosas

16

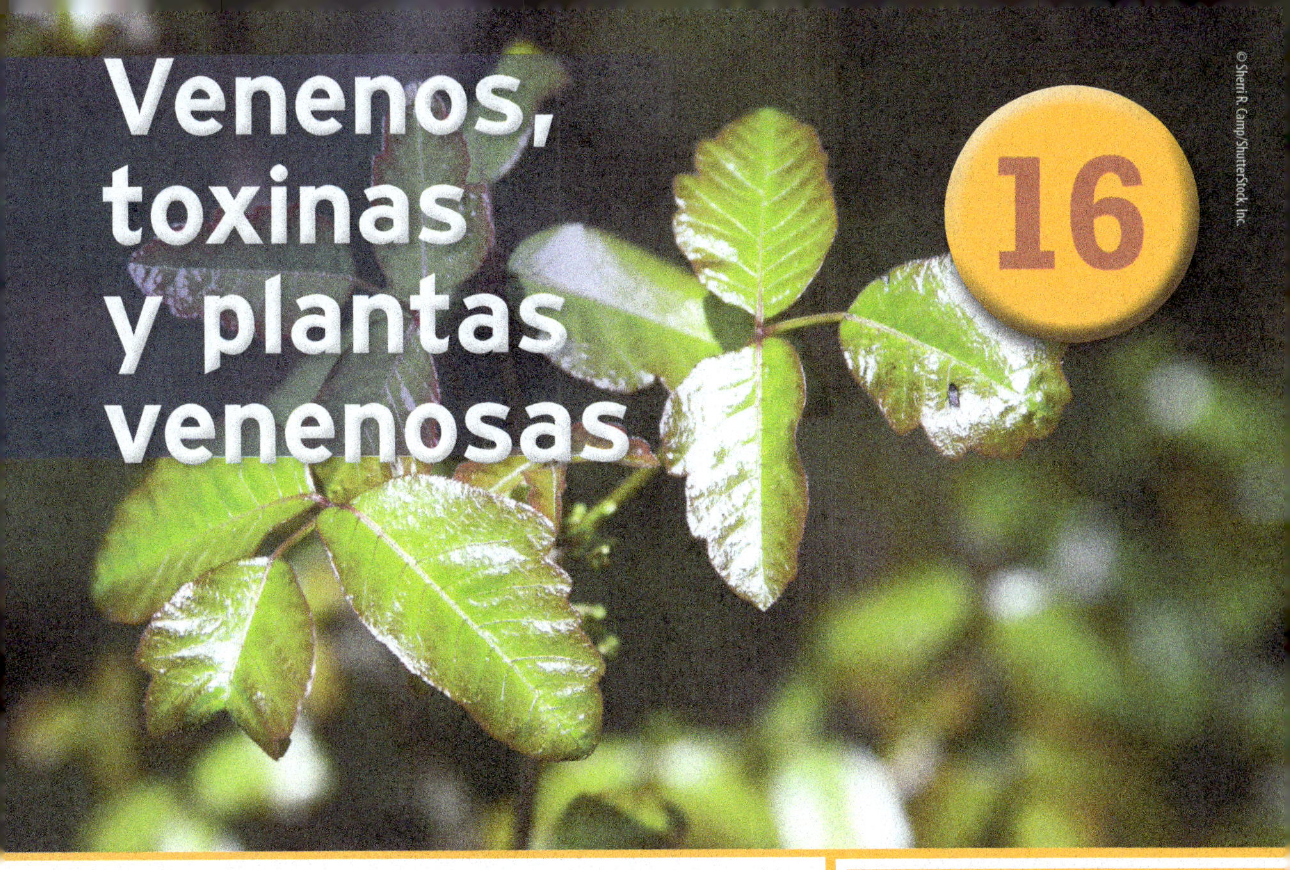

Con frecuencia nos encontramos con productos químicos y plantas cuyas propiedades tóxicas desconocemos. Los medicamentos, pesticidas, repelentes de insectos y bloqueadores solares de uso común pueden ser tóxicos para algunas personas incluso si son usados de manera apropiada, y pueden serlo para cualquier persona si se utilizan de forma inapropiada. El peligro de un mal uso y sobredosis es en particular probable en niños pequeños.

Los venenos químicos no son comunes en los lugares remotos y es más común la intoxicación por medicamentos. No se puede esperar que usted sepa el antídoto para cualquier químico. Sin embargo, debe aprender los principios simples utilizados para tratar la mayoría de los envenenamientos.

Pocos de nosotros somos expertos en la identificación de plantas y hongos venenosos. Las picaduras de ortiga pueden producir una irritación trivial durante un periodo corto, mientras que la ingesta de un hongo peligroso puede llevar a la muerte. Al igual que en muchas áreas de los primeros auxilios en lugares remotos, es en extremo importante tener ciertos conocimientos sobre qué se podría encontrar –qué es peligroso y qué es seguro–. La mejor política es nunca tocar o comer una planta a menos que usted sepa, con certeza, que es seguro.

capítulo *en un vistazo*

- **Intoxicación por monóxido de carbono**
- **Plantas tóxicas y venenos**
- **Dermatitis inducida por plantas**

Intoxicación por monóxido de carbono

En lugares remotos, la intoxicación por gas más probable es la inhalación de dióxido de carbono debido a un calentador o una estufa defectuosos o a cocinar con una estufa en una tienda cerrada o una cueva de nieve Figura 16-1, o el uso prolongado de la calefacción del vehículo con el motor en marcha. Debe tener precaución con la posible acumulación de un gas tóxico como causa de que una persona no responda dentro de un espacio confinado.

Las víctimas de inhalación de tóxicos a menudo no están conscientes de la presencia de un gas tóxico. Los síntomas de la inhalación de tóxicos empeoran o mejoran, dependiendo de la proximidad de la víctima con la fuente del gas –entre más cercana esté la fuente, peores serán los síntomas. No se convierta en una víctima. Muchas personas han perecido al intentar rescatar a otro individuo de un espacio confinado.

Qué buscar

- Síntomas similares a un catarro sin fiebre de bajo grado, dolores generalizados ni crecimiento de los ganglios
- Síntomas similares en otras personas expuestas
- Mascotas enfermas
- Dificultad para respirar
- Dolor de cabeza
- Campaneo en los oídos (tinnitus)
- Dolor en el pecho (angina)

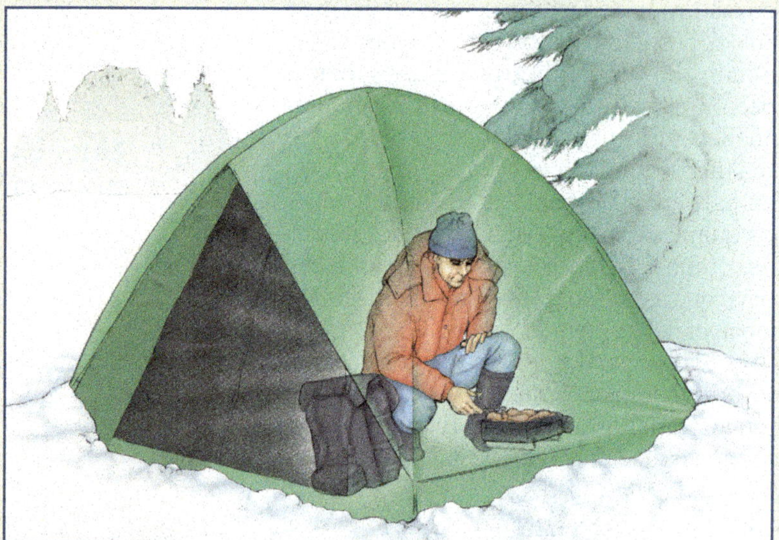

Figura 16-1

Cocinar en una tienda cerrada es peligroso y puede llevar a intoxicación por monóxido de carbono.

- Debilidad muscular
- Náusea y vómito
- Mareo, visión borrosa o doble
- Estado mental alterado
- Paro cardiaco
- En las etapas finales de la intoxicación por monóxido de carbono se observa piel rosada brillante (contrario a lo que se ve en las víctimas de otras formas de asfixia, en las que la piel tiene un color azul-grisáceo).

Qué hacer

1. No entre a un espacio cerrado en el que alguien se encuentra colapsado sin intentar primero determinar la causa del problema.
2. Cuando el sitio esté asegurado, traslade a la víctima de inmediato a un lugar con aire fresco.
3. Revise la respiración y si la víctima no está respirando, inicie la RCP.
4. Si está disponible, administre oxígeno a la víctima.
5. Llame y solicite ser rescatado; traslade a la víctima lo más pronto posible.

Plantas tóxicas y venenos

Por fortuna, la mayoría de las veces que se ingiere veneno se presenta con productos o plantas de baja toxicidad o con cantidades tan pequeñas que muy rara vez se da un envenenamiento grave. De cualquier manera, siempre existe la posibilidad de un envenenamiento grave o fatal.

Los venenos ingeridos por lo común permanecen en el estómago durante un periodo corto y éste sólo absorbe una pequeña cantidad. La mayor parte de la absorción se lleva a cabo después de que el veneno pasa hacia el intestino delgado.

No coma plantas que no identifique. Nunca coma hongos a menos de que esté por completo convencido de que son seguros. En el raro caso de que alguien en un sitio remoto, alejado de la atención médica, coma un hongo potencialmente letal, puede ser necesario inducir el vómito. Una cucharadita de jabón líquido en una taza de agua puede ser lo único disponible para inducirlo y por lo regular es efectivo.

Qué buscar

- Dolor y espasmos abdominales
- Náusea o vómito
- Diarrea
- Quemaduras, olor y coloración alrededor y dentro de la boca
- Somnolencia y falta de respuesta
- Contenedores del veneno o evidencia de plantas venenosas cerca de la vícitima

Qué hacer

1. Determine información crítica, incluyendo lo siguiente:
   - Edad y tamaño de la víctima
   - Qué fue lo que consumió

PRECAUCIÓN

NO dé agua, leche u otros líquidos para diluir los venenos a menos de que se trate de sustancias cáusticas o corrosivas (ácidos y álcalis). Ellos pueden disolver un veneno seco con mayor velocidad y permiten una absorción más rápida.

NO intente inducir vómito con cualquiera de estos métodos:

- estimular la parte posterior de la garganta con un dedo o una cuchara
- dar jabón para lavar platos o huevos crudos
- dar jarabe de ipecacuana

NO intente neutralizar un veneno.

NO piense que existe un antídoto universal para todos los venenos ni crea que la mayoría de ellos tienen un antídoto específico. Un antídoto es una sustancia que tiene una acción contraria a los efectos del veneno.

NO dé carbón activado.

- Qué tanto ingirió (p. ej., una probada o una cantidad grande)
- Cuándo lo ingirió

2. Coloque a la víctima recostada sobre el lado izquierdo para que la última porción del estómago en su conexión con el intestino quede en orientación vertical. La gravedad retrasará hasta por 2 horas el avance de la toxina hacia el intestino delgado. La posición de lado también ayuda a prevenir la aspiración hacia los pulmones en caso de presentarse vómito.
3. Traslade a la víctima lo más pronto posible.
4. Si la toxina proviene de una planta que usted no puede identificar, tome una muestra para que sea identificada por un experto.

El tratamiento de la intoxicación grave en lugares remotos puede ser imposible porque los antídotos como el carbón activado seguramente no se tienen disponibles. Traslade a todas las víctimas con sospecha de intoxicación, de preferencia a un hospital, lo más pronto posible.

Dermatitis inducida por plantas

La hiedra venenosa, el roble y el zumaque son las tres causas más comunes de dermatitis por contacto en Estados Unidos. La hiedra venenosa puede encontrarse en todos los estados con excepción de Hawaii y Alaska Figura 16-2. Es la que tiene una distribución más extensa de estas tres plantas venenosas. El roble venenoso Figura 16-3 se presenta en dos

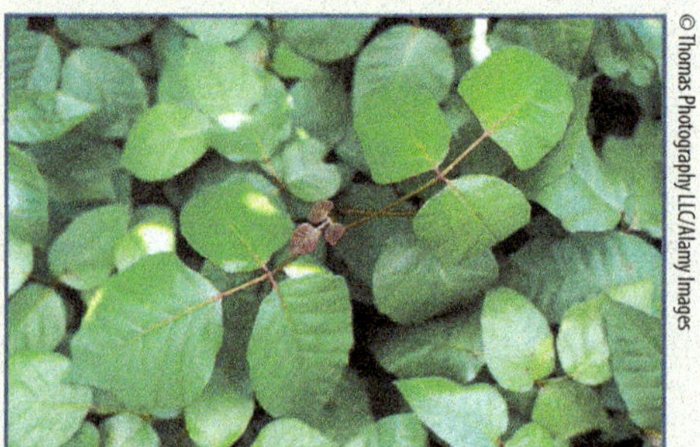

Figura 16-2

Hiedra venenosa, se encuentra en los 48 estados contiguos de Estados Unidos.

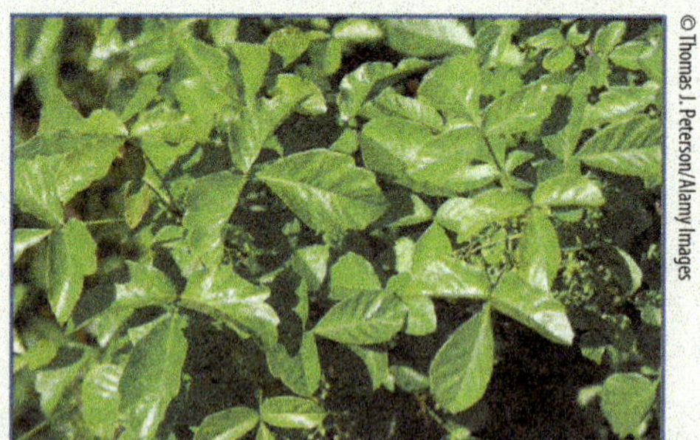

Figura 16-3

Roble venenoso.

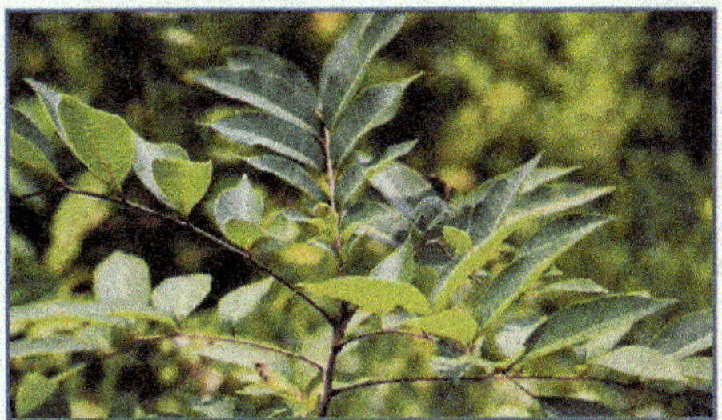

Cortesía de U.S. Fish & Wildlife Service

Figura 16-4

Zumaque venenoso.

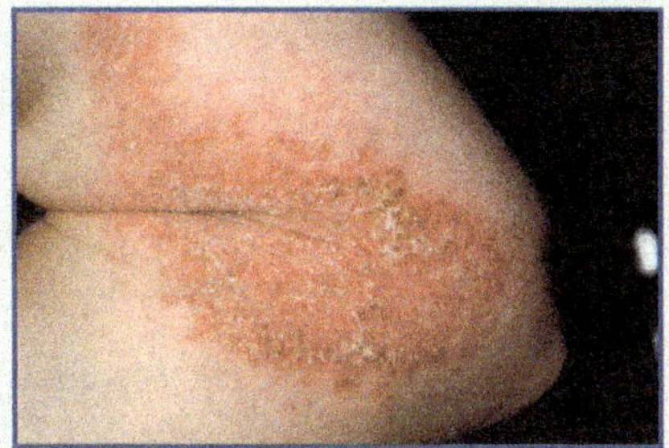

© Jim W. Grace/Photo Researchers, Inc.

Figura 16-5

Dermatitis por hiedra venenosa.

formas –occidental y del sur. El zumaque venenoso Figura 16-4 se encuentra en pantanos del Este y el Sur.

La causa de la alergia es el contacto con una resina (urushiol) en el tallo y las hojas de la planta. Casi 50% de las personas en Estados Unidos son sensibles a la resina. Una reacción llamada dermatitis por hiedra venenosa Figura 16-5 se desarrolla entre 8 a 48 horas después de la exposición, primero como una línea de pequeñas vesículas en la piel que tuvo contacto con la planta, seguida de enrojecimiento, hinchazón y vesículas más grandes. El líquido de las vesículas no contiene al irritante.

La resina se puede transferir en la ropa y en las pieles de los animales. Una mascota puede ser la fuente del contacto. La resina se extiende poco tiempo después por las manos de la víctima debido al rascado o durante la higiene personal. Lavar las manos después del contacto impide una mayor extensión.

Qué buscar

- Comezón, enrojecimiento, inflamación y vesículas en la piel expuesta a la resina
- Reacciones que inician de 8 a 48 horas después de la exposición. La reacción puede continuar con erupción de nuevas lesiones en diferentes áreas durante varios días

Qué hacer

1. Lavar las partes del cuerpo expuestas con abundante agua y jabón lo más pronto posible después del contacto. La resina se fija firmemente a la piel en los primeros 30 minutos y después no se puede lavar sin el uso de soluciones especiales. Muchas víctimas no se dan cuenta del contacto sino hasta que inicia la comezón y la erupción cutánea, varias horas o días después.
2. Para un contacto leve, localizado, aplique loción de calamina o ungüento o crema de hidrocortisona al 1.0%.
3. Para una erupción más grave y generalizada, aplique calamina como un tratamiento inmediato, pero busque atención médica para la atención con corticoesteroides.
4. Como una medida temporal, aplique ungüento o crema de hidrocortisona, cubra con una envoltura de plástico transparente y coloque un vendaje elástico o autoadherible no apretado.

5. La comezón puede aliviarse sumergiendo el área afectada en agua caliente; ésta debe estar tan caliente como lo pueda tolerar la víctima sin producir quemaduras.

PREVENCIÓN

- Aquellas personas que viajan a un lugar remoto deben aprender a reconocer las plantas peligrosas, especialmente la hiedra venenosa, el roble venenoso y el zumaque venenoso
- Después de recorrer áreas infestadas, los excursionistas deben lavar sus manos, ropa y a cualquier mascota que los acompañe. Las cremas de barrera pueden ser útiles para la prevención antes de la exposición.

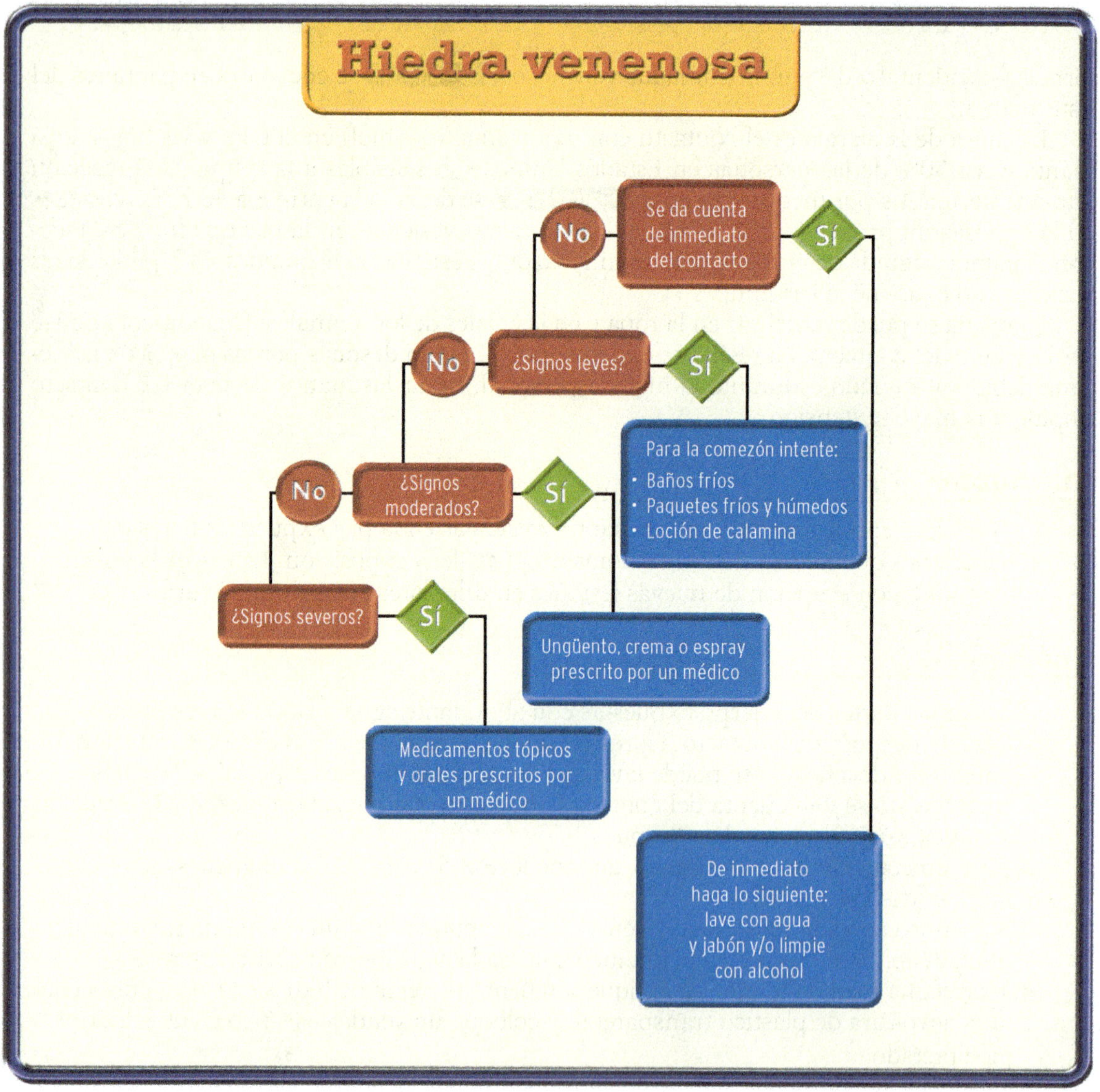

▸ Resumen de la atención de urgencia

Qué buscar	Qué hacer
Intoxicación por monóxido de carbono • Molestias similares a un catarro • Síntomas similares en otras personas expuestas • Mascotas enfermas • Dificultad para respirar • Dolor de cabeza • Campaneo en los oídos • Dolor de pecho • Debilidad muscular • Náusea y vómito • Mareo y visión borrosa • Alteración del estado mental • Paro cardiaco • Piel rosada brillante (signo tardío)	1. No entre a un espacio cerrado en el que una persona se ha colapsado. 2. Traslade a la víctima a un lugar con aire fresco. 3. Revise la respiración y si no respira, brinde RCP. 4. Administre oxígeno, si se tiene disponible. 5. Llame y solicite ser rescatado. 6. Traslade lo más pronto posible.
Plantas tóxicas y venenos • Dolor y espasmos abdominales • Náusea o vómito • Diarrea • Quemadura, olor, tinción alrededor de la boca • Somnolencia o falta de respuesta • Contenedor del veneno o evidencia de plantas venenosas cerca de la víctima	1. Determine la información crítica (edad y peso de la víctima, qué ingirió, qué cantidad, hora de la ingesta). 2. Coloque a la víctima sobre su lado izquierdo. 3. Evacue lo más pronto posible. 4. Tome una muestra de la planta y, de ser posible, llévela consigo.
Dermatitis inducida por plantas • Comezón, enrojecimiento, hinchazón y vesículas • Las reacciones inician de 8 a 48 horas después de la exposición	1. Lave con abundante agua y jabón las partes del cuerpo expuestas lo más pronto posible después de darse el contacto. 2. Para un contacto leve, localizado, aplique loción de calamina o ungüento o crema de hidrocortisona al 1.0% 3. Para una erupción más grave, generalizada, aplique loción de calamina como tratamiento inmediato y busque atención médica para la prescripción de un tratamiento con corticoesteroides.

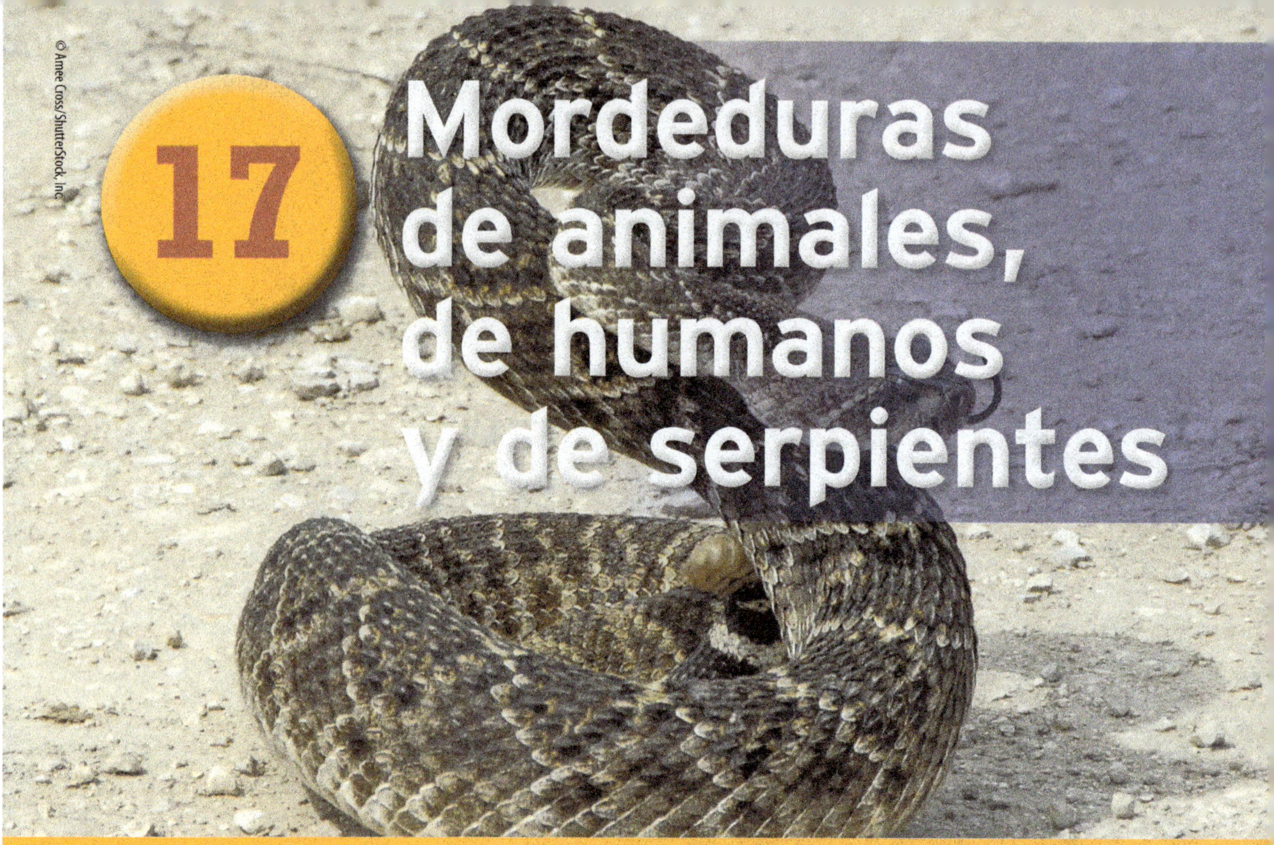

17 Mordeduras de animales, de humanos y de serpientes

capítulo *en un vistazo*

- **Mordeduras de animales**
- **Mordeduras de humanos**
- **Mordeduras de serpientes**

El viajero a lugares remotos encontrará animales; las especies dependerán de la geografía del sitio. Los animales varían en tamaño y ferocidad, pero no sólo los grandes y agresivos representan un peligro. Un zorrillo rabioso y pequeño es más peligroso que un oso grizzly apacible que huye al primer signo de ver un humano.

El prestador de primeros auxilios debe estar consciente de los animales que podría llegar a ver, de su apariencia y marcas de identificación, así como de sus hábitos y hábitats. Un animal que ataca no permanecerá en el área y la víctima puede estar muy asustada como para dar un relato y una descripción coherente. Si el animal es grande y tiene cuernos o cornamenta, no es tan importante su identificación precisa como lo es de las heridas sufridas. De cualquier manera, si el animal tal vez es venenoso, la identificación puede ser crítica para decidir si es conveniente trasladar a la víctima.

Mordeduras de animales

Animales salvajes

En Asia y África, los ataques de elefantes, hipopótamos, leones, tigres, cocodrilos y serpientes matan a miles de personas cada año. Tan sólo las mordeduras por serpientes producen entre 30000 y 50000 muertes al año en Asia, pero menos de 10 muertes por año en Estados Unidos y en los últimos años, ninguna.

En Norteamérica, los animales salvajes más propensos a atacar a los humanos son los osos, bisontes, alces, pumas y caimanes. No todas las heridas son mordeduras. Algunas lesiones son producidas cuando las personas son arrojadas al aire, cornadas, golpeadas o pisoteadas en el piso. Las heridas incluyen lesiones por punciones, mordeduras, laceraciones, contusiones, fracturas, ruptura de órganos internos y evisceración. Muchos animales pequeños, como las ardillas, muerden a la gente al intentar alimentarlos; estas mordeduras rara vez son serias. Los riesgos de infección y rabia se discuten después en este capítulo.

PREVENCIÓN

La prevención de los ataques de animales es el mejor tratamiento. Nunca se acerque o intente alimentar o tocar a un animal salvaje, incluso si éste parece dócil u otras personas lo hacen. En el territorio de los osos, cada miembro del grupo debe llevar espray repelente para osos y hacer mucho ruido para que éstos los puedan escuchar. Los animales salvajes en general huirán si escuchan que alguien se aproxima. Los ataques son más comunes si el animal es sorprendido.

Animales domésticos

La mayoría de las mordeduras de animales en Estados Unidos son producidas por perros (4 millones de mordeduras al año) y por gatos; las de perros pueden ser graves e incluso fatales **Figura 17-1**. Las mordeduras simples tienden a ser heridas por punciones; las más graves son laceraciones por desgarros.

Las mordeduras de gatos también deben ser tratadas de manera seria. Los colmillos de un gato son cortos y filosos y producen heridas penetrantes que con frecuencia se infectan. La mayoría de las mordeduras de gato se presentan en las manos y pueden lesionar tendones y articulaciones.

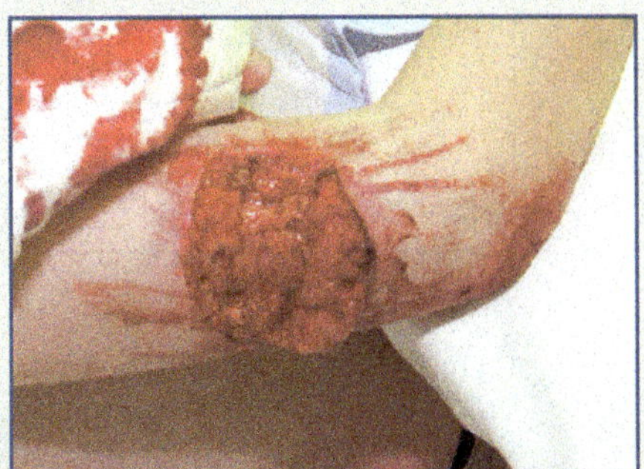

Cortesía de Moose Jaw Police Service

Figura 17-1

Mordedura de perro.

Qué hacer

Los principios de tratamiento son los mismos para las lesiones producidas por animales domésticos y salvajes.

1. Si la herida no sangra mucho, irríguela con agua durante 5 a 10 minutos. Retire cualquier material extraño. Sólo se puede limpiar la entrada superficial de una herida penetrante; tallar de forma extensa no puede limpiar la parte profunda de este tipo de herida. Controle el sangrado con presión.

2. Si hay la posibilidad de rabia, lave la herida con agua y jabón o con cloruro de benzalconio. Se puede usar yodopovidona, aunque puede no ser tan efectiva.
3. Después de un ataque por un animal grande, explore a la víctima en búsqueda de lesiones internas.
4. Cubra las heridas con un apósito estéril; no las cierre porque podrían atrapar a las bacterias, produciendo una infección.
5. Traslade a la víctima para una mayor limpieza y cierre y para recibir atención por posible tétanos y rabia.

Rabia

La rabia es una infección viral del cerebro que puede ser producida por la mordedura de un animal rabioso. Sólo afecta a los animales de sangre caliente y puede ser fatal.

En Norteamérica, los estrictos programas de control de la rabia en los animales domésticos han hecho que esta enfermedad sea rara (Figura 17-2). Sin embargo, el reservorio de rabia en animales salvajes sigue siendo grande. Los animales infectados con mayor frecuencia son los zorrillos, mapaches

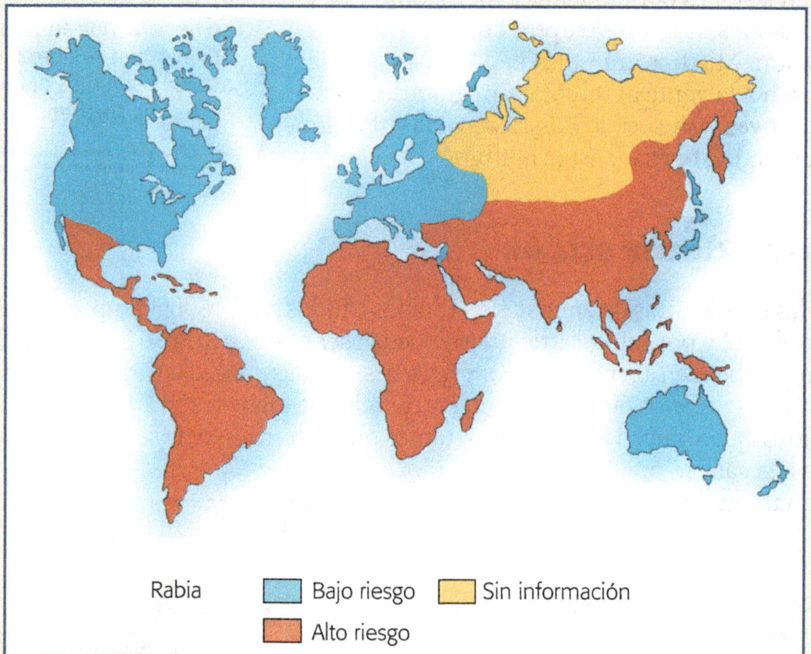

Figura 17-2

La mayoría de las naciones industrializadas de Occidente tienen sistemas efectivos de control para los animales domésticos, pero en Sudamérica, Centroamérica, África y Asia se tiene un pobre control y por lo tanto una elevada incidencia de rabia en perros. Algunos países insulares, como Gran Bretaña y Nueva Zelanda, han eliminado la rabia por medio de estrictos reglamentos de cuarentena.

y murciélagos. En ocasiones se encuentran zorros rabiosos, pero rara vez roedores con esta enfermedad. En un año reciente, sólo se identificaron con la infección 148 perros domésticos en Estados Unidos.

La rabia se encuentra en todos los climas pero no en todos los países. Hay miles de casos al año en muchos países, pero en Estados Unidos, ha habido menos de cuatro casos por año desde 1980; todos fueron producidos por mordeduras de perros y murciélagos y las víctimas casi siempre fueron mordidas fuera de Estados Unidos y desarrollaron rabia después de regresar a su hogar.

Considere rabia en las siguientes situaciones:

- En un área o país en donde la rabia es endémica
- Si una mordedura de perro, gato, mapache, zorrillo o zorro no es provocada y hay ruptura de piel
- Si la víctima fue mordida por un murciélago
- Si la víctima fue mordida por un carnívoro grande
- Si una herida o abrasión ya abierta es lamida por un animal potencialmente rabioso

Las vacunas y el suero antirrábicos son efectivos incluso cuando se administran después de la exposición. Entre más pronto se administre el suero antirrábico después de una mordedura, es mayor la probabilidad de recuperación. Debido a que no hay otro tratamiento, el manejo correcto después de la exposición es muy importante.

Qué hacer

1. Lave vigorosamente la mordedura con una solución fuerte de agua y jabón o irrigue las marcas de la mordedura con cloruro de benzalconio. Las soluciones yodadas no son tan efectivas, pero, en ausencia de otros agentes, use yodopovidona.
2. El cerebro de un animal infectado debe ser examinado para hacer un diagnóstico exacto. Por lo tanto puede ser necesario capturarlo o matarlo basándose en las siguientes condiciones:
   - Animales domésticos: reporte el incidente a las autoridades locales de salud y control animal. El animal será retenido durante 10 días para determinar si se desarrollan signos obvios de rabia

PRECAUCIÓN

NO

- Intente la captura del animal usted mismo
- Se acerque al animal
- Mate al animal a menos que sea salvaje y vaya a escapar. Si lo mata, proteja la cabeza y el cerebro para que puedan ser examinados en búsqueda de rabia. Transporte al animal muerto intacto para prevenir la exposición a potenciales tejidos o saliva infectados. Refrigere, pero no congele, los restos del animal

PREVENCIÓN

La inmunización preventiva se recomienda para veterinarios, zoólogos y biólogos que manejan animales salvajes.

- Los murciélagos son un reservorio común para la rabia. Los espeleólogos que exploran cavernas ocupadas por grandes cantidades de murciélagos deben recibir la inmunización
- En los países en los que es común la rabia, los viajeros deben tener mucho cuidado al acercarse a los perros, gatos, monos o cualquier animal salvaje

- Animales salvajes: podría ser difícil o imposible capturar a un animal salvaje. Mátelo o captúrelo sólo si esto es posible sin riesgo de ser mordido. Lleve el cuerpo a las autoridades locales de salud para un examen diagnóstico

Mordeduras de humanos

Cualquier contacto entre los dientes y la saliva de un humano que produzca una herida abierta a otro es, técnicamente, una mordedura (p. ej., una herida en una mano producida al golpear los dientes de otra persona durante una pelea a puñetazos es una mordedura). Son más comunes las infecciones de las heridas después de las mordeduras de humanos que de las de animales.

Tratamiento de las mordeduras de humanos

Qué hacer

1. Si la herida no sangra mucho, lávela con agua y jabón durante 5 a 10 minutos. Irríguela con abundante agua del grifo o con una jeringa de irrigación.
2. Controle el sangrado con presión.
3. Cubra la herida con un apósito estéril pero no la cierre, porque ésta podría atrapar bacterias y producir una infección.
4. Busque atención médica e inmunización contra tétanos, en caso de ser necesaria. Todas las heridas en una articulación producida por dientes deben recibir atención médica lo más pronto posible.

Mordeduras de serpientes

Esta sección se refiere sólo a las serpientes encontradas en Norteamérica Figura 17-3. Los viajeros a otras áreas deben consultar a las autoridades correspondientes para obtener la información local apropiada.

Sólo dos familias de serpientes en Estados Unidos son venenosas: los crótalos (víboras de cascabel, serpiente cabeza de cobre y mocasín de agua) y las serpientes corales. Los crótalos tienen una cabeza triangular, plana, más ancha que su cuello; pupilas elípticas, verticales (como los ojos de los gatos) y un hoyuelo sensible al calor localizado entre los ojos y las narinas Figura 17-4, Figura 17-5, y Figura 17-6.

La serpiente coral es pequeña y muy colorida, con una serie de bandas brillantes de colores rojo, amarillo y negro que recubren todo su cuerpo Figura 17-7. Cada tercer banda es amarilla, las bandas rojas y amarillas se tocan y el hocico es negro. Las bandas de colores son similares a las de la serpiente reina, que no es venenosa, pero las bandas amarillas y rojas de la serpiente reina están separadas por bandas negras y el hocico es rojo. Recuerde el dicho: "Rojo sobre amarillo mata a un compañero; rojo sobre negro, falta de veneno."

El veneno de las serpientes jóvenes es tan tóxico como el de las adultas, pero la mayor cantidad inyectada por estas últimas suele producir una reacción más grave.

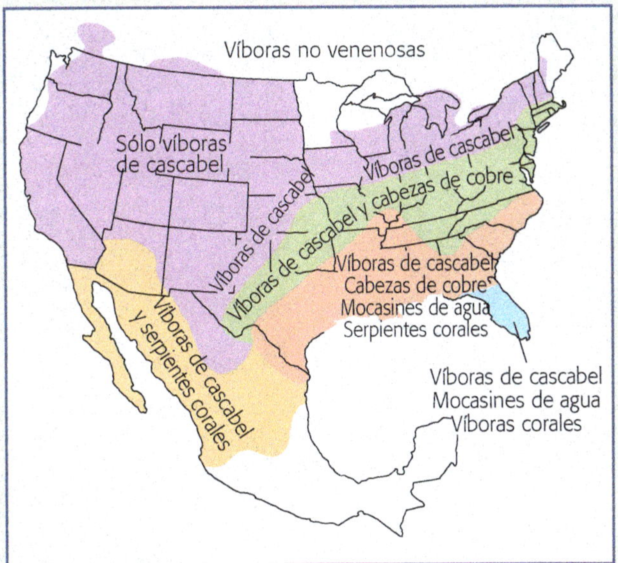

Figura 17-3

Distribución de las serpientes venenosas en Estados Unidos.

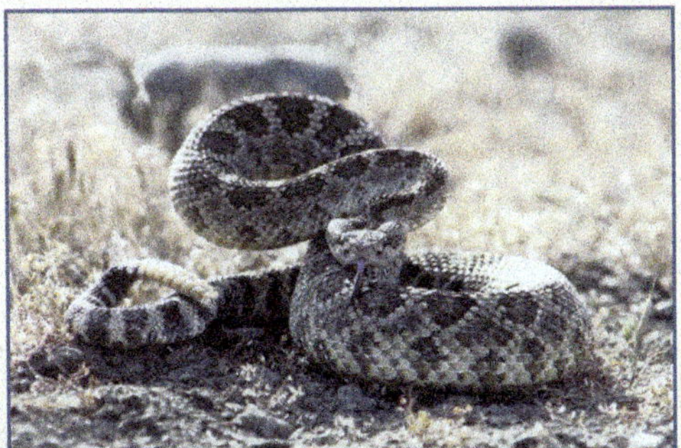

© AbleStock

Figura 17-4

Víbora de cascabel.

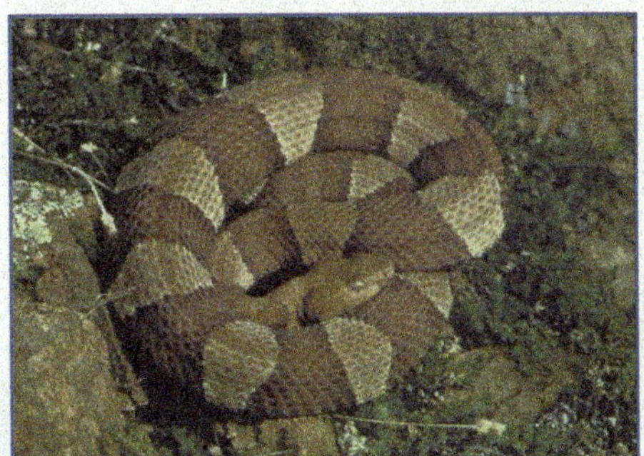

Cortesía de Ray Rauch/U.S. Fish & Wildlife Service

Figura 17-5

Serpiente cabeza de cobre.

Mordedura de crótalo

Las víboras de cascabel producen 65% de las mordeduras de serpientes venenosas y provocan casi todas las muertes por mordeduras de serpientes en Estados Unidos. Se presentan menos de 15 muertes por mordeduras de serpientes por año en Estados Unidos.

Cerca de 25% de las mordeduras por víboras de cascabel son secas; no se inyecta veneno. Puede haber marcas de colmillos pero sin síntomas locales ni sistémicos.

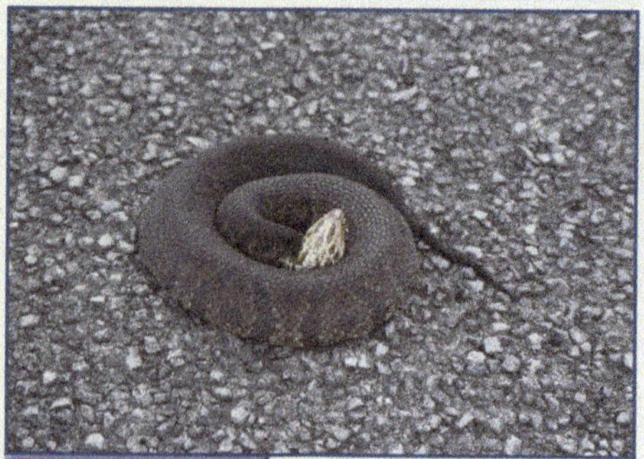

Figura 17-6

Mocasín de agua (boca de algodón).

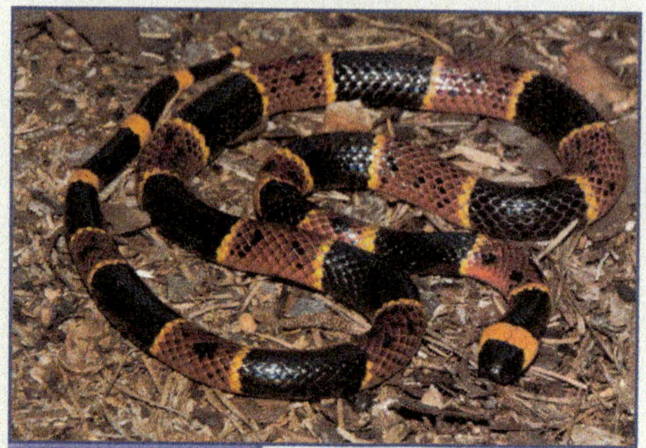

Figura 17-7

Víbora coral, la serpiente más venenosa en América.

Qué buscar

- Dolor quemante en el sitio de la mordedura
- Dos heridas penetrantes con separación de 0.5 a 4 cm (0.25 a 1.5 pulgadas) [en algunos casos sólo tienen la marca de un colmillo] Figura 17-8. Si la serpiente mordió varias veces, puede haber más de dos marcas de colmillos
- Hinchazón, iniciando a los 5 minutos y avanza a toda la extremidad en la siguiente hora. Pueden continuar avanzando por la extremidad durante varias horas
- Coloración después de 2-3 horas y vesículas llenas de sangre en 6-10 horas Figura 17-9
- En casos graves: náusea, vómito, sudoración, debilidad, sangrado, coma y muerte

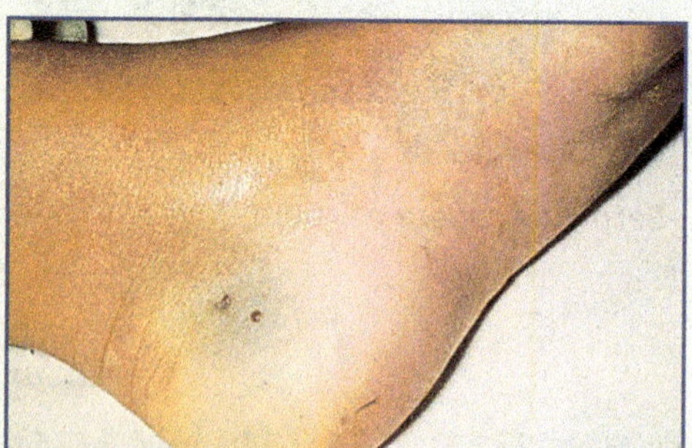

Figura 17-8

Mordedura por víbora de cascabel (note las dos marcas de colmillos).

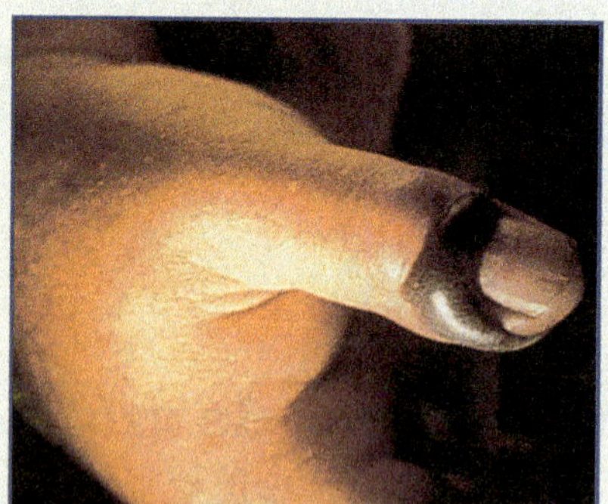

Figura 17-9

Mordedura por serpiente cabeza de cobre 2 horas después.

Qué hacer

1. Haga que la víctima y los espectadores se alejen de la serpiente. Las serpientes se destacan por morder más de una vez. Los crótalos pueden atacar desde aproximadamente la mitad de distancia del largo de su cuerpo. Tenga cuidado con la cabeza de una víbora decapitada o lo que parece ser una serpiente muerta –es capaz de morder de forma refleja hasta por 90 minutos después de muerta.
2. No intente capturar ni matar a la serpiente. Esto gasta tiempo invaluable y hay riesgo de sufrir mordeduras adicionales. En general no se necesita la identificación de la serpiente porque se utiliza el mismo antiveneno para todas las mordeduras por serpientes.
3. Si se presentan síntomas inmediatos, graves, mantenga calmada a la víctima. La actividad aumenta la absorción del veneno.
4. Si no hay una reacción inmediata, empiece a caminar lentamente con la víctima hacia el sendero o medio de transporte. Cargar a la víctima puede minimizar el ejercicio pero requiere más rescatistas de los que podrían estar disponibles y ser más lento. Buscar ayuda puede tomar más tiempo que caminar hacia ella. Si el traslado es prolongado y no hay síntomas después de 6 a 8 horas, tal vez no se ha presentado ningún envenenamiento.
5. Lave con suavidad el área mordida con agua y jabón. Se debe retirar cualquier anillo o joyería en una extremidad mordida porque se podría reducir la circulación de sangre en caso de hinchazón.
6. Para evitar el movimiento, estabilice la extremidad mordida (brazo o pierna) con un cabestrillo o una férula como lo haría en caso de una fractura.

NOTA

Controversia de primeros auxilios en mordeduras por serpientes

Para las mordeduras por crótalos en Norteamérica (víbora de cascabel, cabeza de cobre y boca de algodón), la American Heart Association/Cruz Roja Americana (AHA/ARC) recomienda aplicar un vendaje de inmovilización por presión para hacer más lenta la diseminación del veneno al reducir el flujo linfático.

La postura del Colegio Americano de Toxicología Médica [Journal of Medical Toxicology. 2011 Dec; 7(4):324-326] está en desacuerdo con la recomendación de la AHA/ARC de aplicar un vendaje de inmovilización por presión como tratamiento de las mordeduras por crótalos.

La principal preocupación en el envenenamiento por mordeduras de crótalos en Norteamérica no es la muerte, sino la destrucción de los tejidos. Como la mayoría de estas víctimas no mueren, utilizar un inmovilizador por presión puede producir mayor lesión de los tejidos (necrosis). La aplicación de un vendaje elástico como inmovilizador por presión puede compararse con un vendaje constrictivo o torniquete, lo cual ha sido rechazado para las mordeduras de crótalos porque atrapan el veneno a un área pequeña, lo que aumenta la probabilidad de una mayor lesión tisular. Además, los estudios han mostrado que los vendajes de inmovilización por presión comúnmente se aplican de forma incorrecta, incluso en un contexto de simulación después de recibir las instrucciones y el entrenamiento.

En el pasado, muchas medidas de primeros auxilios han sido promovidas y usadas en el tratamiento de las mordeduras por serpientes (p. ej., paquetes de hielo, cortar y succionar, choques eléctricos, bandas de constricción, aparatos de succión), pero no se ha demostrado que alguna sea efectiva. (Véase el cuadro de PRECAUCIÓN.)

7. Mantenga la extremidad al mismo nivel del corazón o ligeramente por debajo de él a pesar de que se puede presentar hinchazón. Marque la progresión de la hinchazón en la extremidad dibujando una línea en la piel para ayudar al médico a determinar si se debe dar o no suero antiveneno.
8. Traslade lo más pronto posible a la unidad médica más cercana. Utilice el medio de transporte más rápido del que se disponga. Esto es lo más importante que se puede hacer por la víctima. El antiveneno sólo está disponible en el hospital y es más efectivo dentro de las primeras 4 horas de la mordedura (no todas las mordeduras por serpientes venenosas requieren de suero antiveneno) pero se puede dar un día o más después de la mordedura y aún puede ser benéfico.

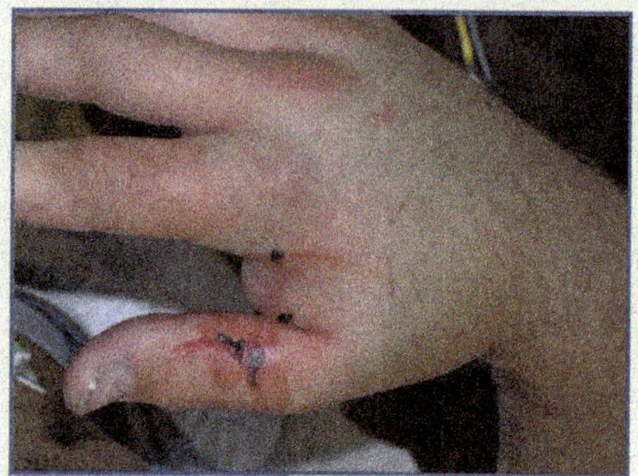

Figura 17-10

No incise una mordedura de serpiente.

PRECAUCIÓN

NO

- Utilice frío o hielo, que no inactiva el veneno y tiene riesgo de producir una quemadura por congelamiento
- Utilice el método de cortar y succionar, el cual puede lesionar vasos sanguíneos y nervios Figura 17-10
- Utilice la succión con la boca; su boca está llena de bacterias y usted puede infectar la herida
- Utilice choques eléctricos; ningún estudio médico apoya este método
- Utilice un torniquete, éste puede producir una lesión seria si está muy apretado
- Dé alcohol, ya que dilata los vasos sanguíneos y promueve el desarrollo de shock
- Use aspirina, la cual aumenta el sangrado

Mordedura por serpiente coral

La serpiente coral es la más venenosa de América, pero rara vez muerde humanos. Es nocturna y no es agresiva. Sus colmillos son cortos y tiende a colgarse y a inyectar el veneno a la víctima en lugar de atacar y liberarse como una crótalo.

Qué buscar

- Depresión respiratoria
- Visión doble
- Dificultad para deglutir
- Pueden pasar varias horas antes del inicio de los síntomas. Los signos locales, inmediatos, son mínimos pero su ausencia no es evidencia de una mordedura inofensiva.

Mordedura de serpiente

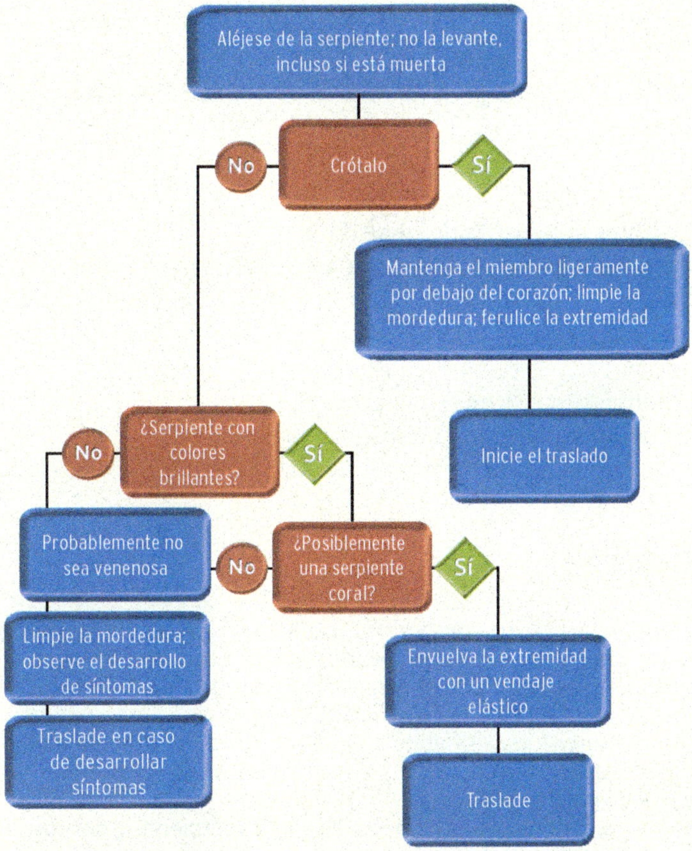

Qué hacer

1. Mantenga a la víctima calmada.
2. Limpie la mordedura con agua y jabón.
3. Envuelva la extremidad mordida con un vendaje elástico, iniciando en el sitio de la mordedura y envolviendo el brazo o la pierna en toda su longitud y de regreso al sitio de la mordedura.
4. Traslade a la víctima a un hospital para recibir atención médica.

Mordedura de serpientes no venenosas

Qué buscar

- Marcas de dientes con forma de herradura
- Cierta hinchazón e hipersensibilidad pero sin evidencia de un envenenamiento importante

Qué hacer

1. Limpie la mordedura con agua y jabón.
2. Cure la mordedura como una herida menor.
3. Busque atención médica, se puede necesitar un refuerzo para tétanos.

PREVENCIÓN

- Haga ruido mientras camina. Arrastre los pies o utilice un bastón para golpear la tierra por delante. La mayoría de las serpientes huirán si lo escuchan y en general sólo atacan si son sorprendidas
- De noche, porte una linterna y tenga cuidado de en dónde pisa. La mayoría de las serpientes son nocturnas y se esconden del calor a mediodía
- Durante el día, no pise en lugares donde no puede ver; no escale salientes ni ponga sus manos dentro de agujeros. Use botas altas. Si usted ve una serpiente, no intente atraparla ni matarla. Quédese quieto y déjela ir
- Si alguien es mordido, intente dar un buen vistazo a la serpiente y después déjela en paz -evite tener que trasladar víctimas adicionales.

Resumen de la atención de urgencia

Qué buscar	Qué hacer
Ataques de animales	
Heridas por animales domésticos • Heridas penetrantes • Laceraciones • Mordeduras o rasguños por un perro o gato	1. Si la lesión no sangra mucho, irríguela con agua durante 5 a 10 minutos. 2. Retire cualquier material extraño. 3. Controle el sangrado con presión. 4. Si hay posibilidad de rabia, lave la herida con agua y jabón o con cloruro de benzalconio. 5. Después del ataque de un animal grande, examine a la víctima en busca de lesiones internas. 6. Cubra las heridas con un apósito estéril. 7. Traslade a la víctima.
Rabia Considere posible la rabia si: • Se está en un área o territorio en donde la rabia es endémica • Es mordido por un perro, gato, zorrillo, mapache o zorro de manera no provocada y hay ruptura de la piel • Es mordido por un murciélago • Es mordido por un carnívoro grande • Si una herida ya abierta o abrasión es lamida por un animal potencialmente rabioso	1. Lave la mordedura vigorosamente con agua y jabón o cloruro de benzalconio. 2. Puede ser necesario capturar o matar al animal.
Mordeduras de humanos	
Mordeduras de humanos • Cualquier contacto entre los dientes y la saliva de un humano que produce una herida abierta en otro.	1. Lave la herida con agua y jabón. 2. Controle el sangrado con presión. 3. Cubra la herida con un apósito estéril. 4. Busque atención médica.

Qué buscar	Qué hacer
Mordeduras de serpientes	
Mordeduras por crótalos • Dolor quemante grave en el sitio de la mordedura • Dos pequeñas heridas penetrantes con una separación cercana a 0.5 a 4 cm (¼ a 1 ½ pulgadas) • Hinchazón • Coloración y vesículas llenas de sangre • Náusea, vómito, sudoración, debilidad y sangrado	1. Que la víctima se aleje de la serpiente. 2. No intente la succión oral ni hacer una incisión en la piel. 3. Si hay síntomas graves, inmediatos, mantenga quieta a la víctima. 4. Para ser efectivo, es mejor dar el antiveneno en las primeras 4 a 6 horas después de la mordedura. 5. Inicie el traslado de todas las víctimas de una vez. 6. Use un cabestrillo o una férula para inmovilizar la extremidad de forma holgada.
Mordedura de serpiente coral • Los signos locales, inmediatos, son mínimos • Depresión respiratoria • Visión doble • Dificultad para la deglución	1. Mantenga calmada a la víctima. 2. Limpie la mordedura con agua y jabón. 3. Envuelva con vendaje elástico. 4. Traslade a un hospital para recibir atención médica.
Mordeduras de serpientes no venenosas • Marcas de dientes con forma de herradura • Hinchazón o hipersensibilidad	1. Limpie la mordedura con agua y jabón. 2. Cure la mordedura como una herida menor. 3. Busque atención médica; puede ser necesario un refuerzo contra tétanos.

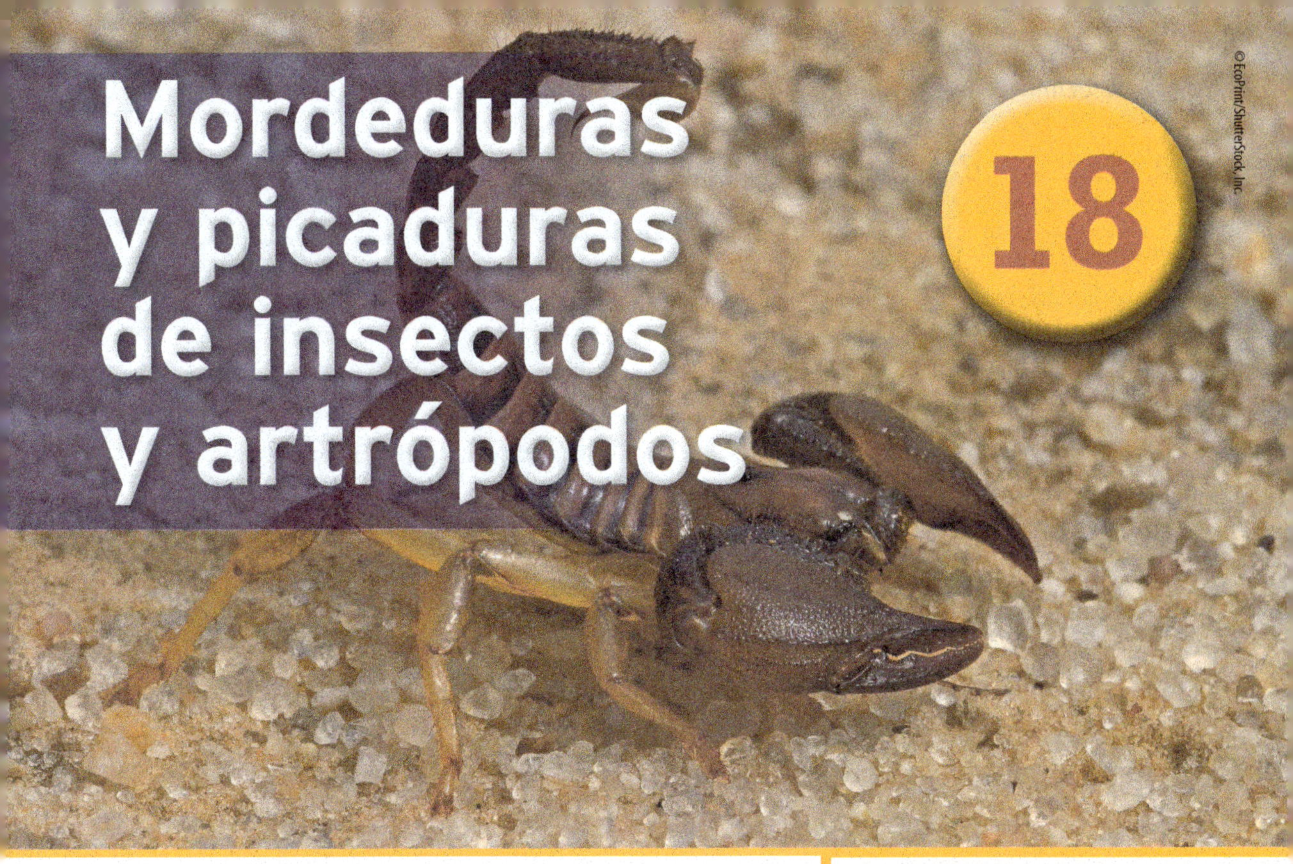

18 Mordeduras y picaduras de insectos y artrópodos

Los viajeros a lugares remotos en general se preocupan por los insectos y toman precauciones para evitar ser mordidos. La mayoría de las mordeduras y picaduras apenas producen molestias leves aunque algunas, como las de ciertos piojos y mosquitos, pueden dar lugar a enfermedades peligrosas.

Este capítulo aborda las mordeduras y picaduras más comunes que ocurren en Norteamérica, no sobre las docenas que se presentan en otros países alrededor del mundo que producen dolor y en ocasiones son letales. Las personas que viajan fuera de Norteamérica deben familiarizarse con los insectos locales y las enfermedades que éstos portan. Se puede obtener información en los departamentos de salud estatales o en los Centros para el Control y Prevención de Enfermedades.

capítulo *en un vistazo*

- **Mordeduras de araña**
- **Picaduras de escorpión**
- **Mordeduras de ciempiés**
- **Picaduras de garrapatas**
- **Picaduras de mosquito**
- **Piojos**
- **Picaduras de insectos**
- **Repelentes de insectos**

Mordeduras de araña

Muchas arañas son venenosas, pero pocas tienen un veneno peligroso para los humanos o colmillos lo suficientemente grandes como para penetrar la piel. Las excepciones en Norteamérica incluyen a la viuda negra, la violinista, la araña vagabunda y la tarántula. La muerte por mordedura de araña es rara en Norteamérica.

Araña viuda negra

Esta araña se encuentra en todo el mundo Figura 18-1. Sólo la hembra es venenosa; tiene un cuerpo negro brillante con un punto rojo (casi siempre con la forma de un reloj de arena) en el abdomen. La identificación de una mordedura de araña viuda negra es difícil porque usualmente no se observa a la araña.

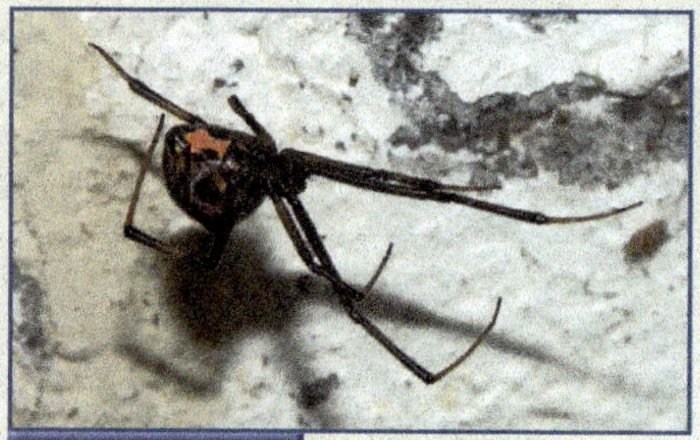

Figura 18-1

Araña viuda negra.

Qué buscar

- Tal vez, una sensación de punción aguda sin una marca visible. Sin embargo, algunas víctimas no se dan cuenta de que son mordidas
- Marcas de mordeduras rojas evanescentes, que aparecen después
- Rigidez y espasmos musculares que afectan a la extremidad mordida y que ascienden al abdomen y al tórax
- Dolor de cabeza, escalofríos, fiebre, sudoración profusa, mareos, náusea, vómito y, después, gran dolor abdominal

Qué hacer

1. Si es posible, atrape a la araña para identificarla. Guarde el cuerpo, incluso si es aplastada.
2. Limpie el área mordida con agua y jabón.
3. Alivie el dolor con un paquete de hielo sobre la mordedura. Administre medicamentos para el dolor por vía oral.
4. Vigile la respiración.
5. Busque atención médica de inmediato.

Araña violinista

La violinista es una araña inclasificable con una figura de violín café, en ocasiones morada, en su espalda Figura 18-2. Por lo general se encuentra en el Sur de Estados Unidos, pero se le ha identificado incluso en Wisconsin.

La araña vagabunda parda del noroeste puede confundirse con la araña violinista; su apariencia es similar pero no tiene una marca con forma de violín. Su mordedura puede ser dolorosa, pero no es tan peligrosa como la de la araña violinista. Las dos arañas se encuentran en lugares geográficos muy separados. Investigue cuáles son las arañas que se encuentran en el área a donde usted viajará. No se debe inculpar a la araña violinista

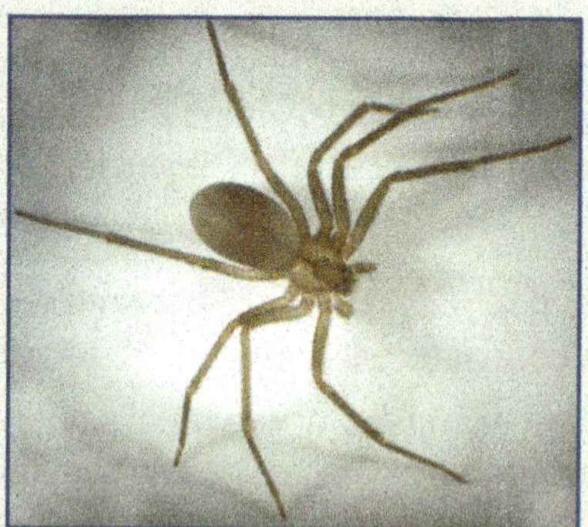

Figura 18-2

Araña violinista.

sólo por una lesión cutánea inicial, ya que otras mordeduras de arañas e incluso de insectos pueden producir un área grande de enrojecimiento con una vesícula central o una pequeña úlcera.

Qué buscar

- Durante las etapas iniciales, una mordedura con apariencia de diana –un centro blanco rodeado de un área roja con un borde anular blanco o azulado Figura 18-3. Una vesícula en ese sitio, junto con el enrojecimiento y la inflamación aparecen de 1 a 2 días después de la mordedura
- Dolor local, que puede seguir siendo leve pero se puede volver grave. Después cede, para ser reemplazado por dolor y comezón
- Se puede presentar fiebre, debilidad, vómito, dolor articular y erupción cutánea

Qué hacer

1. Capture o mate a la araña para identificarla.
2. Limpie la mordedura con agua y jabón.
3. Alivie el dolor con un paquete de hielo sobre la mordedura; dar medicamentos analgésicos.
4. Busque atención médica de inmediato.

Tarántula

La variedad de tarántulas en Norteamérica –una araña grande y peluda– tiene una apariencia que da miedo pero casi siempre es inofensiva Figura 18-4. Se presenta dolor moderado en el sitio de la mordedura pero después menos síntomas. En algunas áreas fuera de Norteamérica, las tarántulas son peligrosas. Infórmese sobre las especies locales.

Qué hacer

1. Limpie la mordedura con agua y jabón.
2. Alivie el dolor con un paquete de hielo y medicamentos analgésicos.
3. Traslade a la víctima si se sabe que la mordedura fue producida por una especie peligrosa.

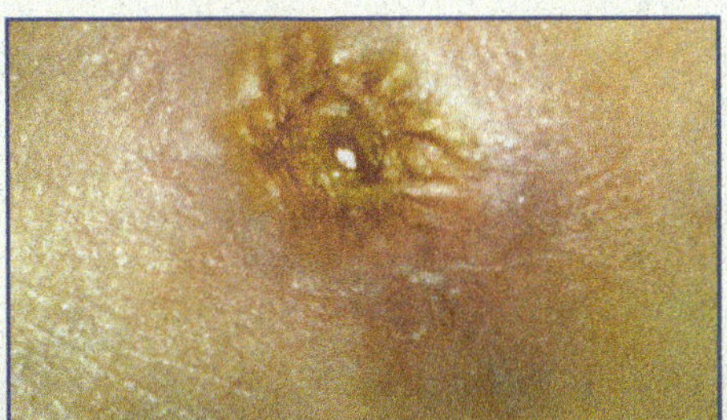

Figura 18-3

Mordedura de araña violinista que muestra un patrón en diana.

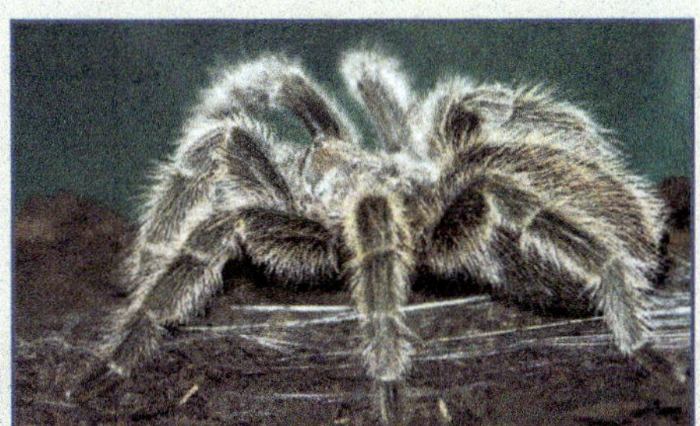

Figura 18-4

Tarántula.

Para dar atención a una víctima con pelos de tarántula dentro de la herida:

1. Retire los pelos de la piel con cinta adhesiva, repitiéndolo cuantas veces sea necesario.
2. Lave el área con agua y jabón.
3. Aplique crema de hidrocortisona.
4. Administre medicamentos analgésicos y un antihistamínico.

Picaduras de escorpión

Los escorpiones se encuentran en todo el mundo en regiones desérticas y semiáridas Figura 18-5. Hay especies peligrosas en ambos hemisferios. En el suroeste de Estados Unidos, el escorpión puede ser letal para niños pequeños y adultos mayores enfermos. Infórmese sobre su apariencia y distribución.

Reconocimiento de un escorpión y su picadura

Los escorpiones se ven como langostas miniaturas, tienen pinzas y una cola larga curveada hacia arriba con un aguijón venenoso. La picadura produce de inmediato dolor local y quemazón, seguido de entumecimiento y hormigueo. Los síntomas incluyen parálisis, espasmos musculares o dificultad para respirar.

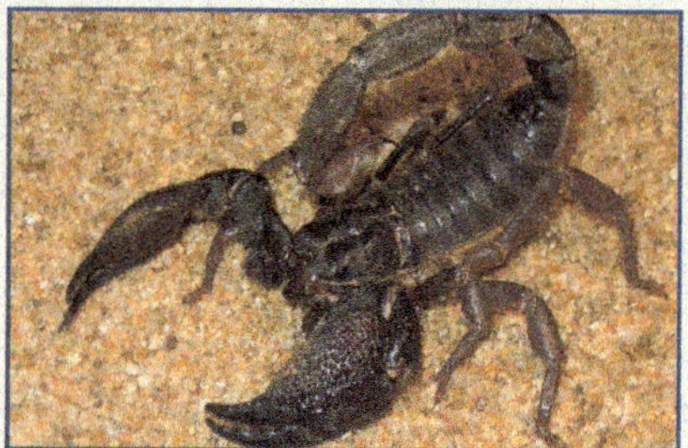

Figura 18-5

Escorpión.

Qué buscar

- Dolor local y quemazón al instante (todas las mordeduras)
- Visión borrosa, dificultad para deglutir, dificultad para hablar, entumecimiento y hormigueo, parálisis ocasional, espasmos musculares y dificultad para respirar (mordeduras graves)
- Sacudidas y temblores (similares a una crisis convulsiva)
- Síntomas más graves en niños que en adultos

Qué hacer

1. Vigile la respiración de la víctima.
2. Limpie el sitio de la picadura con agua y jabón.
3. Coloque un paquete de hielo sobre la picadura para aliviar el dolor.
4. Traslade a la víctima lo más pronto posible. El uso del antiveneno es controversial, en gran medida debido a su elevado costo.

Mordeduras de ciempiés

Los ciempiés tienen pequeños colmillos y glándulas venenosas. Si los colmillos son suficientemente grandes como para penetrar la piel, puede haber envenenamiento local. El dolor quemante, la inflamación y el enrojecimiento pueden durar hasta por 3 semanas.

Evaluación y tratamiento de las mordeduras de ciempiés

Qué hacer

La mayoría de las mordeduras mejorarán sin tratamiento.

1. Limpie la herida con agua y jabón.
2. Aplique un paquete de hielo.
3. Administre medicamentos analgésicos.
4. Si los síntomas persisten, administre un antihistamínico o aplique ungüento de hidrocortisona sobre el sitio de la mordedura.
5. Busque atención médica en caso de reacciones graves.

Picaduras de garrapatas

Las picaduras de garrapatas no duelen y este animal puede permanecer adherido a alguien durante días sin que la víctima se dé cuenta de su presencia. Véanse Figura 18-6 y Figura 18-7. Algunas garrapatas pueden transmitir enfermedades serias (incluyendo la de Lyme, fiebre manchada de las Montañas Rocosas y parálisis por garrapatas), pero la mayoría de sus picaduras son inofensivas. Es importante entender la diferencia entre una garrapata de patas negras ("venado") y otros tipos, como las garrapatas de la madera de las Montañas Rocosas y las de los perros americanos, porque el tratamiento médico de sus picaduras es diferente. Las garrapatas de los venados son las principales portadoras de la enfermedad de Lyme y son muy pequeñas, usualmente del tamaño de la cabeza de un alfiler. La mayoría de las demás garrapatas son más grandes, miden cerca de 6 mm (¼ de pulgada) de largo. Si la garrapata está llena de sangre (redonda en lugar de flaca), la víctima debe ser evaluada por un médico para recibir antibióticos preventivos.

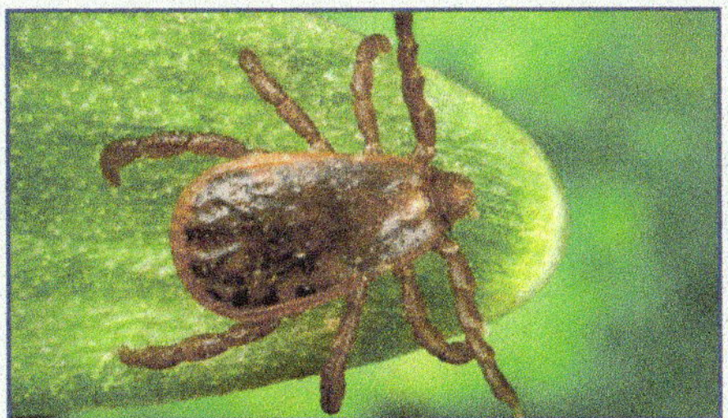

Cortesía de James Gathany/CDC

Figura 18-6

Garrapata de la madera.

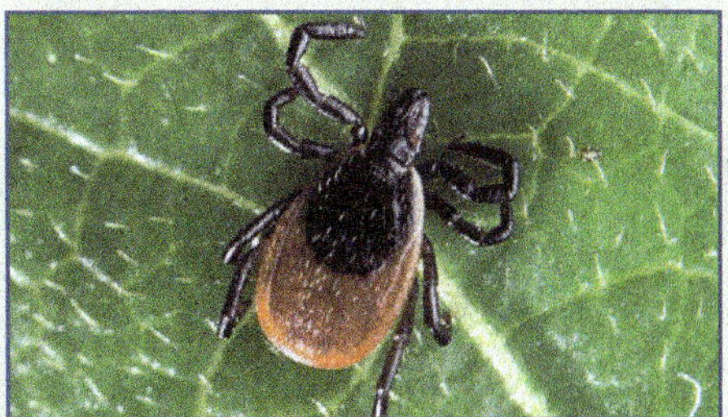

Cortesía de Scott Bauer/USDA

Figura 18-7

Garrapata del venado.

Evaluación y tratamiento de las picaduras de garrapatas

Qué buscar

- Una garrapata en la piel que no se mueve y que no es fácil desprenderla significa que está metida en la piel

- Un área enrojecida alrededor de la garrapata significa que ha puncionado la piel y que se está alimentando
- Una garrapata gorda aumenta el riesgo de infección
- Erupción cutánea

Qué hacer

Las garrapatas son difíciles de desprender porque secretan un cemento que las ancla a la piel. Un desprendimiento inapropiado o parcial puede producir una infección local.

1. Utilice unas pinzas o una herramienta especial diseñada para retirar las garrapatas, si se tiene disponible **Figura 18-8**. Agarre a la garrapata cerca de la superficie de la piel y levántela ligeramente. Sosténgala en esta posición durante por lo menos un minuto o hasta que ésta se libere. Si no se libera después de un minuto, jálela hasta que se desprenda. Si la cabeza continúa introducida en la piel, retírela con una aguja como lo haría con una astilla.
2. Lave la mordedura con agua y jabón.
3. Coloque un paquete de hielo sobre la mordedura para aliviar el dolor.
4. Aplique loción de calamina para aliviar la comezón.
5. Si la garrapata está gorda, busque atención médica. Si no se puede consultar a un médico, como durante un viaje largo y a un lugar remoto, considere empezar antibióticos de prevención. Pregunte al médico antes de viajar a áreas de alto riesgo.
6. Permanezca atento al desarrollo de signos de infección local o síntomas no explicados de enfermedad transmitida por garrapatas (dolor de cabeza grave, fiebre o erupción cutánea) que se presentan 3 a 30 días después del descubrimiento del animal. Si los síntomas aparecen, busque atención médica.

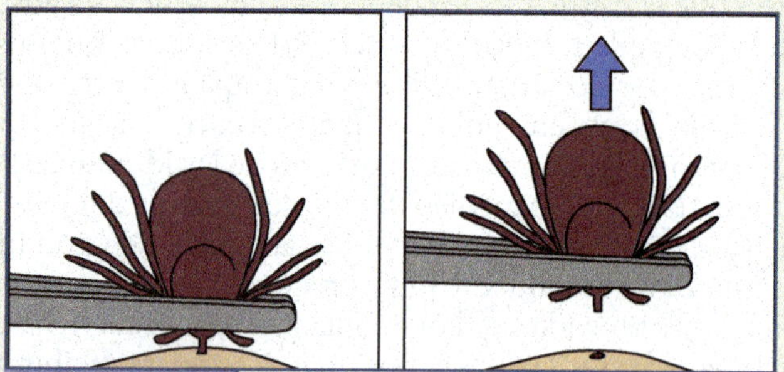

Cortesía de CDC.

Figura 18-8

Desprenda la garrapata con pinzas.

Enfermedad de Lyme

La enfermedad de Lyme, una infección potencialmente seria transmitida por garrapatas, afecta las articulaciones, la piel, el corazón y el sistema nervioso. Es producida por una bacteria con forma de sacacorchos que es transportada por las garrapatas de los venados y ratones hacia los humanos. En el noreste de Estados Unidos, la garrapata de patas negras, comúnmente conocida como garrapata de venados, es la principal portadora; en el Oeste, es la garrapata de patas negras del oeste.

PRECAUCIÓN

NO utilice jalea de petróleo, esmalte de uñas, frote alcohol, cerillo caliente, productos de petróleo o gasolina para desprender a la garrapata; no son efectivos.

PRECAUCIÓN

NO

- Agarre la parte trasera de la garrapata; el intestino se puede romper y su contenido se puede salir, produciendo infección
- Tuerza ni jale a la garrapata. Esto puede producir un desprendimiento incompleto

PREVENCIÓN

- Utilice pantalones largos metidos en los calcetines durante la temporada de garrapatas al inicio del verano y cuando camine por pasto alto y áreas infestadas
- Rocíe su ropa con repelente de insectos basado en permetrina
- Después de la excursión en áreas infestadas por garrapatas, revise todo el cuerpo en busca de ellas

La mayoría de las infecciones son transmitidas por la forma ninfa de la garrapata, la cual es casi tan grande como un punto (.) y muy difícil de ver. Sólo 20% de las infecciones son transmitidas por garrapatas adultas. La garrapata podría haberse adherido 24 horas antes de transmitir la infección; entre más tiempo esté adherida, mayor es la probabilidad de infección. Ya que puede ser difícil saber durante cuánto tiempo ha estado adherida la garrapata, la mejor forma de decir si se necesitan antibióticos preventivos es ver si ésta ha engordado.

La mayoría de las víctimas de la enfermedad de Lyme no recuerdan haber sido mordidas por una garrapata, porque la enfermedad podría no manifestarse hasta varias semanas después de que la víctima fue mordida.

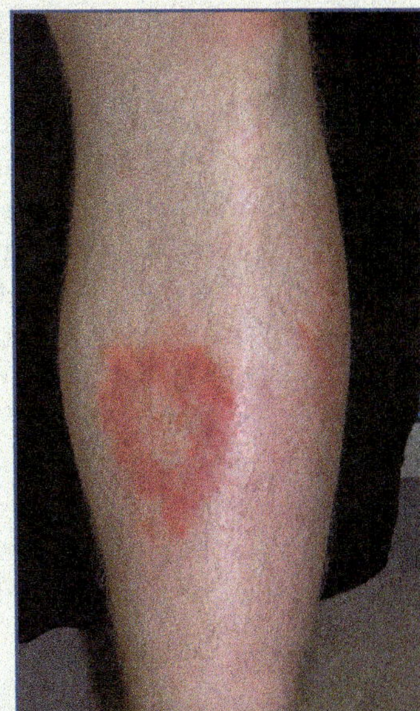

Figura 18-9

Erupción de la enfermedad de Lyme.

Qué buscar

- En las etapas tempranas (3 días a 1 mes después de la mordedura): una erupción distintiva Figura 18-9, fatiga, fiebre, escalofríos, debilidad, dolores de cabeza, cuello rígido, dolores musculares o articulares
- En las etapas tardías: parálisis de un lado, artritis, meningitis, lesión nerviosa o del corazón

Qué hacer

Si se desarrolla cualquier síntoma en el primer mes de una mordedura de garrapata, busque atención médica. El tratamiento antibiótico suele ser curativo, pero no es necesario después de cualquier mordedura de garrapata.

Picaduras de mosquitos

Los mosquitos pueden portar muchas enfermedades, incluyendo al virus del Nilo Occidental, paludismo y fiebre amarilla. Estas dos últimas han sido eliminadas de Norteamérica pero aún son comunes en otras partes del mundo. Los viajeros deben conocer los riesgos locales y tomar precauciones apropiadas. El virus del Nilo Occidental produce una enfermedad transmitida por mosquitos potencialmente fatal que recién se ha extendido a Norteamérica. No hay un tratamiento efectivo para el virus del Nilo Occidental. La prevención es crítica para las enfermedades transmitidas por mosquitos. Los viajeros a áreas con una densidad elevada de mosquitos deben usar un repelente efectivo (DEET) así como mosquiteros.

Qué hacer

1. Limpie la herida con agua y jabón.
2. Aplique un paquete de hielo.
3. Aplique loción de calamina o ungüento de hidrocortisona para reducir la comezón.
4. Para una víctima de varias mordeduras o una reacción alérgica tardía, podría ser útil un antihistamínico (Benadryl) cada 6 horas o cortisona prescrita por un médico.

Piojos

Los piojos son pequeños parásitos que viven en la ropa, el cabello o la piel y beben sangre. Hay tres tipos: piojos de la cabeza, púbicos y corporales. Estos últimos viven en la ropa, mientras que los de la cabeza y los púbicos se adhieren a los cabellos Figura 18-10. Todos producen comezón.

Los piojos se transmiten de una persona a otra por contacto directo o a través de la ropa, ropa de cama, sombreros o cepillos del cabello. La transmisión de los piojos púbicos es más probable a través de contacto sexual. Los piojos de la cabeza son muy comunes en los niños en edad escolar. Los piojos corporales usualmente se presentan con mala higiene. Los piojos no viven en el exterior en lugares remotos y los que se descubren en un viaje en general se traen de la casa o se agarraron en una morada. Los piojos sólo viven de 2 a 3 semanas fuera del cuerpo en la ropa y las bolsas de dormir.

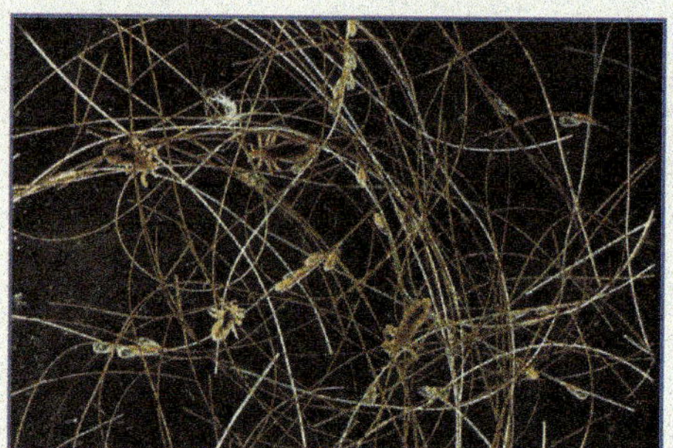

Figura 18-10

Piojos de la cabeza.

Qué buscar

- Piojos negros pequeños (1-2 mm) adheridos al cabello
- Larvas blancas y pequeñas parecidas a gusanos (liendres)
- Erupción o estrías rojas
- Comezón grave del área afectada

Qué hacer

1. Trate a las víctimas con champú para piojos de venta libre o una loción que contenga permetrina, piretrina con butóxido de piperonilo o lindano.
2. Lave la ropa, bolsas de dormir, fundas de almohadas u otra ropa de cama con agua caliente y jabón.
3. No comparta la ropa ni los cepillos para el cabello.

Picaduras de insectos

Cada año muere más gente en Estados Unidos por las picaduras de abeja, avispones y avispas que por mordeduras de serpientes. Los insectos que pican comúnmente son la abeja, el abejorro, el avispón, la avispa y el comején. Una sola picadura en una persona muy alérgica puede ser fatal en pocos minutos a una hora. Muchas de las personas que mueren no tenían antecedentes de reacciones graves a picaduras. Sufrir múltiples picaduras puede ser fatal, sea o no la víctima alérgica a los insectos que la picaron. Los ataques masivos que producen múltiples picaduras son raros, pero con la entrada de abejas asesinas africanizadas en Estados Unidos desde Centro y Sudamérica, es probable que aumente el número de casos de picaduras múltiples. El veneno de estas abejas no es más potente que el de las europeas; de cualquier manera, las abejas asesinas se ganaron su apodo debido a su agresividad y a los ataques en enjambre.

Evaluación y tratamiento de las picaduras de insectos

Entre más pronto se presentan los síntomas después de la picadura, más seria es la reacción. Las respuestas de las víctimas varían. Una picadura no necesariamente es equivalente a otra, incluso con la misma especie, porque la cantidad de veneno inyectado varía de una picadura a otra.

Las picaduras en la boca o en los ojos son más peligrosas que en otras áreas del cuerpo. Las más peligrosas en individuos no alérgicos son aquellas dentro de la garganta, por la ingesta accidental del insecto. La inflamación de la vía aérea –aunque no por una reacción alérgica– puede producir una obstrucción seria a la respiración.

Cada avispa puede picar múltiples veces, pero las abejas pueden picar sólo una vez. El aguijón de la abeja se sale de ella y extrae el saco del veneno, el cual puede continuar inyectando el veneno en la piel hasta por 3 minutos.

Qué buscar

- Puede verse un aguijón, introducido en la piel
- Reacciones locales: dolor breve, enrojecimiento e inflamación alrededor del sitio de la picadura, comezón y calor
- Reacciones generalizadas: enrojecimiento difuso de la piel, ronchas, inflamación localizada de los labios o la lengua, cosquilleo en la garganta, sibilancias, espasmos abdominales y diarrea
- Reacciones que ponen en riesgo la vida: incapacidad para respirar debido a la inflamación de las vías aéreas y la garganta, coloración azul o gris de la piel, crisis convulsivas y falta de respuesta

Qué hacer

1. Busque el aguijón y si lo encuentra, retírelo lo más pronto posible usando un método para extraerlo (p. ej., límpielo con un cepillo de la mano o utilice una uña, tarjeta de crédito o la parte trasera de un cuchillo). No apriete el saco del veneno. Sólo las abejas dejan enterrado su aguijón.

PRECAUCIÓN

NO jale el aguijón con pinzas o con los dedos porque puede inyectar más veneno dentro de la víctima a través del saco de veneno.

PREVENCIÓN

NO se acerque ni perturbe a una avispa o abeja ni a nidos de hormigas. No camine en la hierba con los pies descalzos. Elija sitios para acampar con cuidado.

Los que han tenido una reacción grave a una picadura de insecto deberían llevar consigo un botiquín con epinefrina inyectable en todo momento, llevar un brazalete de alerta médica/collar que los identifique como alérgico a las picaduras de insectos, y ver a un alergólogo para la desensibilización.

2. Lave el sitio de la picadura con agua y jabón.
3. Aplique frío en el sitio de la picadura durante 15 a 20 minutos para aliviar el dolor.
4. Para aliviar el dolor y la comezón, administre un medicamento analgésico a la víctima (como paracetamol o ibuprofeno) o utilice un medicamento tópico. Utilice crema de hidrocortisona y píldoras antihistamínicas para reducir los síntomas locales.
5. Una pasta hecha con bicarbonato de sosa y agua puede ayudar a absorber el veneno y aliviar el dolor, excepto para las picaduras de avispas.
6. Observe a las víctimas durante por lo menos 60 minutos por el desarrollo de signos de una reacción alérgica seria.
7. Si la víctima desarrolla ronchas o enrojecimiento e inflamación en todo el cuerpo y dificultad para respirar, administre epinefrina de inmediato si se tiene disponible. Una gran reacción local no requiere epinefrina y no indica un riesgo de una reacción seria en caso de picaduras en un futuro.

Repelentes de insectos

Los repelentes químicos de insectos incluyen repelentes naturales (citronella y eucalipto con limón); repelentes sintéticos (DEET y dimetilftalato) e insecticidas (permetrina, deltametrina y alfametrina).

La citronella y el eucalipto con limón brindan una protección durante 1 a 2 horas. Son seguros pero no son muy efectivos y no se recomiendan cuando se requiere una protección más seria.

El DEET (N,N-dietil-m-toluamida) es el repelente más usado. Se pueden presentar reacciones alérgicas cuando se aplica a la piel en altas concentraciones y aunque éstas brindan una protección más prolongada, nuevas presentaciones tienen un efecto prolongado a concentraciones más bajas. Se absorbe algo del químico a través de la piel y se han reportado reacciones tóxicas en niños pequeños. Para evitar efectos tóxicos, evite usar DEET en los labios, ojos y cortes de piel. No use DEET en infantes. En los niños, utilice concentraciones muy bajas (10%) aplicadas con mayor frecuencia en lugar de concentraciones elevadas de forma infrecuente. El DEET se puede aplicar a la ropa pero puede dañar algunas fibras sintéticas, incluido el poliéster.

La permetrina es un repelente efectivo contra garrapatas, ácaros, mosquitos, pulgas y moscas de la arena. Se debe aplicar sólo sobre la ropa, no a la piel. La ropa, los mosquiteros o las tiendas pueden impregnarse con permetrina rociándolas o empapándolas con la solución. La permetrina no tiñe, pinta o degrada las fibras o los plásticos, se mantiene efectiva sobre las fibras durante semanas a meses, incluso persiste después de múltiples lavados.

En áreas con enfermedades transmitidas por mosquitos, un mosquitero impregnado con permetrina es una protección importante. Además, los viajeros deben usar camisas de manga larga y pantalones largos durante el anochecer y el amanecer, cuando están más activos los mosquitos. La combinación de DEET sobre la piel y permetrina en la ropa brinda una protección máxima.

▸ Resumen de la atención de urgencia

Qué buscar	Qué hacer
Mordeduras de araña	
Araña viuda negra • Se puede sentir una punzada con alfiler • Marcas rojas evanescentes en la mordedura • Rigidez y espasmos musculares • Cefalea, escalofríos, fiebre, sudoración profusa, mareos, náusea, vómito y dolor abdominal grave	1. Si es posible, atrape a la araña para su identificación. 2. Limpie el área de la mordedura con agua y jabón. 3. Alivie el dolor con un paquete de hielo sobre la mordedura. 4. Administre medicamentos analgésicos por vía oral. 5. Vigile la respiración. 6. Busque atención médica de inmediato.
Araña violinista • Mordedura con apariencia de diana • Dolor local • Fiebre, debilidad, vómito, dolor articular y una erupción cutánea	1. Limpie la mordedura con agua y jabón. 2. Alivie el dolor con un paquete de hielo sobre la mordedura. 3. Administre medicamentos analgésicos. 4. Capture o mate a la araña para su identificación. 5. Busque atención médica.
Tarántula • Dolor moderado • Pocos síntomas tardíos	1. Limpie la mordedura con agua y jabón. 2. Alivie el dolor con un paquete de hielo en la mordedura. 3. Traslade a la víctima si la especie se conoce como peligrosa.
Picadura de escorpión	
• Dolor y quemazón local instantánea • Visión borrosa, dificultad para deglutir, para hablar, entumecimiento y hormigueo, parálisis ocasional, espasmos musculares y dificultades para respirar • Sacudidas y temblores	1. Revise la respiración. 2. Limpie el sitio de la picadura con agua y jabón. 3. Alivie el dolor con un paquete de hielo sobre la picadura. 4. Traslade a la víctima lo más pronto posible.

Qué buscar	Qué hacer
Mordeduras de ciempiés	
• Dolor quemante • Inflamación • Enrojecimiento	1. La mayoría de las mordeduras mejoran sin tratamiento. 2. Administre antihistamínicos o aplique ungüento de hidrocortisona sobre la mordedura si persisten los síntomas.
Mordeduras por garrapatas	
Mordeduras por garrapatas • Garrapata enterrada y llena de sangre	1. Retire a la garrapata usando pinzas o un instrumento comercial especial. 2. Lave la mordedura con agua y jabón. 3. Busque signos de infección local. 4. Si la garrapata está llena de sangre, busque atención médica.
Enfermedad de Lyme • Erupción médica, fatiga, fiebre, escalofríos, debilidad, cefaleas, rigidez de cuello, dolores musculares o articulares • Parálisis de un lado, artritis, meningitis, lesión nerviosa o cardiaca	1. Busque atención médica. 2. El tratamiento antibiótico suele ser curativo.
Piojos • Insectos pequeños (1-3 mm de largo) adheridos a cabellos o a la ropa • Comezón en las áreas infectadas	1. Trate con champú o loción para piojos. 2. Lave la ropa, bolsas para dormir, fundas de almohadas u otra ropa de cama con agua caliente y jabón. 3. No comparta ropa ni cepillos para cabello.
Picaduras por insectos Picaduras de abejas, avispones y avispas • Dolor breve, enrojecimiento e inflamación • Enrojecimiento difuso de la piel, ronchas, inflamación localizada de los labios o la lengua, cosquilleo en la garganta, sibilancias, espasmos abdominales, diarrea • Incapacidad para respirar debido a inflamación de las vías aéreas y garganta, coloración azul o gris de la piel, crisis convulsivas, pérdida de la conciencia	1. Busque un aguijón introducido en la piel y retírelo de inmediato. 2. Lave el sitio de la picadura con agua y jabón. 3. Aplique un paquete de hielo al sitio de la picadura durante 15 a 20 minutos. 4. Administre un analgésico leve o use un medicamento tópico. 5. Observe a la víctima durante por lo menos 60 minutos por signos de una reacción alérgica seria.

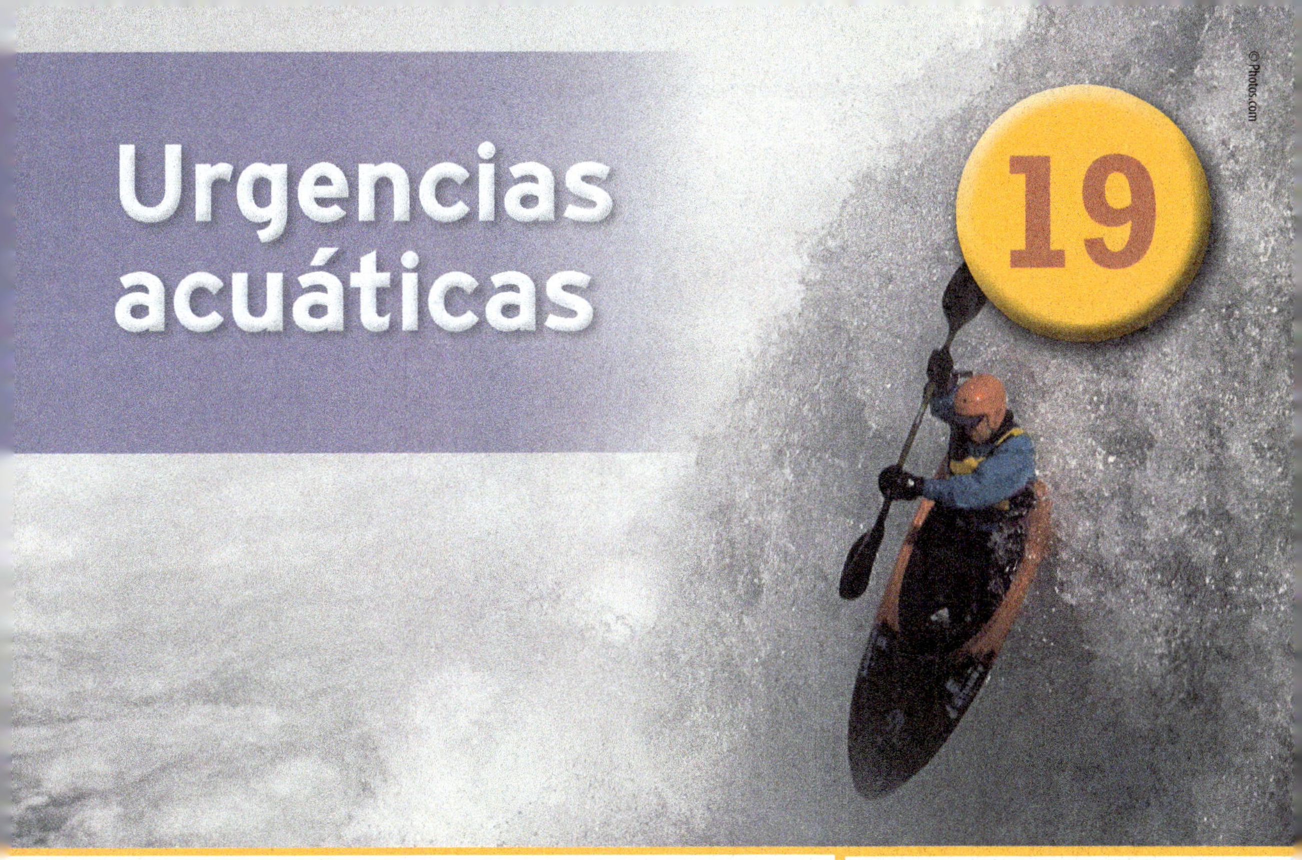
© Photos.com

19

Urgencias acuáticas

capítulo *en un vistazo*

- Incidentes por sumergimiento
- Lesiones por buceo
- Picaduras de animales marinos

Incidentes por sumergimiento

Expertos en el primer Congreso Mundial sobre Ahogamiento definieron ahogamiento como "el proceso de experimentar dificultad respiratoria por sumergimiento/inmersión en líquido".

La mayoría de los incidentes por sumergimiento son prevenibles. Enseñar a los niños a nadar desde pequeños, observar de cerca a los pequeños cuando se encuentran cerca del agua y reducir el uso de drogas y alcohol cerca del agua prevendrían la mayoría de los incidentes. Para los viajes a lugares remotos, las precauciones de seguridad general, instalar líneas de seguridad al atravesar corrientes y conocer los límites de su equipo y los riesgos del medio ambiente le ayudará a minimizar el riesgo de incidentes de sumergimiento.

Qué buscar

Se observa a la víctima luchando en el agua, flotando sin moverse o yaciendo en el fondo de un cuerpo de agua.

Qué hacer

Lo esencial de los primeros auxilios para cualquier emergencia acuática es realizar un rescate seguro, revisar la respiración y transportar a la víctima a la unidad médica más cercana.

1. Evalúe los recursos con los que cuenta y sus habilidades antes de intentar un rescate. Rescatar a una persona sumergida o ahogándose puede ser difícil.
2. Rescate a la víctima. ¡Recuerde no convertirse en una víctima! Las siguientes guías son sugerencias para sacar del agua con seguridad a una víctima: alcanzar, aventar, remar, irse **Figura 19-1**.
3. Trate a la víctima.
   - Si la víctima no responde, revise su respiración
   - Si no está respirando, inicie la RCP
   - Si la primera respiración no entra, vuelva a acomodar la cabeza e intente de nuevo. Si la segunda respiración no entra, dé a la víctima ciclos de 30 compresiones torácicas (al igual que en la RCP), descarte la presencia de objetos en la boca de la víctima y dele dos respiraciones
   - Proteja la columna de víctimas que no responden y de aquellas que sufren accidentes de clavados o al surfear
4. Dé reanimación.
   - Usted no necesita iniciar la reanimación si se sabe que un adulto ha estado sumergido durante más de 60 minutos en agua tibia
   - Detenga la reanimación si no hay signos de vida después de 30 minutos, a menos que la víctima haya estado sumergida en agua muy fría

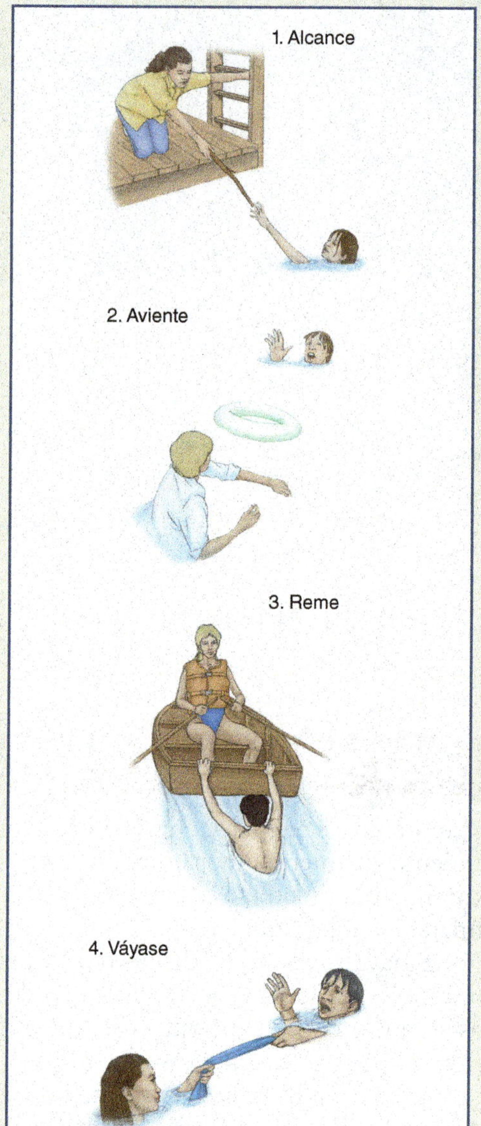

Figura 19-1

Secuencia de rescate acuático. Utilice todas las técnicas disponibles para un rescate acuático antes de nadar hacia la víctima. Si usted debe nadar, lleve algo con usted (como un flotador, una toalla o una rama) que usted pueda extender a la víctima; esto hace más difícil que ella se pueda agarrar en el intento de rescate.

- Si el sumergimiento sucedió en agua muy fría, continúe la reanimación durante por lo menos 60 minutos con intentos simultáneos para calentar a la víctima
- Si hay latidos cardiacos o pulso, continúe las respiraciones de rescate hasta que se reanuden las respiraciones espontáneas o durante el mayor tiempo posible

5. Transporte a todas las víctimas que hayan sido reanimadas. Evalúe la situación. Puede requerirse asistencia de fuera para transportar a la víctima con seguridad a la unidad médica más cercana o a un nivel de atención mayor. Piense sobre los recursos y la mejor forma para manejar la situación minimizando los riesgos para los otros miembros del equipo de rescate.
6. Las víctimas que no requieren reanimación y cuyos únicos síntomas iniciales han sido toser o vomitar requieren una observación estrecha pero no un traslado inmediato; traslade para una evaluación médica en caso de que aumente la tos y la dificultad para respirar.

NOTA

Recuerde, tratar de inmediato la ventilación en la escena es el factor de sobrevivencia más importante.

Lesiones por buceo

Los buzos (en inglés *scuba*, *self-contained underwater breathing apparatus*) deben familiarizarse con los problemas médicos por bucear desde su curso de entrenamiento certificado Cuadro 19-1. Aquellos que no bucean deben entender los problemas básicos a los que se pueden enfrentar los buzos y saber cómo iniciar un tratamiento apropiado.

Conforme un buzo desciende, la presión del agua sobre el cuerpo aumenta. Por cada 10 m (33 pies) que se descienden, la presión aumenta en 1 atmósfera (1 atmósfera [atm] = 14.7 libras por pulgada cuadrada [psi]). Nivel del mar = 1 atm; 10 metros = 2 atm y 20 metros = 3 atm.

Cuadro 19-1 Problemas asociados con el buceo

Disbarismo	Problemas ambientales
• barotrauma	• enfermedad por movimiento
• embolia gaseosa	• casi ahogamiento
• enfermedad por descompresión	• hipotermia
Problemas con el gas para respirar	• enfermedad por calor
• narcosis por nitrógeno	• quemadura solar
• toxicidad por oxígeno	Problemas misceláneos
• hipoxia	• hiperventilación
• intoxicación por monóxido de carbono	• pánico/ansiedad
Peligro por la vida marina	

Este cambio de presión se ejerce sobre todo el cuerpo y tiene dos efectos principales. Primero, más gases se pueden disolver en la sangre y en los tejidos que con presiones normales. Segundo, los cambios de presión producen cambios en el volumen de gas en las áreas del cuerpo que contienen gas (pulmones, oídos y senos paranasales). El aumento de la presión durante el descenso produce una reducción del volumen del gas, el cual se reexpende al ascender. Si la presión del gas no se puede equilibrar, la compresión al descender o la expansión al ascender puede producir dolor y ruptura de los vasos sanguíneos, membranas timpánicas o alveolos en los pulmones. Si se rompe un alveolo hacia uno de los vasos sanguíneos más grandes, súbitamente una gran cantidad de aire puede entrar a la circulación, produciendo embolia gaseosa arterial (EGA). La lesión producida por los cambios de presión se conoce como barotrauma.

Conforme desciende el buzo, más y más nitrógeno se disuelve en la sangre y los tejidos. Si el ascenso es muy rápido, el gas nitrógeno forma burbujas en la sangre y los tejidos. Las enfermedades y las lesiones debidas a los efectos mecánicos de los cambios de presión se conocen como disbarismo; para evitarlo, los buzos deben vigilar el tiempo total que pasan debajo del agua y la profundidad máxima y apegarse a horarios precisos de ascenso.

Problemas con el gas para respirar

Conforme aumentan la profundidad y la presión, más gases se pueden disolver en la sangre que a una presión normal. Incluso el oxígeno, cuando se ha disuelto suficiente en la sangre, puede producir reacciones tóxicas como cambios visuales, confusión y crisis convulsivas. Un nitrógeno elevado puede producir narcosis por nitrógeno ("éxtasis de las profundidades") que lleva a una alteración grave del juicio, alucinaciones e inconsciencia. Se puede presentar hipoxia cuando el aire para respiración se usa de forma accidental.

Enfermedades por descompresión (disbarismo)

Los disbarismos más serios son la enfermedad por descompresión ("las curvas") y la EGA. La EGA puede producir muerte súbita y se desarrolla en los primeros 5 minutos de estar en la superficie. La enfermedad por descompresión produce un dolor grave conforme se forman burbujas en las articulaciones, sistema nervioso y otras partes del cuerpo. Se puede desarrollar justo después de llegar a la superficie o puede presentarse de forma tardía horas e incluso días después. También se puede presentar confusión y muerte por la enfermedad por descompresión.

Qué buscar

EGA

- Pérdida del estado de conciencia
- Parálisis o debilidad
- Convulsiones
- Paro cardiaco/respiratorio
- Mareos o problemas visuales

Enfermedad por descompresión

- Dolor articular o en las extremidades
- Parálisis
- Fatiga y debilidad
- Dificultad para respirar
- Entumecimiento u hormigueo
- Erupción cutánea

Qué hacer

Sin importar la causa, la mayoría de las lesiones por buceo pueden ser tratadas inicialmente con maniobras similares Figura 19-2.

1. Evalúe la respiración de la víctima y reanime según sea necesario. El barotrauma podría haber causado casi ahogamiento.
2. Administre a la víctima oxígeno al 100%. La administración temprana de oxígeno al 100% es muy importante. Póngase en contacto con los SMU locales lo más pronto posible.
3. Coloque a la víctima en posición de recuperación.
4. Si la víctima está consciente y alerta, dele traguitos de agua –no de alcohol.
5. Proteja a la víctima de frío o calor excesivos.
6. Si se presenta una crisis convulsiva, prevenga lesiones y mantenga abierta la vía aérea. Continúe administrando oxígeno al 100% a la víctima.
7. Evalúe a la víctima para descartar otras lesiones, problemas menores por barotrauma o problemas ambientales tales como hipotermia.

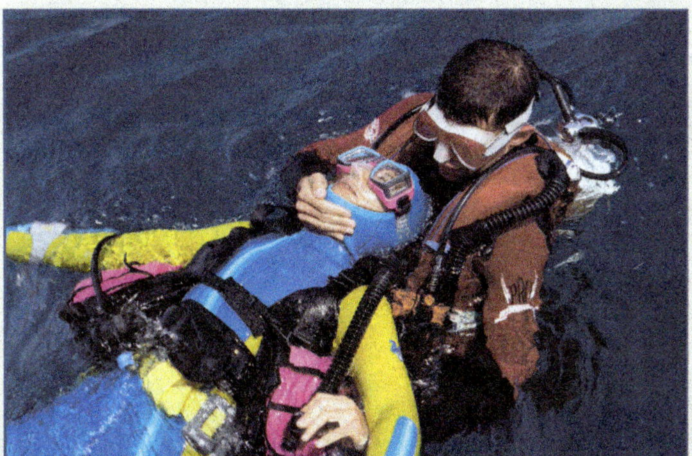

© imagebroker/Alamy

Figura 19-2

Lesiones por buceo.

Cuadro 19-2 Exploración neurológica

1. ¿El buzo está orientado en persona, lugar y tiempo?
2. ¿La víctima tiene una visión y movimientos normales y las pupilas son simétricas? ¿Hay algún movimiento de sacudida en los ojos?
3. ¿La víctima es capaz de sonreír, apretar los dientes y silbar? ¿La sensibilidad de la cara es normal?
4. ¿La víctima tiene una audición normal?
5. ¿La víctima es capaz de deglutir?
6. ¿La víctima es capaz de mover su lengua en todas direcciones?
7. ¿La víctima está débil? ¿La fuerza muscular es igual en ambos lados?
8. ¿La víctima tiene una percepción sensitiva normal en ambos lados? ¿Hay alguna región del cuerpo con entumecimiento o hay sensación de hormigueo?

8. Lleve a cabo una exploración neurológica Cuadro 19-2.
9. Póngase en contacto con los SMU locales y la Red de Alerta para Buzos (DAN) –1-919-684-9111 (emergencias por buceo las 24 horas).
10. Lleve a la víctima con enfermedad por descompresión a terapia de recompresión en una cámara hiperbárica (presurizada) Figura 19-3.

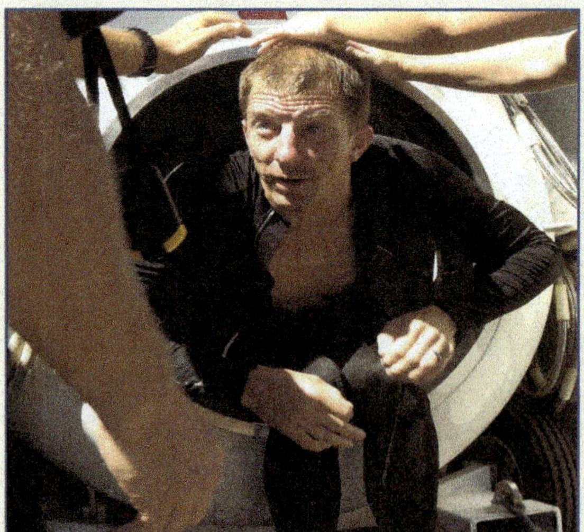

Cortesía de Photographer's First Mate 1st Class David A. Levy/U.S. Navy

Figura 19-3

Cámara hiperbárica para terapia de recompresión.

Incidentes de buceo

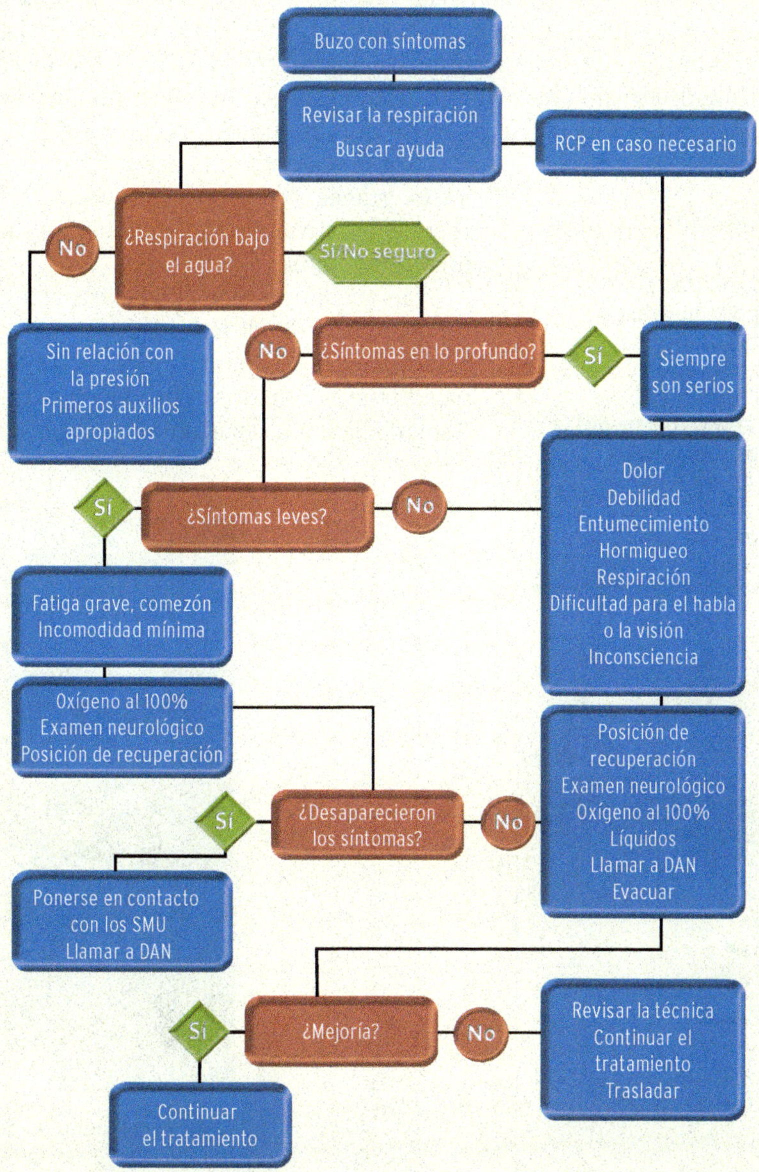

Picaduras de animales marinos

Carabela portuguesa, medusa, anémona

La carabela portuguesa y la medusa son miembros de un gran grupo de animales marinos –celenterados– con tentáculos que contienen órganos punzantes llamados nematocistos Figura 19-4. Los nadadores y los buzos que se tallan contra los nematocistos pueden sufrir lesiones serias, dolorosas Figura 19-5. Cuando llegan a las orillas o las rocas, las medusas muertas o los fragmentos de tentáculos todavía pueden producir picadura durante un tiempo prolongado.

Las reacciones a las picaduras varían desde leves hasta graves. Aunque la mayoría de las víctimas se recuperan sin atención médica, algunas la necesitan inmediatamente.

Las picaduras por carabelas portuguesas producen ronchas en forma de látigo o manchas rojas dispersas, las cuales suelen desaparecer en las primeras 24 horas. Las picaduras por medusas producen dolor quemante que dura media hora, espasmos musculares graves y múltiples

PRECAUCIÓN

- Para las picaduras por carabela portuguesa, no aplique ablandador de carne, bicarbonato de sodio, alcohol ni papaína
- Para las picaduras por medusas, no frote los tentáculos en la piel de la víctima - esto activa a las células responsables de la picadura

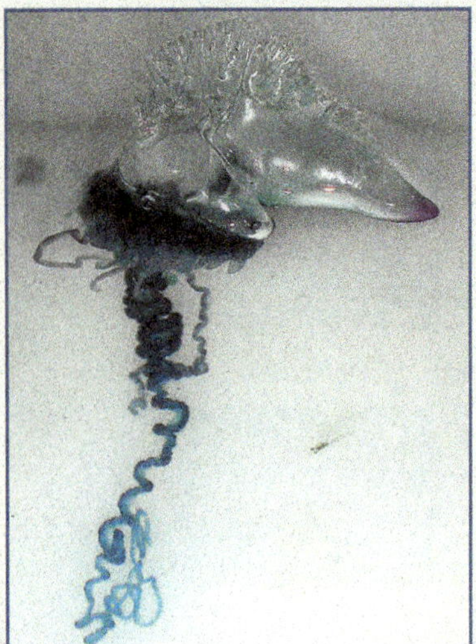

Cortesía de NOAA

Figura 19-4

Carabela portuguesa.

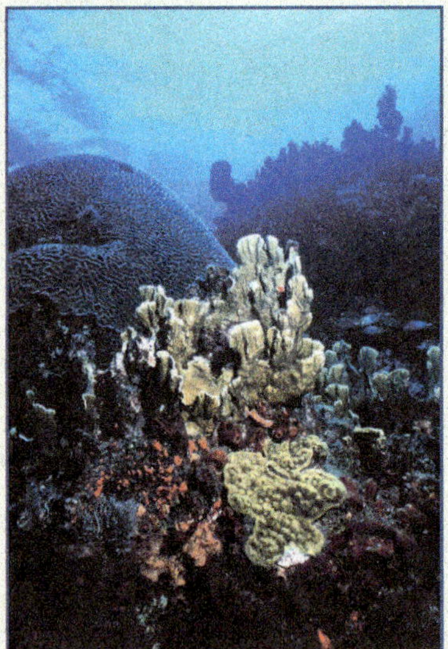

Cortesía de Thomas K. Gibson, Florida Keys National Marine Sanctuary/NOAA

Figura 19-5

El coral de fuego es de la misma familia que la carabela portuguesa. Éste tiene diminutos tentáculos con nematocistos sobre su superficie que producen las picaduras.

líneas delgadas de ronchas en zigzag que pueden desaparecer en algunas horas. La gravedad de la reacción depende de la especie, el número de nematocistos activados, la edad y salud de la víctima y la duración del contacto.

Qué buscar

- Dolor, que varía en su gravedad
- Ronchas en la piel con forma de látigo
- Vesículas, ronchas, manchas enrojecidas en las primeras 24 horas
- En los casos más graves, dolores de cabeza, mareos, parálisis y anafilaxis
- Posible envenenamiento por celenterados en todos los casos de colapso inexplicable de nadadores en los océanos.

Qué hacer

Un tratamiento útil para una especie de medusa puede empeorar el envenenamiento por otras especies de medusas. Esto contribuye a la confusión sobre qué tratamiento es mejor para las picaduras.

1. **Retire los tentáculos inmediatamente.** Los tentáculos pueden desprenderse y adherirse a la piel. Retírelos lo más pronto posible lavando la piel afectada con agua de mar durante por lo menos 30 segundos. Evite el uso de agua fresca porque ésta podría activar a los aguijones venenosos (nematocistos) que están incrustados en la piel. No toque los tentáculos con sus manos. No intente quitarse los tentáculos frotándolos con una toalla o ropa porque esto puede producir la descarga de más veneno. El retiro de los tentáculos con pinzas también puede producir la descarga de más veneno.
2. **Desactive los aguijones.** Sumerja la piel afectada en vinagre durante 30 minutos. Si no se cuenta con vinagre, aplique una mezcla de bicarbonato de sodio y agua.

   Existe confusión sobre el uso del vinagre. Una revisión de 19 artículos pertinentes médicos primarios (*Annals of Emergency Medicine*. 2012;60:399-414) está en desacuerdo sobre el uso del vinagre porque aumenta el dolor o la descarga de los nematocistos en la mayoría de las especies de medusas y por lo tanto no debe usarse.
3. **Alivie el dolor o la irritación.** Use agua caliente ya sea en regadera o sumergiéndose durante por lo menos 20 minutos para todas las picaduras por medusas en Norteamérica y Hawai. Se puede aplicar lidocaína, un medicamento de venta sin receta, sobre la piel afectada. De cualquier manera, estos tratamientos no siempre están disponibles en la playa o en los sitios de buceo.

Se deben evitar los siguientes remedios porque la investigación no soporta su uso o se ha demostrado que no son efectivos: orina humana, ablandador de carne, agua fresca, alcohol y vendajes por presión. Debe estar preparado para dar tratamiento para una reacción alérgica con un antihistamínico (Benadryl) o si la reacción pone en riesgo la vida, ayude a la víctima a administrar la epinefrina prescrita si se cuenta con ella en una jeringa precargada.

Otra vida marina

Las mantarrayas, erizos de mar Figura 19-6, peces piedra y peces escorpiones se encuentran en aguas templadas, subtropicales y tropicales, por lo general en bahías poco profundas y protegidas. Cuando una persona pisa sobre una raya, la cola latiguea e impulsa al órgano punzante hacia el pie. La gran púa de la cola también puede producir una laceración grave; el veneno produce un dolor quemante intenso en el sitio y pueden quedarse pedazos de la púa en la herida. Los erizos y las púas de pescados también se pueden romper dentro de la víctima. El veneno de los peces piedra y los peces escorpión es muy tóxico y puede producir la muerte.

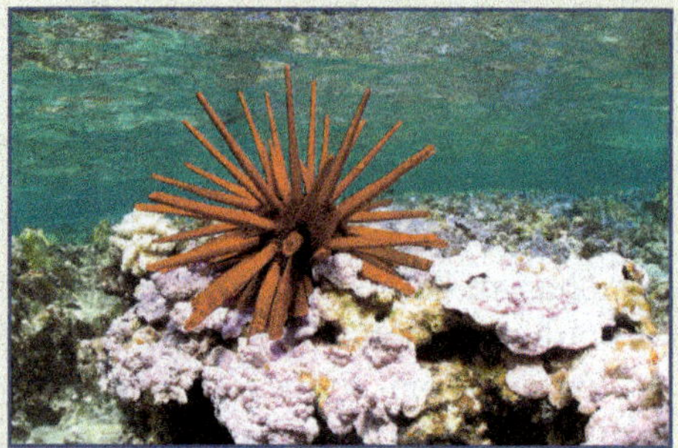

Cortesía de NOAA

Figura 19-6

Erizo de mar. Pescado, rayas, y erizo pueden requerir la exploración de la herida para retirar las piezas incrustadas.

Qué hacer

1. Irrigar la parte lesionada inmediatamente con agua para retirar el veneno y aliviar el dolor; sumerja en agua caliente durante 30 a 90 minutos. El agua debe estar tan caliente como la víctima pueda tolerar sin sufrir quemaduras.
2. Retire los pedazos obvios de la espina.
3. Dé tratamiento igual que a una herida penetrante.
4. Busque atención médica pronta. Pueden haber quedado pedazos de la espina en la herida. Considere la aplicación de un refuerzo contra tétanos.
5. Si se sospecha la picadura por un pez venenoso (como un pez piedra o un pez escorpión), busque atención médica de inmediato.

Resumen de la atención de urgencia

Qué buscar	Qué hacer
Incidentes por sumergimiento	
Ahogamiento • Se observa a la víctima luchando en el agua, flotando sin moverse o inmóvil al fondo de una piscina	1. Evalúe los recursos y habilidades con las que cuenta antes de intentar el rescate. 2. Rescate a la víctima. Recuerde la secuencia alcanzar, lanzar, remar, irse. 3. Revise la respiración. 4. Dé RCP en caso de ser necesario. 5. Traslade a todas las víctimas que recibieron reanimación.
Lesiones por buceo	
Embolia gaseosa arterial • Inconsciencia • Parálisis o debilidad • Convulsiones • Paro cardiaco/respiratorio • Mareo o problemas visuales	1. Evalúe la respiración, dé reanimación según sea necesario. 2. Administre oxígeno al 100%. 3. Coloque a la víctima en posición de recuperación. 4. Si la víctima está consciente y alerta, dele traguitos de agua. 5. Proteja a la víctima del frío o calor excesivos. 6. Si se presentan convulsiones, prevenga las heridas y proteja la vía aérea. 7. Evalúe la presencia de otras lesiones. 8. Póngase en contacto con los SMU locales y con la DAN. 9. Administre terapia de recompresión a las víctimas de enfermedad por descompresión en una cámara hiperbárica.

Qué buscar	Qué hacer
Enfermedad por descompresión • Dolor articular o en las extremidades • Parálisis • Fatiga y debilidad • Dificultad para respirar • Entumecimiento u hormigueo • Erupción cutánea	1. Evalúe la respiración, dé reanimación según sea necesario. 2. Administre oxígeno al 100%. 3. Coloque a la víctima en posición de recuperación. 4. Si la víctima está consciente y alerta, dele traguitos de agua. 5. Proteja a la víctima del frío o calor excesivos. 6. Si se presentan convulsiones, prevenga las heridas y proteja la vía aérea. 7. Evalúe la presencia de otras lesiones. 8. Póngase en contacto con los SMU locales y con la DAN. 9. Administre terapia de recompresión a las víctimas de enfermedad por descompresión en una cámara hiperbárica.
Picaduras de animales marinos	
Picadura por carabela portuguesa, medusa y anémona • Dolor • Ronchas con forma de látigo en la piel • Vesículas, roncha o manchas enrojecidas Cefalea, mareos, parálisis, anafilaxis	1. Retire inmediatamente los tentáculos lavándose con agua de mar. 2. Desactive los aguijones sumergiendo el área en vinagre o con una mezcla de bicarbonato de sodio y agua. 3. Alivie el dolor o la irritación usando agua caliente sin quemar sobre el área durante por lo menos 20 minutos.
Otras lesiones marinas • Picaduras en los pies • Laceraciones graves • Quemadura intensa en ese sitio	1. Irrigue la parte lastimada con agua. 2. Sumerja en agua caliente durante por lo menos 30 a 90 minutos. 3. Retire los pedazos obvios de la espina. 4. Trate como una herida penetrante. 5. Busque atención médica pronta.

Principios de RCP

apéndice A

Para obtener las habilidades necesarias para reanimar a una persona que ha dejado de respirar o que está sin circulación, usted debe tomar un curso de reanimación cardiopulmonar (RCP). Este capítulo le brindará sólo los principios requeridos para iniciar la reanimación hasta que alguien con más habilidades se encargue o la situación se vuelva obviamente sin esperanza.

RCP

RCP en lugares remotos

La RCP sólo es efectiva si se inicia rápidamente y es seguida de soporte vital avanzado, el cual incluye la desfibrilación eléctrica del corazón. En lugares remotos, las probabilidades de éxito sólo con la RCP son pocas. Por lo tanto, usted debe enfrentar el hecho de que pocas víctimas que la requieren en lugares remotos sobrevivirán. A pesar de esto, debe estar preparado para empezar RCP cuando sea necesario.

La RCP tiene dos partes: respiración de rescate y compresiones torácicas.

Cuándo iniciar la RCP

Inicie la RCP en una persona inmóvil que ha dejado de respirar. Si la víctima está hipotérmica, el retraso para iniciar la reanimación puede ser más prolongado, dependiendo de su temperatura.

Qué hacer en adultos (8 años y mayores) y niños (de 1 a 8 años)

1. Verifique que la escena es segura antes de acercarse a la víctima.
2. Toque el hombro de la víctima y pregunte, "¿Está usted bien?".
3. Si la víctima no responde y no está respirando o está jadeando, necesita RCP. Usted o alguien más debe llamar al 9-1-1 y conseguir un DAE (desfibrilador automático externo), si se cuenta con uno. Después debe rotar la cabeza y el cuerpo de la víctima a una posición boca arriba, en caso de ser necesario **Figura A-1**
4. Inicie la RCP con 30 compresiones torácicas. Coloque una mano en el centro del pecho y la otra encima con los dedos entrelazados. Presione por lo menos 5 cm (2 pulgadas).

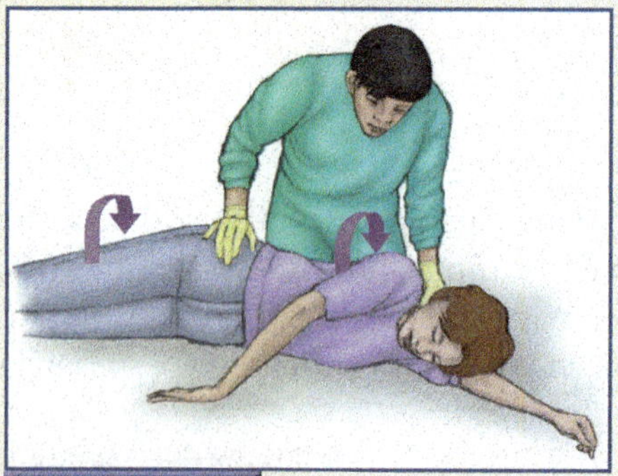

Figura A-1

Rote con suavidad la cabeza y el cuerpo de la víctima juntos a una posición boca arriba.

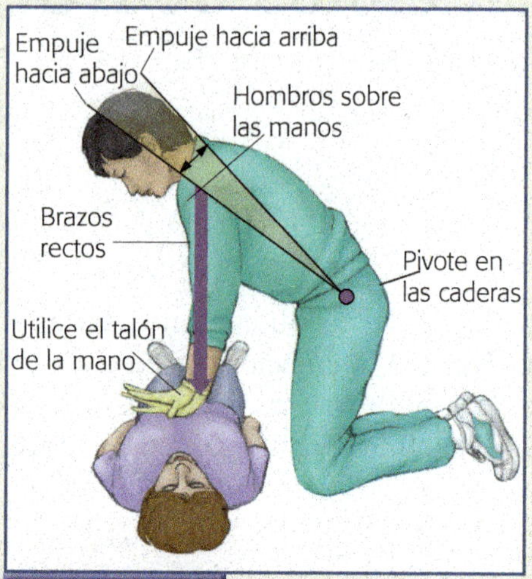

Figura A-2

Compresiones de RCP.

La frecuencia de las compresiones es más rápida que una vez por segundo (100 compresiones por minuto; utilice el ritmo de la canción "Staying Alive" de los Bee Gees). Después de cada compresión, deje que el tórax regrese a su posición normal Figura A-2.

5. Abra la vía aérea con la maniobra de inclinar la cabeza y levantar la barbilla.
6. Pellizque la nariz de la víctima y haga un sello a prueba de fugas boca a boca.
7. Dé dos respiraciones de rescate, cada una de 1 segundo de duración. Sople lo suficiente para levantar el pecho. Si la primera respiración no entra ni hace que se eleve el pecho, la vía aérea podría estar obstruida. Vuelva a inclinar la cabeza y dé una segunda respiración; si ésta no levanta el pecho, inicie la RCP (ciclos de 30 compresiones torácicas y 2 respiraciones). Cada vez que la vía aérea se abre antes de dar la primera respiración, busque algún objeto en la boca de la víctima y, si lo encuentra, retírelo Figura A-3. Si las dos respiraciones entran y levantan el pecho, no necesita buscar un objeto antes de cada vez que se da la primera respiración.
8. Continúe la RCP con 30 compresiones torácicas y 2 respiraciones. Véase la sección *Cuándo detener la RCP* para las recomendaciones sobre cuánto tiempo continuar.

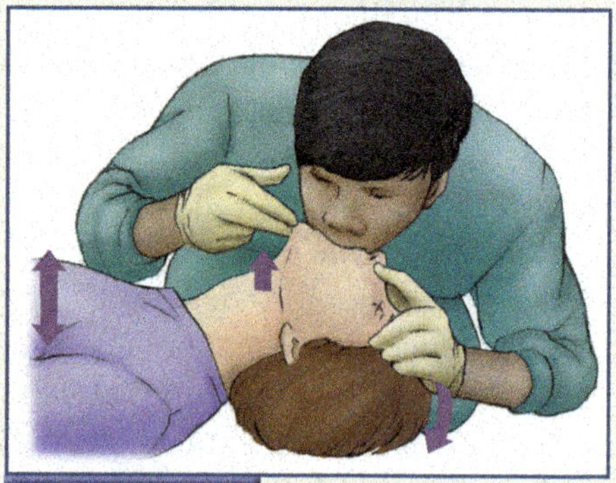

Figura A-3

Respiración de rescate.

Cuándo dar una RCP prolongada (más de 30 minutos)

Dé una RCP prolongada cuando algo de lo siguiente esté presente:

- La víctima está hipotérmica con un tórax compresible
- La víctima ha estado sumergida en agua fría
- Hay paro cardiaco debido a un relámpago o un choque eléctrico

Cuándo no empezar la RCP

No empiece la RCP cuando algo de lo siguiente esté presente:

- La víctima tiene una lesión letal –lesión cefálica grave, lesión torácica masiva o similar
- Hay signos de que la víctima murió hace algún tiempo –rigor mortis, lividez (color púrpura de la sangre a medida que se hunde en la parte más baja de un cadáver)
- El tiempo conocido desde el incidente hasta la reanimación es muy grande para tener éxito, por ejemplo, 30 minutos desde el inicio del paro cardiaco; más de 1 hora de sumergimiento de un adulto en el agua
- La víctima está en paro cardiaco después de un trauma grave
- La víctima está hipotérmica con un pecho congelado, que no puede comprimirse
- El ambiente no es seguro y es peligroso para los rescatistas

Cuándo detener la RCP

Detenga la RCP cuando se presente algo de lo siguiente:

- La víctima revive
- Se hace cargo otro rescatista entrenado
- Usted está demasiado exhausto para continuar
- La situación se vuelve insegura para los rescatistas
- Un médico le pide que se detenga
- Se ha dado RCP durante 30 minutos sin signos de recuperación, excepto cuando hay indicaciones para una RCP prolongada

Infantes

RCP

Los incidentes más probables en lugares remotos que requieren la reanimación de un infante son ahogamiento, golpe por un relámpago o un trauma grave como una lesión de la cabeza.

Qué hacer para lactantes

1. Compruebe que la escena es segura antes de acercarse al lactante.
2. Toque el hombro del infante o el pie y pregunte: "¿Estás bien?".
3. Si el infante no responde y no está respirando o sólo está jadeando, necesita RCP. Si usted está solo, dé RCP según se describe en el Paso 4 durante 2 minutos y después llame al 9-1-1. Si alguien más está disponible que llame al 9-1-1 y obtenga un DAE (desfibrilador automático externo) si se cuenta con uno.
4. Inicie la RCP con 30 compresiones torácicas. Coloque dos dedos, con uno tocando la línea del pezón y otro por debajo. Empuje por lo menos 4 cm (1.5 pulgadas). La frecuencia de las compresiones es más rápida que una por segundo (100 compresiones en un minuto; utilice el ritmo de la canción "Stayin' Alive de los Bee Gees). Después de cada compresión deje que el pecho regrese a su posición normal.
5. Abra la vía aérea con la maniobra de inclinar la cabeza y levantar la barbilla (mentón). No incline demasiado la cabeza hacia atrás.
6. Cubra la boca y la nariz del infante con su boca, haciendo un sello a prueba de fugas. Si esto no funciona, intente respiraciones boca a boca o boca a nariz **Figura A-4**.
7. Dé 2 respiraciones de rescate, cada una con una duración de 1 segundo. Sople suficiente como para levantar el pecho. Si la primera respiración no entra ni levanta el pecho, la vía aérea debe estar obstruida. Incline de nuevo la cabeza y dé una segunda respiración; si ésta no levanta el pecho, inicie la RCP (ciclos de 30 compresiones torácicas y 2 respiraciones). La falla para levantar el pecho es un signo de ahogamiento por lo que cada vez que abra la vía aérea antes de dar la primera respiración, busque algún objeto en la boca de la víctima y si lo encuentra, retírelo. Si las dos respiraciones entran y elevan el pecho, usted no necesita buscar algún objeto cada vez antes de dar la primera respiración.
8. Continúe la RCP con 30 compresiones torácicas y 2 respiraciones. Véase la sección *Cuando detener la RCP* para las recomendaciones sobre cuánto tiempo continuar.

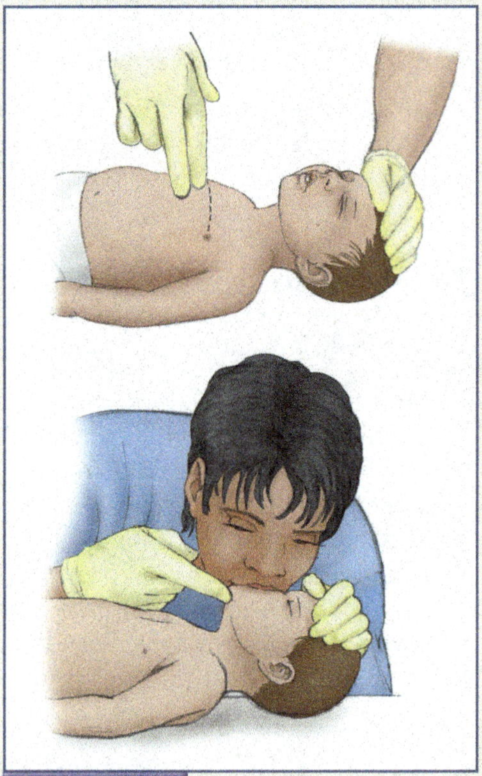

Figura A-4

En un lactante, use dos dedos para las compresiones torácicas. Dele RCP cubriendo con su boca la nariz y boca del lactante.

Obstrucción de la vía aérea y ahogamiento

Las víctimas de ahogamiento varían si la persona tiene una pequeña obstrucción de la vía aérea o si se trata de una obstrucción grave.

Obstrucción de la vía aérea en un adulto que responde (8 años y mayores) o niños (1 a 8 años)

Un cuerpo extraño alojado en la vía aérea puede producir una obstrucción de leve a grave de la vía aérea. Cuando un cuerpo extraño bloquea de manera parcial la vía aérea, se considera una obstrucción menor, porque en general hay un buen intercambio de aire.

Qué buscar

- Obstrucción de la vía aérea leve: la víctima aún es capaz de toser y hace algunos sonidos.
- Obstrucción de la vía aérea grave:
  - Cianosis (coloración azul)
  - La víctima no puede hablar, respirar ni toser
  - La víctima se toma del cuello con una o ambas manos

Qué hacer

1. Para una obstrucción leve (la víctima tose con fuerza), no interfiera con sus esfuerzos de toser o respirar.
2. Para una obstrucción grave, comprima el abdomen de la víctima (maniobra de Heimlich) Figura A-5.
   - Párese detrás de la víctima
   - Rodee con sus brazos la cintura de la persona (que sus antebrazos no toquen las costillas de la víctima)
   - Cierre el puño de una mano y coloque el lado del pulgar justo por encima del ombligo de la víctima y debajo de la punta inferior del esternón
   - Agarre su pulgar con la otra mano
   - Presione su puño contra el abdomen de la víctima, produciendo compresiones rápidas y hacia arriba. Cada compresión debe ser un esfuerzo separado y distinto para desalojar el objeto que está obstruyendo
3. Repita las compresiones abdominales hasta que la víctima tosa y saque el objeto. Si la persona deja de responder, dé RCP como se detalló antes.

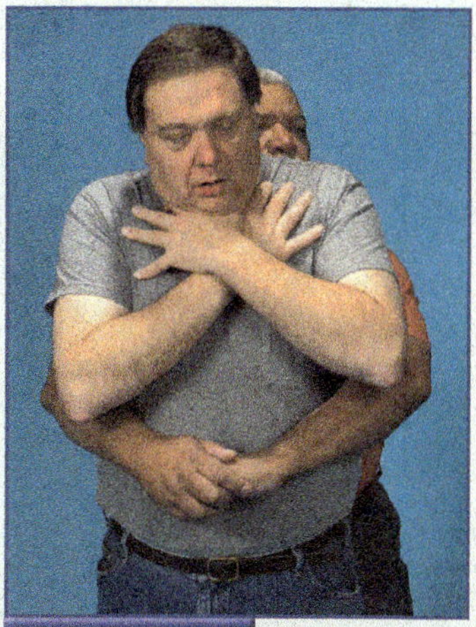

Figura A-5

Maniobra de Heimlich en una víctima que responde.

Lactante que responde con obstrucción de la vía aérea por un cuerpo extraño (ahogamiento)

El lactante responde pero no puede toser, llorar ni respirar.

Qué hacer

1. Dé al infante hasta cinco palmadas en la espalda Figura A-6.
   - Sostenga la cabeza y el cuello del infante con una mano soportando firmemente la mandíbula entre su pulgar y los dedos
   - Recueste al lactante boca abajo sobre su antebrazo con la cabeza más abajo que el pecho. Apoye su antebrazo sobre su muslo
   - Dele al lactante hasta cinco palmadas entre los omóplatos con el talón de su mano
2. Dé hasta cinco compresiones torácicas Figura A-7.
   - Soporte la parte posterior de la cabeza del infante
   - Coloque al infante entre sus manos y antebrazos y gírelo sobre su espalda con la cabeza más abajo que el pecho. Si usted es un rescatista pequeño, podría necesitar apoyar al infante sobre su regazo
   - Localice la posición apropiada del tórax para dar compresiones (este es el mismo lugar que para las compresiones torácicas en la RCP)
   - Haga hasta cinco compresiones separadas y distintas con dos dedos
3. Revise la boca buscando un objeto extraño.
4. Repita estos pasos hasta que el objeto sea expulsado o llegue la ayuda.
5. Si el infante deja de responder, inicie la RCP. Revise la boca buscando un objeto extraño antes de dar 2 respiraciones.

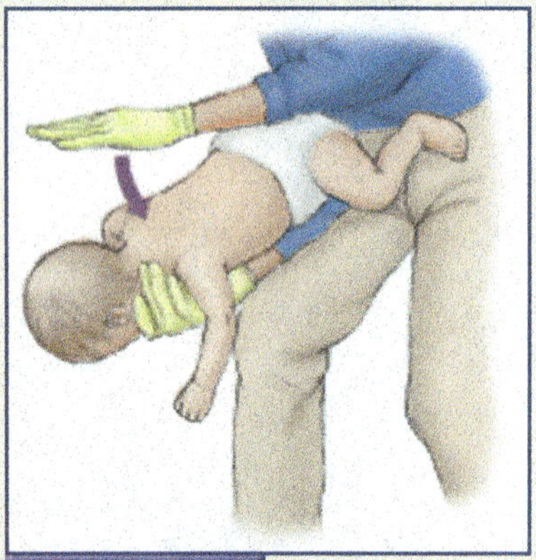

Figura A-6

Técnica de palmadas en la espalda.

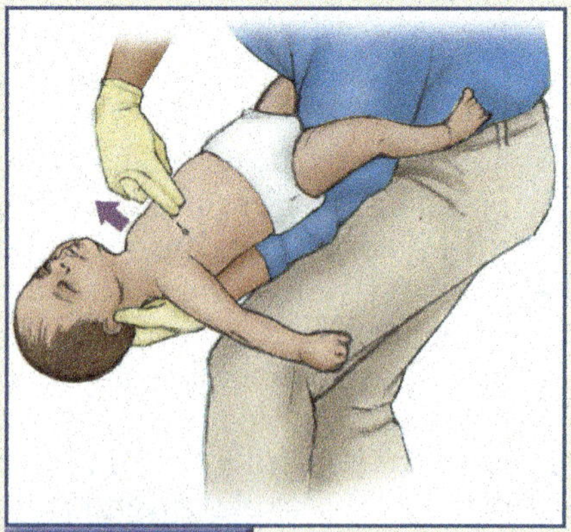

Figura A-7

Técnica de compresiones torácicas.

Equipo y suministros de primeros auxilios

apéndice B

Su kit (estuche) de primeros auxilios en lugares remotos merece una cuidadosa planeación. Considere la duración del viaje, tiempo máximo a la atención médica, espacio y peso disponible para el kit, actividades y condiciones ambientales esperadas, edad y condiciones de salud preexistentes de los miembros del grupo y conocimiento y experiencia en primeros auxilios en el grupo. Usted podría comprar un kit preempacado de primeros auxilios o armar el suyo.

Cargue los objetos en un contenedor fácilmente reconocible como una bolsa roja o naranja. Si usted anticipa una exposición al agua (lluvia intensa, cruzar ríos, viaje en bote), coloque los objetos individuales en bolsas plásticas resellables y almacene el kit en un contenedor a prueba de agua. Los miembros individuales de un grupo deben traer consigo su propio kit con algunos objetos de uso común en caso de que ellos se separen.

El Cuadro B-1 y el Cuadro B-2 incluyen una lista de objetos para el kit de primeros auxilios para un viaje corto. Modifique la lista de acuerdo con las necesidades e itinerarios específicos de su grupo. Consulte las secciones previas en el texto para revisar información sobre objetos adicionales.

Cuadro B-1 Objetos de primeros auxilios para un viaje de 3 a 4 días (para 2 a 3 personas)

Toallitas antisépticas tópicas	10
Crema anestésica tópica	1 tubo pequeño o almohadilla
Ungüento antibiótico	4 paquetes individuales o 1 tubo pequeño
Gel de aloe vera	1 tubo pequeño
Parches moleskin/molefoam	1 paquete
Jeringa de irrigación (20 mL)	1
Cintas para vendajes	10-15 cintas de 2.5 cm (1 pulgada)
Paquetes de gasas estériles	4 de 5 x 5 cm (2" x 2"), 6 de 10 x 10 cm (4" x 4")
Gasas no adherentes	4
Venda enrollada no adherente	rollo de 10 cm (4")
Almohadilla para trauma	almohadilla de 13 x 23 cm (5" x 9")
Vendaje elástico	rollo de 7.5 cm (3")
Cinta	rollo de cinta adhesiva de 5 cm (2")

(continúa)

Cuadro B-1 Objetos de primeros auxilios para un viaje de 3 a 4 días (para 2 a 3 personas) (continuación)

Seguros	3 grandes
Medicamentos para el dolor y antiinflamatorios	10 tabletas de paracetamol, 325 mg
	10 tabletas de ibuprofeno, 200 mg
	10 tabletas de aspirina, 325 mg*
Descongestionantes	6 tabletas
Antihistamínicos	6 tabletas
Crema de hidrocortisona	1 tubo pequeño, 1%
Filtro solar	1 tubo por persona, FPS mínimo de 15
Pomada para labios (con filtro solar)	1 lápiz por persona
Repelente de insectos con DEET	1 botella, más espray de permanone para territorio de garrapatas
Antiácidos	8-10 tabletas
Tabletas antidiarreicas	10 tabletas
Solución de yodopovidona	30 mL (1 onza), 10%
Vendaje triangular	1
Tijeras	1
Pinzas	1
Termómetro	1 (para lectura de baja temperatura)
Férula de aluminio acolchonada (férula SAM)	1
Guantes desechables de no látex	2-4
Máscara o microescudo de bolsillo	1
Cuaderno/lápiz	1 de cada uno

*No dé aspirina a los niños

Cuadro B-2 Suministro de primeros auxilios: cuidados de las heridas

	Tipo/Marca/Tamaño	Usos, comentarios	Alternativas/Prevención
Suministros para cuidado de las ampollas	Moleskin, molefoam	Trate "los puntos calientes" antes de la formación de ampolla. Acolchone las vesículas dolorosas	Use un revestimiento para calcetín; consiga botas para montaña antes del viaje; aplique cinta adhesiva sobre los puntos calientes
Jeringa de irrigación	Jeringa de 10 o 20 mL con punta de catéter de calibre 16-18	Irrigue a alta presión la herida para lavar la suciedad y arrastrar las bacterias	Lave con antisépticos tópicos
Antiséptico tópico	Toallitas con cloruro de benzalconio y/o solución de yodopovidona al 10%, 30 mL (1 onza)	Cortes limpios, raspaduras y mordeduras. Se pueden usar soluciones de yodo para la desinfección del agua	Agua y jabón
Anestésico tópico	Ungüento, solución o toallitas para limpiar con lidocaína	Produce cierto entumecimiento local para limpiar la suciedad de las abrasiones y cortes superficiales	Hielo o agua fría
Ungüento oftálmico	Polysporin	Conjuntivitis y abrasiones corneales	No usar ungüentos no oftálmicos como alternativas
Ungüento antimicrobiano	Ungüento antibiótico triple, Polysporin, Neosporin	Produce un ambiente óptimo para la curación, ayuda a prevenir las infecciones cutáneas asociadas con cortadas, raspaduras sucias y mordeduras. Haga apósitos no adherentes	No reemplazar la limpieza meticulosa de la herida
Aloe vera	Gel al 100% o varias cremas con alta concentración.	El aloe se puede usar para aliviar el dolor de quemaduras térmicas o solares y quemaduras superficiales por congelamiento	Ungüento antibiótico sobre quemaduras. Precaución: algunas personas desarrollan sensibilidad/reacción al aloe

Cuadro B-2 Suministro de primeros auxilios: material de vendaje

	Tipo/Marca/Tamaño	Usos, comentarios	Alternativas/Prevención
Vendajes adhesivos	Varios tamaños, incluyendo cintas y "nudillos": Band-Aid	Cobertura de heridas menores	Improvise cortando gasas y cinta adhesiva
Steri-strips	Cintas adhesivas de 1/4" x 4"	Cierre de ciertas heridas menores y limpias	Se puede confeccionar con cinta adhesiva regular; la mayoría de las heridas no necesitan cerrarse en los lugares remotos.
Apósitos de gasas	Paquetes estériles de 2" x 2" y 4" x 4" (paquetes individuales de dos gasas)	Apósitos absorbentes para heridas; traiga algunos estériles y otros no estériles. Estos últimos son adecuados para la mayoría, menos costosos y menos voluminosos sin el empaque	Material absorbente, sin hilos, el más limpio
Paquetes de gasas no adherentes	Aquaphor, Xeroform, Adaptic, Telfa, Spenco Second Skin, Hydrogel	Los paquetes de gasa no adherente son protección ideal para quemaduras, ampollas y rasguños	Ungüento antibiótico o gasa seca o ropa limpia crean un apósito no adherente
Gasas autoadherentes	Gasa enrollada autoadherente de 2"-4": Kerlex, Kling	Asegurar vendajes y para acolchonar de forma adicional y como barrera; fácil aplicación	Ropa limpia, vendaje elástico
Almohadillas estériles para trauma	Almohadilla altamente absorbente de 5" x 9", 8" x 10"	Cubierta para laceraciones, abrasiones grandes, fracturas abiertas con sangrado importante o secreciones	Toallas menstruales
Vendaje elástico	Vendaje ACE de 3"-4" de ancho	Brinda compresión para reducir la hinchazón y soporte mínimo para los esguinces articulares; apósito compresivo; voluminoso, pero casi siempre es útil	Tiras de tela, rollos de vendas, cinta atlética para esguinces.
Cinta adhesiva	Cinta atlética porosa y/o cinta de "seda" hipoalergénica o cinta a prueba de agua	Asegurar vendajes y material para férulas; cinta atlética útil para esguinces	Atar o asegurar gasas o vendajes elásticos; cinta para tubería.
Tinta de benjuí	Benjuí líquido de 15 a 30 mL o ámpulas de un solo uso.	Adhesivo para promover la adhesividad de las tiras o cintas para el cierre de las heridas	Cinta atlética o para tubería.
Seguros	1"-2" de longitud	Hacer cabestrillos con pañuelos, ropa, faldón o mangas de camisa; mantener los apósitos en su lugar; drenar las vesículas; otros usos	

Cuadro B-2 Suministro de primeros auxilios: medicamentos de venta libre

	Tipo/Marca/Tamaño	Usos, comentarios	Alternativas/Prevención
Analgésicos antipiréticos y antiinflamatorios no esteroides (AINE)	Paracetamol (Tylenol), aspirina*, ibuprofeno (Advil, Motrin), naproxeno (Aleve, Naprosyn)	Tratamiento de fiebre, dolor leve a mode rado e inflamación	
Tabletas descongestionantes	Sudafed (descongestivo); Actifed, Dristan, Contact, Dimetapp, otros (descongestivos/antihistamínicos)	Alivia la congestión nasal y de las vías aéreas por "resfriados" virales, alergias e infecciones de senos paranasales, nariz que moquea por altitud elevada	Espray descongestivo nasal; dejar gotear o sonar la nariz
Tabletas de antihistamínicos	Difenhidramina: Benadryl (mejor para todo propósito); clorfeniramina, Dramamine, muchos otros	Alivia los síntomas de alergia de ojos llorosos, descarga nasal y ronchas. Trata la comezón y la erupción cutánea asociada con la hiedra o roble venenoso. Reduce la náusea y la enfermedad por movimiento. Produce somnolencia; induce sueño	
Crema de hidrocortisona, 1%	Cortaid, Lanacort, Cortizone	Alivia la inflamación asociada con mordeduras de insectos, hiedra venenosa, roble venenoso y otras erupciones cutáneas alérgicas	Tabletas de antihistamínicos o compresas para resfriado; loción de calamina
Crema antifúngica	Clotrimazol, micostatina: Lotrimin, Micatin, Nizoral	Tratamiento del pie de atleta e infeccio nes por hongos y levaduras en la ingle y vagina. Para viajes prolongados, a trópicos o personas susceptibles	Intente la prevención evitando perio dos largos con pies húmedos y ropa interior húmeda. Las mujeres pueden desarrollar una infección por levaduras si están tomando antibióticos

(continúa)

Cuadro B-2 Suministro de primeros auxilios: medicamentos de venta libre (continuación)

	Tipo/Marca/Tamaño	Usos, comentarios	Alternativas/Prevención
Filtro solar	Loción con factor de protección solar (FPS) de por lo menos 15 y/o crema que contenga óxido de zinc o titanio	Prevención de quemaduras solares, "quemadura por viento", especialmente importante al viajar a la nieve o cerca del agua	Minimizar la exposición solar usando un sombrero ancho, camisa ligera de mangas largas y pantalones
Pomada para labios	Factor de protección solar de por lo menos 15; Blistex SPF 15 o Chap Stick Sunblock 15	Previene las quemaduras solares, grietas en los labios; alivia las úlceras por frío	Crema bloqueadora solar opaca que contiene óxido de zinc o titanio
Repelente de insectos	Aquellos que contienen DEET; preparaciones más nuevas de acción más prolongada y que contienen cerca de 30% de DEET; Permanone para garrapatas	Reduce las mordeduras de insectos. Para niños, use productos con no más de 10% de DEET. Permanone en la ropa repele a las garrapatas	Camisas ligeras de mangas largas, pantalones metidos en los calcetines, inspección diaria para garrapatas, redes para mosquitos
Antiácidos	Tabletas para neutralizar el ácido: Mylanta, Gelusil, Tums	Tratamiento de pirosis, indigestión por ácido	Evite cafeína, dulces, chocolate y alimentos picantes; no comer cerca de la hora de dormir
Antidiarreicos	Loperamida: cápsulas de Imodium, de 1 o 2 mg.	Reduce la diarrea; la víctima debe mantenerse hidratada	Pepto-Bismol; cambio de dieta; antibióticos para diarrea del viajero
Sales para rehidratación oral	Fórmula de la OMS: Oralyte; Fórmula de Estados Unidos: Rehydralyte	Cuando se mezcla con agua purificada, se puede ayudar a tratar la deshidratación asociada con la diarrea, vómito y agotamiento por calor	Bebidas deportivas, agua con sal y azúcar, caldo de sopa
Gel de glucosa oral (véase el Capítulo 13)	Pasta o tabletas de glucosa	Para víctimas que podrían ser diabéticas. Tratamiento del choque por insulina. Traiga en caso de que haya personas diabéticas en el grupo	Dulces duros o azúcar si la persona está consciente

* No administrar aspirina a niños.

Cuadro B-2 Suministro de primeros auxilios: equipo

	Tipo/Marca/Tamaño	Usos, comentarios	Alternativas/Prevención
Sistema de purificación del agua	Tabletas o soluciones de yodo, filtros, tabletas o soluciones de cloro	Retiro de gérmenes de transmisión por agua que pueden producir enfermedades intestinales; se pueden usar soluciones yodadas para limpiar heridas	Hierva el agua. Cargue suficiente agua con usted de una fuente "segura" conocida
Tijeras	Tipo de vendaje con extremos romos; tijeras de paramédico; tijeras plegables pequeñas disponibles en tiendas de costura	Retiro de la ropa de la víctima; material para modificar el vendaje	Tijeras o cuchilla en la navaja de bolsillo; descosedor
Pinzas	Pinzas finas para astillas: Pinzas del Tío Bill, Pinzas de navajas de Swiss Army	Retirar astillas y garrapatas	Uña, punta del cuchillo, seguro, aguja del kit de costura
Material para férulas	Férulas acolchonadas con hule maleable como la férula SAM, férulas de aire, férulas de alambre, férulas de tracción portátiles también disponibles	Inmovilización de huesos rotos o esguinces, collarín de emergencia	Muchos materiales para su improvisación: tablas, ramas, placa de tierra, postes de tiendas, postes metálicos, partes adyacentes del cuerpo
Termómetro	El termómetro usual tiene un rango de 34°-40.5 °C; rangos extendidos de 24-40.5 °C disponibles	Para diagnóstico de fiebre; rango extendido para una lectura precisa en golpe de calor o hipotermia. Traer en una cubierta protectora	Cintas de temperatura oral. Determinar la presencia de fiebre por tacto
Aparato de barrera boca a mascarilla para RCP	CPR Microshield, Mascarilla de bolsillo	Brinda una barrera de "precaución universal" entre la víctima y el prestador de primeros auxilios durante la respiración de rescate	
Guantes de látex o vinilo		Protege al prestador de primeros auxilios de sangre y líquidos corporales potencialmente infectados	Cualquier barrera como guantes o bolsas de plástico para evitar el contacto de sangre con la piel; lavar la piel con jabón si hubo exposición
Cuaderno de notas		Registrar información sobre lesiones o enfermedades; envío de información detallada a rescatistas	Página en blanco del libro guía, libro de primeros auxilios o libros de bolsillo
Utensilios de escritura	Lápiz suave, a prueba de agua	Registro de información sobre las lesiones o enfermedades. Las plumas pueden tener fugas y no funcionar con el frío	
Kit dental de emergencia	Eugenol (aceite de clavo) para alivio del dolor. Relleno temporal de caries (tubo pequeño, por prescripción o por dentista); kits comerciales disponibles	Para reparación de los dientes o alivio del dolor por dientes agrietados, pérdida de rellenos o coronas.	Cera de las velas

Cuadro B-2 Suministro de primeros auxilios: prescripción médica

Para viajes remotos prolongados se debe considerar estos artículos. Se requiere de conocimientos avanzados de primeros auxilios, entrenamiento especial, o instrucciones. Los medicamentos deben ser prescritos por un médico.

	Tipo/Marca/Tamaño	Usos, comentarios	Alternativas/Prevención
Kit de inhaladores broncodilatadores para asma	De venta sin receta -epinefrina: Primatene. De prescripción - Ventolin, Proventil, Metaprel	Tratamiento de ataque de asma o sibilancias	Hay disponibles tabletas de venta libre pero no son tan efectivas.
Antibióticos	Keflex, Bactrim, eritromicina, Augmentin, amoxicilina	Tratamiento de infecciones respiratorias, de piel y urinarias. Se puede necesitar más de un tipo de antibiótico	Muchos diferentes antibióticos con indicaciones específicas. Requiere discusión con un profesional de la salud.
Antibiótico para la diarrea del viajero	Cipro, Bactrim, norfloxacino	Para tratamiento de la diarrea adquirida durante viajes a países menos desarrollados	Pepto-Bismol, Imodium o Lomotil; reemplazo de líquidos
Prescripción de medicamentos para dolor	Narcóticos orales: paracetamol con codeína (Vicodin)	Tratamiento de dolor moderado a grave; útil para traslados prolongados en terreno accidentado	Medicamentos intravenosos para dolor administrados por un profesional con licencia
Medicamentos para enfermedades por altitud	Diamox, Decadron, nifedipino	Prevención y tratamiento de los síntomas del mal de montaña agudo. El Decadron es para edema cerebral (ECAE). El nifedipino es para el edema pulmonar	Ganancia de elevación lenta para permitir la climatización; descender
Kit para anafilaxis	Epinefrina inyectable (Epi-Pen, Ana-Kit)	Tratamiento de reacción anafiláctica por picadura de abeja, mordedura de insectos u otras reacciones alérgicas graves	Esencial para el responsable del grupo o antecedentes de una reacción previa
Férula de tracción	DABBS (Patrulla Nacional de Esquí) punta de esquí y adaptador de la cola para improvisar la tracción de un esquí; aparato de tracción de Kendrick.	Ferulización por tracción de fracturas de huesos para su evacuación	Aprenda a improvisar con remos, palos de esquí o técnicas de ferulización sin tracción
Equipo de comunicación	Teléfono celular, radio VHF, localizador geográfico (GPS)	Contacto de búsqueda y rescate u otras autoridades	

Desinfección del agua

apéndice C

Las enfermedades transmitidas por agua constituyen un riesgo para los viajeros internacionales que visitan países con una pobre higiene y sanidad inadecuada y para los visitantes de lugares remotos que dependen de las aguas superficiales en cualquier país, incluyendo a Estados Unidos. La lista de potenciales patógenos transmitidos por agua es extensa e incluye bacterias, virus, protozoarios y helmintos parásitos. La mayoría de los organismos que producen diarrea en viajeros pueden transmitirse a través del agua. En donde se tiene disponible agua corriente tratada, la mayoría de las infecciones intestinales en viajeros probablemente son transmitidas por alimentos, pero en donde se usa el agua de la superficie o de pozo sin tratar y no hay una infraestructura de sanitización, el riesgo de adquirir infecciones transmitidas a través del agua es elevado. Los microorganismos con pequeñas dosis infectantes pueden producir enfermedades a través de una exposición al agua recreativa, a través de la ingesta inadvertida del agua.

El agua embotellada se ha convertido en una solución conveniente para la mayoría de los viajeros, pero en algunos lugares ésta podría no ser superior al agua corriente. Además, las botellas de plástico crean un problema ecológico porque la mayoría de los países en desarrollo no las reciclan. Todos los viajeros internacionales, en especial los que viajan por periodos prolongados o expatriados, deben familiarizarse con y usar métodos simples para asegurar la ingesta de agua segura. El Cuadro C-1 compara los beneficios y limitaciones de los diferentes métodos.

Técnicas de campo para el tratamiento del agua

Calor

Los patógenos intestinales comunes se inactivan fácilmente por el calor. Los microorganismos son destruidos en un tiempo más corto a temperaturas más elevadas, mientras que temperaturas tan bajas como los 60 °C (140 °F) son efectivas con un tiempo de contacto mayor. La pasteurización usa este principio para matar a los patógenos entéricos transmitidos por los alimentos y destruir a los organismos con temperaturas entre 60 y 70 °C (140 y 158 °F), mucho antes del punto de ebullición del agua (100 °C [212 °F]).

Aunque no es necesaria la ebullición para matar a los patógenos intestinales comunes, este es el único punto fácilmente reconocible que no requiere un termómetro. Todos los organismos excepto las esporas bacterianas, las cuales usualmente no son patógenos entéricos transmisibles en el agua, son destruidos en segundos a la temperatura de ebullición. Por lo tanto, cualquier agua que es hervida durante 1 minuto (para permitir un margen de seguridad) estaría adecuadamente desinfectada. Como el punto de ebullición disminuye al aumentar la altitud, el agua debe hervirse durante 3 minutos en altitudes por encima de los 2000 m (6562 pies). Para conservar el combustible, se pueden obtener los mismos resultados llevando el agua a ebullición y después apagando la estufa pero manteniendo el contenedor cubierto durante varios minutos.

Cuadro C-1 Comparación de las técnicas de desinfección del agua

Técnica	Ventajas	Desventajas
Calor	• No introduce un sabor o color adicional • Paso único que inactiva a todos los patógenos entéricos • La eficacia no se compromete por contaminantes o partículas en el agua como en la halogenación y la filtración	• No mejora el sabor, olor ni apariencia del agua • Las fuentes de combustible podrían ser escasas, caras o no estar disponibles • No previene la recontaminación durante su almacenamiento
Filtración	• Es simple de operar • No requiere tiempo de espera para su tratamiento • Elección de muchos diseños de productos comerciales • No añade un sabor desagradable y a menudo mejora el sabor y la apariencia del agua • Se puede combinar con los halógenos para retirar o matar todos los microbios patógenos transmitidos en el agua	• Añade volumen y peso al equipaje • Muchos filtros no retiran de forma confiable virus • Los canales de agua o la alta presión pueden forzar el paso de los microorganismos a través del filtro • Es más caro que el tratamiento químico • Eventualmente se tapa por las partículas suspendidas y puede requerir cierto mantenimiento o reparación en el campo • No previene la recontaminación durante su almacenamiento
Halógenos (cloro, yodo)	• Barato y ampliamente disponible en líquidos o tabletas • Se puede retirar el sabor con técnicas simples • Dosificación flexible • Es igualmente fácil tratar volúmenes grandes y pequeños	• Corrosivo y tiñe la ropa • Añade sabor y olor al agua • La flexibilidad requiere el entendimiento de los principios • El yodo es fisiológicamente activo y puede tener efectos adversos • No es tan efectivo contra los ovocistos de *Cryptosporidium* • La eficacia disminuye con una temperatura baja del agua y menor claridad del agua
Dióxido de cloro	• Las dosis bajas no tienen color ni sabor • Uso simple y disponible en líquidos o tabletas • Más potente que las dosis equivalentes del cloro • Efectivo contra todos los patógenos transmitidos en el agua	• Volátil y sensible a la luz solar: no exponer las tabletas al aire y usar rápidamente las soluciones preparadas • Sin concentración residual persistente, por lo que no previene la recontaminación durante su almacenamiento
Ultravioleta (UV)	• No agrega sabor • Equipos portátiles disponibles • Efectivo contra todos los patógenos transmitidos en el agua • Se pueden usar dosis extras de UV para añadir seguridad sin efectos adversos • Beneficio moderado con la exposición de UV solar	• Requiere agua clara • No mejora el sabor ni la apariencia del agua • Relativamente caro • Requiere baterías o fuentes de energía • Difícil saber si el equipo está aportando las dosis requeridas de UV • Sin concentración residual persistente, así que no previene la recontaminación durante su almacenamieto.

Cortesía de CDC.

Si no se cuenta con otros medios de tratamiento del agua, una alternativa para hervir el agua es usar el agua corriente muy caliente como para tocarla, la cual probablemente se encuentre a una temperatura entre 55 y 60 °C (131 y 140 °F). Esta temperatura podría ser adecuada para matar patógenos si el agua se ha mantenido caliente durante algún tiempo. Los viajeros con acceso a electricidad pueden traer una espiral de calentamiento eléctrico o un calentador de bebidas liviano para hervir el agua.

Filtración y clarificación

El tamaño de los poros del filtro es el principal determinante de la efectividad del filtro, pero los microorganismos también se adhieren a los medios del filtro por reacciones electroquímicas. Los microfiltros con tamaños de poros "absolutos" de 0.1-0.4 μm en general son efectivos para retirar los quistes y las bacterias pero podrían no retirar de forma adecuada los virus, los cuales son una preocupación importante en el agua con niveles elevados de contaminación fecal. Cuadro C-2. Los filtros que ostentan la designación de la Agencia de Protección Ambiental (EPA) de "purificador" de agua son sometidos a pruebas patrocinadas por la compañía que han demostrado el retiro de 10^6 bacterias, 10^4 (9999 de 10000) virus y 10^3 ovocistos de *Cryptosporidium* o quistes de *Giardia*. (La EPA no prueba de forma independiente la validez de estas aseveraciones). La NSF Internacional es una organización, no gubernamental, no lucrativa, que desarrolla estándares y certificación de productos para la salud y seguridad públicas. Es un centro de colaboración designado de la Organización Mundial de la Salud (OMS) para la Seguridad Alimentaria y del Agua y el Ambiente de Interiores. Está acreditado por el Instituto Nacional Americano para los Estándares (ANSI), el Servicio Internacional de Acreditación (IAS) y el Consejo de Estándares de Canadá (SCC) para la certificación de terceros. Algunas unidades de filtración del agua han sido evaluadas por NSF Internacional bajo el Estándar 53 de NSF/ANSI. Se puede encontrar una lista de productos para la filtración del agua certificados en www.nsf.org/consumer.

Nuevos diseños de filtros portátiles incluyen la tecnología de fibras huecas, que es un grupo de diminutos túbulos con poros de tamaños variables que pueden retirar partículas del tamaño de virus Figura C-1. Los filtros de osmosis invertida pueden remover la contaminación microbiológica y desalinizar el agua. El elevado precio y la baja velocidad de las pequeñas unidades de ósmosis invertida de bolsillo impiden su uso por viajeros en tierra; de cualquier manera, son importantes auxiliares de supervivencia para los viajeros en mar.

Cuadro C-2 Tamaño de los microorganismos y susceptibilidad a la filtración

Organismo	Tamaño promedio (μm)	Clasificación máxima recomendada del filtro (μm absolutos)[1]
Virus	0.03	No especificada (óptima 0.01)
Bacterias entéricas (*Escherichia coli*)	0.5 x 3.0-8.0	0.2-0.4
Ovocisto de *Cryptospordium*	4-6	1
Quiste de Giardia	6.0-10.0 x 8.0-15.0	3.0-5.0

[1]NSF clasificación 53 de un filtro certifica el retiro de quistes/ovocistos.
Cortesía de los CDC

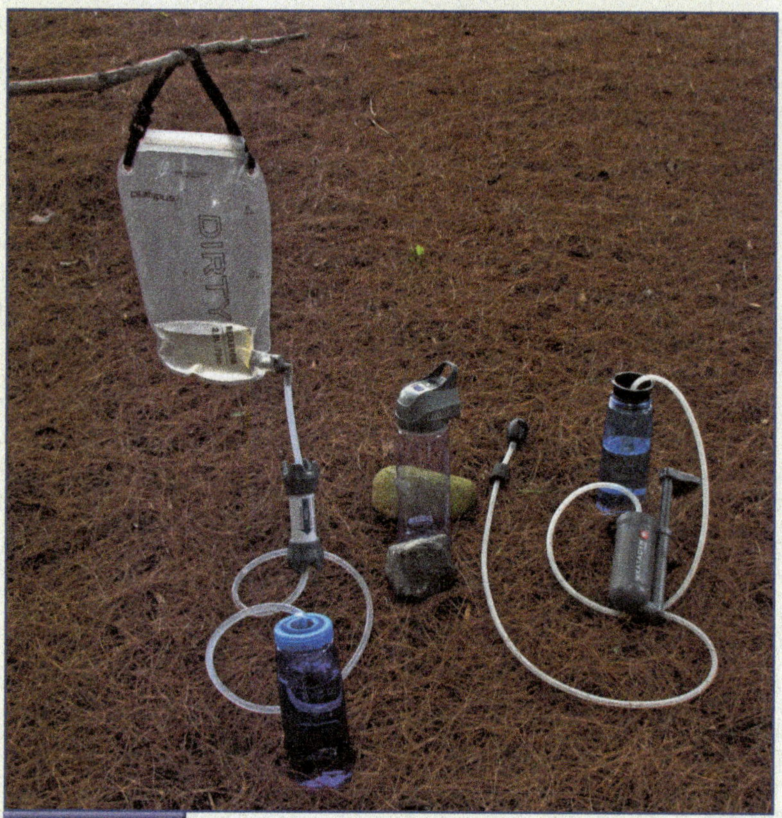

Figura C-1

Ejemplos de filtros de agua portátiles.

La coagulación-floculación (CF) retira las partículas suspendidas que producen una apariencia turbia y mal sabor y que no se sedimentan por gravedad; este proceso retira muchos, pero no todos los microorganismos. La CF se aplica fácilmente en el campo. Se añade Alum, u otras sustancias, al agua, se revuelve bien, se deja quieta, se vierte a través de un filtro para café o ropa fina para retirar el sedimento. Hay disponibles tabletas o paquetes de polvos que combinan la desinfección por floculación y por hipoclorito (productos comerciales como Chlor-floc o PUR).

Desinfección química

Halógenos

Los desinfectantes químicos del agua más comunes son el cloro y el yodo (halógenos). A nivel mundial, la desinfección química con cloro es el método más usado para mejorar y mantener la calidad microbiológica del agua potable. El hipoclorito de sodio, el ingrediente activo del blanqueador casero, es el principal desinfectante promovido por los CDC y por el Sistema de Agua Segura de la OMS a una concentración de 1.5% para uso casero en el mundo en desarrollo. Otros compuestos que contienen cloro, como el hipoclorito de calcio y el dicloroisocianurato de sodio, son sólidos y también efectivos para el tratamiento casero del agua.

Con concentraciones y tiempo de exposición adecuados (tiempo de contacto), el cloro y el yodo tienen una actividad similar y son efectivos contra las bacterias, virus y quistes de *Giardia*. Como muchos factores en el campo no son controlados, la extensión del tiempo de contacto añade un margen de seguridad. De cualquier manera, algunos parásitos comunes transmitidos a través del agua, como *Cryptosporidium*, son pobremente desactivados por la desinfección con halógenos, incluso con tiempos de contacto prácticos extendidos. Por lo tanto, la desinfección química debe suplementarse con una filtración adecuada para retirar estos microorganismos del agua potable. El agua turbia contiene sustancias que neutralizarán al desinfectante, por lo que se requieren concentraciones o tiempos de contacto mayores o, preferiblemente, el aclaramiento a través de la sedimentación o filtración antes de añadir el desinfectante. Hay disponibles tabletas que combinan la floculación con un desinfectante.

Tanto el cloro como el yodo están disponibles en presentaciones líquidas y tabletas. Debido a que el yodo tiene actividad fisiológica, la OMS recomienda limitar la desinfección del agua con yodo a algunas pocas semanas de uso de emergencia. El uso de yodo no se recomienda para la gente con enfermedad tiroidea inestable o alergia conocida al yodo. El yodo no se debe usar por mujeres embarazadas debido al posible efecto sobre la tiroides fetal.

El sabor de los halógenos en el agua puede mejorarse de varias formas:

- Reduzca la concentración y aumente proporcionalmente el tiempo de contacto
- Después del tiempo de contacto requerido, corra al agua a través de un filtro que contenga carbón activado
- Después del tiempo de contacto requerido, añada una pizca de ácido ascórbico

Resinas de yodo

Las resinas de yodo transfieren éste a los microorganismos que se ponen en contacto con la resina, pero dejan poco yodo disuelto en el agua. Las resinas se han incorporado en muchos diseños diferentes de filtros disponibles para su uso en el campo. La mayoría contienen un filtro para quistes de 1 μm, los cuales deben retirar efectivamente los quistes de protozoarios. En Estados Unidos se venden pocos modelos debido a los resultados inconsistentes en las pruebas, pero algunos aún están disponibles para su uso internacional.

Electrolisis de sal (cloruro de sodio)

Pasar una corriente a través de una solución de sal simple genera oxidantes, incluyendo al hipoclorito, el cual se puede usar para desinfectar de microbios.

Dióxido de cloro

El dióxido de cloro (ClO_2) puede matar a la mayoría de los patógenos transmitidos por el agua, incluyendo a los ovocistos de *Cryptosporidium*, con dosis y tiempo de contacto prácticos. Hay disponibles presentaciones en tabletas y líquidas para generar dióxido de cloro en el campo para el tratamiento de una pequeña cantidad de agua.

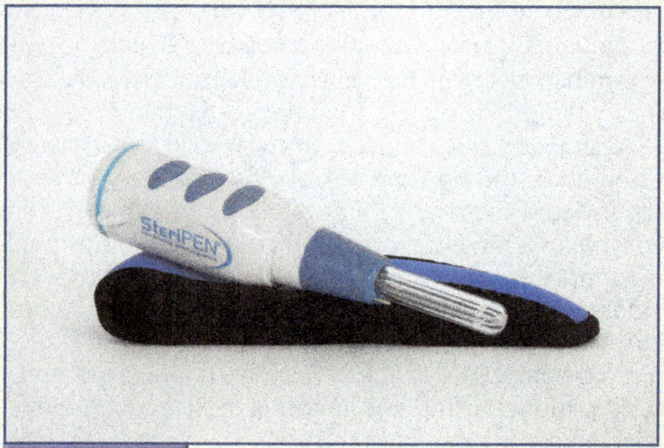

Figura C-2

Un aparato de filtración del agua, como la SteriPEN®, utiliza luz UV para matar bacterias.

Luz ultravioleta (UV)

Muchos datos muestran que la luz UV puede matar bacterias, virus y ovocistos de *Cryptosporidium* en el agua. El efecto depende de la dosis y el tiempo de exposición a la UV y requiere agua clara porque las partículas suspendidas pueden servir de escudo a los microorganismos contra los rayos UV. Estas unidades tienen una efectividad limitada en aguas con niveles elevados de sólidos suspendidos y turbiedad y tampoco dejan una desinfección residual. Las unidades portátiles operadas con baterías que aportan una dosis medida por tiempo de UV pueden ser una forma efectiva para desinfectar pequeñas cantidades de agua clara en el campo; de cualquier manera, se necesitan más pruebas para tener evidencias concluyentes Figura C-2.

Radiación solar y calentamiento

La radiación UV por la luz solar en el rango UVA puede mejorar de manera sustancial la calidad microbiológica del agua. Trabajos recientes han confirmado la eficacia y procedimientos óptimos de la técnica de desinfección solar. Las botellas transparentes (como las de bebidas de plástico transparente), preferiblemente sobre una superficie oscura, son expuestas a la luz solar durante un mínimo de 4 horas. La inactivación UV y térmica son sinergistas en la desinfección solar del agua para beber. El uso de un simple reflector o cocina solar puede llegar a temperaturas de 65 °C (149 °F), que pasteurizará el agua después de 4 horas. La desinfección solar no es efectiva para el agua turbia. Si no se pueden leer los titulares de un periódico a través de una botella de agua, entonces se debe filtrar el agua antes de usar la radiación solar. Si más de la mitad del cielo está nublado, la radiación solar no es efectiva y debe repetirse antes de usar el agua. La desinfección del agua de beber puede ser aceptable para situaciones de emergencia austeras.

Plata y otros productos

El ion de la plata tiene efectos bactericidas en dosis bajas y ciertas características atractivas, incluida la ausencia de color, sabor y olor. El uso de plata como un desinfectante del agua para beber es popular en Europa pero no está aprobada para este propósito en Estados Unidos, porque la concentración de la plata en el agua se afecta en gran medida por la adsorción de la superficie del contenedor y ha habido pruebas limitadas sobre virus y quistes. En Estados Unidos, la plata está aprobada para el mantenimiento de la calidad microbiológica del agua almacenada.

Otros productos comunes tienen efectos antibacterianos en el agua y son comercializados para viajeros, incluidos el peróxido de hidrógeno, jugos cítricos y permanganato de potasio. Ninguno cuenta con datos suficientes para recomendarlos para la desinfección del agua en el campo.

La técnica preferida

La técnica óptima para una persona o grupo depende de las preferencias personales, tamaño del grupo, fuente del agua y el estilo de viaje. Hervir el agua es el tratamiento de un solo paso más confiable, pero ciertos filtros, UV y dióxido de cloro también son efectivos en la mayoría de las circunstancias. El tratamiento óptimo de agua altamente contaminada o turbia puede requerir CF seguida de la desinfección química. A larga distancia, en los botes en el océano en donde el agua debe desalinizarse durante el viaje, sólo son adecuados los filtros de membranas para osmosis invertida.

Higiene del campo

Una higiene apropiada previene la contaminación del agua terrestre y limita la diseminación de enfermedades entre los miembros del grupo.

Disposición de los desechos en áreas sin baños o letrinas de grupo

- Cave un agujero de 20 a 25 cm (8" a 10") de profundidad para enterrar los desechos
- Cave el agujero por lo menos a 30 m (100 pies) del agua en la superficie y no en drenajes naturales en donde la lluvia podría lavar los desechos y llevarlos hacia la fuente del agua
- Queme o entierre el papel de baño con los desechos y píselos o cúbralos con una roca
- Para grupos grandes o áreas de uso extenso, cave una trinchera para una letrina común. Después de cada uso, eche un poco de tierra sobre los desechos
- Traiga una pequeña pala de plástico o una pala colapsable o improvise con un palo o una roca plana con forma de pala

Higiene personal

Todos deben lavar siempre sus manos después de ir al baño y antes de preparar los alimentos Figura C-3. Coloque una cubeta de agua, un cucharón y jabón a lo largo del camino a la letrina o al lado del área de la cocina.

Higiene del grupo

- Utilice utensilios en lugar de las manos para servir los alimentos
- Cuando se laven los platos, añada blanqueador al agua final para enjuagar Figura C-4. Lleve un poco de blanqueador en líquido o polvo (30 a 60 mL [1 a 2 onzas] deben ser suficientes para un grupo pequeño durante 1 semana). Añada suficiente para crear un fuerte olor a cloro. Deje que los platos se sequen

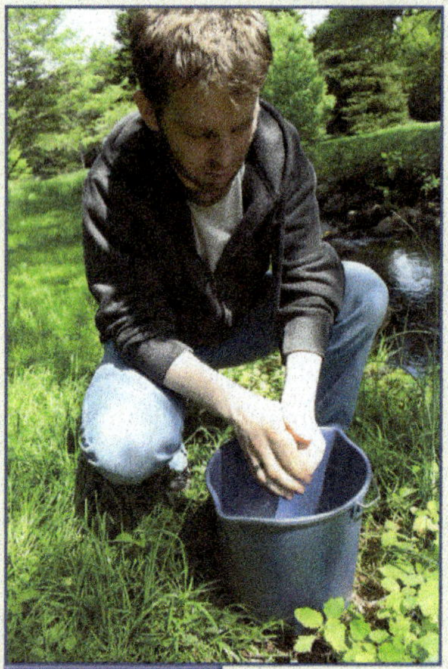

Figura C-3

Higiene en el campo: lavado de manos.

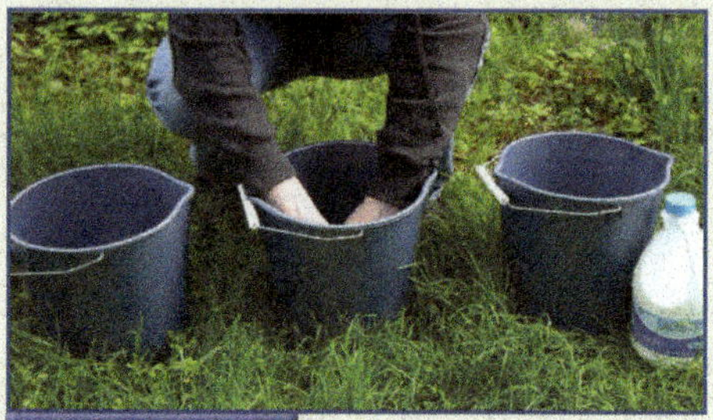

Figura C-4

Higiene en el campo: agregue blanqueador al agua para enjuagar.

Reemplazo de líquidos y electrolitos

apéndice D

Cuando los líquidos y electrolitos se pierden en cantidades significativas, las soluciones de rehidratación/electrolitos orales (SRO) son útiles en cuatro circunstancias: diarrea y/o vómito graves; tratamiento de una enfermedad por calor leve a moderada; ejercicio pesado, prolongado con una pérdida de gran volumen de sudor; y lesiones con una pérdida significativa de sangre o de líquidos por quemaduras **Figura D-1**.

Reemplazo de las pérdidas de líquidos intestinales

La diarrea es la principal razón para el uso de soluciones de electrolitos orales. La mayoría de las infecciones intestinales se resuelven solas, pero producen la pérdida de líquidos y electrolitos y pueden causar deshidratación. Incluso durante una diarrea grave, el intestino puede absorber agua y electrolitos cuando se mezclan con glucosa.

La Organización Mundial de la Salud (OMS) ha desarrollado sales de electrolitos específicamente para las enfermedades diarreicas. Estas sales de electrolitos contienen sodio, potasio, cloro, bicarbonato o citrato trisódico y glucosa; deben mezclarse con 1 litro de agua desinfectada. Los paquetes de estas sales de rehidratación oral se distribuyen por la OMS y la UNICEF a todo el mundo, comúnmente bajo el nombre de Oralyte. En Estados Unidos, las sales de la OMS y las soluciones basadas en arroz son difíciles de encontrar. Están disponibles soluciones premezcladas más caras pero son imprácticas para los viajes a lugares remotos o al extranjero.

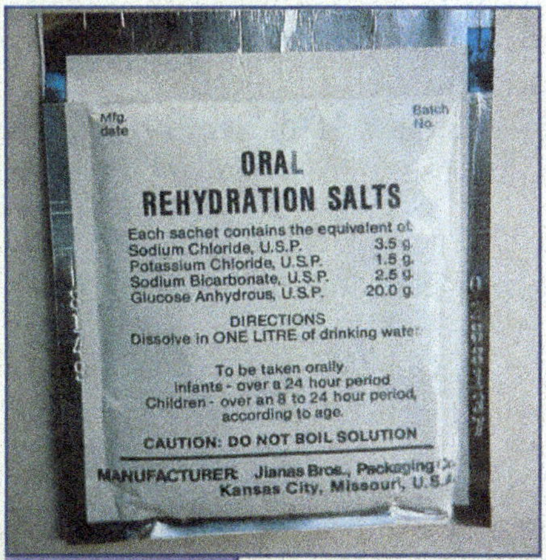

Figura D-1

Sales de rehidratación oral.

Cuadro D-1 Receta para el polvo de la SRO

Añada a 1 litro de agua desinfectada:	
cloruro de potasio (KCl)	1.5 g
bicarbonato de sosa	2.5 g
sal (NaCl)	3.5 g
glucosa	20.0 g

Cuadro D-2 Soluciones deportivas caseras para la rehidratación

Añada a 1 litro de agua	Concentración resultante
3-4 cucharaditas de azúcar	solución al 1%-2%, 50 kcal
0.5 cucharadita de sal de mesa	30 mEq/L

Notas: la medida de la cucharadita es muy variable (3.5-5.0 gramos/cucharadita), pero la concentración resultante está bien en estas soluciones.
Los miliequivalentes (mEq) es una medida de las sustancias relacionada tanto con el peso como con la carga eléctrica.

Las SRO basadas en cereales contienen moléculas de carbohidratos complejos de arroz o granos que se digieren como glucosa simple. Las bebidas deportivas y otros líquidos claros contienen muy poco sodio y potasio y mucha glucosa para el tratamiento de la deshidratación inducida por la diarrea, pero pueden ser mejores que el agua simple (véanse el Cuadro D-1 y Cuadro D-2 para una solución casera).

Si no se cuenta con sales premedidas, un sustituto recomendado por los Centros para el Control y la Prevención de las Enfermedades consiste en alternar las bebidas de los siguientes dos líquidos:

Vaso 1: 240 mL (8 onzas) de jugo de frutas (manzana, naranja, limonada y similares)
0.5 cucharadita de miel o jarabe de maíz
1 pizca de sal

Vaso 2: 240 mL (8 onzas) de agua (hervida o tratada)
0.25 cucharadita de bicarbonato de sosa

Algunos ingredientes pueden no estar disponibles en lugares remotos.

Las soluciones simples de sal y azúcar, similares a las que se usan para el reemplazo para calor/ejercicio, pueden usarse para una deshidratación leve pero no son adecuadas para una deshidratación seria o para reemplazar pérdidas elevadas de forma continua. Para una deshidratación leve, mantenimiento parcial, suplementación o cuando no se tiene ninguna otra cosa disponible, el agua de arroz, jugo de frutas, leche de coco, bebidas de cola diluidas o caldo de sopas podrían ser suficientes.

Guías para el reemplazo de líquidos

El déficit estimado de líquidos se debe reemplazar en aproximadamente 4 horas. Para una deshidratación leve, un adulto debe beber 240 mL (8 onzas) de SRO cada 30 minutos para las primeras 4 a 6 horas. Los niños deben beber de 180 a 240 mL (6 a 8 onzas) de SRO por hora y toda el agua que ellos quieran. Dé a los infantes menores de 3 meses una dosis de 120 mL (4 onzas) cada hora, reemplazando cada tercer dosis por agua simple. Para prevenir el vómito, los individuos deshidratados deben beber cantidades pequeñas frecuentes pero lentamente. Determine los requerimientos de mantenimiento estimando o midiendo las pérdidas en heces más los requisitos de mantenimiento normal. Debido a que esto a menudo no se puede hacer en el campo, administre a alguien deshidratado por lo menos 1 cucharadita (5 mL) por cada medio kilogramo de peso corporal después de cada evacuación diarreica.

Intente continuar la alimentación. Los granos básicos y los almidones no aumentan o prolongan las pérdidas de líquidos. La SRO basada en arroz puede reducir la enfermedad asociada con diarrea. La mayoría de los alimentos crudos, como los cereales, bananas, lentejas, papas, frutas, yogur y otros vegetales cocidos son bien tolerados y se pueden continuar durante los brotes de diarrea. Evite la cafeína, alcohol, alimentos con concentraciones altas de azúcar y alimentos fritos o grasosos. La intolerancia a los productos lácteos (gas, distensión y diarrea persistente) puede seguir a una enfermedad intestinal. Los infantes pueden continuar la alimentación al seno materno. Diluya la fórmula de lactosa al 50% con agua y observe si se produce intolerancia.

Reemplazo de líquidos durante el ejercicio

Las pérdidas de sudor de 1 litro por hora son comunes durante el ejercicio moderado en un ambiente caliente, húmedo o con ejercicio pesado en un ambiente templado. La deshidratación aumenta el riesgo de enfermedad por calor.

En el montañismo en altitudes elevadas, la escasez del agua en la superficie, la dificultad para ajustar la ropa para los cambios de clima o los niveles de ejercicio y las pérdidas de líquidos por la respiración al hiperventilar en aire seco y frío produce la necesidad de 7 a 8 litros de agua por día. La deshidratación a una altitud elevada aumenta la probabilidad de enfermedad por la altura, hipotermia, quemadura por congelamiento y trombosis venosa.

Durante un ejercicio duro y sostenido, en especial en un ambiente caliente, una persona necesita por lo menos 480 mL (16 onzas) de líquidos antes de ejercitarse y 240 mL (8 onzas) cada 20 minutos durante el ejercicio. La persona debe beber en cada oportunidad y ajustar la hidratación según el volumen y color de la orina. Sólo se debe usar agua limpia para el reemplazo de líquidos.

El sudor contiene sodio, cloro y pequeñas cantidades de potasio (véase el Cuadro D-3 para las concentraciones de electrolitos). En los lugares remotos, las necesidades de sal y otros electrolitos se reemplazan mejor con comidas regulares y bocadillos y las pérdidas de líquidos, con agua simple. Además, los alimentos aportarán más calorías que las soluciones de electrolitos y promueven la ingesta de líquidos. Por desgracia, muchos alpinistas favorecen los bocadillos que son ricos en carbohidratos y grasas (como los dulces) pero bajos en sodio. Algunas personas, al notar la hinchazón presente en sus manos y pies asociada con la exposición al calor o la altitud, intentan de manera errónea restringir su ingesta de sodio.

Se recomiendan los suplementos de electrolitos en eventos de resistencia o para trabajos/ejercicios mayores de 6 horas; o para un periodo más corto, en un ambiente más caliente con altas pérdidas de sudor. Se puede desarrollar hiponatriemia grave (contenido bajo de sal en el cuerpo) que produce confusión e incluso crisis convulsivas en los atletas de resistencia y en excursionistas recreativos en climas calientes.

Durante el ejercicio, una solución que contiene glucosa al 2 a 6% y 30 mEq/L de sodio es agradable. El sodio excesivo puede producir náusea y las tabletas de sal deglutidas enteras

Cuadro D-3 Concentraciones de electrolitos en líquidos comunes

	Sodio, mEq/L	Potasio, mEq/L	Bicarbonato, mEq/L	Glucosa, g/L
Sangre	140	4.5	25	
Diarrea	50-140	15-25	20-45	
Sudor	30-60	3-5		
Bebida deportiva	10-25	3-5		60-70 (6-7%)
SRO OMS	90	20	30	20 (2%)
SRO EU	45-75	20-25	30	20-25
Refrescos	2-5	0		110
Jugo de naranja	0-5	58		118

Nota: los miliequivalentes (mEq) son una medida de las sustancias relacionada tanto con el peso como con la carga eléctrica.

producen irritación gástrica y vómito. Disuelva una a dos tabletas en un litro de agua. Mucha azúcar puede retrasar el vaciamiento gástrico y producir diarrea. Las bebidas deportivas comerciales están disponibles en presentación en polvo pero se pueden hacer sustitutos simples en casa (véase el Cuadro D-2).

Tratamiento de la enfermedad por calor leve

Las soluciones de electrolitos orales son excelentes para el tratamiento de la enfermedad por calor leve a moderada, como el síncope por calor, espasmos por calor y agotamiento por calor. La víctima debe descansar en la sombra y beber 1 a 2 litros de líquidos similares a los de reemplazo para el ejercicio. Los líquidos orales no pueden usarse para el tratamiento del golpe de calor en las víctimas que tienen un estado de respuesta alterado y son incapaces de deglutir.

Reemplazo de líquidos y electrolitos para las pérdidas de sangre

La pérdida de líquidos con un sangrado serio, continuo, no puede ser reemplazada por vía oral. Pero si se presenta una pérdida de sangre súbita y se detiene de manera subsecuente (como en una herida, sangrado nasal o sangrado uterino), el reemplazo de líquidos orales puede ayudar a restablecer el volumen sanguíneo pero no reemplazará la pérdida de células sanguíneas. Las víctimas de quemaduras extensas de la piel pierden grandes volúmenes de líquidos; adminístreles líquidos con sales, similares a los de reemplazo para la diarrea, hasta que se tengan disponibles líquidos intravenosos.

Para mejorar las probabilidades de supervivencia

apéndice E

Durante cualquier salida a algún lugar remoto, usted podría verse obligado a pasar una noche inesperada afuera debido a un sendero desconocido, una lesión, una enfermedad o un cambio súbito del estado del tiempo. Una buena planeación puede volver una crisis en una aventura. Además de las habilidades, determinación y juicio común, los objetos del Cuadro E-1 pueden mejorar las probabilidades de supervivencia; manténgalos dentro de su vehículo.

Ropa

Para prevenir una pérdida seria de calor, siempre tome por lo menos la cantidad mínima de ropa extra para estar cómodo en una mala tormenta. Las capas de ropa son cruciales para la preservación del calor.

Primera capa

Ropa interior grande, sintética, liviana a peso mediano, que brinda calor y absorbe la humedad de la piel. Todos los materiales pierden las propiedades aislantes cuando se mojan, pero el algodón pierde más que la mayoría.

Capas aislantes

Las capas adicionales serán necesarias arriba de la primera capa para brindar aislamiento. Estas capas pueden consistir en una chamarra de piel o pieles y chalecos, camisas de lana y suéteres y pantalones de piel o lana.

Cuadro E-1 Equipo de supervivencia vehicular

Agua embotellada	Bolsa para dormir o sábanas	Extintor de incendios
Bengalas	Cables pasacorriente	Raspador de parabrisas
Herramientas	Linternas	Mapas
Manguera corta (pasar combustible)	Cadenas	Cerillos y ollas
Alimentos no perecederos	Cable de remolque	Kit de primeros auxilios
		Pala y arena

Capas para el viento/lluvia

Para mantenerse seco, se necesitan capas rompevientos impermeables que permitan la perspiración tanto para la parte superior como para la inferior del cuerpo. El nylon sin recubrimiento es suficiente sólo para el viento y una lluvia ligera.

Sombreros

Para prevenir la pérdida de calor a través de la cabeza, así como para la quemadura por congelamiento, traiga un sombrero hecho de lana, pieles o material impermeable para cubrir las orejas. Un pasamontañas o sombrero de esquí y polaina de cuello brindan más calor que un simple sombrero y protegen la cara de las quemaduras por congelamiento.

Mitones/guantes

Los mitones son más calientes que los guantes. Utilice un revestimiento sintético así como una capa externa a prueba de viento e impermeable. Los calcetines de lana son un buen sustituto para los mitones.

Calzado

Utilice un revestimiento de polipropileno por debajo de los calcetines de lana. Las botas deben llegar al tobillo, tener una buena suela para tracción y ser impermeables. Las bolsas de plástico entre las capas de calcetines brindan una barrera para el vapor que aumenta el calor pero también aumenta la humedad.

Refugio

Para conservar el calor más allá del aislamiento que brinda la ropa, haga un refugio al encontrar una cueva o cortina rompeviento natural, cave una cueva o trinchera en la nieve en un banco de nieve o construya un albergue de montaña (un refugio que se construye apilando la nieve sobre una superficie plana y haciendo un túnel hacia dentro). Traiga una pala colapsable para construir refugios en la nieve y para el rescate en caso de avalancha. Un refugio efectivo puede improvisarse con cuerdas, alambres y una lona o incluso una bolsa para basura. Una tienda es ideal pero no siempre se tiene disponible. Los sacos de vivac (también conocidos como bolsas vivac) brindan mucho calor para su tamaño y peso; dos bolsas grandes para la basura pueden funcionar como un saco vivac ligero o como un impermeable para la lluvia. Poner los pies dentro de una mochila ofrece cierta protección.

Agua y alimentos

Agua

Para derretir nieve usted necesita un contenedor metálico, estufa (y combustible si usted está por encima de la línea del bosque) u hoguera. Una pieza de papel aluminio, bolsa negra de plástico para basura o una manta térmica pueden reunir suficiente luz solar para derretir la nieve y el hielo. Se puede usar una vela para cocinar y derretir nieve y para calentarse dentro de una cueva de nieve. Traiga una cantimplora llena de agua. Si es posible, desinfecte el agua de beber, pero mantener la hidratación es más importante que desinfectar el agua.

Suministro de alimentos de emergencia

Siempre traiga raciones de alimentos de emergencia. Por lo general, es mejor traer alimentos que se puedan comer sin cocinarlos para minimizar el tiempo y esfuerzo de su preparación, pero una taza de sopa caliente puede hacer maravillas para la mente. Los dulces duros, barras de energía y cubos para sopa son compactos y livianos. Traiga una olla y una taza metálica para cocinar. El conocimiento de las fuentes de alimentos comestibles nativos ayudará.

Calor

Saber como encender un fuego con recursos mínimos.

Estufa y combustible

Una estufa y combustible brindan la mejor fuente de calor para viajes a glaciares o desiertos, en donde la madera es escasa. En un bosque, los iniciadores de fuego y una sierra plegable pueden ser útiles.

Cerillos en un contenedor a prueba de agua

Los cerillos funcionan mejor que un encendedor, que no puede vaporizar en el frío. Traiga varios paquetes en diferentes contenedores a prueba de agua.

Iniciadores de fuego de magnesio

Una alternativa a los cerillos, los iniciadores de fuego de magnesio pueden rasparse con una lima de acero o un cuchillo, produciendo chispas para encender lana de aceros finos, paja, musgo y similares.

Velas

Una vela aporta luz y suficiente calor para derretir nieve o calentar una bebida.

Aislamiento de la tierra

Para reducir la pérdida conductiva del calor, no se siente o recueste directamente sobre el suelo frío. Siéntese sobre una colchoneta (por lo menos de 45 cm^2 [18" cuadradas]) o un colchón inflable, su mochila o ramas de pino para aislarse de la tierra.

Papel de baño

El papel de baño se puede usar como un iniciador del fuego. De lo contrario, no es necesario para sobrevivir, pero ayuda para sentir comodidad.

Luz

Linternas

Traiga baterías frescas y un foco de repuesto.

Lámpara frontal

Una lámpara frontal aporta luz y le deja libres las manos.

Vela

Una vela aporta una luz mínima por sí misma, pero se puede usar en una linterna para un rango adicional. Los palos de luz química de emergencia pueden brindar varias horas de luz tenue; tienen una vida media limitada y casi nunca funcionan bien en el frío.

Encontrar la ruta y navegación

Mapa y brújula

Traiga un mapa topográfico del área a donde planea viajar. Sepa cómo leer el mapa y cómo usar una brújula para hallar su camino y revisar su localización.

Altímetro

Un altímetro es útil para posicionarse uno mismo en un mapa topográfico basándose en el conocimiento de la elevación.

Sistema de posicionamiento global

Un sistema de posicionamiento global (GPS) puede ser útil para las expediciones y viajes en vehículos lejos del camino. Esta es una herramienta de navegación avanzada que usa los satélites para señalar su localización en una escala de longitud/latitud. Por lo general es muy preciso; puede mostrar su ruta e indicar la dirección del viaje para regresar a un lugar previo.

Auxiliares de viaje

Auxiliares de nieve y hielo

Si usted planea viajar a través de un área nevada, lleve esquís de travesía (cera y pieles), zapatos para nieve, ganchos de metal, piquetas y cuerdas.

Instrumentos de protección

Dependiendo del tipo de viaje, usted debe traer instrumentos que lo protejan de las rocas, nieve o hielo.

Balizas para avalanchas y equipo de rescate

El equipo de rescate general debe incluir cuerdas, arneses, poleas, mosquetes y ascendentes. En caso de una avalancha, se deben considerar otras herramientas. Las palas y sondas son importantes para los esquiadores y excursionistas a lugares remotos que viajan sobre una capa de nieve inestable o desconocida. También considere traer cinta del sobreviviente para marcar la ruta en caso de que alguien vaya por ayuda, para marcar su localización en caso de una búsqueda aérea y para usarse como una manga de viento para un rescate en helicóptero.

Herramientas y kit de reparación

Navaja multifuncional

Traiga una herramienta multifuncional como una navaja de Swiss Army o una herramienta Leatherman que incluye alicates.

Cinta adhesiva

La cinta adhesiva se puede usar para arreglar casi cualquier cosa. En lugar de traer todo un rollo, envuelva un pedazo alrededor de un bastón de esquiar, botella de agua o lápiz.

Lazos, embalado o alambre para colgar pinturas

Los lazos, embalados o alambre para colgar pinturas pueden usarse para atar o asegurar y para reparar las mochilas.

Seguros, agujas de servicio pesado e hilo de alfombras

Hay muchos usos para los seguros metálicos. Se prefieren los de tamaños grandes. Una aguja de servicio pesado e hilo para alfombras le permitirán reparar desgarros en la ropa y tienda de campaña.

Cuerda de nylon trenzado

Su paquete debe contener 15 metros (50 pies) de cuerda de nylon trenzado. La cuerda tiene muchos usos.

Insumos de primeros auxilios

No se debe intentar salir a lugares remotos sin un kit de primeros auxilios. Se pueden usar varios objetos del kit para el tratamiento de enfermedades o lesiones.

Equipo de comunicación

El equipo de comunicación es esencial para ponerse en contacto con otros para solicitar ayuda o para notificarles que se está bien.

Silbato

Un silbato es mucho más efectivo y eficiente que gritar para alertar a otros sobre problemas; la voz humana sólo viaja distancias cortas en el exterior y cede rápidamente. Cada miembro debe traer un silbato alrededor de su cuello. Un silbato es en especial útil para los niños.

Espejo para señales

Utilice un espejo para enviar señales a aeronaves o grupos de búsqueda Cuadro E-2.

Bengalas

Las bengalas también son útiles para hacer señales, pero son pesadas.

Teléfono celular

Un teléfono celular es un medio compacto y liviano para solicitar ayuda o notificar a posibles rescatistas sobre su condición y paradero. Sin embargo, un teléfono celular sólo funciona en donde hay disponibles redes para teléfonos celulares.

Radio VHF

En áreas remotas, un radio VHF puede brindar un vínculo con una red telefónica o contacto con las autoridades que monitorean las bandas de emergencia. Revise con las autoridades locales respecto a las frecuencias restringidas.

Cuadro E-2 Señales en tierra para aeronaves

Comúnmente se hace la búsqueda y rescate con aeronaves. Los símbolos en tierra pueden usarse para señalar a las aeronaves, así las víctimas pueden permanecer en un refugio o dirigirse a encontrar agua o un lugar más seguro. Haga marcas en un área abierta, visible desde arriba. Haga diseños de 2 a 3 metros (8 a 10 pies) de alto y use objetos que contrasten con el fondo. Tres símbolos repetitivos indican angustia. Una flecha indica que usted está viajando en esa dirección. Una X grande significa que usted está cerca de esa localización y es incapaz de seguir.

Índice

Nota: los números de página con una *f* o una *c* indican material en figuras o cuadros, respectivamente.

A

B

C

D

E

F

G

H

I

K

L

M

N

O

P

S